国家卫生健康委员会"十三五"规划教材

全国高等学历继续教育（专科）规划教材

供临床、预防、口腔、护理、检验、影像等专业用

U0208072

传染病学

第3版

主　编　冯继红

副主编　李用国　赵天宇

人民卫生出版社

图书在版编目（CIP）数据

传染病学 / 冯继红主编.—3 版.—北京：人民
卫生出版社，2019

全国高等学历继续教育"十三五"（临床专科）规划
教材

ISBN 978-7-117-26981-0

Ⅰ.①传…　Ⅱ.①冯…　Ⅲ.①传染病学－成人高等教
育－教材　Ⅳ.①R51

中国版本图书馆 CIP 数据核字（2018）第 210195 号

| 人卫智网 | www.ipmph.com | 医学教育、学术、考试、健康，购书智慧智能综合服务平台 |
| 人卫官网 | www.pmph.com | 人卫官方资讯发布平台 |

传 染 病 学
第 3 版

主　　　编：冯继红
出版发行：人民卫生出版社（中继线 010-59780011）
地　　　址：北京市朝阳区潘家园南里 19 号
邮　　　编：100021
E - mail：pmph @ pmph.com
购书热线：010-59787592　010-59787584　010-65264830
印　　　刷：人卫印务（北京）有限公司
经　　　销：新华书店
开　　　本：850×1168　1/16　印张：21
字　　　数：620 千字
版　　　次：2007 年 8 月第 1 版　2019 年 1 月第 3 版
　　　　　　2019 年 1 月第 3 版第 1 次印刷（总第 6 次印刷）
标准书号：ISBN 978-7-117-26981-0
定　　　价：48.00 元

打击盗版举报电话：010-59787491　E-mail：WQ @ pmph.com
（凡属印装质量问题请与本社市场营销中心联系退换）

数字负责人　李用国

编　　者（以姓氏笔画为序）

丁　洋 / 中国医科大学附属盛京医院　　　　赵天宇 / 大连医科大学附属第一医院

丁向春 / 宁夏医科大学总医院　　　　　　　娄宪芝 / 沈阳医学院附属中心医院

丁国锋 / 滨州医学院附属医院　　　　　　　胡　鹏 / 重庆医科大学附属第二医院

冯继红 / 大连医科大学附属第二医院　　　　徐莉娜 / 河南省开封市第二人民医院

陈永平 / 温州医科大学附属第一医院　　　　盛云建 / 西南医科大学附属医院

李用国 / 哈尔滨医科大学附属第一医院

编写秘书　赵天宇 / 大连医科大学附属第一医院

数字秘书　盛云建 / 西南医科大学附属医院

第四轮修订说明

随着我国医疗卫生体制改革和医学教育改革的深入推进,我国高等学历继续教育迎来了前所未有的发展和机遇。为了全面贯彻党的十九大报告中提到的"健康中国战略""人才强国战略"和中共中央、国务院发布的《"健康中国2030"规划纲要》,深入实施《国家中长期教育改革和发展规划纲要(2010-2020年)》《中共中央国务院关于深化医药卫生体制改革的意见》,贯彻教育部等六部门联合印发《关于医教协同深化临床医学人才培养改革的意见》等相关文件精神,推进高等学历继续教育的专业课程体系及教材体系的改革和创新,探索高等学历继续教育教材建设新模式,经全国高等学历继续教育规划教材评审委员会、人民卫生出版社共同决定,于2017年3月正式启动本套教材临床医学专业(专科)第四轮修订工作,确定修订原则和要求。

为了深入解读《国家教育事业发展"十三五"规划》中"大力发展继续教育"的精神,创新教学课程、教材编写方法,并贯彻教育部印发《高等学历继续教育专业设置管理办法》文件,经评审委员会讨论决定,将"成人学历教育"的名称更替为"高等学历继续教育",并且就相关联盟的更新和定位、多渠道教学模式、融合教材的具体制作和实施等重要问题进行探讨并达成共识。

本次修订和编写的特点如下:

1. 坚持国家级规划教材顶层设计、全程规划、全程质控和"三基、五性、三特定"的编写原则。

2. 教材体现了高等学历继续教育的专业培养目标和专业特点。坚持了高等学历继续教育的非零起点性、学历需求性、职业需求性、模式多样性的特点,教材的编写贴近了高等学历继续教育的教学实际,适应了高等学历继续教育的社会需要,满足了高等学历继续教育的岗位胜任力需求,达到了教师好教、学生好学、实践好用的"三好"教材目标。

3. 本轮教材从内容和形式上进行了创新。内容上增加案例及解析,突出临床思维及技能的培养。形式上采用纸数一体的融合编写模式,在传统纸质版教材的基础上配数字化内容,以一书一码的形式展现,包括 PPT、同步练习、图片等。

4. 整体优化。注意不同教材内容的联系与衔接,避免遗漏、矛盾和不必要的重复。

本次修订全国高等学历继续教育"十三五"规划教材临床医学专业专科教材 25 种,于 2018 年出版。

第四轮教材目录

序号	教材品种	主编	副主编
1	人体解剖学（第4版）	张雨生　金昌洙	武艳　姜东　李岩
2	生物化学（第4版）	徐跃飞	马红雨　徐文华
3	生理学（第4版）	肖中举　杜友爱	苏莉芬　王爱梅　李玉明
4	病原生物与免疫学（第4版）	陈廷　李水仙	王勇　万红娇　车昌燕
5	病理学（第4版）	阮永华　赵卫星	赵成海　姚小红
6	药理学（第4版）	闫素英　鲁开智　王传功	王巧云　秦红兵　许键炜
7	诊断学（第4版）	刘成玉	王欣　林发全　沈建箴
8	医学影像学（第3版）	王振常　耿左军	张修石　孙万里　夏宇
9	内科学（第4版）	杨立勇　高素君	于俊岩　赖国祥
10	外科学（第4版）	孔垂泽　蔡建辉	王昆华　许利剑　曲国蕃
11	妇产科学（第4版）	王晨虹	崔世红　李佩玲
12	儿科学（第4版）	方建培	韩波
13	传染病学（第3版）	冯继红	李用国　赵天宇
14*	医用化学（第3版）	陈莲惠	徐红　尚京川
15*	组织学与胚胎学（第3版）	郝立宏	龙双涟　王世鄂
16*	皮肤性病学（第4版）	邓丹琪	于春水
17*	预防医学（第4版）	肖荣	龙鼎新　白亚娜　王建明　王学梅
18*	医学计算机应用（第3版）	胡志敏	时松和　肖峰
19*	医学遗传学（第4版）	傅松滨	杨保胜　何永蜀
20*	循证医学（第3版）	杨克虎	许能锋　李晓枫
21*	医学文献检索（第3版）	赵玉虹	韩玲革
22*	卫生法学概论（第4版）	杨淑娟	卫学莉
23*	临床医学概要（第2版）	闻德亮	刘晓民　刘向玲
24*	全科医学概论（第4版）	王家骥	初炜　何颖
25*	急诊医学（第4版）	黄子通	刘志　唐子人　李培武
26*	医学伦理学	王丽宇	刘俊荣　曹永福　兰礼吉

注：1. ＊为临床医学专业专科、专科起点升本科共用教材

　　2. 本套书部分配有在线课程，激活教材增值服务，通过内附的人卫慕课平台课程链接或二维码免费观看学习

　　3.《医学伦理学》本轮未修订

评审委员会名单

顾　　问　　郝　阳　秦怀金　闻德亮

主 任 委 员　　赵　杰　胡　炜

副主任委员（按姓氏笔画排序）

　　　　　　龙大宏　史文海　刘文艳　刘金国　刘振华　杨　晋

　　　　　　佟　赤　余小惠　张雨生　段东印　黄建强

委　　员（按姓氏笔画排序）

　　　　　　王昆华　王爱敏　叶　政　田晓峰　刘　理　刘成玉

　　　　　　江　华　李　刚　李　期　李小寒　杨立勇　杨立群

　　　　　　杨克虎　肖　荣　肖纯凌　沈翠珍　张志远　张美芬

　　　　　　张彩虹　陈亚龙　金昌洙　郑翠红　郝春艳　姜志胜

　　　　　　贺　静　夏立平　夏会林　顾　平　钱士匀　倪少凯

　　　　　　高　东　陶仪声　曹德英　崔香淑　蒋振喜　韩　琳

　　　　　　焦东平　曾庆生　虞建荣　管茶香　漆洪波　翟晓梅

　　　　　　潘庆忠　魏敏杰

秘 书 长　　苏　红　左　巍

秘　　书　　穆建萍　刘冰冰

前　言

随着我国医疗卫生体制改革和高等教育改革的进一步深入,全国高等学历继续教育规划教材评审委员会、人民卫生出版社共同决定,启动国家卫生健康委员会全国高等学历继续教育(专科)规划教材第四轮临床医学专业教材《传染病学》(专科)(第3版)及配套教学资源编写计划。

《传染病学》(专科)第3版教材根据全国高等学历继续教育的特点和培养目标,参考相应本、专科教材和传染病专著,在第2版的基础上,坚持"三基"(基本理论、基本知识、基本技能)、"五性"(思想性、科学性、先进性、启发性、适用性)、"三特定"(特定的对象、特定的要求、特定的限制)的原则,在编写形式和内容上都有所创新,力求做到概念准确、内容全面、系统、适用和新颖,并能进一步反映国内外传染病领域的现状和进展。本版继续保留"学习目标""病例分析""学习小结""问题与思考""理论与实践""相关链接"和"复习参考题",以引导学生加强基础知识与实用性知识、新知识的有效融合,夯实专业基础,开拓临床思维,培养可持续发展能力。

本教材编写病种以《中华人民共和国传染病防治法》规定管理的传染病为主,结合目前国内、外传染病流行趋势以及传染病学专业课教学需要,充实、更新免疫学发病机制、分子生物学检测、诊断、治疗等新技术,使学生了解、掌握新观点、新知识、新进展。编入病种以国内常见病、多发病为主,按照病原体分类进行分章,各章节按常见病、多发病的顺序编排,对总论及常见、危害较大的传染病重点编写。对上版原有内容进行了增删和修改,增加了近年来新发的一些对人类健康构成威胁的传染病和感染性疾病,包括病毒感染性腹泻、甲型 H_1N_1 流感、细菌感染性腹泻、结核病、脓毒症,同时还增加了抗菌药物的合理应用,麻疹、风疹、水痘、流行性腮腺炎、脊髓灰质炎、百日咳、新生儿破伤风等小儿易患传染病内容已收入《儿科学》教材不再编入。本教材编入的病种可供课堂讲授、临床见习及实习中讲授和参阅,也可供学生自学。

在编写过程中,全体编写人员密切协作,切磋交流,各抒己见,力求严谨。

由于时间仓促及编者水平所限,不妥及错漏之处难免,恳请使用本版教材的教师、学生及临床医生们提出宝贵意见和建议,以便再版时修正。

冯继红

2018 年 11 月

目　录

第一章   总   论

1

传染病(communicable diseases)是由各种病原体(如朊毒体、病毒、衣原体、立克次体、支原体、细菌、真菌、螺旋体和寄生虫等)感染人体和动物体后所引起的具有传染性、在一定条件下可造成流行的一类疾病。而感染性疾病(infectious diseases)泛指由上述各种病原体感染所致的疾病,包括传染病和非传染性感染病(noncommunicable infectious diseases)。

传染病学是研究传染病在人体内发生、发展、传播、诊断、治疗和预防措施的一门科学,目的是促使患者恢复健康并控制传染病在人群中传播和流行,属于临床医学的范畴。流行病学(epidemiology)是研究疾病在群体中发生、发展的原因、分布规律以及预防措施和对策的科学,目的是控制或消灭疾病,属于预防医学的范畴。传染病学与流行病学有十分密切的关系。只有贯彻"预防为主"、"防治结合"的方针,落实"三级预防"措施,才能达到控制、消灭传染病的目的。

传染病易在人群中传播并造成流行,严重危害着人类健康,历史上,鼠疫、霍乱、天花等烈性传染病流行十分猖獗,其他一些急慢性传染病和寄生虫病亦广泛流行,曾经给人类造成巨大灾难。新中国成立后,在"预防为主"的传染病防治工作方针指导下,大力开展传染病的早期诊断、治疗与预防研究工作,传染病防治工作取得了巨大成就,传染病发病率大幅度下降,病死率显著降低。但是,有些传染病如病毒性肝炎、肾综合征出血热、感染性腹泻、结核病等仍未能完全控制,已被消灭的传染病有可能死灰复燃,新的传染病不断出现并传入我国,创伤性诊断与治疗措施以及放疗、化疗、抗癌药物的使用会影响机体免疫功能,从而导致机会性感染,这些都提醒我们对传染病的防治和研究工作不容松懈,应继续采取积极有效措施,搞好传染病的预防控制直至消灭其发生与流行。

近年来,分子生物学、生物化学、微生物学、免疫学、药理学和相关临床医学的迅猛发展为传染病学的深入研究和发展提供了良好的基础条件。祖国医学在传染病的防治实践中积累了丰富的经验,应努力挖掘和深入研究,以更好地提高传染病的防治水平。

第一节　传染与免疫

一、传染的概念

传染是感染(infection)范畴中的一部分,是病原体在机体内的一种寄生过程,亦即病原体侵入机体后与机体相互作用、相互斗争的过程。在此过程中,由于病原体的数量、致病力、人体免疫反应以及外来干扰因素的不同,可发生不同的传染过程和表现。

二、传染过程的表现

1. **清除病原体(elimination of pathogen)**　病原体侵入人体后,在入侵部位被消灭,如皮肤黏膜的屏障作用,胃酸的杀菌作用,组织细胞的吞噬及体液的溶菌作用;或通过局部的免疫作用,将病原体从呼吸道、肠道或泌尿道排出体外,不出现病理损害和疾病的临床表现,整个过程中无特异性免疫产生。

2. **隐性感染(covert infection)**　亦称亚临床感染,是指病原体侵袭机体后,不引起或只引起轻微的病理损害并产生特异性免疫应答,而不出现或出现不明显的临床症状和生化改变,只能通过免疫学检测才能发现,是最常见的传染过程。隐性感染结束后,大多数获得不同程度的特异性免疫,少数可转为病原携带状态(无症状携带者)。流行性乙型脑炎、脊髓灰质炎、病毒性肝炎等均有大量隐性感染者的存在。

3. **显性感染(overt infection)**　又称临床感染,是指病原体侵入人体后,通过病原体、毒素和机体变态反应的作用,导致机体出现病理、病理生理改变和免疫应答,并出现临床表现。显性感染结束后大多数患者获得不同程度的特异性免疫,少数可转为病原携带状态。显性感染只占全部受感染者的一小部分。

4. **病原携带状态(carrier state)** 包括病毒携带者、细菌携带者及原虫携带者。病原体侵入机体后,存在于机体的一定部位,生长繁殖并排出体外,虽可有轻度的病理损害,但不出现临床症状。病原携带有两种状态:一是无症状携带,即客观上不易察觉的、有或无轻微临床表现的携带状态;二是恢复期携带,亦称病后携带,一般临床症状已消失,病理损伤得到修复,而病原体仍暂时或持续寄生于体内,按其携带时间长短(一般 3 个月为限)分为暂时携带者和慢性携带者两种。由于病原携带者可向外排出病原体,故是重要的传染源。

5. **潜伏性感染(latent infection)** 病原体侵入人体后,潜伏在一定部位,人体与病原体相互作用保持暂时平衡状态,病原体既不被消灭也不向外排出,不出现临床表现,当人体免疫功能下降时,病原体则可乘机活跃增殖引起显性感染,可见于疟疾、结核、带状疱疹等。

以上 5 种表现形式在一定条件下可以相互转化,以隐性感染比例最高,其次为病原携带者,显性感染比例最少,但临床上最易于识别。

三、传染过程中病原体的作用

在传染过程中,人体免疫反应在抵御病原体致病方面起着主导作用,但病原体的以下作用也在发病过程中起重要作用。

1. **侵袭力** 包括吸附和侵入的能力、繁殖与扩散的能力、抵抗宿主防御的能力。如病原体通过呼吸道、消化道、完整或破损的皮肤黏膜侵入机体,细菌通过其菌毛、定植因子、黏附发挥致病作用等。

2. **毒力** 包括毒素(内毒素、外毒素)和其他毒力因子等。

3. **数量** 一般来说,侵入的数量越多,引起的传染性越大,潜伏期可能越短,病情也就越严重。不同病原体致病数量可有差异。

4. **变异性** 指病原体可因遗传、环境、药物等因素发生变异。如经过人工培养多次传代后,病原体致病力减弱而用之制备疫苗;在宿主之间反复传播可使病原体致病力增强,如流感病毒的变异;应用抗生素药物治疗后,亦可发生病原体变异而出现耐药。

四、传染过程中机体免疫反应的作用

机体免疫反应对传染过程的表现和转归起着重要作用,免疫应答可分为保护性免疫应答和变态反应两大类,前者有利于机体抵抗病原体的入侵与破坏,后者能促进病理生理过程并造成组织损伤。

(一)**免疫反应(immune reaction)**

1. **非特异性免疫(nonspecific immunity)** 又称固有免疫、天然免疫,是人类在长期进化过程中形成的,出生时即有的较为稳定的免疫,有种的差异,具有稳定性,可遗传给子代,在抵御感染过程中首先发挥作用。非特异性免疫包括:①皮肤、黏膜及其分泌物(汗腺液、乳酸、脂肪酸、胃酸、溶菌酶等)与附属器(鼻毛、器官黏膜上皮细胞的纤毛)等外部屏障及血-脑脊液屏障、胎盘屏障等内部屏障;②单核-吞噬细胞系统,包括血液中游走性单核细胞,以中性粒细胞为主的各种粒细胞和肝、脾、骨髓、淋巴结、肺泡及血管内皮中固定的巨噬细胞,具有吞噬作用,但结核分枝杆菌、布鲁菌、伤寒沙门菌等被吞入后可不被杀灭,而在细胞内存活和繁殖;③存在于各种体液中的补体、备解素、溶菌酶、干扰素、白细胞介素和肿瘤坏死因子等,均对清除病原体起着重要作用。

2. 特异性免疫（specific immunity） 又称适应性免疫、获得性免疫,是由于对抗原进行特异性识别而产生的免疫,不能遗传,能抵抗同一种微生物的重复感染,感染和接种疫苗均能产生特异性免疫。特异性免疫通过细胞免疫(T 细胞)和体液免疫(B 细胞)作用而产生免疫应答。

(1)细胞免疫:T 细胞被某种病原体抗原刺激后转化为致敏淋巴细胞,当与该抗原再次相遇时,发生分化增生并释放多种可溶性活性物质(淋巴因子),通过细胞毒性和淋巴因子杀伤病原体及其所寄生的细胞。T 细胞按其表面抗原可分为 CD4 和 CD8 两个主要亚群,CD4$^+$细胞辅助和促进其他细胞的免疫功能,CD8$^+$细胞主要抑制其他细胞的免疫功能和杀伤靶细胞。细胞免疫在对抗病毒、立克次体、真菌、原虫和部分在细胞内寄生细菌(如伤寒沙门菌、布鲁菌、结核分枝杆菌、麻风分枝杆菌)的感染中起重要作用。T 细胞还具有调节体液免疫的功能。

(2)体液免疫:当被某种病原体抗原致敏的 B 细胞再次受到该抗原刺激后,即发生增殖、分化,转化为浆细胞,并产生能与靶抗原结合的抗体,即免疫球蛋白(immunoglobulin,Ig),如 IgG、IgM、IgA、IgD、IgE 等,能清除相应病原体抗原及其毒性物质的有害作用。在感染过程中最早出现 IgM,具有调理、杀菌、凝集作用,持续时间短暂,是近期感染的标志,有早期诊断意义,由于其分子量最大,故不能通过胎盘。IgG 在感染后临近恢复期时出现,持续时间较长,多用于回顾性诊断或流行病学调查。IgG 在体内含量最高,占免疫球蛋白的80%,分子量最小,能通过胎盘,具有抗菌、抗病毒、抗毒素等特性,对毒性产物起中和、沉淀、补体结合作用,也是临床上用于防治某些传染病的丙种球蛋白及抗毒血清的主要成分。IgA 主要是呼吸道和消化道黏膜上的局部抗体,其作用是将病原体黏附于黏膜表面,阻止扩散。IgE 可致敏肥大细胞及嗜碱性粒细胞,使之脱颗粒,释放组胺,主要作用于原虫和蠕虫感染。还有一类无 T 与 B 淋巴细胞标志的细胞,具有抗体依赖细胞介导的细胞毒作用(antibody dependent cell mediated cytotoxicity,ADCC),能杀伤特异性抗体结合的靶细胞,又称杀伤细胞(killer cell)简称 K 细胞,参与 ADCC 效应,在抗病毒、抗寄生虫感染中起杀伤作用。再有一类具有自然杀伤作用的细胞,称为自然杀伤细胞(natural killer cell),简称 NK 细胞,在杀伤靶细胞时,不需要抗体与补体参与。

非特异性免疫和特异性免疫各有特点(表 1-1),两者在抗感染免疫方面相辅相成,密不可分。前者是后者的先决条件,而后者又可以巩固前者的免疫应答。

表 1-1 非特异性免疫和特异性免疫的特点

非特异性免疫	特异性免疫
可遗传,生来就有	不能遗传,后天形成
免疫缺乏特异性,即不针对某一种特定微生物	免疫具有特异性,只针对某一种特定的微生物
无免疫记忆功能,反应的强度与程度不等	有免疫记忆功能,反应的强度随接触次数增加
模式识别受体	特异性抗原识别受体
识别的抗原性有限,呈多反应性但反应方式有限	识别大量抗原,具有高度特异性和丰富多样性
反应快,作用时间短	反应慢,感染后数日启动,维持时间长
单核-吞噬细胞系统参与	T 与 B 淋巴细胞参与

（二）变态反应（allergy）

也叫超敏反应,是指机体对某些抗原初次应答答后,再次接受相同抗原刺激时,发生的一种以机体生理功能紊乱或组织细胞损伤为主的特异性免疫应答。变态反应在传染病的发病机制中起重要作用,许多病原体通过变态反应导致机体组织损伤发生病理生理变化,产生各种临床表现。变态反应包括 4 种类型:①Ⅰ型变态反应(速发型):如血清过敏性休克、青霉素过敏反应、寄生虫感染时的过敏反应;②Ⅱ型变态反应(细胞溶解型):如输血反应、药物过敏性血细胞减少;③Ⅲ型变态反应(免疫复合物型):如肾综合征出血热、链球菌感染后肾小球肾炎;④Ⅳ型变态反应(迟发型):多见于细胞内寄生的细菌性疾病,如结核病、布鲁菌病、某些真菌感染等。

第二节　传染病的发生机制

一、传染病发生与发展的阶段性

传染病发病机制的阶段性与临床表现的阶段性大多是互相吻合的。

1. **入侵部位**　病原体入侵部位适当,病原体才能定植、繁殖及引起病变。

2. **机体内定位**　病原体入侵定植后,可在入侵部位直接引起病变,如恙虫病的焦痂;也可在入侵部位繁殖后分泌毒素引起其他部位病变(如白喉和破伤风),或病原体进入血液循环后再定位于某一靶器官引起该脏器的病变(如病毒性肝炎),或经过一系列的生活史阶段,最后在某脏器中定居(如蠕虫病)。病原体的机体内定位与其组织亲和性密切相关,如肝炎病毒对肝脏的亲和性、人类免疫缺陷病毒(HIV)对 $CD4^+T$ 细胞的亲和性。

3. **排出途径**　即各种传染病排出病原体的途径,是传染源造成传染的重要因素。有些病原体排出途径是单一的,有些是多方面的,排出的持续时间也有长有短,因而不同的传染病有不同的传染期。

二、组织损伤的发生机制

1. **直接损伤**　病原体可通过机械运动及所分泌的酶直接破坏组织,通过细胞病变使细胞溶解,或通过诱发炎症引起组织坏死等途径造成组织直接损伤。

2. **毒素作用**　通过各种毒素和毒力因子(如细菌素、入侵素等)作用造成组织损伤。

3. **免疫机制**　有些病原体感染人体后能抑制或直接破坏细胞免疫,有些病原体则通过引发变态反应造成组织损伤。

三、重要的病理生理变化

1. **发热**　是传染病的重要表现之一。当机体发生感染、炎症或受到抗原刺激时,病原体及其产物、免疫复合物、异性蛋白、大分子化合物等外源性致热原作用于单核-吞噬细胞系统,使之释放内源性致热原,通过一系列过程作用于下丘脑的体温调节中枢,提高体温调定点,使产热超过散热而引起体温升高。同时触发肌肉频繁收缩震颤产生更多的热,临床上表现为寒战。

2. **急性期改变**　感染、创伤、炎症等过程可诱发一系列宿主应答,伴有特征性的代谢改变,包括蛋白代谢、糖代谢、水和电解质代谢异常以及内分泌改变等。

第三节　传染病的流行过程

传染病在人群中发生、发展和转归的过程,称为传染病的流行过程。

一、传染病流行过程的基本条件

传染源、传播途径和人群易感性是决定传染病流行过程的三个基本条件(或称基本环节),缺一则不能发生传染病的流行。

(一)传染源

是指体内存有病原体生长繁殖并能将其排出体外的人和动物,如各种急慢性期传染病患者、隐性感染者、病原携带者以及受感染的动物。

(二)传播途径

是指病原体从传染源排出体外后到达与侵入新的易感者的途径。

1. **呼吸道传播** 包括空气、飞沫、尘埃,可携带病原体经呼吸道侵入机体,是呼吸道传染病的主要传播途径,可引起流行性感冒、麻疹、百日咳、流行性脑脊髓膜炎、传染性非典型肺炎等疾病。呼吸道传染病传染性极强,可迅速引起流行或大流行。

2. **消化道传播** 包括水、食物、苍蝇和蟑螂等,消化道传染病主要经此方式传播,易感者通过污染的水和食物受染,如霍乱、伤寒、痢疾、甲型和戊型病毒性肝炎。由水源污染引起的消化道传染病极易引起流行或大流行。

3. **接触传播** 包括易感者与传染源直接接触传播和经过手、用具、玩具等间接接触传播。既可引起消化道传染病(如伤寒、痢疾),又可引起呼吸道传染病(如麻疹、流行性感冒、白喉)。接触被污染的水、土壤时还可以引起钩端螺旋体病、血吸虫病、钩虫病和破伤风等。

4. **虫媒传播** 经蚊、蚤、虱、蜱、螨、白蛉等吸血节肢动物叮咬后感染,如疟疾、流行性乙型脑炎、斑疹伤寒、鼠疫、恙虫病、丝虫病等。

5. **血液、体液传播** 经输血、用血制品、分娩等传播,见于乙型和丙型病毒性肝炎、艾滋病等。

6. **母婴传播** 某些传染病的病原体通过产前、产时、产后传播,如乙型病毒性肝炎、风疹、艾滋病等。
母婴传播属于垂直传播,以上其他传播途径统称为水平传播。

(三)人群易感性

是指人群对某种传染病的易感程度或免疫水平,对某一传染病缺乏特异性免疫力的人或人群称为易感者或易感人群。易感者增多时易引起传染病流行。隐性感染、病后获得免疫及人工免疫均可使人群易感性降低,减少或终止传染病流行。某些传染病会因人群易感性增高而发生周期性流行。

二、影响传染病流行过程的因素

影响传染病流行过程的因素有自然因素和社会因素。前者包括地理、气象、生态等条件,对流行过程的发生和发展起重要影响。后者包括社会制度、经济和生活条件、文化水平、风俗习惯以及社会卫生保健事业的发展等,对传染病的流行过程有着决定性的影响。

第四节　传染病的特征

一、基本特征

(一)有病原体

每种传染病都有其特异的病原体,包括病毒、立克次体、细菌、真菌、螺旋体、原虫、寄生虫等。

（二）有传染性

所有传染病都有一定的传染性,这是传染病与其他非传染性感染病的最主要区别。病原体从宿主排出体外,能感染他人和污染周围环境,其传染强度与病原体种类、数量、毒力以及易感者的免疫状态等有关。

（三）有流行性、地方性和季节性

1. **流行性**　传染病受自然因素和社会因素的影响易发生流行。按传染病流行强度和广度分为散发、暴发、流行、大流行四种情况。散发是指某传染病发病率在近年来某地区处于常年一般水平;暴发是指某一局部地区或单位在数日内突然出现大量同一种传染病患者;流行是指某种传染病的发病率显著高于该地区常年一般发病水平;大流行是指某种传染病流行范围很广,甚至超出国界或洲界。

2. **地方性**　某些传染病的流行与地理条件、气候条件和人们生活习惯有关,常局限于一定的地理范围内发生,如虫媒传染病、自然疫源性疾病。

3. **季节性**　传染病的发生与流行还与不同季节温度、湿度的变化有关。

（四）有感染后免疫

传染病痊愈后,人体能获得程度不等的特异性保护性免疫,属主动免疫。不同的传染病病后免疫状态有所不同,有的传染病患病一次后可建立终身免疫,有的免疫力较低或短暂,易于发生再感染和重复感染。

二、临床特征

（一）病程发展的阶段性

急性传染病的发生、发展及转归可分为 4 个阶段。

1. **潜伏期**　指从病原体侵入人体起,至最初临床症状出现的这段时间,相当于病原体在体内繁殖、转移、定位及引起组织损伤和功能改变而导致临床症状出现之前的感染过程。不同传染病的潜伏期长短各异,短者可为数小时,长者可达数年以上。同一种传染病,各患者的潜伏期长短也不尽相同。了解潜伏期有助于传染病的诊断、流行病学调查,是确定医学观察、留验等检疫期限的重要依据。

2. **前驱期**　是从起病至明显症状出现之前的这段时间。主要表现为发热、头痛、乏力、食欲缺乏、全身酸痛、皮疹等。潜伏期末至发病期前,一般持续 1~3 天,有些传染病前驱期可不明显。

3. **症状明显期**　指不同传染病出现特有的症状、体征及实验室检查所见,如发热的热型、不同的中毒症状、特征性的皮疹及其他某些特殊表现等,对临床诊断极为重要。随病情发展,症状由轻而重,由少而多,逐渐或迅速达到疾病高峰,严重者可危及生命。随机体免疫力的产生与提高,病情减轻进入恢复期。此期易出现并发症。

4. **恢复期**　病原体完全或基本被消灭,免疫力建立和提高,病理生理过程基本终止,病变修复,临床症状和体征逐渐消失,直至完全康复。少数患者可转为慢性或留有后遗症。

复发与再燃:传染病已转入恢复期或接近痊愈,体温已经正常,发热等初发症状再度出现称为复发(relapse)。当病程进入缓解期,体温尚未正常时,发热等症状再度加重,称为再燃(recrudescence)。复发与再燃可见于伤寒、斑疹伤寒、疟疾等,与病原体未被彻底消灭和再度繁殖有关。

后遗症:传染病患者在恢复期结束后,机体功能仍未能恢复正常称为后遗症,多见于脊髓灰质炎、流行性乙型脑炎等传染病,可分别留有不同程度的肢体瘫痪与畸形、痴呆、癫痫等运动、神经系统后遗症。

（二）常见的临床表现

1. **发热**　是许多传染病的常见表现,不同传染病其热型、热度与热程又不尽相同。如稽留热多见于伤寒、斑疹伤寒、恙虫病等;弛张热多见于伤寒缓解期、肾综合征出血热等;间歇热多见于疟疾、败血症等;回归热多见于布鲁菌病、回归热;双峰热(马鞍热)多见于黑热病、登革热;波状热多见于布鲁菌病;消耗热多见于败血症、结核病等;不规则热多见于流行性感冒、肺结核、阿米巴肝脓肿等。

2. 发疹 是许多传染病的特征性表现之一,包括皮疹(外疹)和黏膜疹(内疹)两大类。不同传染病有不同形态的皮疹,如斑丘疹多见于麻疹、风疹、斑疹伤寒等,出血疹多见于流行性脑脊髓膜炎、肾综合征出血热、败血症等;疱疹和脓疱疹多见于水痘、单纯疱疹、带状疱疹、天花等,荨麻疹多见于寄生虫病、血清病。不同传染病有不同的出疹时间,如水痘、风疹多于病程第一日出疹,猩红热于第二日,天花于第三日,麻疹于第四日,斑疹伤寒于第五日,伤寒于第六日。各种传染病的出疹时间、部位、顺序、形态等可作为临床诊断的重要依据。

3. 感染中毒症状 病原体的各种代谢产物(包括毒素)可引起头痛、乏力、全身不适、肌肉关节酸痛、食欲缺乏、恶心、呕吐等多种中毒症状,严重者引起意识障碍、谵妄、中毒性脑病、重要脏器损伤、呼吸及外周循环衰竭等表现。

4. 单核-吞噬细胞系统反应 在病原体和代谢产物的作用下,单核-吞噬细胞系统可出现充血、增生等反应,临床表现为肝、脾和淋巴结肿大。

（三）临床类型

为有助于传染病诊断和判断病情及转归,可将传染病分为各种临床类型。根据起病缓急及病程长短,分为急性、亚急性和慢性(包括迁延型);按病情轻重分为轻型、普通型、重型及暴发型;按病情特点分为典型与非典型(其中又包括顿挫型及逍遥型)。

第五节　传染病的诊断

对传染病做出早期正确的诊断,不仅有利于及时有效治疗使患者康复,而且有利于及早采取隔离消毒措施,防止传染病扩散,杜绝传染病流行。

一、流行病学资料

流行病学资料包括年龄、籍贯、职业、流行地区旅居史、发病地区和季节、既往传染病史、家族史、接触史、预防接种史、输血史、个人及周围环境的卫生状况等,结合临床资料归纳分析,有助于临床诊断。

二、临床资料

应全面仔细询问病史及进行体格检查并加以综合分析,依其潜伏期长短、起病的缓急、发热特点、皮疹特点、中毒症状、特殊症状及体征可做出初步诊断。同时应注意与其他有关疾病做好鉴别诊断。

三、实验室检查

（一）一般常规检查

包括血液、尿液、粪便常规检验和生化检查。大部分细菌性传染病血白细胞总数及中性粒细胞增多,但伤寒减少且嗜酸性粒细胞减少,布鲁菌病减少或正常。绝大多数病毒性传染病白细胞总数减少且淋巴细胞比例增高,但肾综合征出血热、流行性乙型脑炎总数增高。血中出现异型淋巴细胞见于肾综合征出血热、传染性单核细胞增多症。原虫病白细胞总数偏低或正常,蠕虫感染嗜酸性粒细胞增多。肾综合征出血热、钩端螺旋体病患者尿内有蛋白、白细胞、红细胞,且前者尿内有膜状物。细菌性痢疾、肠阿米巴病大便为黏液脓血便或果酱样便,细菌性肠道感染多呈水样或血水样便或混有脓及黏液,病毒性肠道感染多为水样便或混有黏液,蠕虫病患者大便可检出虫卵。对中枢神经系统感染可进行脑脊液常规检查。常规进行肝功能、肾功能、电解质及酸碱度检查,有利于诊断和了解病情。

(二)病原学检查

1. **直接检查** 通过显微镜可直接查到脑膜炎奈瑟菌、螺旋体、疟原虫、溶组织内阿米巴原虫及包囊、血吸虫卵、微丝蚴等,或肉眼直接发现标本中的原虫虫体等。

2. **病原体分离** 对不同传染病取血液、尿、粪、脑脊液、痰、骨髓、鼻咽分泌物、渗出液和活检组织等进行培养与分离鉴定。培养时根据病原体选择不同的组织与培养基或进行动物接种。采集标本时应注意病程阶段、有无应用过抗微生物药物及标本的保存与运送。

3. **分子生物学技术** 利用生物素或放射性核素标记的分子探针,用斑点杂交或原位杂交技术,检测体液或组织中特异性病原体的核酸或毒素。最为常用的核酸体外扩增法是聚合酶链反应(polymerase chain reaction,PCR),敏感性极高,用于检测标本中病原体相应核酸的存在。PCR 又分为普通 PCR、反转录 PCR(reverse transcription PCR,RT-PCR)及原位 PCR(insitu PCR,IS-PCR)。RT-PCR 可用于检测标本中的 RNA,IS-PCR 可用于组织中原位检出低拷贝的 DNA,原位反转录 PCR(IS-RT-PCR)可用于检测组织中的 RNA。基因芯片(gene chip,又称作 DNA 芯片、生物芯片)技术是一种高通量分析方法,在一次试验中能够平行检测和分析成千上万个基因,快速准确鉴定未知样品的序列,特别适合传染病快速诊断与控制的需要。

(三)免疫学检查

是目前最常用于传染病诊断和流行病学调查的特异性检测技术。

1. **血清学检查** 用于检测特异性抗原、抗体的方法有凝集试验、沉淀试验、补体结合试验、中和试验、放射免疫试验、酶联免疫吸附试验、蛋白印迹技术、免疫荧光检查、免疫电镜检查、流式细胞检测等。特异性抗原检测亦为病原体存在的直接依据;血清特异性 IgM 抗体检测可用作早期和近期感染的诊断,测定 IgG 抗体需检查双份血清,恢复期抗体滴度超过病初滴度 4 倍及以上时才有诊断意义,一般用于做回顾性诊断或流行病学调查。

2. **免疫功能检测** 血清免疫球蛋白浓度检测有助于了解体液免疫功能。皮肤试验、E 玫瑰花形成试验、淋巴细胞转化试验、血液淋巴细胞计数、T 淋巴细胞计数及 T 细胞亚群检测有助于了解细胞免疫功能。

(四)其他检查

活体组织检查对某些传染病确诊有重要意义。内镜检查、X 线检查、超声检查、电子计算机断层扫描(CT)、磁共振成像(MRI)和数字减影血管造影(DSA)等对多种传染病有一定辅助诊断价值。

第六节 传染病的治疗

一、治疗原则

传染病治疗目的一是促进患者康复,二是控制传染源,防止进一步传播和扩散。因此,要坚持治疗与护理并重,隔离与消毒并重,一般治疗、对症治疗与特效治疗并重的原则。

二、治疗方法

（一）一般及支持治疗

是指对机体采取的具有支持与保护性的治疗。

1. 隔离 根据传染病传染性的强弱、传播途径的不同和传染期的长短,采取相应隔离措施并做好消毒工作。

2. 护理 病室保持安静清洁,空气流通新鲜,患者充分休息。对病危患者应注意观察生命体征和病情变化,注意防止各种并发症。

3. 支持疗法 根据病情给予流质、半流质富含营养易消化软食或静脉输液等,保持足够的热量、液体量、电解质、维生素并维持酸碱平衡。

4. 心理治疗 有助于提高患者战胜疾病的信心和加快机体的康复。

（二）病原治疗

又称特异性治疗,既能杀灭消除病原体,尽快地控制病情和治愈患者,又可以控制传染源,防止传染病继续传播和扩散。

1. 抗微生物药物 ①对细菌、螺旋体、立克次体、真菌等感染,可选用有效抗菌药物,最好根据病原培养及药敏试验结果选药。病毒感染性疾病如无继发细菌感染则不宜选用抗菌药物;②对某些病毒感染性疾病,如病毒性肝炎、流行性感冒、肾综合征出血热、流行性乙型脑炎、疱疹病毒感染、艾滋病等,均可早期或适时应用抗病毒治疗,以缩短病程,促进康复,改善生活质量。

2. 抗寄生虫病药物 大多属于化学制剂,多用于治疗蠕虫病及原虫感染,如氯喹治疗疟疾,吡喹酮治疗血吸虫病,乙胺嗪治疗丝虫病,甲硝唑治疗阿米巴病。

3. 抗毒素 针对细菌毒素致病的疾病需应用抗毒素治疗。常用于治疗白喉、破伤风、肉毒杆菌食物中毒等传染病。

上述病原治疗药物,既要避免滥用,又必须强调需要时尽早、足量、足疗程给药,且必须给予足够剂量及疗程,注意观察药物的不良反应。有些抗生素及抗毒素易引起过敏反应,用前应询问既往过敏史,并作皮内试验,对抗毒素皮试阳性者,须应用小剂量递增的脱敏疗法。

（三）对症治疗

可减轻患者症状,调整各系统功能,保护重要器官,促进机体康复。如通过口服及静脉输液及时纠正酸碱失衡及电解质紊乱,严重毒血症时采取糖皮质激素疗法,高热时采取物理措施和化学药物合理降温,抽搐时给予镇静药物治疗,昏迷时给予苏醒措施,脑水肿时给予各种脱水疗法,休克时给予改善微循环治疗,心力衰竭时采用强心、利尿措施等,均有利于患者度过危险期并及早康复。同时,针对并发症采取及时合理的治疗也是提高传染病治愈率的重要措施。

（四）中医中药治疗

长期以来,中医药学(traditional Chinese medicine and pharmacy)在传染病防治史上发挥了重要作用,积累了宝贵的经验。对急、慢性传染病可根据疾病症候进行辨证施治。现代研究证实,中医中药对调整患者各系统功能起重要作用,许多中草药具有抗菌、抗毒、调节免疫功能的作用。

（五）康复治疗

对脊髓灰质炎、流行性乙型脑炎等引起的神经、运动系统后遗症,可采取推拿按摩、针灸、理疗、锻炼等方法促进康复。

第七节　传染病的预防

《中华人民共和国传染病防治法》规定,国家对传染病实行预防为主方针,要认真做好防治结合、分类管理工作。预防传染病应针对传染病流行的三个基本条件采取相应措施。

一、管理传染源

（一）严格执行传染病报告制度

1. **法定传染病分类**　2004 年 8 月 28 日第十届全国人民代表大会常务委员会第十一次会议修订通过的《中华人民共和国传染病防治法》规定管理的传染病分为甲、乙、丙三类共 37 种,经国务院批准,原卫生部于 2008 年 5 月 2 日将手足口病列入丙类传染病,2009 年 4 月 30 日,将甲型 H_1N_1 流感列入乙类传染病进行管理,目前,法定传染病共 39 种。

（1）甲类传染病:鼠疫、霍乱,为强制管理传染病。

（2）乙类传染病:传染性非典型肺炎、甲型 H_1N_1 流感、艾滋病、病毒性肝炎、脊髓灰质炎、人感染高致病性禽流感、麻疹、流行性出血热（即肾综合征出血热）、狂犬病、流行性乙型脑炎、登革热、炭疽、细菌性和阿米巴痢疾、肺结核、伤寒和副伤寒、流行性脑脊髓膜炎、百日咳、白喉、新生儿破伤风、猩红热、布鲁菌病、淋病、梅毒、钩端螺旋体病、血吸虫病、疟疾,为严格管理传染病。

（3）丙类传染病:包括流行性感冒、流行性腮腺炎、风疹、急性出血性结膜炎、麻风病、流行性和地方性斑疹伤寒、黑热病、棘球蚴病、丝虫病以及除霍乱、细菌性和阿米巴痢疾、伤寒和副伤寒以外的感染性腹泻病、手足口病。

2. **传染病疫情报告**　①任何单位和个人发现传染病患者或者疑似传染病患者时,应当及时向附近的疾病预防控制机构或者医疗机构报告,各级各类医疗机构、疾病预防控制机构、采供血机构均为责任报告单位;执行职务的医护人员和检疫人员、疾病预防控制人员、乡村医师、个体开业医师均为责任疫情报告人,必须履行法定义务,按规定及时报告疫情;②责任报告单位和责任疫情报告人发现甲类传染病和乙类传染病中的肺炭疽、传染性非典型肺炎、脊髓灰质炎、人感染高致病性禽流感患者或疑似患者、甲型 H_1N_1 流感时,或发现其他传染病和不明原因疾病暴发时,应于 2 小时内将传染病报告卡通过网络报告;未实行网络直报的责任报告单位应于 2 小时内以最快的通信方式（电话、传真）向当地县级疾病预防控制机构报告,并于 2 小时内寄送出传染病报告卡;③对其他乙、丙类传染病患者、疑似患者和规定报告的传染病病原携带者在诊断后,实行网络直报的责任报告单位应于 24 小时内进行网络报告;未实行网络直报的责任报告单位应于 24 小时内寄送出传染病报告卡,县级疾病预防控制机构收到无网络直报条件责任报告单位报送的传染病报告卡后,应于 2 小时内通过网络进行直报;④传染病暴发、流行时,责任疫情报告人应当以最快的通信方式向当地卫生防疫机构报告疫情;⑤有传染病疫情报告职责的人民政府有关部门、疾病预防控制机构、医疗机构、采供血机构及其工作人员,不得隐瞒、谎报、缓报传染病疫情。

（二）管理患者和病原体携带者

①早发现、早诊断、早隔离、早治疗患者;②对饮食服务行业、托幼机构工作人员应定期检查,发现患者和病原携带者,应及时治疗、管理和调换工作;③对传染病接触者,须进行医学观察或集体检疫,必要时进行免疫或药物预防;④对尚有经济价值的感染动物及家畜应隔离治疗,必要时宰杀并加以消毒,对有害和无经济价值的动物应予以捕杀和销毁。

二、切断传播途径

大力开展卫生宣传和群众性卫生运动,消灭老鼠、苍蝇、蚊子、臭虫、蟑螂等,根据传染病的不同传播途径采取不同的隔离和消毒措施,杜绝医源性感染。

消毒是切断传播途径的重要手段,要坚持做好疫源地消毒和预防性消毒工作。对消化道传染病要做好床边隔离、吐泻物消毒,加强饮食卫生、个人卫生,搞好水源管理及粪便管理。对呼吸道传染病应注意使居室和病房通风换气,搞好卫生和空气消毒,个人戴防护口罩。对虫媒传染病应使用防虫设备,并采用药物杀虫、防虫、驱虫,消灭动物媒介。对外环境中的病原体及传播媒介可采用物理、化学和生物学方法消除。

三、保护易感人群

加强身体锻炼,改善营养,提高人群抵抗力,有重点有计划地进行预防接种,能够提高人群非特异性和特异性免疫力。人工自动免疫是有计划地对易感者进行疫苗、菌苗、类毒素的接种,接种后免疫力在 1~4 周内出现,持续数月至数年。国内儿童计划免疫的普遍实施,使传染病发病率明显下降。人工被动免疫是在紧急需要时,给人体注射抗毒血清、特异性高效价免疫球蛋白或人血丙种球蛋白,能够迅速中和进入人体的病原体和毒素,使人体获得特异性被动免疫保护作用,但免疫力持续时间短暂,一般维持 1~2 个月即失去作用。对某些细菌性感染和原虫感染也可服用药物预防,如进入疟疾疫区可服用抗疟药预防,流行性脑脊髓膜炎和猩红热流行时易感者可服用抗菌药物预防。

(冯继红)

学习小结

1. 传染病是由各种病原体感染人体和动物体后所引起的具有传染性、在一定条件下可造成流行的一类疾病,严重危害着人类健康。

2. 传染过程的表现包括病原体被清除、隐性感染、显性感染、病原携带状态、潜伏性感染 5 种状态。

3. 传染过程中病原体依靠其侵袭力、毒力等因素致病,机体免疫反应对传染过程的表现和转归起着重要作用。造成组织损伤的机制有病原体直接损伤、各种毒素和毒力因子损伤、免疫损伤。重要的病理生理变化有发热、感染、创伤、炎症等过程及其诱发的一系列宿主应答,包括蛋白代谢、糖代谢、水和电解质代谢异常以及内分泌改变等。

4. 传染病流行过程的三个基本条件是传染源、传播途径和人群易感性,缺一则不能发生传染病的流行。自然因素和社会因素影响着传染病的流行过程。传染病的基本特征是有病原体、有传染性、有流行病学特征和有感染后免疫。

5. 临床上急性传染病的发生、发展过程可分为潜伏期、前驱期、症状明显期、恢复期 4 个阶段。常见的临床特征有发热、发疹、感染中毒症状和单核-吞噬细胞系统反应。传染病的诊断应依赖流行病学资料、临床资料、实验室检查。及早确诊有利于采取有效治疗使患者康复和及时采取隔离消毒措施,防止传染病扩散,杜绝传染病流行。

6. 传染病的治疗目的一是促进患者康复,二是控制传染源,防止进一步传播和扩散。治疗原则应坚持治疗与护理并重,隔离与消毒并重,一般治疗、对症治疗与特效治疗并重。治疗方法包括一般及支持治疗、病原治疗和对症治疗。

7. 传染病的预防是针对传染病流行的三个基本条件，采取管理传染源、切断传播途径和保护易感人群等措施的综合措施。

复习参考题

1. 传染病的基本特征有哪些?

2. 传染病组织损伤的发生机制是什么?

3. 传染病流行过程的基本条件包括哪几方面? 如何预防传染病?

第二章　病毒性传染病

2

学习目标	
掌握	病毒性肝炎、肾综合征出血热、流行性乙型脑炎、艾滋病、手足口病的病原学、临床表现与分型、实验室检查、诊断及鉴别诊断。
熟悉	病毒性肝炎、病毒感染性腹泻、流行性感冒、肾综合征出血热、登革热、传染性单核细胞增多症、狂犬病、传染性非典型肺炎的流行病学、发病机制及预防。
了解	流行性乙型脑炎、登革热、传染性单核细胞增多症、传染性非典型肺炎、手足口病、发热伴血小板减少综合征的并发症及预后。

第一节 病毒性肝炎

学习目标

掌握 病毒性肝炎的病原学、临床表现与分型、实验室检查、诊断与鉴别诊断和慢性肝炎、重型肝炎的治疗。

熟悉 病毒性肝炎的流行病学、病理解剖与病理生理、预防。

了解 病毒性肝炎的发病机制、并发症、预后。

病毒性肝炎(viral hepatitis)是一种由多种肝炎病毒引起的,以肝脏损害为主的全身性传染病。按病原学分类,目前已明确的有甲型、乙型、丙型、丁型和戊型肝炎病毒。各型病毒性肝炎临床症状相似,主要表现为乏力、食欲缺乏、厌油腻、肝大和肝功能异常,部分病例可出现黄疸。甲型和戊型肝炎多为急性感染,经粪-口途径传播,预后大多良好;乙型、丙型、丁型肝炎则易呈慢性感染,主要经血液、体液等途径接触传播,少数病例可发展为肝硬化、重型肝炎或肝细胞癌。

【病原学】

病毒性肝炎的病原种类较多,目前已确定的有甲、乙、丙、丁、戊五型肝炎病毒。庚型肝炎病毒、输血传播病毒和 Sen 病毒等是否能引起病毒性肝炎尚待进一步研究,亦不排除有未明肝炎病毒存在的可能。巨细胞病毒、EB 病毒、单纯疱疹病毒、风疹病毒、黄热病毒、严重急性呼吸综合征(severe acute respiratory syndrome,SARS)、冠状病毒等亦可引起肝脏炎症,但这类病毒所致的肝炎是全身感染的一部分,故不包括在"病毒性肝炎"范畴内。

(一)甲型肝炎病毒(hepatitis A virus,HAV)

是微小 RNA 病毒科嗜肝 RNA 病毒属,仅有 HAV 一个种。HAV 呈球形,直径 27~32nm,无包膜,由 32 个壳粒组成二十面立体对称颗粒。HAV 基因组为单链线状 RNA,全基因含 7478 个核苷酸。HAV 可根据核苷酸序列的同源性分为 7 个基因型,其中Ⅰ、Ⅱ、Ⅲ、Ⅶ型来自人类,Ⅳ、Ⅴ、Ⅵ型来自猿猴。目前我国已分离的 HAV 均为Ⅰ型。在血清型方面,能感染人的血清型只有 1 个,因此,HAV 只有 1 个抗原抗体系统。感染后早期可产生 IgM 抗体,持续 8~12 周,IgG 抗体可长期存在。

许多灵长类动物对 HAV 易感,在多种人或猴细胞株中可以生长、复制和传代。目前体外培养主要用 Alexander 肝癌细胞、二倍体成纤维细胞、猴肾细胞和 Vero 细胞等,但生长复制缓慢。HAV 滴度低,很少释放至细胞外,一般不引起细胞病变,经多次传代后致病性会大大减弱甚至消失,可制备 HAV 减毒活疫苗。

HAV 对外界抵抗力较强,耐酸碱,室温可生存 1 周,干粪中 25℃能存活 30 天,在毛蚶等贝壳类动物、污水、海水、泥土中能存活数月。对有机溶剂较为耐受,在 4℃ 20%乙醚中放置 24 小时仍稳定。加热 100℃ 1 分钟、采用紫外线照射 1 分钟、余氯(15~25mg/L)15 分钟或 3%甲醛(25℃)5 分钟均可将其灭活。

(二)乙型肝炎病毒(hepatitis B virus,HBV)

是嗜肝 DNA 病毒科正嗜肝 DNA 病毒属,该属包括土拨鼠肝炎病毒(woodchuck hepatitis virus,WHV)及地松鼠肝炎病毒(ground squirrel hepatitis virus,GSHV)。

乙型肝炎病毒的发现

1965年，美国国立卫生研究院的Baruch Samuel Blumberg在一位澳大利亚土著人的血清中发现一种特殊抗原，当时命名为"澳大利亚抗原（Australian antigen,Aa）"。他和同事们经进一步研究,认为Aa与急性病毒性肝炎之间有密切关系,可能通过输血传染,故又称之为"肝炎相关抗原（hepatitis-associated antigen,HAA）"。经大量的流行病学调查和研究,发现该抗原与乙型病毒性肝炎相关,1970年英国学者Dane等用电镜在HAA阳性的血清中发现了HBV颗粒（Dane颗粒）,这种直径42nm的球形双层壳病毒颗粒,即是具有感染性的完整的HBV颗粒。比利时Rdevos等随后用电镜在慢性肝炎患者的肝组织中发现了直径约25nm的核心抗原颗粒。1972年瑞典学者Magnius和Espmark在HAA阳性血清中发现e抗原。1976年10月,世界卫生组织（WHO）病毒性肝炎专家委员会将Dane颗粒和HAA、e抗原、Dane颗粒核心抗原正式命名为乙型肝炎病毒（hepatitis B virus,HBV）和乙型肝炎表面抗原（hepatitis B surface antigen,HBsAg）,乙型肝炎e抗原（hepatitis B e antigen,HBeAg）、乙型肝炎核心抗原（hepatitis B core antigen,HBcAg）。1979年,Galibert等第一次测定出HBV全基因组序列,开始了从全基因组角度对HBV的研究。鉴于Baruch Samuel Blumberg在乙型肝炎病原学与传播方面的出色研究和贡献,他与在研究库鲁病（Kuru disease）病原和传播方面取得重要成就的Daniel Carleton Gajdusek共同获得了1976年诺贝尔生理学或医学奖。

1. **形态结构**　①大球形颗粒是完整的HBV颗粒,又名Dane颗粒,直径42nm,由包膜与核心两部分组成,包膜内含HBsAg、糖蛋白和细胞脂质。Dane颗粒核心为病毒复制的主体,内含环状双链DNA、DNA聚合酶和核心抗原HBeAg;②小球形颗粒,直径22nm;③丝状颗粒,直径22nm,长100~1000nm。后两种均由HBsAg组成的空心包膜,无感染性。

2. **抵抗力**　HBV的抵抗力很强,对热、低温、干燥、紫外线及一般浓度的消毒剂都能耐受。在血清中30~32℃可保存6个月,-20℃可保存15年。煮沸10分钟、65℃ 10小时或高压蒸汽消毒可被灭活,对0.2%苯扎溴铵、0.5%过氧乙酸、2%戊二醛、含氯制剂及环氧乙烷也敏感。

3. **动物模型**　灵长类动物（如黑猩猩）是HBV较理想的易感动物模型。HBV体外培养结果尚不理想,但通过HBV-DNA转染获得的肝癌细胞株（如Hep 2.2.15）则可支持完整病毒的复制和病毒蛋白的分泌。

4. **基因组结构**　HBV基因由不完全的环状双链DNA组成,长的为负链（L）,短的为不完整的正链（S）,呈半环状。负链有4个可读框（open reading frame,ORF）,分别为S、C、P、X区。S区又分为前S1、前S2及S区,分别编码包膜上的前S1蛋白（Pre S1）、前S2蛋白（Pre S2）及HBsAg。前S蛋白有很强的免疫原性,HBV的嗜肝性主要由前S蛋白与肝细胞受体之间的识别所介导。C区分为前C基因和C基因,编码HBeAg和HBcAg。前C基因第1896位核苷酸是最常发生变异的位点之一,变异后不能产生HBeAg,出现HBeAg阴性的前C区变异株。HBV-DNA前C区变异可能与重型肝炎发生有关,而HBV多聚酶基因中酪氨酸-蛋氨酸-天门冬氨酸-天门冬氨酸（YMDD）序列中的核酸变异则与耐药有关。P区是最长的ORF,编码包括反转录酶、DNA聚合酶、RNA酶H等功能蛋白,参与HBV的复制。X区编码X抗原,激活多种调控基因,促进HBV或其他病毒的复制。另外,X抗原在原发性肝细胞癌的发生中可能起重要作用。HBV基因组结构见图2-1。

HBV进入肝细胞后立即开始复制过程,HBV-DNA进入细胞核形成闭合环状DNA（covalently closed circular DNA,cccDNA）,以cccDNA为模板转录成前基因组mRNA,mRNA进入胞质作为模板合成负链DNA,再以负链DNA为模板合成正链DNA,两者形成完整的HBV-DNA。cccDNA半衰期较长,很难从体内彻底清除。

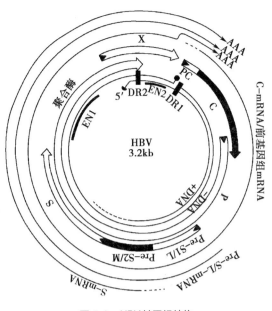

图 2-1 HBV 基因组结构

5. 抗原抗体系统

（1）HBsAg 与抗 HBs：成人感染 HBV 最早 1~2 周，最迟 11~12 周，血中首先出现 HBsAg。急性自限性 HBV 感染时，血中 HBsAg 大多持续 1~6 周，最长可达 20 周。在无症状携带者和慢性患者血中 HBsAg 可持续存在多年甚至终身。HBsAg 本身只有抗原性并无传染性。在急性感染后期，HBsAg 转阴后一段时间开始出现保护性抗 HBs，并在 6~12 个月内逐步上升至高峰，可持续多年但滴度会逐步下降；小部分病例 HBsAg 转阴后始终不产生抗 HBs。抗 HBs 阳性表示对 HBV 有免疫力，见于乙型肝炎恢复期、既往感染及乙肝疫苗接种后。

HBsAg 分为 10 个亚型，主要是 adr、adw、ayr 和 ayw。各地的亚型分布有所差异，我国长江以北地区以 adr 占优势，长江以南地区 adr 和 adw 混存。检查亚型有助于流行病学调查。

（2）PreS 和抗 PreS：可在感染早期紧接着 HBsAg 出现，是 HBV 存在和复制的标志，两者持续阳性提示 HBV 复制和 HBV 持续感染。抗 PreS1 出现于潜伏期，抗 PreS2 出现于急性期，处于 HBV 复制的终止点前后，与 HBV 的清除有关。上述指标均未应用于临床。

（3）HBcAg 与抗 HBc：HBcAg 是 HBV 复制的标志，血液中 HBcAg 主要存在于 Dane 颗粒核心，肝组织中 HBcAg 主要存在于受感染的肝细胞核内，游离的 HBcAg 极少，用一般方法均不易检出。HBcAg 有很强的免疫原性，几乎均可检出抗 HBc。抗 HBc IgM 出现早，绝大多数出现在发病 1 周内，多在 6 个月内消失。抗 HBc IgG 出现较迟，可维持多年甚至终身。在 HBV 感染过程中，HBsAg 已消失但抗 HBs 尚未出现，此时只能检出抗 HBe 和抗 HBc，这个阶段称为"窗口期"。

（4）HBeAg 与抗 HBe：HBeAg 一般仅见于 HBsAg 阳性血清。急性 HBV 感染时 HBeAg 略晚于 HBsAg 在血中出现，在病变极期后消失，与 HBV-DNA、DNA 聚合酶（DNA P）密切相关，是 HBV 活动性复制和传染性强的标志。HBeAg 持续存在预示慢性化，HBeAg 消失而抗 HBe 产生称为血清转换，常意味着机体由免疫耐受转为免疫激活，此时常有病变活动。抗 HBe 阳转后，病毒复制减少，传染性降低。

6. 分子生物学标志
HBV-DNA 和 HBV-DNA P 均存在于 Dane 颗粒核心内，是病毒复制的直接标志。定量检测 HBV-DNA 对于判断病毒复制程度、传染性大小、抗病毒药物疗效等有重要意义。HBV-DNA P 有反转录酶活性，但检测受到限制。急、慢性乙型肝炎血清病毒学指标动态变化分别见图 2-2、图 2-3。

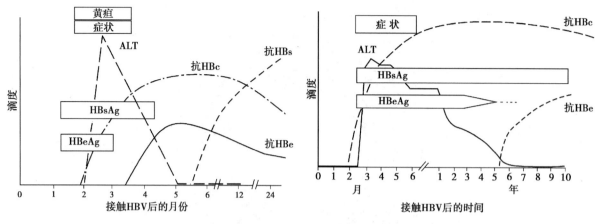

图 2-2　急性乙型肝炎血清病毒学标志动态变化　　　　图 2-3　慢性乙型肝炎血清病毒学标志动态变化

（三）丙型肝炎病毒（hepatitis C virus，HCV）

为黄病毒科丙型肝炎病毒属，直径 30~60nm，外有脂质外壳、囊膜和棘突结构，内有由核心蛋白和核酸组成的核衣壳。HCV 对有机溶剂敏感，煮沸、紫外线等亦可使 HCV 灭活。血清经 60℃ 10 小时或 1∶1000 甲醛 37℃ 6 小时处理后，可使 HCV 传染性丧失。血制品中的 HCV 可用干热 80℃ 72 小时或加变性剂使之灭活。

猩猩和狨猴等对 HCV 易感，是目前最理想的动物模型。体外细胞培养尚无满意结果。

HCV 基因组为单正链 RNA，全长约 9.4kb。基因组两侧分别为 5′ 和 3′ 非编码区，中间为 ORF，编码区从 5′ 端到 3′ 端依次为核蛋白区（C）、包膜蛋白区（E$_1$、E$_2$/NS$_1$）和非结构蛋白区（NS$_2$、NS$_3$、NS$_4$、NS$_5$）。5′ 非编码区内含核糖体进入位点，对 HCV 的复制和翻译起调控作用。

核蛋白富含碱性氨基酸，有线性表位，可作为包被抗原检测抗体。核蛋白与核酸结合组成核衣壳。包膜蛋白为病毒外壳主要成分，可能含有与肝细胞结合的表位，推测其可刺激机体产生保护性抗体。NS$_3$ 基因区编码螺旋酶和蛋白酶，NS$_3$ 蛋白具有强免疫原性，可刺激机体产生抗体，在临床诊断上有重要价值。NS$_5$ 区编码依赖 RNA 的 RNA 聚合酶，在病毒复制中起重要作用。HCV 基因组极易变异，同一病例存在着 HCV 准种特性，可使病毒逃避宿主免疫监视，引起感染持续化。不同区段变异程度差别很大，5′ 非编码区最保守，选择此区段核酸片段作为诊断 HCV 感染的聚合酶链反应（PCR）引物，其检出率最高。

目前，根据基因序列的差异将 HCV 分为 6 种不同的基因型和多种亚型，基因型和亚型分布具有明显地域性，我国大陆以 1B、2a 型为主，在南方以 1B 为主，由南到北 2a 型逐渐增多。

人感染 HCV 后可在肝组织或血液中检出 HCV-RNA，在血液中检出抗 HCV。HCV-RNA 阳性是病毒感染和复制的直接标志，定量检测有助于了解病毒复制程度、抗病毒治疗选择和疗效评估。抗 HCV 不是保护性抗体，是 HCV 感染的标志。抗 HCV-IgM 在发病后即可检测到，一般持续 1~3 个月。如果抗 HCV-IgM 持续阳性，提示 HCV 持续复制，易转为慢性。

（四）丁型肝炎病毒（hepatitis D virus，HDV）

是一种缺陷病毒，必须有 HBV 或其他嗜肝 DNA 病毒（如 WHV）的辅助才能复制、表达抗原及引起肝损害。HDV 定位于肝细胞核和细胞质内，在血液中由 HBsAg 包被形成直径 35~37nm 的球形颗粒。HDV 基因组为单环状闭合负链 RNA，长为 1679bp 血清或肝组织中检出 HDV-RNA 是诊断 HDV 感染的最直接依据。

目前，已知 HDV 只有一个血清型和一个抗原抗体系统。HDAg 最早出现，然后分别是抗 HD-IgM 和抗 HD-IgG，一般三者不会同时存在。抗 HD 不是保护性抗体。

黑猩猩和美洲土拨鼠、鸭等为易感动物。HDV 可与 HBV 同时感染人体，但大多是在 HBV 感染的基础上重叠感染 HDV。当 HBV 感染结束时,HDV 感染亦随之结束。

(五)戊型肝炎病毒(hepatitis E virus,HEV)

为无包膜、二十面对称体圆球形颗粒,直径 27~34nm。HEV 基因组为单正链 RNA,全长 72~76kb,含 3 个部分重叠的 ORF,ORF-1 编码非结构蛋白,ORF-2 编码核壳蛋白,ORF-3 与 ORF-2 部分重叠,可能编码部分核壳蛋白。从世界各地分离出的 HEV 株核苷酸序列有很大差异,根据同源性可将 HEV 分为至少两个基因型,缅甸、中国同属一个型,墨西哥 HEV 属另一型。

HEAg 主要定位于肝细胞质,血液中检测不到。抗 HEV-IgM 在发病初期产生,多持续 3 个月后阴转。因此,抗 HEV-IgM 阳性是近期 HEV 感染的标志。抗 HEV-IgG 持续时间差异较大,多数于发病后 6~12 个月转阴。戊型肝炎患者发病早期,粪便和血液中存在 HEV,但持续时间不长。

HEV 在碱性环境下较稳定,对高热、四氯化碳、氯化铯敏感。黑猩猩、多种猴类、家养乳猪等对 HEV 易感。

【流行病学】

(一)传染源

1. **甲型肝炎和戊型肝炎的传染源** 为急性期患者和隐性感染者。甲型肝炎病毒血症始于黄疸前 2~3 周,持续至黄疸出现为止,此期血液有传染性。粪便排毒期在起病前两周至血清丙氨酸转氨酶(alanine aminotransferase,ALT)高峰期后 1 周,少数患者可延长至起病后 30 天。当血清抗 HAV 出现时,粪便排毒基本停止。戊型肝炎志愿者试验感染 HEV 后,28~45 天(发病前 9 天至发病后 8 天)可从粪便中检出 HEV,黄疸出现后 4 天粪便中开始出现 HEV。

2. **乙型肝炎、丙型肝炎、丁型肝炎的传染源** 主要是急、慢性肝炎患者和病毒携带者。急性乙型肝炎患者在潜伏期末及急性期有传染性,慢性患者和病毒携带者作为传染源的意义更大。丙型肝炎患者血清抗 HCV 阳性时仍具有传染性,病毒携带者有更重要的传染源意义。急性感染 HDV 后,病毒血症可持续 5~25 天,此期传染性最大。

(二)传播途径

HAV 和 HEV 主要由粪-口途径传播。水源、水生贝类(如毛蚶)或食物受粪便污染可致暴发流行,日常生活接触多为散在发病。HBV、HCV、HDV 和 HGV 经含有病毒的血液或体液传播,如输血及应用血制品、注射、手术、针刺、剃刀、共用牙刷、血液透析、器官移植等均可传播。母婴传播也是重要的传播途径,包括宫内感染、围生期传播、分娩后传播。密切的生活接触、性接触等亦是感染的可能途径。

(三)易感人群

人类对各型肝炎病毒普遍易感。甲型肝炎在幼儿、学龄前儿童感染发病最多,随年龄增加隐性感染增多,感染后可产生持久免疫力,至成年时抗 HAV-IgG 的检出率达 80%。乙型肝炎有地区性差异、性别差异(男性多于女性)和家族聚集现象,易感人群是抗 HBs 阴性者,以婴幼儿最为易感,青少年次之,随着年龄增长,发生 HBV 感染的概率逐渐减小。乙型肝炎的高危人群包括 HBsAg 阳性母亲的新生儿、HBsAg 阳性者的家属、反复输血及血制品者(如血友病患者)、血液透析患者、多个性伴侣者、静脉药物依赖者、接触血液的医务人员等。人类对 HCV 普遍易感,其高危人群与乙型肝炎相似。抗 HCV 并非保护性抗体,感染后对不同株无保护性免疫。人类对 HDV 和 HEV 均普遍易感。

(四)流行特征

病毒性肝炎发病率与经济水平、卫生状况和习惯密切相关。据 WHO 报道,全球约 20 亿人曾感染过 HBV,其中 35 亿人为慢性 HBV 感染者,每年约有 100 万人死于 HBV 感染所致的肝衰竭、肝硬化和原发性肝细胞癌。我国是病毒性肝炎的高发区,HAV 自然感染率约 60%~80%;慢性 HBV 感染者约 9300 万人,其中慢性患者约 2000 万例;HCV 感染者约 3000 万例。甲型肝炎多流行于秋、冬季,戊型肝炎多发生于雨季或洪水后。乙型、丙型、丁型肝炎无明显季节性,以散发为主。

【发病机制与病理解剖】

（一）发病机制

病毒性肝炎的发病机制尚未完全明了,目前认为:

1. **甲型肝炎** HAV 经口感染入体后,先在肠道黏膜增殖,后进入血流,引起短暂的病毒血症,约 1 周后定位于肝细胞复制,2 周后由胆汁排出体外。HAV 在肝内复制的同时,亦进入血液循环引起低浓度的病毒血症,一般持续 7~10 天。由于 HAV 大量增殖,使肝细胞轻微破坏,并通过一系列免疫反应导致肝细胞损伤。

2. **乙型肝炎** HBV 进入人体后迅速通过血流到达肝脏,除在肝细胞内复制外,还可在胰腺、胆管、脾、肾、淋巴结、骨髓等肝外组织复制。HBV 并不直接导致肝细胞病变,肝细胞病变主要由细胞免疫反应所致,免疫反应攻击的靶抗原主要是 HBcAg,效应细胞主要是特异性细胞毒性 T 淋巴细胞,人类白细胞抗原作为识别功能亦参与其中。其他靶抗原如 HBsAg、肝细胞膜特异性脂蛋白、各种细胞因子、非 T 细胞亦可能起一定作用。机体免疫反应不同,导致临床表现各异。当机体处于免疫耐受状态时,如围生期获得 HBV 感染,由于小儿的免疫系统尚未成熟不发生免疫应答,多成为无症状携带者;当机体免疫功能正常时,多表现为急性肝炎经过,大部分患者可彻底清除 HBV 而痊愈,多见于成年人感染者;当机体处于免疫功能低下、不完全免疫耐受、自身免疫反应产生、HBV 基因突变逃避免疫清除等情况下,不能产生足够的具有保护作用的抗 HBs 和抗 PreS 而导致慢性肝炎;当机体处于超敏反应状态时,大量抗原-抗体复合物产生并激活补体系统,以及在肿瘤坏死因子(TNF)、白细胞介素-1(IL-1)、白细胞介素-6(IL-6)、内毒素、微循环障碍等因素参与下,导致大量肝细胞坏死而发生重型肝炎。成人急性乙型肝炎恢复后长期携带 HBsAg 则可能与遗传因素有关。乙型肝炎的肝外器官和组织损伤(如伴发肾小球肾炎、关节炎等)可能是由免疫复合物沉积并激活补体所致。

HBV 的变异与发病机制及临床关系密切,人体感染变异病毒与感染原型病毒(或称野毒)后所产生的免疫应答不同。不同的毒株可能引起不同的细胞病变,也可能不同程度地逃避宿主的免疫攻击,如许多急性重型乙型肝炎是由于 A83 变异毒株缺乏 HBeAg 的免疫调节所致。

3. **丙型肝炎** 目前研究认为,与 HCV 对肝细胞有直接杀伤作用以及同时发生的免疫应答、细胞凋亡等因素有关。HCV 感染后易慢性化的原因可能与 HCV 的高度变异性、HCV 对肝外细胞的泛嗜性以及 HCV 在血液中滴度低、免疫原性弱、免疫应答水平低下甚至产生免疫耐受等有关。

4. **丁型肝炎、戊型肝炎** 可能是病毒本身及其表达产物对肝细胞有直接作用,加之宿主免疫反应参与而造成肝细胞损伤。

（二）病理解剖

病毒性肝炎的基本病理改变表现为弥散性肝细胞变性、坏死,不同程度的炎症细胞浸润,间质增生和肝细胞再生。肝外器官可有一定损害。

1. **急性肝炎** 肝大,肝细胞气球样变和嗜酸性变,呈点、灶状坏死,门管区炎症细胞浸润,坏死区肝细胞增生,网状支架和胆小管结构正常。黄疸型有明显的肝细胞内胆汁淤积。

2. **慢性肝炎**

(1)病理诊断:主要按炎症活动度进行分级(G)、按纤维化程度进行分期(S)(表 2-1)。

(2)临床分型与病理表现的关系:见表 2-2。

3. **重型肝炎**

(1)急性重型肝炎:发病早期表现为肝脏无明显缩小,约一周后肝细胞呈大块坏死或亚大块坏死或桥接坏死,坏死肝细胞占 2/3 以上,网状纤维支架塌陷,残存肝细胞淤胆,周围有中性粒细胞浸润,无纤维组织增生,亦无明显的肝细胞再生,肝体积明显缩小,外观呈红色或黄绿色。

(2)亚急性重型肝炎:肝细胞呈亚大块坏死,坏死面积小于 1/2。肝小叶周边可见肝细胞再生,形成再生结节,周围被增生胶原纤维包绕,伴小胆管增生,淤胆明显。肝脏表面可见大小不等的小结节。

表2-1 慢性肝炎炎症活动度分级、纤维化程度分期标准

	炎症活动度（G）		纤维化程度（S）	
级	汇管区及周围	小叶内	期	纤维化程度
0	无炎症	无炎症	0	无
1	汇管区炎症	变性及少数点、灶状坏死灶	1	汇管区纤维化扩大，局限窦周及小叶内纤维化
2	轻度碎屑状坏死	变性，点、灶状坏死或嗜酸性小体	2	汇管区周围纤维化，纤维间隔形成，小叶结构保留
3	中度碎屑状坏死	变性、融合坏死或见桥状坏死	3	纤维间隔伴小叶结构紊乱，无肝硬化
4	重度碎屑状坏死	桥状坏死范围广，多个小叶坏死	4	早期肝硬化

表2-2 慢性肝炎临床分型与病理表现的关系

临床分型	炎症活动度（G）	纤维化程度（S）	病理表现
轻度	G1~G2	S0~S2	①肝细胞变性，点、灶坏死，嗜酸性小体；②门管区有或无炎症细胞浸润，扩大，可见轻度碎屑状坏死；③小叶结构完整
中度	G3	S1~S3	①门管区炎症明显，伴中度碎屑状坏死；②小叶内炎症重，伴桥接坏死；③纤维间隔形成，小叶结构大部分保存
重度	G4	S2~S4	①门管区炎症重或伴重度碎屑状坏死；②桥接坏死范围广泛，累及多个小叶；③多数纤维间隔，致小叶结构紊乱，或形成早期肝硬化

（3）慢性重型肝炎：在慢性肝炎或肝硬化病变基础上出现亚大块或大块坏死，大部分病例尚可见桥接及碎屑状坏死。

4. 肝炎肝硬化 ①活动性肝硬化：肝硬化伴明显炎症，假小叶边界不清；②静止性肝硬化：肝硬化结节内炎症轻，假小叶边界清楚。

5. 淤胆型肝炎 除有轻度急性肝炎变化外，还有毛细胆管内胆栓形成，肝细胞内胆色素滞留，门管区水肿和小胆管扩张，中性粒细胞浸润。

6. 慢性无症状携带者 约10%携带者肝组织正常，被称为非活动性携带者；其余均为活动性携带者，表现为轻微病变或慢性肝炎甚至肝硬化病理改变。

【病理生理】

（一）黄疸

以肝细胞性黄疸为主。肝细胞膜通透性增加及胆红素的摄取、结合、排泄等功能障碍，胆小管壁上的肝细胞坏死导致管壁破裂使胆汁反流入血窦，肿胀的肝细胞和炎症细胞压迫胆小管，胆小管内胆栓形成等均可导致淤胆。

（二）肝性脑病

发生因素是多方面的，目前认为，血氨和某些毒性物质，如短链脂肪酸、硫醇、某些有毒氨基酸（如色氨酸、甲硫氨酸、苯丙氨酸等）的贮积是主要原因。支链氨基酸/芳香氨基酸比例失调，芳香氨基酸显著升高，支链氨基酸减少，羟苯乙醇胺等假性神经递质透过血脑脊液屏障取代正常的神经递质，也都有可能导致肝性脑病。大量利尿引起的低钾和低钠血症、消化道大出血、高蛋白饮食、合并感染、使用镇静药、大量放腹水等都可诱发肝性脑病。

（三）其他

因肝功能衰竭，尚可发生出血、腹水、肝肾综合征、肝肺综合征等。

【临床表现】

（一）分型

按病原学分为甲型肝炎、乙型肝炎、丙型肝炎、丁型肝炎、戊型肝炎、非甲~戊型肝炎（未定型）。按临床表现分为急性肝炎（包括急性黄疸型肝炎和急性无黄疸型肝炎）、慢性肝炎（又分为轻、中、重三度）、重型

肝炎(包括急性、亚急性、慢加急性、慢性四型)、淤胆型肝炎和肝炎肝硬化。

（二）潜伏期

甲型肝炎2~6周,平均4周;乙型肝炎1~6个月,平均3个月;丙型肝炎2周至6个月,平均6周;丁型肝炎4~20周;戊型肝炎2~9周,平均6周。

（三）临床经过

1. **急性肝炎**　各型肝炎病毒均可引起急性肝炎。

（1）急性黄疸型肝炎:临床经过可分为三期:①黄疸前期:甲、戊型肝炎起病较急,可有发热伴畏寒,体温在38~39℃之间,一般不超过3日。乙、丙、丁型肝炎起病相对较缓,仅少数有发热。少数急性乙型肝炎患者有皮疹、关节痛等血清病样表现。此期主要症状有全身乏力、食欲缺乏、厌油腻、恶心、呕吐、腹胀、肝区痛、尿色加深等,肝功能改变主要为ALT升高。本期持续平均5~7日;②黄疸期:自觉症状好转,发热消退,尿黄加深,巩膜和皮肤出现黄染,1~3周内黄疸达高峰。部分患者可有一过性粪色变浅、皮肤瘙痒、心动徐缓等梗阻性黄疸表现。肝大,质软,边缘锐利,有压痛及叩痛。部分病例有轻度脾大。肝功能检查ALT和胆红素升高,尿胆红素阳性。本期持续2~6周;③恢复期:症状逐渐消失,黄疸消退,肝、脾回缩,肝功能逐渐恢复正常。本期持续2周至4个月,平均1个月。总病程2~4个月。

（2）急性无黄疸型肝炎:发病率远高于黄疸型。起病较缓慢,症状较轻,主要表现为全身乏力、食欲下降、恶心、腹胀、肝区痛、肝大、有轻压痛及叩痛等。恢复较快,病程大多在3个月内。有些病例无明显症状,易被忽视。急性丙型肝炎的临床表现一般较轻,症状不明显或很轻,无黄疸型占2/3以上。急性丁型肝炎与HBV感染同时发生时,其临床表现和急性乙型肝炎相似,大多数表现为黄疸型,有时可见双峰型ALT升高,预后良好,极少数可发展为重型肝炎。重叠感染者HBsAg充分装配,使HDV大量复制,因此病情常较重,病死率增高,ALT升高可达数月之久,部分可进展为重型肝炎,大多会向慢性化发展。戊型肝炎与甲型肝炎相似,但黄疸前期较长,症状较重,病程较长。晚期妊娠妇女、老年人和HBV慢性感染者患戊型肝炎时病情较重,容易发生肝衰竭,病死率较高。

2. **慢性肝炎**　仅见于乙、丙、丁型肝炎。急性肝炎病程超过半年,或原有乙型、丙型、丁型肝炎或HBsAg携带史而因同一病原再次出现肝炎症状、体征或肝功能异常者。发病日期不明确或虽无肝炎病史,但根据肝组织病理学或根据症状、体征、化验及B超检查综合分析符合慢性肝炎表现者。慢性肝炎临床上可分为:①轻度:临床症状、体征轻微或缺如,肝功能指标仅1或2项轻度异常;②中度:症状、体征、实验室检查居于轻度和重度之间;③重度:有明显或持续的肝炎症状,如乏力、食欲缺乏、腹胀、尿黄、便溏等,伴肝病面容、肝掌、蜘蛛痣、脾大,ALT和(或)天冬氨酸转氨酶(aspartate transaminase, AST)反复或持续升高,白蛋白(A)降低或白蛋白/球蛋白(A/G)比值异常,丙种球蛋白明显升高(表2-3)。

表2-3　慢性肝炎的实验室检查异常程度参考指标

项目	轻度	中度	重度
ALT和（或）AST（IU/L）	≤正常3倍	>正常3倍	>正常3倍
BIL（μmol/L）	≤正常2倍	>正常2倍~5倍	>正常5倍
白蛋白（A）（g/L）	≥35	<35~>32	≤32
A/G	≥14	<14~>10	≤10
电泳 γ-球蛋白（%）	≤21	>21~<26	≥26
PTA（%）	>70	≤70~≥60	<60~>40
胆碱酯酶（CHE）（U/L）	>5400	≤5400~>4500	≤4500

3. **重型肝炎（肝衰竭）**　所有肝炎病毒均可引起重型肝炎,国内以乙型肝炎最多,甲型、丙型少见,约占全部肝炎中的0.2%~0.5%,病死率高。重型肝炎发生的病因及诱因复杂,包括肝炎病毒重叠感染、机体

免疫状况、妊娠、HBV 前 C 区突变、过度疲劳、精神刺激、饮酒、应用肝损药物、合并细菌感染、有其他合并症（如甲状腺功能亢进、糖尿病）等。

分类　根据病理组织学特征和病情发展速度，重型肝炎分为以下四类：

(1)急性重型肝炎（急性肝衰竭，acute liver failure，ALF）：又称暴发型肝炎（fulminant hepatitis），发病多有诱因。以急性黄疸型肝炎起病，病情发展迅猛，两周内出现极度乏力、严重消化道症状，并出现嗜睡、性格改变、烦躁不安、昏迷等神经、精神症状，体检可见扑翼样震颤及病理反射，肝性脑病在Ⅱ度以上（按四度划分）。黄疸急剧加深，胆酶分离，肝脏进行性缩小，有出血倾向，PTA<40%，血氨升高，出现中毒性鼓肠、肝臭、急性肾衰竭（肝肾综合征）。有时即使黄疸很轻，甚至尚未出现黄疸，但有上述表现者，亦应考虑本病的诊断。本型病死率高，病程不超过三周。

(2)亚急性重型肝炎（亚急性肝衰竭，subacute liver failure，SALF）：又称亚急性肝坏死。以急性黄疸型肝炎起病，15 日至 26 周出现极度乏力，消化道症状明显，明显腹胀，黄疸进行性加深，胆红素每天上升≥171μml/L 或大于正常值 10 倍，肝性脑病Ⅱ度以上，腹水，有明显出血现象，PT 显著延长及 PTA<40%。晚期可并发脑水肿、消化道出血、严重感染、肝肾综合征等。本型病程常超过 3 周至数月，容易转化为慢性肝炎或肝硬化。

(3)慢加急性（慢加亚急性）重型肝炎［慢加急性（慢加亚急性）肝衰竭，acute-on-chronic liver failure，ACLF］：是在慢性肝病基础上出现的急性或亚急性肝功能失代偿，临床表现同亚急性重型肝炎。

(4)慢性重型肝炎（慢性肝衰竭，chronic liver failure，CLF）：在肝硬化基础上，肝功能进行性减退导致的以腹水或门脉高压、凝血功能障碍和肝性脑病等为主要表现的慢性肝功能失代偿。死亡原因多为消化道出血、感染等并发症。

分期　根据临床表现的严重程度，亚急性重型肝炎和慢加急性（慢加亚急性）重型肝炎分为以下三期：

(1)早期：①极度乏力、严重消化道症状；②黄疸进行性加深，胆红素每天上升≥17.1μmol/L 或大于正常值 10 倍；③有出血倾向，PTA<40%；④未出现肝性脑病或明显腹水。

(2)中期：早期表现基础上，病情进一步发展，出现以下症状之一者：①出现Ⅱ度以上肝性脑病和（或）明显腹水；②有明显出血现象（出血点或瘀斑），且 20%<PTA≤30%。

(3)晚期：在中期表现基础上，病情进一步加重，出现以下症状之一者：①有难治性并发症，如肝肾综合征、上消化道大出血、严重感染和难以纠正的电解质紊乱等；②出现Ⅲ度以上肝性脑病；③有严重出血倾向（注射部位瘀斑等），PTA≤20%。

4. **淤胆型肝炎**　起病类似急性黄疸型肝炎，但自觉症状较轻，黄疸较深，持续 3 周以上，甚至持续数月或更长。表现为皮肤瘙痒，大便颜色变浅，肝大。血清胆红素明显升高，以直接胆红素为主，ALT 升高幅度低，中后期可正常。大多数患者可顺利恢复，但在慢性肝炎或肝硬化基础上发生的慢性淤胆型肝炎，则预后较差。

5. **肝炎肝硬化**　根据肝脏炎症情况分为活动性与静止性两型。慢性肝炎患者具有确定的门脉高压证据（如腹水、腹壁或食管静脉曲张），肝缩小质地变硬，脾大，门静脉、脾静脉增宽等，并可除外其他原因者，均可诊断肝炎肝硬化。肝纤维化则主要根据组织病理学做出诊断。

（四）特殊人群肝炎的表现

1. **小儿病毒性肝炎**　小儿黄疸型肝炎以甲型肝炎为主，一般起病较急，黄疸前期较短，消化道和呼吸道症状较明显，肝、脾大较显著，黄疸消退较快，病程较短。婴儿肝炎病情常较重，易发展为急性重型肝炎。因小儿免疫系统发育不成熟，感染 HBV 后易呈免疫耐受状态，多成为隐性感染或成为无症状 HBV 携带者。

2. **老年病毒性肝炎**　老年肝炎黄疸较深且持续时间较长，淤胆型较多见，重型肝炎比例高，合并症较多，预后较差。

3. **妊娠期病毒性肝炎**　病情重，尤其以妊娠后期为严重，消化道症状较明显，产后大出血多见，重型肝炎比例高,病死率较高,可引起早产、死胎、胎儿畸形,如孕妇为 HBV 或 HCV 感染者,可垂直传播给胎儿。

【并发症】

肝内并发症多发生于 HBV 和 HCV 感染,主要有肝硬化、肝细胞癌、脂肪肝。肝外并发症包括胆道炎症、胰腺炎、胃炎、糖尿病、甲状腺功能亢进、再生障碍性贫血、溶血性贫血、心肌炎、肾小球肾炎、肾小管性酸中毒、关节炎等。重型肝炎可发生肝性脑病、消化道出血、肝肾综合征、肝肺综合征、感染等严重并发症。

【实验室检查】

(一)常规检查

急性肝炎初期白细胞总数正常或略高,黄疸期白细胞总数正常或稍低,淋巴细胞相对增多,偶可见异型淋巴细胞。重型肝炎时白细胞可升高,红细胞减少,血红蛋白下降。肝炎肝硬化伴脾功能亢进者可有血小板、红细胞、白细胞减少。肝细胞性黄疸时尿胆红素和尿胆原均阳性。重型肝炎尿中还可出现蛋白质、红细胞、白细胞或管型。

(二)肝功能检查

1. **血清酶测定**　ALT 是目前临床上反映肝细胞功能的最常用指标。ALT 在肝细胞损伤时释放入血流,急性肝炎时 ALT 明显升高,黄疸出现后 ALT 开始下降。慢性肝炎 ALT 轻度或中度升高或反复异常。重型肝炎由于肝细胞大量坏死可出现 ALT 快速下降而胆红素不断升高的酶-胆分离现象,提示预后较差。AST 升高与肝病严重程度呈正相关,当肝脏病变持久且较严重时,线粒体中 AST 释放入血流,其值可明显升高。急性肝炎以 ALT 升高为主,AST/ALT 常小于 1,病程中 AST/ALT 比值越高,则病情越重,预后越差。胆碱酯酶由肝细胞合成,其活性越低提示肝细胞损伤越重。γ-谷氨酰转肽酶(γ-glutamyltransferase,γ-GT)和碱性磷酸酶(alkaline phosphatase,ALP)在胆管阻塞的情况下明显升高。

2. **血清蛋白测定**　慢性肝炎中度以上、肝硬化、重型肝炎时出现白蛋白下降,γ 球蛋白升高,A/G 比例下降甚至倒置。血清蛋白电泳分析可检测 A、G 各成分的相对比值,起到相同的诊断作用。

3. **血清胆红素测定**　急慢性黄疸型肝炎时血清胆红素升高,活动性肝硬化时亦可升高且消退缓慢,重型肝炎常超过 171μmol/L。一般情况下,肝损程度与胆红素水平呈正相关。淤胆型肝炎结合胆红素明显升高。

4. **凝血酶原活动度(PTA)**　PTA 高低与肝损害程度成反比。PTA<40% 是诊断重型肝炎的重要依据,亦是判断重型肝炎预后的敏感指标。PTA 越低,则病情越重,预后越差。

5. **血氨**　肝衰竭时清除氨的能力减退或丧失,导致血氨升高,常见于重型肝炎、肝性脑病患者。

(三)其他生化指标

重型肝炎时,常出现低钾、低钠、低氯、低钙、低镁等电解质紊乱以及低血糖、血浆胆固醇下降,血浆支链氨基酸与芳香族氨基酸的比值下降或倒置。

(四)肝纤维化指标检测

Ⅲ型前胶原肽、Ⅳ型胶原、层粘连蛋白、透明质酸、脯氨酰羟化酶等,对诊断肝纤维化有一定参考价值,但缺乏特异性。

(五)病原学检查

1. **甲型肝炎**　抗 HAV-IgM 在发病后数天即可阳性,3~6 个月转阴,是早期诊断甲型肝炎最简单可靠的血清学标志。抗 HAV-IgG 属于保护性抗体,出现稍晚,于 2~3 个月达到高峰,持续多年或终身,单份血清抗 HAV-IgG 阳性表示既往 HAV 感染。如果急性期及恢复期双份血清抗 HAV-IgG 滴度有 4 倍以上增长,亦是诊断甲型肝炎的依据。用免疫电镜可从患者粪便中检出 HAV 颗粒。用核酸探针、聚合酶链反应(polymerase chain reaction,PCR)等方法可在急性期患者血清和粪便中检出 HAV-RNA。

2. **乙型肝炎**

(1)HBsAg 与抗 HBs:HBsAg 在感染 HBV 两周后即可阳性。HBsAg 阳性就可诊断 HBV 感染,HBsAg 阴

性不能排除 HBV 感染。抗 HBs 为保护性抗体，阳性表示对 HBV 有免疫力，见于乙型肝炎恢复期、过去感染及乙肝疫苗接种后。

（2）HBeAg 与抗 HBe：HBeAg 与 HBV-DNA 相关性强，HBeAg 阳性表示病毒复制活跃且有较强的传染性。抗 HBe 阳性是 HBV 感染时间较久，病毒复制较弱和传染性减低的指标，但也可能是由于前 C 区基因变异，不能形成 HBeAg。

（3）HBcAg 与抗 HBc：HBcAg 主要存在于 Dane 颗粒的核心，常规方法不能从血清中检出，通常用二巯基乙醇及 NP-40 先裂解蛋白外壳，再进行检测。HBcAg 阳性表示血清中存在 Dane 颗粒，HBV 处于复制状态，有传染性。高滴度的抗 HBc-IgG 表示现症感染，常与 HBsAg 并存；低滴度的抗 HBc-IgG 提示过去感染，常与抗 HBs 并存。单一抗 HBc-IgG 阳性者可以是过去感染，亦可以是低水平感染。高滴度的抗 HBc-IgM 提示 HBV 的现症感染。

（4）HBV-DNA：血液中 HBV-DNA 阳性表明有病毒复制和有传染性。检测方法包括分子杂交和 PCR。HBV-DNA 定量对于判断病毒复制程度、传染性大小、抗病毒药物疗效等有重要意义。用原位杂交或原位 PCR 方法可检测组织中 HBV-DNA 的存在及分布，对血清中 HBV 标志物阴性患者的诊断有较大意义。乙型肝炎特异性血清病毒学标志的意义见表 2-4。

表 2-4　乙型肝炎血清病毒学标志及其临床意义

HBsAg	抗 HBs	HBeAg	抗 HBe	抗 HBc	HBV-DNA	临床意义
+	-	+	-	-	+	急性 HBV 感染早期，HBV 复制活跃
+	-	+	-	+	+	急慢性 HBV 感染，HBV 复制活跃
+	-	-	-	+	+	急慢性 HBV 感染，空窗期
+	-	-	+	+	+	异型慢性乙型肝炎
+	-	-	+	+	-	急慢性 HBV 感染，HBV 复制极低或停止
-	-	-	-	+	-	HBV 既往感染或复制极低
-	-	-	+	+	-	抗 HBs 出现前阶段，HBV 复制低
-	+	-	+	+	-	HBV 感染恢复阶段，已获免疫力
-	+	-	-	+	-	HBV 感染恢复阶段，已获免疫力
+	+	+	-	+	+	不同亚型 HBV 感染
+	-	-	-	-	-	HBV-DNA 整合
-	+	-	-	-	-	病后或接种疫苗后获得免疫力

3. **丙型肝炎**　HCV 抗体不是保护性抗体，是 HCV 感染的标志。抗 HCV-IgM 阳性提示现症 HCV 感染，抗 HCV-IgG 阳性提示现症感染或既往感染。采用 RT-PCR 可检出血液中 HCV-RNA，是病毒感染和复制的直接标志。

4. **丁型肝炎**　HDAg 阳性是诊断急性 HDV 感染的直接证据。抗 HDV-IgM 阳性是现症感染的标志，高滴度抗 HDV-IgG 提示感染的持续存在，低滴度提示感染静止或终止。血清或肝组织中 HDV-RNA 是诊断 HDV 感染最直接的依据，可采用分子杂交和 RT-PCR 方法检测。

5. **戊型肝炎**　抗 HEV-IgM 阳性是近期 HEV 感染的标志。抗 HEV-IgG 滴度较高，或由阴性转为阳性，或由低滴度升为高滴度，或由高滴度降至低滴度甚至转阴，均可诊断为 HEV 感染。但少数戊型肝炎患者两者均可阴性。采用 RT-PCR 法在粪便和血液中检测到 HEV-RNA，可明确诊断。

（六）其他检查

B 型超声、CT、MRI 有助于肝硬化、阻塞性黄疸、脂肪肝及肝内占位性病变的诊断。肝组织病理检查是明确诊断，衡量炎症活动度、纤维化程度及评估疗效的金标准。还可在肝组织中原位检测病毒抗原或核酸,以助确定病毒复制状态。

【诊断与鉴别诊断】

(一)诊断

1. 流行病学资料 秋冬季节出现肝炎流行高峰,或出现食物和水型暴发流行,病前曾在流行区,或曾进食毛蚶等水产品及饮用污染水等有助于甲型肝炎和戊型肝炎的诊断。有与乙型、丙型肝炎患者密切接触史,家庭成员有 HBV 或 HCV 感染者,HBsAg 阳性或 HCV 感染母亲所生婴儿,有注射、输血及血制品、血液透析等病史对乙型、丙型肝炎的诊断有重要价值。

2. 临床诊断

(1)急性肝炎:起病较急,常有畏寒、发热、头痛、乏力、食欲缺乏、恶心、呕吐等急性感染或黄疸前期症状。肝大质偏软,ALT 显著升高。黄疸型肝炎血清胆红素>17.1μmol/L,尿胆红素阳性。有黄疸前期、黄疸期、恢复期三期经过,病程 6 个月以内。

(2)慢性肝炎:病程超过半年或发病日期不明确而有慢性肝炎的症状、体征、实验室检查改变者。常有乏力、厌油、肝区不适等症状,可有肝病面容、肝掌、蜘蛛痣、毛细血管扩张、肝大质偏硬、脾大等体征。根据病情轻重、实验室指标改变综合评定轻、中、重三度。

(3)重型肝炎:主要表现有:极度疲乏,严重消化道症状,如频繁呕吐、呃逆;黄疸迅速加深,出现酶-胆分离现象;肝脏进行性缩小;出血倾向,PTA<40%,皮肤、黏膜出血;出现肝性脑病、肝肾综合征、腹水等严重并发症。急性黄疸型肝炎病情迅速恶化,两周内出现Ⅱ度以上肝性脑病或其他重型肝炎表现者,为急性重型肝炎;15 天至 24 周出现上述表现者为亚急性重型肝炎;在慢性肝炎基础上发生的急性或亚急性肝功能失代偿为慢加急性(慢加亚急性)重型肝炎;在肝硬化基础上发生的慢性肝功能失代偿为慢性重型肝炎。

(4)淤胆型肝炎:起病类似急性黄疸型肝炎,但黄疸持续时间长,症状轻,有肝内淤胆的表现。

(5)肝炎肝硬化:多有慢性肝炎病史以及乏力、腹胀、尿少、肝掌、蜘蛛痣、脾大、腹水、胃底食管下段静脉曲张、白蛋白下降、A/G 倒置等肝功能受损和门脉高压表现。

3. 病原学诊断

(1)甲型肝炎:有急性肝炎临床表现,并具备下列任何一项均可确诊为甲型肝炎:抗 HAV-IgM 阳性;抗 HAV-IgG 急性期阴性,恢复期阳性;粪便中检出 HAV 颗粒或抗原或 HAV-RNA。

(2)乙型肝炎:有以下任何一项阳性,可诊断为现症 HBV 感染:①血清 HBsAg;②血清 HBV-DNA;③血清抗 HBc-IgM;④肝组织 HBcAg 和(或)HBsAg,或 HBV-DNA。是否为乙型肝炎或何种类型乙型肝炎取决于临床症状、体征、肝功能、肝组织学检查。

(3)丙型肝炎:抗 HCV 阳性或 HCV-RNA 阳性,具备急、慢性肝炎临床表现,可诊断为丙型肝炎;若无任何症状和体征,肝功能和肝组织学正常者为无症状 HCV 携带者。

(4)丁型肝炎:具备急、慢性肝炎临床表现,有现症 HBV 感染,同时血清 HDAg 或抗 HD-IgM 或高滴度抗 HD-IgG 或 HDV-RNA 阳性,或肝内 HDAg 或 HDV-RNA 阳性,可诊断为丁型肝炎。低滴度抗 HD-IgG 有可能为过去感染。不具备临床表现,仅血清 HBsAg 和 HDV 血清标志物阳性时,可诊断为无症状 HDV 携带者。

(5)戊型肝炎:具备急性肝炎临床表现,同时血 HEV-RNA 阳性,或粪便 HEV-RNA 阳性或检出 HEV 颗粒,可确诊为戊型肝炎。抗 HEV-IgG 高滴度,或由阴性转为阳性,或由低滴度到高滴度,或由高滴度到低滴度甚至阴转,均可诊断为 HEV 感染。抗 HEV-IgM 阳性,可作为诊断参考,但须排除假阳性。

(二)鉴别诊断

1. 其他原因引起的黄疸

(1)溶血性黄疸:常有药物或感染等诱因,表现为寒战、高热、腰痛、贫血、网织红细胞升高、血红蛋白尿。黄疸大多较轻,主要为非结合胆红素升高。治疗后(如应用激素)黄疸消退快。

（2）肝外梗阻性黄疸：有原发病症状、体征，肝功能损害轻，以直接胆红素为主。影像学检查可见肝内外胆管扩张和局部占位性病变。

2. 其他原因引起的肝炎

（1）其他感染性、中毒性肝炎：巨细胞病毒、EB病毒、汉坦病毒等非肝炎病毒感染和伤寒沙门菌、立克次体、钩端螺旋体、血吸虫等感染后均可引起肝损害，根据原发病的临床特点和病原学、血清学检查结果进行鉴别。

（2）药物性、酒精性肝损害：有使用肝损害药物或长期大量饮酒的历史，停药或停止酗酒后肝功能可逐渐恢复。肝炎病毒标志物检测阴性。

（3）自身免疫性肝炎：主要有原发性胆汁性肝硬化和自身免疫性慢性活动性肝炎。前者主要累及肝内胆管，后者主要破坏肝细胞。诊断主要依靠自身抗体的检测和肝组织学检查。

（4）脂肪肝及妊娠急性脂肪肝：脂肪肝大多继发于肝炎后或身体肥胖者。血中三酰甘油多增高，B超有较特异的表现。妊娠急性脂肪肝多以急性腹痛起病或并发急性胰腺炎，黄疸深，肝缩小，严重低血糖及低蛋白血症，尿胆红素阴性。

【预后】

甲型肝炎预后良好，HBV感染时的年龄是影响慢性化的最主要因素。大龄儿童和成人患急性乙型肝炎大多可完全康复，只有少数转为慢性肝炎或病毒携带者，在围产期和婴幼儿时期感染HBV，则分别有90%和25%～30%将成为慢性HBV感染，这些感染者约25%最终死于重型肝炎、肝硬化或肝细胞癌。急性丙型肝炎半数以上转为慢性或病毒携带者，急性丁型肝炎重叠HBV感染时易转为慢性，老年人和妊娠晚期罹患戊型肝炎病死率较高。重型肝炎预后不良，其中慢性重型肝炎病死率最高；亚急性重型次之，存活者也多数转为慢性肝炎或肝炎后肝硬化。淤胆型肝炎急性者预后较好；活动性肝硬化预后不良。

【治疗】

目前，尚缺乏可靠的特效治疗方法。治疗时应根据不同病原、不同临床类型及组织学损害区别对待。肝炎的治疗原则均以足够的休息、营养为主，辅以适当药物，避免饮酒、过劳和损害肝脏药物。

（一）急性肝炎

急性肝炎一般为自限性，多可完全康复。以一般治疗和对症支持治疗为主。急性期应隔离和卧床休息，症状明显改善可逐渐增加活动量，但要避免过劳。肝功能正常1～3个月后方可恢复工作。饮食宜清淡易消化，适当补充B族维生素和维生素C，摄入适量蛋白质（每日1～15g/kg），热量不足者应静脉补充葡萄糖和维生素，但不主张高糖和低脂肪饮食。辅以非特异性保肝药物及对症处理，药物不宜太多，以免加重肝脏负担。

急性肝炎一般不采用抗病毒治疗，但因急性丙型肝炎容易转为慢性，应强调早期给予抗病毒治疗，可选用干扰素（IFN）或长效干扰素，疗程为24周，可同时加用利巴韦林治疗。

（二）慢性肝炎

治疗目标是最大限度地抑制病毒，减轻肝细胞炎症坏死及肝纤维化，延缓和减少肝脏失代偿、肝硬化、肝细胞癌及其并发症的发生，从而改善生活质量和延长存活时间。根据患者具体情况采用综合性治疗方案，其中抗病毒治疗是关键，只要有适应证，且条件允许，就应进行规范的抗病毒治疗。

1. 一般治疗 活动期患者应静养休息，症状明显或病情较重者应强调卧床休息，以增加肝脏血流量。适当的高蛋白、高热量、高维生素的易消化食物有利于肝脏修复，应避免高糖和过高热量膳食以防发生糖尿病和脂肪肝，避免饮酒。帮助患者树立信心，保持耐心和乐观的心态，切勿乱投医、乱用药，以免延误治疗和加重病情。

2. 抗炎、抗氧化和保肝药物治疗 HBV所致的肝脏炎症坏死及其所致的肝纤维化是疾病进展的主要病理学基础。甘草酸制剂、水飞蓟素制剂、多不饱和卵磷脂制剂以及双环醇等，有不同程度的抗炎、抗氧化、保护肝细胞膜及细胞器等作用；丹参、门冬氨酸钾镁、腺苷甲硫氨酸等可分别通过改善微循环、疏通肝内微小胆管、促进胆红素运输等发挥退黄作用；肝内淤胆严重，症状较轻，其他药物无效，无禁忌证时可选用糖皮质激素。以上治疗可改善肝脏生化指标，对于 ALT 明显升高者或肝组织学明显炎症坏死者，在抗病毒治疗的基础上可适当选用抗炎保肝药物。不宜同时应用多种抗炎保肝药物，以免加重肝脏负担及因药物间相互作用而引起不良效应。

3. **免疫调节药物治疗**　胸腺肽 α_1、抗乙肝转移因子、特异性免疫核糖核酸、白细胞介素-2(IL-2)、左旋咪唑等具有一定免疫调节作用。

4. **抗肝纤维化药物治疗**　经 IFN 或核苷(酸)类似物抗病毒治疗后，可见肝组织纤维化甚至肝硬化有所减轻。因此，抗病毒治疗是抗纤维化治疗的基础。其他药物如丹参、冬虫夏草、鳖甲、当归、鸡血藤、黄芪、粉防己碱等，也具有一定的抗肝纤维化作用。

5. **抗病毒药物治疗**　抗病毒治疗的目的是抑制病毒复制或消除病毒，减弱传染性，减轻肝组织病变，改善肝功能，减少或延缓肝硬化和肝细胞癌的发生，从而改善生活质量，延长存活时间。符合适应证者应尽可能给予抗病毒治疗。

相关链接

<hr>

慢性乙型肝炎抗病毒治疗的适应证和干扰素疗效的预测因素

一般适应证包括：①HBeAg 阳性者，HBV-DNA $\geq 10^5$ 拷贝/毫升(相当于 20000IU/ml)；HBeAg 阴性者，HBV-DNA $\geq 10^4$ 拷贝/毫升(相当于 2000IU/ml)；②ALT $\geq 2 \times$ ULN；如用 IFN 治疗，ALT 应 $\leq 10 \times$ ULN，血清总胆红素应 $< 2 \times$ ULN；③ALT $< 2 \times$ ULN，但肝组织学显示 Knodell HAI ≥ 4，或炎性坏死 $\geq$ G2，或纤维化 $\geq$ S2。

对持续 HBV-DNA 阳性、达不到上述治疗标准，但有以下情形之一者，亦应考虑给予抗病毒治疗：①对 ALT 大于 ULN 且年龄 >40 岁者，也应考虑抗病毒治疗；②对 ALT 持续正常但年龄较大者(>40 岁)，应密切随访，最好进行肝组织活检；如果肝组织学显示 Knodell HAI ≥ 4，或炎性坏死 $\geq$ G2，或纤维化 $\geq$ S2，应积极给予抗病毒治疗；③动态观察发现有疾病进展的证据(如脾脏增大)者，建议行肝组织学检查，必要时给予抗病毒治疗。

在开始治疗前应排除由药物、酒精或其他因素所致的 ALT 升高，也应排除应用降酶药物后 ALT 暂时性正常。在一些特殊病例如肝硬化或服用联苯结构衍生物类药物者，其 AST 水平可高于 ALT，此时可将 AST 水平作为主要指标。

有以下因素时干扰素治疗常可取得较好疗效：治疗前 ALT 水平较高；HBV-DNA $< 2 \times 10^8$ 拷贝/毫升($< 4 \times 10^7$IU/ml)；非母婴传播；病程短；女性；肝组织炎症坏死较重，纤维化程度轻；对治疗的依从性好；无 HCV、HDV 或 HIV 合并感染；HBV 基因 A 型；治疗 12 或 24 周时，血清 HBV-DNA 不能检出。其中治疗前 ALT、HBV-DNA 水平和 HBV 基因型，是预测疗效的重要因素。

(1)干扰素 α(interferon-α,IFN-α)：①IFN-α 治疗慢性乙型肝炎：我国已批准普通干扰素 2a、2b、1b 和聚乙二醇化干扰素(Peg-IFN)2a 和 2b 用于治疗慢性乙型肝炎。IFN-α 主要通过诱导宿主产生细胞因子抗病毒蛋白，在多个环节抑制病毒复制，还能增强和促进巨噬细胞、细胞毒性 T 细胞和自然杀伤细胞的活性。成年人每次 3~5MU，每周 3 次，皮下或肌内注射，疗程 4~6 个月，根据病情可延长至 1 年。亦可采用诱导治疗，即治疗头 15 天至 1 个月每天注射一次，后改为每周 3 次，至疗程结束。Peg-IFN 抗病毒效果优于普通干扰素。IFN 的不良反应包括流感样综合征、一过性骨髓抑制、精神异常、诱发自身免疫性疾病，肾脏、心脏和视网膜病变，听力下降及间质性肺炎等。干扰素治疗的绝对禁忌证包括妊娠、精神病史(如严重抑郁症)、未能控制的癫痫、未戒断的酗酒及吸毒者、未经控制的自身免疫性疾病、失代偿期肝硬化、有症状的心脏病。相对禁忌证包括：甲状腺疾病、视网膜病、银屑病、既往抑郁症史，未控制的糖尿病、高血压，治疗前中性粒细胞计数$<1.0×10^9$/L 和(或)治疗前血小板计数$<50×10^9$/L,总胆红素$>51\mu$mol/L 特别是以非结合胆红素为主者;②IFN-α 治疗丙型肝炎:适应证为血清 HCV-RNA 阳性和(或)抗 HCV 阳性伴 ALT 升高者,联合利巴韦林可提高疗效。治疗方案:IFN-α 每次 3MU 或组合干扰素每次 9~15μg,每周 3 次,或 PEG-IFN 每次 180μg,每周 1 次,疗程 4~6 个月,无效者停药,有效者可继续治疗至 12 个月。疗程结束后随访 6~12 个月。利巴韦林每次 0.5g,2 次/日,疗程 3~6 个月。用药期间少数病例可发生溶血性贫血。孕妇禁用,用药期间及治疗结束后至少 6 个月应避孕。

(2)拉米夫定(lamivudine,LAM):是一种反转录酶抑制剂,具有较强的抑制 HBV 复制的作用,可竞争性抑制 HBV DNA P,并参与到 HBV-DNA 合成过程中阻止新链合成,使 HBV-DNA 水平下降或阴转、改善肝组织病变。LAM 虽然可抑制病毒复制,但不能清除细胞核内 cccDNA,停药后 cccDNA 又启动病毒复制循环。长期使用后还可导致 HBV 发生 YMDD 变异而产生耐药性。适合治疗对象为慢性乙型肝炎患者,年龄大于 12 岁,ALT 高于正常,胆红素低于 50μmol/L,并有 HBV 活动性复制:①HBeAg 阳性,HBV-DNA 阳性;②HBeAg 阴性,抗 HBe 阳性,HBV-DNA 阳性者,考虑有前 C 区变异情况也适于治疗。有自身免疫性肝病、遗传性肝病、骨髓抑制、明显心、脑、神经、精神疾病和不稳定糖尿病患者不适合作为治疗对象。剂量为 100mg/d,顿服,疗程至少 1 年,然后根据疗效来决定继续服药或停药。治疗 1 年无效者、治疗期间发生严重不良反应者、患者依从性差不能坚持服药者应停止治疗。停药后应随访观察 6~12 个月,每 3~6 个月复查 HBV-DNA、HBeAg、ALT、AST 等。

随 LAM 治疗时间延长,HBV 耐药突变的发生率增高。部分病例在发生病毒耐药变异后会出现病情加重,少数甚至发生肝功能失代偿,部分停药后会出现 HBV-DNA 和 ALT 水平升高甚至肝功能失代偿,故对 LAM 的停药应慎重:疑有病毒变异时,ALT 在正常上限 5 倍以内,HBV-DNA 低于治疗前水平可继续使用 LAM,并密切观察病情,加强保肝治疗;治疗超过 6 个月,ALT 在正常上限 5 倍以内,但 HBV-DNA 高于治疗前水平或持续下降,可停用 LAM 或改用其他有效治疗。ALT 大于正常上限 5 倍,或合并总胆红素等生化指标明显异常,出现肝脏失代偿迹象者,不宜轻易停药,应进行对症保肝治疗。

(3)阿德福韦酯(adefovir dipivoxil,ADV):ADV 是阿德福韦的前体,在体内水解为阿德福韦发挥抗病毒作用,可明显抑制 HBV-DNA 复制。该药引起 HBV 耐药变异发生率要低于拉米夫定,适应证是肝功能代偿的成年慢性乙型肝炎,尤其适合于需长期用药或已发生拉米夫定耐药者。较大剂量时有一定肾毒性。ADV 联合拉米夫定,对于拉米夫定耐药的慢性乙型肝炎能有效抑制 HBV-DNA、促进 ALT 复常,且联合用药者对 ADV 的耐药发生率更低,对发生拉米夫定耐药的代偿期和失代偿期肝硬化患者,联合 ADV 治疗均有效。

(4)恩替卡韦(entecavir,ETV):是环戊酰鸟苷类似物,能有效抑制 HBV-DNA 复制,用药后在 HBV-DNA 下降、ALT 复常、肝组织学改善等方面疗效优于拉米夫定,对初治患者耐药发生率低。但对 LAM 治疗失败患者使用 ETV 疗效较初治者降低,且病毒学突变发生率明显增高,应予以注意。

(5)其他核苷(酸)类似物:尚有替比夫定(telbivudine,LDT)、替诺福韦酯(tenofovir disoproxil fumarate,TDF)也陆续用于临床抗 HBV 治疗。

(三)重型肝炎

应强调早期诊断和治疗,采取以支持和对症疗法为基础的综合性措施,促进肝细胞再生,预防和治疗各种并发症。

1. 一般支持疗法　患者应绝对卧床休息,密切观察病情,防止继发感染。控制蛋白质摄入,控制肠内氨的产生。进食不足可静脉滴注 10%~25% 葡萄糖溶液。每日热量 6699J(1600Cal)左右,液体量 1500~2000ml。补充足量维生素 B、C 及 K。输注新鲜血浆、白蛋白和免疫球蛋白以加强支持治疗。注意维持水、电解质及酸碱平衡。禁用对肝、肾有损害的药物。

2. 促进肝细胞再生　肝细胞生长因子为小分子多肽类物质,能促进肝细胞 DNA 合成。用法为 160~

200mg/d,静脉滴注,疗程一个月或更长。

3. 并发症的防治

(1)肝性脑病:低蛋白饮食、保持大便通畅、口服乳果糖、口服诺氟沙星、生理盐水清洁灌肠和酸性液体保留灌肠等措施可减少肠道氨的产生和吸收。静脉用乙酰谷酰胺、谷氨酸钠、精氨酸、门冬氨酸钾镁有一定的降血氨作用。左旋多巴在大脑转变为多巴胺后可取代羟苯乙醇胺等假性神经递质,从而促进苏醒,但不宜与维生素 B_6 同用。维持支链/芳香氨基酸平衡可用氨基酸制剂。有脑水肿表现者可用 20% 甘露醇和呋塞米,必要时可两者合用,但须注意水、电解质平衡。

(2)上消化道出血:预防出血可使用组胺 H_2 受体拮抗剂,如奥美拉唑、雷尼替丁、法莫替丁等;针对凝血功能减退,补充维生素 K、C,输注凝血酶原复合物、新鲜血浆、浓缩血小板、纤维蛋白原等;应用普萘洛尔、垂体后叶素、生长抑素等降低门静脉压力。出血时可给予卡巴克络、酚磺乙胺,口服凝血酶、去甲肾上腺素或云南白药,必要时在内镜下直接止血或采用手术治疗。

(3)继发感染:重型肝炎患者极易合并感染,感染多发生于呼吸道、腹腔、胆道、肠道、泌尿系等。应及早诊断并根据细菌培养结果及临床经验选择抗生素。严重感染可选用强效广谱抗生素,如头孢他啶、头孢曲松、头孢吡肟、亚胺培南,或联合用药,但要注意二重感染的发生。有真菌感染时,可选用氟康唑。

(4)肝肾综合征:避免肾损药物,避免引起血容量降低的各种因素,少尿时可给予白蛋白、新鲜血浆,也可同时试用多巴胺、酚妥拉明、呋塞米或托拉塞米等,大多不适宜透析治疗。

4. 人工肝支持系统和肝移植 非生物型人工支持系统可清除患者血中毒性物质及补充生物活性物质,使血胆红素明显下降,凝血酶原活动度升高,对早期重型肝炎有较好疗效,对于晚期重型肝炎亦有助于争取时间让肝细胞再生或为肝移植作准备。生物型人工肝正在研究开发中。晚期肝硬化和肝衰竭患者可行肝移植手术,应用核苷类似物抗病毒药可明显降低移植肝的 HBV 再感染。

(四)淤胆型肝炎

早期治疗同急性黄疸型肝炎,黄疸持续不退时,可加用泼尼松 40~60mg/d 口服或静脉滴注地塞米松10~20mg/d,两周后如血清胆红素显著下降,则逐步减量。亦可应用熊去氧胆酸、中药退黄治疗。

(五)肝炎后肝硬化

可参照慢性肝炎和重型肝炎治疗,有脾功能亢进或明显门静脉高压时可选用手术或介入治疗。

(六)慢性乙型和丙型肝炎病毒携带者

可照常工作,但应定期检查,随访观察,有条件时可做肝穿刺活检,以便进一步确诊和采取相关治疗。

【预防】

(一)控制传染源

对甲、戊型肝炎患者按肠道传染病隔离至起病后 3 周。乙型、丙型肝炎及病毒携带者按血液和密切接触隔离至病毒学指标阴性。慢性肝炎患者和病毒携带者不能从事食品加工、饮食服务、托幼保育等工作。对密切接触者按潜伏期进行检疫。严格筛选献血员,不合格者不得献血。

(二)切断传播途径

1. 甲型和戊型肝炎 养成良好的个人卫生习惯,搞好环境卫生,加强粪便、水源管理,做好食品卫生、食具消毒等工作。

2. 乙、丙、丁型肝炎 重点在于防止通过血液和体液传播。加强血液管理,保证血液、血制品和生物制品的安全生产与供应,严格掌握血液和血制品使用指征。医疗及预防用的注射器应实行"一人一针一管",各种医疗器械及用具应实行"一人一用一消毒"。对血液、各种体液及其污染物品应严格消毒处理。洗漱、剃须用具专用,理发、美容、洗浴等用具应按规定进行消毒处理。严格执行餐具、食具消毒制度。

(三)保护易感人群

1. 甲型肝炎 对婴幼儿、学龄前儿童及血抗 HAV-IgG 阴性者均可接种甲型肝炎减毒活疫苗以获得主动免疫,免疫期至少5年。对易感者尽早使用人丙种球蛋白预防注射以获得被动免疫,免疫期2~3个月。

2. 乙型肝炎 计划接种乙型肝炎疫苗是我国预防和控制乙型肝炎流行的最关键措施,新生儿应进行普种,HBsAg、抗 HBs 阴性者均可接种,与 HBV 感染者密切接触者、医务工作者、同性恋者、药物依赖者等高危人群及从事托幼保育、食品加工、饮食服务等职业人群亦是主要的接种对象。对 HBV 慢性感染母亲的新生儿出生后应使用乙型肝炎疫苗和乙肝免疫球蛋白联合免疫,即生后立即注射乙肝免疫球蛋白及乙肝疫苗,生后1个月和6个月时分别再注射一次乙肝疫苗,保护率可达90%以上。意外暴露于 HBV 的易感者,应及早注射乙肝免疫球蛋白,保护期约3个月,必要时可重复注射。

对丙、丁、戊型肝炎目前尚缺乏特异性免疫预防制剂。

(陈永平)

学习小结

1. 病毒性肝炎是由甲、乙、丙、丁和戊型肝炎病毒引起的,以肝脏损害为主的一组全身性传染病,部分乙型、丙型肝炎患者可发展为慢性肝炎、肝硬化甚至肝癌。 甲型、戊型肝炎的传染源为急性期患者和隐性感染者,传播途径主要是经粪-口途径(消化道)传播。乙型、丙型、丁型肝炎的传染源主要是急、慢性肝炎患者和病毒携带者,经含有病毒的血液或体液传播,母婴传播、密切的生活接触也能感染。

2. HAV、HBV 主要通过一系列免疫反应导致肝细胞损伤,HCV、HDV 可能通过直接作用和免疫反应两方面引起肝细胞损伤。 基本病变为弥散性肝细胞变性、坏死、炎症细胞浸润,间质增生、肝细胞再生。 黄疸以肝细胞性黄疸为主。 重型肝炎肝细胞大量坏死和淤胆,易发生肝功能衰竭和肝性脑病等。

3. 临床表现分为急性肝炎(包括急性黄疸型肝炎和急性无黄疸型肝炎)、慢性肝炎(又分为轻、中、重三度)、重型肝炎(包括急性、亚急性、慢加急

性、慢性四型)、淤胆型肝炎和肝炎肝硬化。 ①急性肝炎黄疸型肝炎有明显消化道症状和黄疸;急性无黄疸型肝炎起病较缓慢,症状较轻,易被忽视;②慢性肝炎表现为乏力、食欲缺乏、腹胀、尿黄、肝病面容、肝掌、蜘蛛痣、脾大等,肝功能化验等异常;③重型肝炎病情发展迅猛,有严重消化道、神经精神症状和深度黄疸、出血、腹水等表现,病死率高;④淤胆型肝炎黄疸较深,皮肤瘙痒,大便颜色变浅,肝大;⑤肝炎肝硬化是在慢性肝炎基础上出现门脉高压表现,组织病理学检查有助于确诊。

4. 肝组织病理检查是明确诊断,衡量炎症活动度、纤维化程度及评估疗效的金标准。

5. 治疗原则 以休息、营养为主,辅以适当药物,避免饮酒、过劳和损害肝脏药物。

6. 预防本病包括控制管理传染源、切断传播途径,最主要是通过疫苗接种和免疫球蛋白保护易感人群。

复习参考题

1. 甲型、乙型、丙型、丁型、戊型肝炎的传染源和传播途径各有哪些?

2. 如何诊断慢性乙型肝炎?

3. 重型肝炎的诊断标准是什么?

4. 慢性乙型肝炎抗 HBV 治疗的目的和适应证都有哪些?

5. 干扰素抗 HBV 疗效的预测因素有哪些?

第二节 病毒感染性腹泻

病毒感染性腹泻(viral infectious diarrhea)又称病毒性胃肠炎(viral gastroenteritis),是由肠道内病毒感染所引起的,以呕吐、腹泻水样便为主要临床特征的一组急性肠道传染病。可发生在各年龄组,临床上还可伴有发热、恶心、厌食等中毒症状,病程自限。有多种病毒可引起胃肠炎,其中最常见的是轮状病毒和诺罗病毒,其次为肠腺病毒等。

【病原学】

轮状病毒(*Rotavirus*)、诺罗病毒(*Norovirus*)和肠腺病毒(*Entertadenovirus*,EAV)是病毒感染性腹泻最常见的病原体,其他引起病毒性腹泻的病毒还有星状病毒、嵌杯病毒、柯萨奇病毒和冠状病毒等。

(一)轮状病毒

人类轮状病毒为双股 RNA 病毒,属于呼肠病毒科,球形,直径约 70~75nm,有双层衣壳,内壳为 22~24 个从内向外壳呈放射状排列结构,电镜下完整病毒颗粒如车轮状,故称为轮状病毒。

轮状病毒基因组由 11 个双链 RNA 片段组成,轮状病毒基因的变异性和多型性。轮状病毒的基因组 11 个片段的核苷酸序列已确定,分别是 3 个核心蛋白、1 个内衣壳蛋白、2 个外衣壳蛋白和 5 个非结构蛋白。轮状病毒的第 1、2、3 及第 6 基因片段分别编码核蛋白 VP_1、VP_2、VP_3 和内壳蛋白 VP_6,第 4 和第 9 基因片段编码主要外壳蛋白的 VP_4 和 VP_7。VP_4 和 VP_7 决定人轮状病毒的血清型,VP_4 决定的血清型为 P 型,至少有 20 个血清型,各型之间无交叉免疫保护作用。VP_7 决定的血清型为 G 型,现已证实 G 型至少有 14 个血清型。

根据基因结构和特异性,可以将人和动物轮状病毒分为 A~G 7 个组和 2 个亚群。A 组主要引起婴幼儿腹泻,人类主要感染该组病毒。B 组为成人腹泻轮状病毒,还包括猪、牛、羊、大鼠的轮状病毒,该型迄今仅限于中国内地流行。C 组仅在个别人中发现,但主要流于猪中,目前还不能确定其重要性。D~G 组仅与动物疾病有关。

1. **A 组轮状病毒** 1973 年由澳大利亚学者 Bishop 首先从腹泻患儿十二指肠上皮细胞中发现,1978 年中国学者也从腹泻患者中分离出该病毒。血清型 G 型中以 G_1~G_4 型最多见。内壳蛋白 VP_6 能刺激机体产生相应抗体,这种抗体可用于诊断但无中和病毒的作用。VP_4 和 VP_7 是轮状病毒主要中和抗原,能刺激机体产生相应抗体。抗 VP_4 抗体为中和抗体,但作用很弱,而抗 VP_7 抗体则为较强的保护性抗体。

2. **B 组轮状病毒** 1984 年由我国学者洪涛首先从成人腹泻患者粪便中发现,形态与 A 组轮状病毒完全一样,称为成人腹泻轮状病毒。VP_4 结构蛋白与 A 组和 C 组同源性分别为 18% 和 19%,VP_7 与 A 组同源性为 28%,与 C 组无同源性。VP_6 与 A 组和 C 组同源性分别为 16.2% 和 17.2%。A、B 两组之间血清学无交叉反应。

3. **C 组轮状病毒** 1980 年由 Saif 等首先发现。VP_4、VP_6 和 VP_7 与 A 组相比同源性分别为 34.5%、42% 和 <30%。A、C 两组在 VP_6 蛋白上存在一个共同的抗原位点。

婴幼儿轮状病毒在外界环境中比较稳定,在粪便中可存活数天或数周,耐酸、耐碱、耐乙醚,56℃ 1 小时可使其灭活。用胰酶处理可增强其感染性。

（二）诺罗病毒

1968 年,美国俄亥俄州诺沃克地区的学校内发生了急性胃肠炎暴发流行。1972 年用免疫电镜从这些患者粪便标本中找到了病毒颗粒,命名为诺沃克病毒,是诺罗病毒的原型代表株,分类上归于嵌杯病毒科（Calicivirdae）。诺罗病毒是一组被证实能引起人类胃肠炎的病毒,其形态相似但抗原性略异。2002 年 8 月第八届国际病毒命名委员会定名为诺罗病毒。诺罗病毒为单链 RNA 病毒,呈球形,直径 25~35nm。无包膜,在宿主细胞核中复制。

诺罗病毒对各种理化因子有较强的抵抗力,耐乙醚、耐酸、耐热。在 pH 2.7 的环境中可存活 3 小时。冷冻数年仍具有活性。60℃ 30 分钟不能灭活,但煮沸后病毒失活。4℃时能耐受 20%乙醚 24 小时。含氯10mg/L 30 分钟才能灭活。

（三）肠腺病毒

根据红细胞凝集特性将腺病毒分为 A~F 6 个亚群,F 组的 40 型、41 型和 30 型可侵袭小肠而引起腹泻,故称肠腺病毒。肠腺病毒是继轮状病毒后无论是发达国家还是发展中国家引起婴幼儿病毒性胃肠炎的第二个重要病原体。肠腺病毒是双链线形 DNA 病毒,长约 34kb,核心有衣壳,无脂性包膜。

肠腺病毒对酸、碱及温度的耐受能力较强,在室温、pH 6.0~9.5 的条件下,可保持其最强感染力,在56℃环境下经 2~5 分钟即灭活。腺病毒由于不含脂质对脂溶剂如胆盐等也有较强的抵抗力,可在肠道中存活。对紫外线和甲醛敏感。

【流行病学】

病毒性腹泻的传染源有人和动物,传播途径以粪-口传播和人-人的接触感染为主。人普遍易感,是引起旅行者腹泻和各年龄段病毒性胃肠炎患者的主要病原。

（一）轮状病毒

1. 传染源 为被感染的人和动物。患者或隐性感染者。患者急性期粪便中有大量病毒颗粒,腹泻第3~4 天粪便中仍排出大量病毒,病后持续排毒 4~8 天,极少数可长达 18~42 天。患病婴儿的母亲带病毒率高达 70%。

2. 传播途径 主要为粪-口途径传播,也有通过水源污染或呼吸道传播的可能性。成人轮状病毒胃肠炎常呈水型暴发流行,家庭密切接制也是传播的一种方式,轮状病毒是造成医院内感染的重要病原体。

3. 易感人群 A 组轮状病毒主要感染婴幼儿,最高发病年龄为 6~24 个月龄,6 个月龄以下婴儿由于有来自母体的抗体而较少发病。新生儿和成人也可感染。B 组轮状病毒主要感染青壮年,以 20~40 岁人群最多。健康人群抗体阳性率为 20%~30%。C 组轮状病毒主要感染儿童,成人偶有发病。有再次感染而发病的报道,不同血清型的病毒之间缺乏交叉免疫反应。

4. 流行特征 A 组轮状病毒感染呈世界性分布,全年均可发病。在温带和亚热带地区以秋冬季为多见,在热带地区无明显季节性。是发达国家住院婴幼儿急性感染性腹泻的主要原因,是发展中国家婴幼儿秋冬季腹泻的主要原因。B 组轮状病毒感染主要发生在中国,以暴发性流行为主,有明显季节性,多发生于4~7 月份。C 组轮状病毒感染多为散发,偶有小规模流行。

（二）诺罗病毒

1. 传染源 隐性感染者和患者,主要是患者。感染后粪便排毒时间短暂,病后 3~4 天内从粪便排出病毒,其传染性持续到症状消失后 2 天。

2. 传播途径 主要为粪-口途径传播。可散发,也可暴发。散发病例为人-人的接触感染。暴发流行常由于食物和水的污染所造成,如供水系统、食物和游泳池污染均可引起暴发流行。每次暴发流行的时间约为 1~2 周。贝壳类生物通过过滤聚集病毒成为特殊的危险因素。

3. 易感人群 普遍易感,但发病者以成人和大龄儿童多见。诺罗病毒抗体无明显保护性作用,故本病可反复感染。

4. 流行特征 流行地区广泛,全年发病,秋、冬季流行较多,常出现暴发流行。诺罗病毒引起的腹泻占急性非细菌性腹泻的 1/3 以上。

(三)肠腺病毒

1. 传染源 患者和隐性感染者是主要传染源,粪便中可持续排毒 10~14 天,通常是在腹泻停止前 2 天至停止后 5 天。无症状的病毒携带者也可传染本病,传染性与有症状者相同。

2. 传播途径 以粪-口传播和人-人的接触传播为主,部分患者也可能由呼吸道传播而感染,水及食物传播未见报道。

3. 易感人群 绝大多数患儿在 2 岁以下,患病高峰年龄为 6~12 个月。成人很少发病,感染后可获得一定的免疫力,持续时间尚不清楚。儿童期感染后可获得长久免疫力。

4. 流行特征 呈世界性分布,全年均可发病,夏、秋季发病率较高。以散发和地方性流行为主,暴发流行少见,暴发流行时 38% 儿童被感染,但约 50% 无症状。我国肠腺病毒腹泻患病率仅次于轮状病毒感染,是院内病毒性腹泻的第二大致病原。

【发病机制与病理解剖】

病毒性腹泻的发生机制与细菌引起腹泻发生机制有所不同。有些病毒具有肠毒素样作用,使肠黏膜细胞内腺苷酸环化酶(adenylate cyclase)被激活,提高环腺苷酸(cAMP)水平,导致肠黏膜对水电解质的过度分泌。

(一)轮状病毒

轮状病毒侵入人体后主要侵犯小肠,通过轮状病毒外壳蛋白 VP_4 与肠黏膜绒毛上皮细胞上的轮状病毒受体结合而进入上皮细胞。在上皮细胞胞质内增殖,使小肠绒毛上皮细胞受到破坏、脱落,使正常肠黏膜上存在的绒毛酶如乳糖酶、麦芽糖酶、蔗糖酶减少,导致吸收功能障碍和降低双糖向其他单糖转化,不被吸收消化的双糖在肠腔内积聚造成肠腔内高渗透压,使水分移入肠腔,导致渗透性腹泻和呕吐。此外,A 组轮状病毒第 10 基因编码的非结构蛋白 NSP_4 还具有细菌内毒素样作用,可引起细胞内 Ca^{2+} 水平升高,促使小肠黏膜 cAMP 水平上升导致腹泻发生。当小肠绒毛上皮细胞受到破坏、脱落后,隐窝底部的立方上皮细胞上移,替代已脱落的绒毛上皮细胞。由于来自隐窝底部的细胞功能不成熟,仍处于高分泌、低吸收状态,结果导致肠液滞留,使腹泻时间延长。此外,乳糖移到结肠被细菌分解后,进一步提高肠腔内渗透压,使症状加重。大量的吐泻,丢失水和电解质,导致脱水、酸中毒和电解质紊乱。

目前认为,肠上皮刷状缘带有乳糖酶,是轮状病毒受体,可使病毒脱外衣壳进入上皮细胞。婴儿肠黏膜上皮细胞含大量乳糖酶,易感染轮状病毒。随年龄增长,此酶量减少,易感性下降。因此,A 组轮状病毒主要感染婴幼儿。但某些人种乳糖酶不随年龄增长而发生变化,在这些人群中,成人也易发生轮状病毒感染。

本病为可逆性病理改变,黏膜常保持完整性。绒毛缩短,微绒毛不规整,严重者出现空泡甚至坏死。上皮细胞变为方形或不整齐形,病变的上皮细胞内质网池膨胀,含有病毒颗粒,线粒体肿胀和变稀疏。固有层有单核细胞浸润。

(二)诺罗病毒

诺罗病毒主要侵袭空肠上段,为可逆性病变。空肠黏膜保持完整,肠黏膜上皮细胞绒毛变宽、变短,尖端变钝,细胞质内线粒体肿胀,形成空胞,未见细胞坏死。肠固有层有单核细胞浸润。病变可在 1~2 周左右完全恢复。小肠刷状缘碱性磷酸酶水平明显下降,出现空肠对脂肪、D-木糖和乳糖等双糖的一过性吸收障碍,引起肠腔内渗透压上升,液体进入肠道,引起腹泻和呕吐症状。未发现空肠腺苷酸环化酶活性改变。肠黏膜上皮细胞内酶活性异常致使胃的排空时间延长,加重恶心和呕吐等临床症状。

（三）肠腺病毒

肠腺病毒主要感染空肠和回肠。病毒感染肠黏膜上皮细胞后，肠黏膜绒毛变短变小，病毒在感染的细胞核内形成包涵体，导致细胞变性、溶解，小肠吸收功能障碍而引起渗透性腹泻。小肠固有层内可见单核细胞浸润，隐窝肥大。

【临床表现】

不同病毒引起腹泻的临床表现十分相似，无明显特征性，故临床上难以区分。

（一）轮状病毒腹泻

婴幼儿潜伏期 1~3 天，成人潜伏期约 2~3 天。临床类型呈多样性，从亚临床感染、轻型腹泻至严重的脱水，甚至死亡。6~24 个月龄小儿症状重，而较大儿童或成人多为轻型或亚临床感染。临床特征为起病急，有恶心、呕吐、腹泻、厌食或腹部不适等症状，多数先吐后泻。粪便多为水样或黄绿色稀便，无黏液，无脓血，成人轮状病毒胃肠炎可出现米汤样粪便，无里急后重。可伴肌痛、头痛、低热和发冷。半数患儿在腹泻出现前有咳嗽、流涕等上呼吸道症状，严重者有支气管炎或肺炎表现。腹泻每天 10 余次左右，重者可达数十次，严重病例可发生脱水、酸中毒和电解质紊乱。一般呕吐与发热持续 2 天左右消失，普通患者症状轻微，多数患者腹泻持续 3~5 天，病程 1 周左右。少数患者持续 1~2 周，个别长达数月。免疫缺陷患者可发生慢性症状性腹泻。接受免疫抑制剂治疗、体弱及老年人的症状重。少数患者可出现肠套叠、直肠出血、溶血尿毒综合征，儿童患者可出现 Reye 综合征。严重脱水患者未能及时治疗导致循环衰竭和多器官功能衰竭是本病主要死因。

（二）诺罗病毒性胃肠炎

潜伏期 24~48 小时。起病急，以腹泻、腹痛、恶心、呕吐为主要症状，轻重不等。腹泻为黄色稀水便或水样便，每天 10 多次。有时腹痛呈绞痛，可伴有低热、头痛、发冷、食欲缺乏、乏力、肌痛等。一般持续 1~3 天自愈。成人以腹泻为主。儿童患者先出现呕吐，然后出现腹泻。体弱及老年人病情较重。

（三）肠腺病毒性腹泻

潜伏期为 3~10 天，平均 7 天。发病者多为 5 岁以下儿童。临床表现与轮状病毒胃肠炎相似，但病情较轻，病程较长。腹泻每天 3~30 次，多为 10 多次，粪便稀水样，伴呕吐。偶有低热。部分患者同时可有鼻炎、咽炎或气管炎等呼吸道感染症状。部分患者因腹泻、呕吐导致脱水，严重者因严重的失水和电解质紊乱而死亡。发热通常持续 2~3 天而恢复正常。少数患者腹泻延至 3~4 周。极少数患儿成为慢性腹泻，以致引起营养不良，影响正常发育。

【实验室检查】

（一）血常规

外周血白细胞总数多为正常，少数可稍升高。

（二）粪便常规

粪便外观多为黄色水样。无脓细胞及红细胞，有时可有少量白细胞。

（三）病原学检查

1. **电镜或免疫电镜**　根据病毒的生物学特征以及排毒时间可从粪便中检出致病的病毒颗粒，但诺罗病毒常因病毒量少而难以发现。

2. **补体结合（CF）、免疫荧光（IF）、放射免疫试验（RIA）、酶联免疫吸附试验（ELASA）法**检测粪便中特异性病毒抗原，如轮状病毒、肠腺病毒、诺罗病毒、嵌杯病毒和星状病毒。

3. **分子生物学检测**　聚合酶链反应（PCR）或反转录 PCR（RT-PCR）可以特异性地检测出粪便病毒DNA 或 RNA，具有很高的敏感性。

4. **凝胶电泳分析**　从粪便中提取的病毒 RNA 进行聚丙烯酰胺凝胶电泳（PAGE），可根据 A、B、C 三组轮状病毒 11 个基因片段特殊分布图进行分析和判断，来进行轮状病毒感染诊断。将从粪便中提取的病毒

DNA进行限制性内切酶消化、凝胶电泳,以独特的酶切图谱进行肠腺病毒型鉴定。

5. 粪便培养 无致病菌生长。

(四)血清抗体的检测

应用病毒特异性抗原检测患者发病初期和恢复期双份血清的特异性抗体,若抗体效价呈4倍以上增高有诊断意义。血清特异性抗体通常在感染后第3周达峰值,延续至第6周,随后抗体水平下降。轮状病毒感染以IgA抗体检测价值大。

【诊断】

根据流行病学特点、临床表现及实验室检查诊断该病。在流行季节,特别是在我国秋、冬季节,患者突然出现呕吐、腹泻、腹痛等临床症状或住院患者中突然发生原因不明的腹泻,病程短暂,往往有集体发病的特征,而末梢血白细胞无明显变化,便常规检查仅发现少量白细胞时应怀疑本病。但确诊需经电镜找到病毒颗粒,或检出粪便中特异性抗原,或血清检出特异性抗,抗体效价呈4倍以上增高有诊断意义。

【鉴别诊断】

与大肠埃希菌、沙门菌引起的细菌感染性腹泻以及隐孢子虫等寄生虫性腹泻相鉴别,与其他病毒性腹泻的鉴别依赖于特异性检查。实验室的特异性病原学检测对鉴别不同病因及确定诊断有重要意义。

【治疗】

无特异性治疗,主要是针对腹泻和脱水的对症和支持治疗。重症患者需纠正酸中毒和电解质紊乱。由于该病多数病情轻,病程较短而自限。3%~10%的腹泻婴幼儿患者因脱水严重而需住院治疗。

轻度脱水及电解质平衡失调可以口服等渗液或WHO推荐的口服补液盐(ORS),补液治疗是WHO推荐的首选治疗。米汤加ORS液治疗婴儿脱水很有益。但高渗性脱水应稀释1倍后再用,脱水纠正后应立即停服。对有意识障碍的婴幼儿不宜口服液体,以防止液体吸入气道,应尽快静脉补液。慢性病毒性腹泻,尤其是轮状病毒引起的婴儿腹泻时,可以喂含轮状病毒抗体的牛奶或母奶。严重脱水及电解质紊乱应静脉补液,特别要注意当缺钾时应补给钾离子,酸中毒时加碳酸氢钠予以纠正。情况改善后改为口服。

WHO推荐蒙脱石散剂用做腹泻的辅助治疗,尤其在治疗轮状病毒腹泻疗效显著,不良反应小,常规口服给药。吐泻较重者,可予以止泻剂及镇静剂。有明显的痉挛性腹痛者,可口服山莨菪碱(654-2)或次水杨酸铋剂以减轻症状。

由于小肠受损害,其吸收功能下降,故饮食以清淡及含丰富水分为宜。吐泻频繁者禁食8~12小时,然后逐步恢复正常饮食。可应用肠黏膜保护剂。

【预防】

1. 管理传染源 对病毒性腹泻患者应消毒隔离,积极治疗。对密切接触者及疑诊患者施行严密的观察。

2. 切断传播途径 是预防该病的最重要而有效的措施。重视食品、饮水及个人卫生,加强粪便管理和水源保护。注意手的卫生。加强对海产品的卫生监督及海关检疫。保持良好的个人卫生习惯,不吃生冷变质食物,保证海鲜食品的加工、食用符合卫生要求。

3. 提高人群免疫力 迄今为止,仅轮状病毒疫苗获准临床应用,主要用于6~12个月龄的婴幼儿。其有效率达80%以上。免疫功能低下以及急性胃肠炎者为接种禁忌证。

人乳在一定程度上可以保护严重的轮状病毒性腹泻患儿。经牛轮状病毒免疫后的牝牛的牛奶中含有IgA及IgG抗体,用此种牛奶喂养婴儿也有一定的保护作用。

(丁 洋)

第三节　流行性感冒病毒感染

一、流行性感冒

流行性感冒（influenza）　简称流感，是由人流感病毒引起的急性呼吸道传染病。临床表现上为急性高热、头痛、乏力、全身肌肉酸痛等中毒症状，而呼吸道症状轻微，多数感染者预后良好。通常情况下，动物流感病毒并不感染人类，但从 1959 年以来发现禽流感病毒及猪流感病毒部分亚型能感染人类。禽流感病毒感染人类引起的疾病成为人禽流感，其主要临床表现为高热、咳嗽和呼吸困难，H7N9 型禽流感近 90% 患者重症化，病死率高。

【病原学】

流感病毒（influenza virus）属正黏病毒科，是一种有包膜的球形颗粒状 RNA 病毒，直径 80~120nm。其核心为单链 RNA 及内膜蛋白，有型特异性。根据流感病毒核蛋白（NP）和基质蛋白（MP）不同，分为甲、乙、丙三型。甲型流感病毒可感染人和多种动物，为人类流感的主要病原。20 世纪发生的 4 次世界大流行均由甲型流感病毒引起。乙型流感病毒除感染人类外还可以感染海豹。丙型流感过去认为仅感染人类，目前研究亦能感染猪。

流感病毒颗粒的外膜为脂质双层结构,表面有血凝素(hemagglutinin,H)和神经氨酸酶(neruraminidase,N)两种糖蛋白突起,是流感病毒抗原结构的重要成分,同时也是流感疫苗的重要组成部分。H的作用是帮助病毒吸附到宿主细胞(被侵染细胞)的细胞膜上,并进一步侵入细胞,是病毒致病的重要因素。不同毒株和亚型的流感病毒感染性就是由各自不同的H所决定,人体产生的H抗体具有保护作用。N的作用是促使被感染的细胞释放新的病毒颗粒,同时通过抑制内皮细胞的黏液分泌,使病毒更易于黏附在宿主细胞膜上,有利于流感病毒继续扩散和繁殖。不同毒株和亚型的流感病毒各自N的结构和抗原特性也有不同,但N的变异程度较小。根据病毒外膜抗原结构,H可分为16个亚型($H_{1\sim16}$),N有9个亚型($N_{1\sim9}$)。人类流感主要与H_1、H_2、H_3和N_1、N_2亚型有关。流感病毒的最大特点是易于发生变异,最常见于甲型。流感病毒的变异就是指H和N抗原结构的改变,主要是H。主要的变异形式有两种,在亚型内部经常发生小变异(量变),称为抗原漂移(antigenic drift);H和(或)N都发生了大的变异,由此而产生新的亚型(质变)即称抗原转换(antigenic shift),可引起世界性大流行,变异的病毒株称为变种。抗原漂移出现频率较高,且有逐渐累积效应。当达到一定程度后可形成新的流行株,因人群对之不再具有免疫力,即出现新的暴发流行。抗原转换变异较大,通常产生新的强毒株引起大流行,所幸发生频率较低,发生亦很缓慢。甲型流感病毒的抗原变异较快,每2~3年发生一次小变异,每10~15年发生一次大变异(表2-5)。乙型流感病毒的抗原变异则很慢。

表2-5　甲型流感病毒抗原变异情况

亚型名称	抗原结构		流行年代	代表病毒株*
原甲型(A0)	H_0	N_1	1930—1946	A/P R/8/34(H_0N)
亚甲型(A1)	H_1	N_1	1946—1957	A/FM/1/47(H_1N_1)
亚洲甲型(A2)	H_2	N_2	1957—1968	A/Singapore/1/57(H_2N_2)
香港亚型(A3)	H_3	N_2	1968—1977	A/Hongkong/1/68(H_3N_2)
新A1与A3交替型	H_1N_1	H_3N_2	1977至今	A/USSR/90/77(H_1N_1)
				A/BeiJing/32/92(HN_2)

*代表病毒株命名法:型别/分离地点/毒株序号/分离年代(亚型)

流感病毒对紫外线及常用消毒剂均很敏感。不耐热,加热56℃ 30分钟、65℃ 5分钟或100℃ 1分钟即可灭活,但耐寒冷及干燥,能在真空干燥下或-20℃以下长期保存。在鸡胚及体外组织培养上生长良好,并可见明显的细胞病变。

【流行病学】

1. **传染源**　流感患者及隐性感染者为主要传染源。部分动物亦可能成为重要的储存宿主和中间宿主。患者从潜伏期末即有病毒随鼻涕及痰液排出,发病初期传染性最强,传染期可持续5~7天。

2. **传播途径**　主要通过呼吸道经飞沫传播,也可经接触污染的毛巾、玩具、餐具等日常用品造成传播。通过气溶胶经呼吸道传播有待进一步证实。

3. **人群易感性**　人群对流感普遍易感,病后虽有一定的免疫力,但不同亚型间无交叉免疫力,故可反复造成不同亚型间的感染。部分特定人群感染流感病毒易出现重症化,必须引起高度重视。其主要包括:①妊娠期妇女;②伴有下列疾病或状况的患者:慢性呼吸系统疾病、心血管系统疾病(高血压除外)、肾病、肝病、血液系统疾病、神经系统和神经肌肉系统疾病、代谢和内分泌系统疾病、免疫功能抑制、集体生活在养老院或慢性疾病疗养机构的被看护者及19岁以下长期口服阿司匹林者;③肥胖者;④年龄<5岁的儿童;⑤年龄>65岁老年人。

4. **流行特征**　一般多发生于冬、春季,主要发生于学校、单位及公共娱乐场所等人群聚集的地方。甲型流感可引起散发、暴发、流行乃至大流行,乙型流感多为小流行,为局部暴发流行,一般不会导致世界范围大流行,丙型流感多为散发。

流行性感冒大流行史

1510 年,英国发生有案可查的世界上第一次流感流行。1580 年、1675 年和 1733 年,在欧洲均出现大规模流感。1889—1894 年,"俄罗斯流感"波及整个西欧。1918—1919 年,"西班牙大流感"席卷全球,是流感流行史上最严重的一次,也是历史上死亡人数最多的一次瘟疫。它可能源于美国,1918 年 3 月 11 日美国的一个军营暴发流感,一周之内各州均出现病例,数月传遍全国。随后几个月,流感相继传播至欧洲、中国、日本、非洲和南美洲。当年,近 1/4 的美国人得了流感,675 万人死亡。全世界发病率约 20%~40%,患病人数在 7 亿以上,约有 4000 万~5000 万人在这场流感灾难中丧生。1957 年发生"亚洲流感",约有 100 万人死于这种甲型流感的大暴发。1968 年的"香港流感"也波及世界多个地区,因感染致死 100 万人左右。1977—1978 年的"俄罗斯流感"始流行于苏联,后又波及美国及其他许多国家。2009 年 3~4 月,墨西哥暴发甲型 H_1N_1 流感,之后迅速在全球蔓延,数万人死亡。至今许多国家的甲型 H_1N_1 流感疫情仍很活跃。

问题与思考

甲型流感易发生流行乃至世界性大流行的原因是什么?

【发病机制与病理解剖】

带有流感病毒颗粒的飞沫吸入呼吸道后,病毒的神经氨酸酶破坏神经氨酸,使黏蛋白水解,糖蛋白受体暴露。人类上呼吸道组织和气管主要分布有唾液酸 α-2,6 型受体(人流感病毒受体);人类肺组织分布有唾液酸 α-2,3 型受体(禽流感病毒受体)和唾液酸 α-2,6 型受体。甲、乙型流感病毒通过 HA 结合上皮细胞含有唾液酸受体的细胞表面启动感染。流感病毒感染后支气管的炎症反应和肺功能的异常可持续数周至数月。肺功能研究也可发现有限制性和阻塞性换气功能障碍、伴有肺泡气体交换异常、一氧化碳弥散能力的降低、气道高反应性。流感临床症状可能与促炎症细胞因子、趋化因子有关。

病理表现为呼吸道纤毛上皮细胞呈簇状脱落、上皮细胞的化生、固有层黏膜细胞的充血、水肿伴单核细胞浸润等病理变化。致命的流感病毒性肺炎病例中,病理改变以出血、严重气管支气管炎症和肺炎为主,其特点是支气管和细支气管细胞广泛坏死,伴随有纤毛上皮细胞脱落、纤维蛋白渗出、炎细胞浸润、透明膜形成、肺泡和支气管上皮细胞充血、间质性水肿、单核细胞浸润的病理改变。后期改变还包括弥散性肺泡损害,淋巴性肺泡炎,化生性的上皮细胞再生,甚至是组织广泛的纤维化。在此基础上极易继发细菌性肺炎。肺炎的程度与细胞介导的免疫反应有关,但免疫病理反应对疾病影响程度仍未清楚。流感死亡病例中常伴随其他器官病变,尸体解剖发现,1/3 以上病例出现脑组织弥散性充血、水肿以及心肌细胞肿胀、间质出血,淋巴细胞浸润、坏死等炎症反应。

【临床表现】

潜伏期一般为 1~3 天(数小时~4 天)。

(一)临床分型

1. **典型流感(单纯型流感)** 最常见。突然起病,高热,体温可达 39~40℃,可有畏寒、寒战,多伴头痛、全身肌肉关节酸痛、极度乏力、食欲缺乏等全身症状,常有咽喉痛、干咳,可有鼻塞、流涕、胸骨后不适等。颜面潮红,眼结膜轻度充血。如无并发症可呈自限性过程,多于发病 3~4 天后体温逐渐消退,全身症状好转,但咳嗽、体力恢复常需 1~2 周。轻症者如普通感冒,症状轻,2~3 天可恢复。

2. **肺炎型流感**　年幼及老年患者、原有基础疾病或免疫受抑制者患流感,病情可持续发展,出现高热不退、全身衰竭、剧烈咳嗽、血性痰液、呼吸急促、发绀。双肺有干、湿啰音,但无肺实变体征。X 线检查可见肺部弥散性结节性阴影。病情严重,抗生素治疗无效,常在 1~2 周内发生呼吸和循环衰竭而死亡。

3. **脑炎性流感**　有高热、谵妄、昏迷、抽搐,并出现脑膜刺激征。

4. **胃肠型流感**　除发热外,以呕吐、腹泻为显著特点,儿童多于成人。2~3 天即可恢复。

5. **中毒型流感**　极少见。表现为高热、休克及弥散性血管内凝血(DIC)等严重症状,病死率高。

（二）特殊人群的临床表现

1. **儿童**　在流感流行季节,有超过 40% 的学龄前儿童及 30% 的学龄儿童患流感。一般健康儿童感染流感病毒可能表现为轻型流感,主要症状为发热、咳嗽、流涕、鼻塞及咽痛、头痛,少部分出现肌痛、呕吐、腹泻。婴幼儿流感的临床症状往往不典型,可出现高热惊厥。新生儿流感少见,但易合并肺炎,常有败血症表现,如嗜睡、拒奶、呼吸暂停等。在小儿,流感病毒引起的喉炎、气管炎、支气管炎、毛细支气管炎、肺炎及胃肠道症状较成人常见。

2. **老年人**　65 岁以上流感患者为老年流感。因老年人常常存有呼吸系统、心血管系统等原发病,因此,老年人感染流感病毒后病情多较重,病情进展快,发生肺炎率高于青壮年人,其他系统损伤主要包括流感病毒性心肌炎导致的心电图异常、心功能衰竭、急性心肌梗死,也可并发脑炎以及血糖控制不佳等症状。

3. **妊娠妇女**　中晚期妊娠妇女感染流感病毒后除发热、咳嗽等表现外,易发生肺炎,迅速出现呼吸困难、低氧血症甚至急性呼吸窘迫综合征(acute respiratory distress syndrome,ARDS),可导致流产、早产、胎儿窘迫及胎死宫内。可诱发原有基础疾病的加重,病情严重者可以导致死亡。发病 2 天内未行抗病毒治疗者病死率明显增加。

4. **免疫缺陷人群**　免疫缺陷人群,如器官移植人群、艾滋病患者、长期使用免疫抑制剂者,感染流感病毒后发生重症流感的危险性明显增加,由于易出现流感病毒性肺炎,发病后可迅速出现发热、咳嗽、呼吸困难及发绀,病死率高。

【并发症】

1. **继发细菌性肺炎**　发生率为 5%~15%。流感恢复期后病情反而加重,出现高热、剧烈咳嗽、脓性痰、呼吸困难,肺部湿性啰音及肺实变体征。外周血白细胞总数和中性粒细胞显著增多,以肺炎链球菌、金黄色葡萄球菌,尤其是耐甲氧西林金黄色葡萄球菌(methicillin-resistant staphylococcus aureus,MRSA),肺炎链球菌或流感嗜血杆菌等为主。肺军团菌、真菌(曲霉菌)等,对流感患者的肺炎经常规抗感染治疗无效时,应考虑到真菌感染的可能。

2. **其他病毒性肺炎**　常见的有鼻病毒、冠状病毒、呼吸道合胞病毒、副流感病毒等,在慢性阻塞性肺部疾病(chronic obstructive pulmonary disease,COPD)患者中发生率高,并可使病情加重,临床上难以和流感病毒引起的肺炎相区别,相关病原学和血清学检测有助于鉴别诊断。

3. **Reye 综合征**　偶见于 14 岁以下的儿童,尤其是使用阿司匹林等水杨酸类解热镇痛药物者。

4. **其他并发症**　如中毒性休克、病毒性心肌炎、心包炎、肝炎及肾炎等。

【实验室检查】

1. **血常规**　白细胞总数降低,淋巴细胞相对增多。继发细菌感染时白细胞总数和中性粒细胞增多。

2. **生化检查**　部分病例可出现低钾血症。少数病例可伴有肌酸激酶、乳酸脱氢酶、天门冬氨酸氨基转移酶、丙氨酸氨基转移酶、肌酐等的升高。

3. **细胞学检查**　下鼻甲黏膜印片可发现柱状上皮细胞变性及胞质内的嗜酸性包涵体,或进行荧光抗体染色检查抗原。

4. 病原学检查

（1）血清学检查：检测流感病毒特异性 IgM 和 IgG 抗体水平。动态检测的 IgG 抗体水平恢复期比急性期有 4 倍或以上升高有回顾性诊断意义。

（2）病毒分离培养：为实验室检测的金标准，从呼吸道标本中分离出流感病毒。在流感流行季节，流感样病例快速抗原诊断和免疫荧光法检测阴性的患者建议也作病毒分离。

（3）病毒核酸检测：以 RT-PCR（最好采用 real-time RT-PCR）法检测呼吸道标本（咽拭子、鼻拭子、鼻咽或气管抽取物、痰）中的流感病毒核酸。病毒核酸检测的特异性和敏感性最好，且能快速区分病毒类型和亚型，一般能在 4~6 小时内获得结果。

（4）病毒抗原检测：快速抗原检测方法可采用免疫荧光的方法，检测呼吸道标本（咽拭子、鼻拭子、鼻咽或气管抽取物中的黏膜上皮细胞），使用单克隆抗体来区分甲、乙型流感，一般可在数小时以内获得结果。在非流行期，阳性筛查结果有可能是假阳性；在流行期，阴性的筛选检测结果可能是假阴性；这两种情况均应考虑使用 RT-PCR 或病毒分离培养作进一步确认。

5. 影像学检查　多数患者无肺部受累表现，发生肺炎者肺部可见斑片状、多叶渗出性病灶，病情进展迅速者可短期内出现双肺弥散性炎症渗出改变及实变，个别病例可见胸腔积液。

【诊断与鉴别诊断】

散发病例不易诊断，流感流行时临床较易诊断。特别是短时间内出现较多的类似患者，呼吸道症状轻微而发热、全身中毒症状较重，再结合发病季节等流行病学资料，可基本判定流感。确诊流感主要靠病毒分离。血清学检查有助于回顾性诊断。轻型流感及散发流感需依赖病毒分离鉴定确诊，血清学检测亦有一定的鉴别诊断价值。该类疾病需要与普通感冒、其他类型上呼吸道感染、下呼吸道感染及其他非感染性疾病（如结缔组织病、肺部肿瘤、肺栓塞）相鉴别。

【治疗】

（一）一般治疗

注意休息，多饮水，流质或半流质饮食。发热、头痛与肌痛较重者给予解热镇痛药物，但儿童患者应避免应用阿司匹林，以免诱发致命的 Reye 综合征。

（二）抗病毒治疗

早期及时有效的抗病毒治疗能明显改善预后及缩短病程。

1. 神经氨酸酶抑制剂　减少病毒在体内的复制，对甲、乙型流感均具活性。在我国上市的有两个品种，即奥司他韦（oseltamivir）和扎那米韦（zanamivir），最近在日本等部分国家被批准静脉使用的帕那米韦（peramivir）和那尼纳米韦（laninamivir）目前在我国还没有上市。临床研究显示，神经氨酸酶抑制剂治疗能有效缓解流感患者的症状，缩短病程和住院时间，减少并发症，节省医疗费用，并有可能降低某些人群的病死率，特别是在发病 48 小时内早期使用。奥司他韦为口服剂型，批准用于 >1 岁儿童和成人，<1 岁儿童其安全性和有效性缺少足够资料；不良反应包括胃肠道症状、咳嗽和支气管炎、头晕和疲劳以及神经系统症状（头痛、失眠、眩晕），曾报道有抽搐和神经精神障碍，主要见于儿童和青少年，但不能确定与药物的因果关系。此外，偶有皮疹、过敏反应和肝胆系统异常。扎那米韦为粉雾吸入剂型，用于 >5 岁（英国）或 7 岁（美国）儿童和成人，对照研究证明它与奥司他韦疗效没有差别。偶可引起支气管痉挛和过敏反应，对有哮喘等基础疾病的患者要慎重，其他不良反应较少。

2. M2 离子通道阻滞剂　阻断流感病毒 M2 蛋白的离子通道，从而抑制病毒复制，但仅对甲型流感病毒有抑制作用。包括金刚烷胺（amantadine）和金刚乙胺（rimantadine）两个品种，神经系统不良反应有神经质、焦虑、注意力不集中和轻度头痛等，多见于金刚烷胺；胃肠道反应有恶心、呕吐，大多比较轻微，停药后可迅速消失。

（三）抗菌药物治疗

对伴有细菌感染者建议抗病毒基础上联合抗菌药物治疗。流感继发细菌性肺炎最常见的致病菌为肺炎链球菌、金黄色葡萄球菌、流感嗜血杆菌，类似于社区获得性肺炎，可以选择阿莫西林、阿莫西林/克拉维酸、二代或三代头孢类抗生素或呼吸类喹诺酮药物。

【预防】

（一）加强个人卫生知识宣传教育

1. 保持室内空气流通，流行高峰期避免去人群聚集场所。

2. 咳嗽、打喷嚏时应使用纸巾等，避免飞沫传播。

3. 经常彻底洗手，避免脏手接触口、眼、鼻。

4. 流行期间如出现流感样症状及时就医，并减少接触他人，尽量居家休息。

（二）接种流感疫苗

接种流感疫苗是其他方法不可替代的最有效预防流感及其并发症的手段。疫苗需每年接种方能获有效保护，疫苗毒株的更换由 WHO 根据全球监测结果来决定。

1. **优先接种人群**

（1）患流感后发生并发症风险较高的人群：①6~59 月龄婴幼儿；②≥60 岁老人；③患慢性呼吸道病、心血管病、肾病、肝病、血液病、代谢性等疾病的成人和儿童；④患有免疫抑制疾病或免疫功能低下的成人和儿童；⑤生活不能自理者和因神经系统疾患等自主排痰困难有上呼吸道分泌物等误吸风险者；⑥长期居住疗养院等慢性疾病护理机构者；⑦妊娠期妇女及计划在流感季节怀孕的妇女；⑧18 岁以下青少年长期接受阿司匹林治疗者。

（2）有较大机会将流感病毒传播给高危人群的人员：①医疗卫生保健工作人员；②敬老院、疗养院等慢性疾病护理机构的工作人员；③患流感后并发症风险较高人群的家庭成员和看护人员。

2. **禁忌者**　①对卵蛋白或任何疫苗过敏者；②中、重度急性发热者；③曾患吉兰-巴雷综合征；④医师认为其他不能接种流感疫苗者。

3. **接种方法和时机**

（1）从未接种过流感疫苗或前一年仅接种 1 剂的 6 月龄~9 岁儿童应接种 2 剂，间隔 4 周；以后每年在流感高发季节前接种 1 剂。其他人群每年 1 剂。

（2）接种途径为肌肉或深度皮下注射，建议婴幼儿选择大腿外侧肌内注射。

（3）我国大多数地区应在每年 10 月前开始接种。

（三）抗病毒药物预防

药物预防不能代替疫苗接种，只能作为没有接种疫苗或接种疫苗后尚未获得免疫能力的高合并症风险人群的紧急临时预防措施。应选择对流行毒株敏感的抗病毒药物作为预防药物，疗程应由医师决定，一般 1~2 周。

二、人感染高致病性禽流感

人感染高致病性禽流感（human infections with highly pathogenic avian influenza）是由禽甲型流感病毒某些亚型中的一些毒株如 H_5N_1、H_7N_7、H_7N_9 等引起的人类急性呼吸道传染病，重症化率高达 90%。主要临床表现为高热、咳嗽和呼吸急促，可出现毒血症、感染性休克、多脏器功能衰竭以及 Reye 综合征等而致人死亡。

【病原学】

禽流感病毒属正黏病毒科甲型流感病毒属，它是一种有包膜、单股负链分节段 RNA 病毒，根据其表面血凝素（H）和神经氨酸酶（N）结构及其基因特性的不同又可分成许多亚型，目前可分为 16 个 H 亚型（H_1~

H_{16})和9个N亚型($N_1 \sim N_9$)。能感染人的高致病性禽流感病毒亚型为H_5N_1、H_9N_2、H_7N_7、H_7N_2、H_7N_9等,其中感染H_5N_1、H_7N_9的患者病情重,病死率高。H和N抗原结构的改变导致禽流感病毒不断发生变异,不同的H抗原或N抗原之间无交叉免疫反应。

禽流感病毒对热比较敏感,100℃加热2分钟以上即可灭活。常用消毒剂如氧化剂、稀酸和漂白粉、碘剂等易将其灭活。禽流感病毒在直射阳光下40~48小时或用紫外线直接照射可灭活,但对低温抵抗力较强,在粪便中可存活1周,在水中可存活1个月。

【流行病学】

1. **传染源** 主要是患禽流感或携带禽流感病毒的鸡、鸭、鹅等家禽,其中鸡为主要传染源;野禽在禽流感的自然传播中扮演了重要角色。尚无人际间持续传播的证据。需警惕医院内感染的发生。

2. **传播途径** 主要是经呼吸道传播,也可通过密切接触受染的禽类及其分泌物、排泄物和被污染的物品和水等感染。

3. **易感人群** 普遍易感,在发病前10天内接触过禽类或到过活禽市场的均为高危人群,特别是中老年人。12岁以下儿童发病率较高,病情较重。

【发病机制和病理解剖】

人禽流感的发病机制与普通流感的发病机制基本一致。病理解剖显示,肺急性渗出性炎症改变,肺出血,弥散性肺泡损伤,支气管黏膜严重坏死;肺泡内大量淋巴细胞浸润,肺透明膜形成。

【临床表现】

潜伏期多为7天以内,也可长达10天。不同亚型的禽流感病毒感染人类后可引起不同的临床表现,H_5N_1和H_7N_9亚型的患者一般病情较重。起病急,以肺炎为主要表现,主要为发热、咳嗽、咳痰,可伴有流涕、鼻塞、咳嗽、咽痛以及头痛和全身酸痛不适。可有恶心、腹痛、腹泻等症状。重症患者病情进展速度快,多在病程3~7天出现重症肺炎表现,高热不退,可有谵语、躁动等神经精神异常,肺部炎症明显,易发生急性肺损伤、急性呼吸窘迫综合征(ARDS)、肺出血、胸腔积液、休克、多脏器功能衰竭及Reye综合征等多种并发症和继发细菌感染、败血症。重症患者X线检查显示肺实质炎性变及胸腔积液,病死率高。少数患者表现为轻症,仅为单纯流感样表现。

【实验室检查】

1. **血液检查** 早期白细胞总数可正常或减低,淋巴细胞比例降低,重症患者多有白细胞总数及血小板降低,或全血细胞减少,肝脏和心肌酶学检查异常。

2. **血生化检查** 多有C反应蛋白、乳酸脱氢酶、肌酸激酶、天门冬氨酸氨基转移酶、丙氨酸氨基转移酶升高,肌红蛋白可升高。

3. **病原学检查** 采集呼吸道标本(如鼻咽分泌物、痰、气道吸出物、支气管肺泡灌洗液)送检,下呼吸道标本检测阳性率高于上呼吸道标本。标本留取后应及时送检。

(1)核酸检测:对可疑人感染禽流感病例宜首选核酸检测。对重症病例应定期检测呼吸道分泌物核酸,直至阴转。

(2)甲型流感病毒通用型抗原检测:呼吸道标本甲型流感病毒通用型抗原快速检测禽流感病毒阳性率低。对高度怀疑人感染禽流感病例,应尽快送检呼吸道标本检测核酸。

(3)病毒分离:从患者呼吸道标本中分离禽流感病毒。

(4)血清学检测:动态检测急性期和恢复期双份血清禽流感病毒特异性抗体水平呈4倍或以上升高。

4. **影像学检查** 胸部X线可表现为肺内片状影,重症患者肺内呈大片状毛玻璃样影及肺实变影像,病变后期为双肺弥散性实变影,可合并胸腔积液。

【诊断与鉴别诊断】

有流行病学接触史和临床表现,从患者呼吸道分泌物标本或相关组织标本中分离出禽流感病毒,或采用其他方法,禽流感病毒亚型特异抗原或核酸检查阳性,或发病初期和恢复期双份血清禽流感病毒亚型毒株抗体滴度升高4倍及以上,可以确诊。与流感及其他呼吸道感染的鉴别诊断须依靠病原学检查。

【治疗】

1. **隔离治疗** 对疑似病例和确诊病例应尽早隔离治疗。治疗后间隔24小时病毒核酸检测2次阴性,可解除隔离。

2. **对症治疗** 根据患者缺氧程度可采用鼻导管、经鼻高流量氧疗、开放面罩及储氧面罩进行氧疗。高热者可进行物理降温,或应用解热药物。咳嗽咳痰严重者可给予止咳祛痰药物。

3. **抗病毒治疗** 基本同流行性感冒。目前亦无特效的抗禽流感病毒药物,可在发热48小时内试用金刚烷胺(amantadine)和金刚乙胺(rimantadine)或奥司他韦(oseltamivir)。

4. **支持治疗** 加强支持治疗,维持内环境稳定,防治继发感染。明确继发细菌感染时及时应用抗菌药物。重症患者应当送入ICU病房救治,同时加强呼吸道隔离和患者的护理等。

【预防】

加强对禽流感疫情的监测,如确定有禽流感流行,应及时销毁受染家禽,进行严格彻底的环境消毒,对家禽免疫接种禽流感疫苗。注意个人卫生,消毒厨房用具,进食鸡肉应熟透。及时发现并隔离患者和疑似患者。接触禽流感动物和人禽流感患者时,严格进行呼吸道隔离,注意个人防护,可口服金刚烷胺或金刚乙胺预防。目前尚无确切有效的用于预防人禽流感的疫苗。

三、甲型 H_1N_1 流感

甲型 H_1N_1 流感(influenza A, H_1N_1)是由新型的甲型 H_1N_1 流感病毒感染引起的急性呼吸道传染性疾病。

【病原学】

甲型 H_1N_1 流感病毒属于正黏病毒科(orthomyxoviridae),甲型流感病毒属(influenza virus A)。是人流感病毒、猪流感病毒、禽流感病毒通过感染猪后发生基因重组而形成的"混合体",典型病毒颗粒呈球状,直径为80~120nm,有囊膜。囊膜上有许多放射状排列的突起糖蛋白,分别是红细胞血凝素(HA)、神经氨酸酶(NA)和基质蛋白M2。病毒颗粒内为核衣壳,呈螺旋状对称,直径为10nm。为单股负链RNA病毒,基因组约为13.6kb,由大小不等的8个独立片段组成。病毒对乙醇、碘伏、碘酊等常用消毒剂敏感;对热敏感,56℃条件下30分钟可灭活。

【流行病学】

1. **传染源** 甲型 H_1N_1 流感病人为主要传染源,无症状感染者也具有一定的传染性。目前尚无动物传染人类的证据。

2. **传播途径** 主要通过飞沫经呼吸道传播,也可通过口腔、鼻腔、眼睛等处黏膜直接或间接接触传播。接触患者的呼吸道分泌物、体液和被病毒污染的物品也可能引起感染。通过气溶胶经呼吸道传播有待进一步确证。

3. **易感人群** 人群普遍易感。接种甲型 H_1N_1 流感疫苗可有效预防感染。

【发病机制与病理解剖】

甲型 H_1N_1 流感的发病机制与流行性感冒发病机制基本一致。主要病理改变为肺部的炎症和水肿,偶可见上皮坏死和出血。

【临床表现】

潜伏期一般为1~7天,多为1~3天。

典型表现为流感样症状,包括发热、咽痛、流涕、鼻塞、咳嗽、咳痰、头痛、全身酸痛、乏力。部分病例出现呕吐和(或)腹泻。少数病例仅有轻微的上呼吸道症状,无发热。体征主要包括咽部充血和扁桃体肿大。可发生肺炎等并发症。少数病例病情进展迅速,出现呼吸衰竭、多脏器功能不全或衰竭。出现以下情况之一者为重症病例:①持续高热>3天,伴有剧烈咳嗽、咳脓痰、血痰,或胸痛;②呼吸频率快,呼吸困难,口唇发绀;③神志改变:反应迟钝、嗜睡、躁动、惊厥等;④严重呕吐、腹泻,出现脱水表现;⑤合并肺炎;⑥原有基础疾病明显加重。出现以下情况之一者为危重病例。①呼吸衰竭;②感染中毒性休克;③多脏器功能不全;④出现其他需进行监护治疗的严重临床情况。

本病可诱发原有基础疾病的加重,呈现相应的临床表现。病情严重者可以导致死亡。老年人、婴幼儿、慢性病患者、肥胖、妊娠及免疫力低下者常引起重症病例。

【实验室检查】

1. **外周血象检查** 白细胞总数一般正常或降低。重症病例可出现淋巴细胞计数、中性粒细胞计数及血小板减少。

2. **血生化检查** 部分病例出现低钾血症,少数病例肌酸激酶、天门冬氨酸氨基转移酶、丙氨酸氨基转移酶、乳酸脱氢酶升高。

3. **病原学检查**

(1)病毒核酸检测:以 RT-PCR(最好采用 real-time RT-PCR)法检测呼吸道标本(咽拭子、鼻拭子、鼻咽或气管抽取物、痰)中的甲型 H_1N_1 流感病毒核酸,结果可呈阳性。

(2)病毒分离:呼吸道标本中可分离出甲型 H_1N_1 流感病毒。

(3)血清抗体检查:动态检测双份血清甲型 H_1N_1 流感病毒特异性抗体水平呈4倍或4倍以上升高。

4. **胸部影像学检查** 肺部影像表现为肺内片状影,为肺实变或磨玻璃密度,可合并网、线状和小结节影。片状影为局限性或多发、弥散性分布,较多为双侧病变。可合并胸腔积液。儿童病例肺内片状影出现较早,多发及散在分布多见,易出现过度充气,影像学表现变化快,病情进展时病灶扩大融合,可出现气胸、纵隔气肿等征象。孕妇行胸部影像学检查时注意做好对胎儿的防护。

【诊断】

诊断主要结合流行病学史、临床表现和病原学检查,尤其注意流行病学资料,呼吸道标本中分离出甲型 H_1N_1 流感病毒或检测到甲型 H_1N_1 流感病毒核酸是确诊本病的重要依据。早发现、早诊断是防控与有效治疗的关键。

【鉴别诊断】

主要与普通流感、禽流感、上呼吸道感染、肺炎、SARS 等疾病相鉴别。

【预后】

多数预后较好,甲型 H_1N_1 流感危重症患者预后差,病死率在 12%~18.8%之间。

【治疗】

(一)隔离

疑似病例及临床诊断病例 在通风条件良好的房间单独隔离。住院病例须做甲型 H_1N_1 流感病原学检查。

确诊病例 在通风条件良好的房间进行隔离。住院病例可多人同室。

轻症病例可安排居家观察与治疗。

(二)一般治疗

休息,多饮水,密切观察病情变化;对高热病例可给予退热治疗。

(三)抗病毒治疗

甲型 H_1N_1 流感病毒目前对神经氨酸酶抑制剂奥司他韦(oseltamivir)、扎那米韦(zanamivir)敏感,对金刚烷胺和金刚乙胺耐药。对于临床症状较轻且无合并症、病情趋于自限的甲型 H_1N_1 流感病例,无需积极应用神经氨酸酶抑制剂。

感染甲型 H_1N_1 流感的高危人群应及时给予神经氨酸酶抑制剂进行抗病毒治疗。开始给药时间应尽可能在发病 48 小时以内（以 36 小时内为最佳）。不一定等待病毒核酸检测结果，即可开始抗病毒治疗。孕妇在出现流感样症状之后，宜尽早给予神经氨酸酶抑制剂治疗。对于就诊时病情严重、病情呈进行性加重的病例，须及时用药，即使发病已超过 48 小时，也应使用。

（四）对症支持治疗

1. 如出现低氧血症或呼吸衰竭，应及时给予相应的治疗措施，包括氧疗或机械通气等。

2. 合并休克时给予相应抗休克治疗。

3. 出现其他脏器功能损害时，给予相应支持治疗。

4. 出现继发细菌感染时，给予相应抗感染治疗。

5. 18 岁以下患者避免应用阿司匹林类药物退热。

6. 妊娠期的甲型 H_1N_1 流感危重病例，应结合病人的病情严重程度、并发症和合并症发生情况、妊娠周数及病人和家属的意愿等因素，考虑终止妊娠的时机和方式。

7. 对于重症和危重病例，也可以考虑使用甲型 H_1N_1 流感近期康复者恢复期血浆或疫苗接种者免疫血浆进行治疗。

（五）中医辨证治疗

【预防】

1. **隔离患者** 最好就地隔离治疗待发热退后 2 天，对于密切接触者的医学观察期为 7 天。

2. **阻断传播途径** 流行期间少到公共场所，与患者近距离接触时应戴外科口罩和防护眼镜。患者用具进行煮沸消毒。

3. **保护易感人群** 对流行区人群接种国产甲型 H_1N_1 流感灭活疫苗，可有效控制该病的发生与流行。

（丁向春）

学习小结

1. 流感是流感病毒引起的急性呼吸道传染病，因流感病毒易发生变异而造成流行乃至全世界大流行。流感患者及隐性感染者为主要传染源，主要经呼吸道飞沫传播，也可经接触毛巾、食具、玩具等日常物品传播。人群普遍易感。有明显的流行性、地方性、季节性。

2. 临床表现包括典型流感，肺炎型流感，胃肠型流感，脑炎型流感及中毒型流感。

3. 根据流行病学史、临床表现和血清学、病原学检查可确诊。

4. 治疗要点是一般对症治疗，抗病毒治疗药物包括金刚烷胺、金刚乙胺及奥司他韦。预防流感的基本措施是流感疫苗接种，以及注意隔离和减少呼吸道传播。

复习参考题

1. 流行性感冒主要的传染源和传播途径是什么？

2. 典型流行性感冒的临床表现是什么？如何诊断？

第四节　肾综合征出血热

肾综合征出血热(hemorrhagic fever with renal syndrome, HFRS)又称流行性出血热,由汉坦病毒属(*Hanta-viruses*, HV)中的各型病毒引起的,是以鼠类为主要传染源一种自然疫源性疾病。本病的基本病理变化是全身小血管和毛细血管广泛性损害,临床上以发热、充血出血、低血压休克和肾损害为主要表现。典型病例病程呈五期经过,广泛流行于亚欧等国,我国是高发区。

【病原学】

HV 属于布尼亚病毒科(*Bunyaviridae*),为负性单链的 RNA 病毒,呈圆形或卵圆形,平均直径 120nm。有双层包膜,外膜有纤突。HV 基因 RNA 可分为大(L)、中(M)、小(S)3 个片段,分别编码聚合酶、膜蛋白 G1、G2 和核衣壳蛋白。

核衣壳蛋白是病毒主要的结构蛋白之一,它包裹着病毒的各基因片段,G1 和 G2 糖蛋白构成病毒的包膜。核衣壳蛋白有稳定的抗原决定簇和较强的免疫原性,宿主感染后核衣壳蛋白抗体出现最早,在病畜的第 2~3 天即能检出,有利于早期诊断。一般认为,核衣壳蛋白中含补体结合抗原,而不含中和抗原。膜蛋白中含中和抗原和血凝抗原,前者能诱导机体产生具有保护作用的中和抗体,后者可引起低 pH 依赖性细胞融合,对病毒颗粒吸附于感染宿主的细胞表面及随后病毒脱衣壳进入胞质起重要作用。

由于抗原结构的不同,HV 至少有 20 个以上血清型。不同鼠类携带不同血清型,临床表现轻重程度也不一致。其中Ⅰ型汉滩病毒、Ⅱ型汉城病毒、Ⅲ型普马拉病毒、Ⅳ型希望山病毒是经过 WHO 认定的,引起人类 HFRS 者为Ⅰ型、Ⅱ型、Ⅲ型和多布拉伐-贝尔格莱德病毒,我国所流行的主要是Ⅰ型和Ⅱ型。由于病毒型不同,引起人类疾病的临床症状轻重有所不同,其中Ⅰ型较重、Ⅱ型次之、Ⅲ型多为轻型。

HV 不耐热和酸,37℃以上、pH 5.0 以下易被灭活,56℃ 30 分钟或 100℃ 1 分钟可被灭活。对紫外线、酒精和碘酒等消毒剂敏感。

【流行病学】

(一)传染源

主要的宿主动物是啮齿类,其他动物包括猫、狗、犬、兔等。我国以黑线姬鼠、褐家鼠为主要的宿主动物和传染源,林区以大林姬鼠为主。患者病程早期血液和尿液中携带病毒,但作为传染源意义不大。

(二)传播途径

1. **呼吸道传播**　鼠类携带病毒的排泄物,如尿、粪、唾液等污染尘埃后形成的气溶胶而被感染。
2. **消化道传播**　进食被鼠类携带病毒的排泄物所污染的食物可经口腔和胃肠道黏膜感染。
3. **接触传播**　被鼠咬伤或破损伤口接触带病毒的鼠类排泄物或血液后导致感染。
4. **母婴传播**　孕妇感染本病后,病毒可经胎盘感染胎儿。
5. **虫媒传播**　我国从恙螨和柏氏禽刺螨中分离到汉坦病毒,但其传播作用尚有待进一步证实。

（三）易感性

人普遍易感,本病隐性感染率为3.5%～4.3%。

（四）流行特征

1. 地区性　主要分布在亚洲,其次是欧洲和非洲,美洲病例较少。我国疫情最重,除新疆维吾尔自治区和青海省外,均有病例报告。

2. 季节性和周期性　四季均可发病,但有明显高峰季节。姬鼠传播者以11月至次年1月为高峰,5～7月为小高峰;家鼠传播者以3～5月为高峰。混合型疫区冬、春季均出现流行高峰;大林姬鼠传播者以夏季为流行高峰。本病非高峰季节发病较过去明显增多,并呈现出老疫区轻患者较多,新疫区重患者较多的特点。

本病发病有一定周期性,黑线姬鼠为主要传染源的疫区,一般相隔数年有一次较大流行。以家鼠、黄鼠为传染源的疫区周期性尚不明确。实验用老鼠也有感染实验室人员的疫情发生,不受季节的影响。

3. 人群分布　发病主要集中在男性青壮年农民和工人发病较高。

【发病机制与病理解剖】

（一）发病机制

肾综合征出血热的发病机制至今尚未完全阐明,HV进入人体后随血液达到全身,通过位于血小板、内皮细胞和巨噬细胞表面的β_3整合素介导进入血管内皮细胞内以及骨髓、肝、脾、肺、肾和淋巴结等组织,进一步增殖后再释放入血引起病毒血症。一方面病毒能直接破坏感染细胞功能和结构,另一方面病毒感染诱发人体的免疫应答和各种细胞因子的释放,导致机体组织损伤。由于HV对人体呈泛嗜性感染,能引起多器官损害。

1. 病毒直接作用　临床上患者均有病毒血症,且有相应的中毒症状,不同血清型的病毒所引起临床症状轻重不同;在肾综合征出血热患者几乎所有脏器组织中均能检测HV的抗原,尤其是肾综合征出血热基本病变部位血管内皮细胞中,而且有抗原分布的细胞往往发生病变;体外培养的正常人骨髓细胞和血管内皮细胞,感染HV后出现细胞膜和细胞器的损害。

2. 免疫损伤作用

(1)免疫复合物引起的损伤(Ⅲ型变态反应):本病患者早期血清补体下降,血液循环中存在特异性免疫复合物。近年来发现用免疫组化方法证明患者皮肤小血管壁、肾小球基底膜、肾小管和肾间质血管均有特异性免疫复合物沉积,同时有补体裂解片段,故认为免疫复合物是本病血管和肾脏损害的主要原因。

(2)其他免疫反应

1)变态反应:①本病早期特异性IgE抗体升高,其上升水平与肥大细胞脱颗粒阳性率呈正相关,提示存在Ⅰ型变态反应有关;②患者血小板存在免疫复合物,电镜观察肾组织除颗粒状IgG沉着外,肾小管基底膜存在线状IgG沉积,提示临床上血小板的减少和肾小管的损害与Ⅱ型变态反应有关;③电镜观察发现淋巴细胞攻击肾小管上皮细胞,认为病毒可以通过细胞毒T细胞的介导损伤机体细胞,提示存在Ⅳ型变态反应。

2)细胞免疫反应:肾综合征出血热患者急性期外周血CD8$^+$细胞明显增高,CD4/CD8比值下降或倒置,抑制性T细胞(Ts)功能低下,细胞毒T淋巴细胞(CTL)明显升高,且重型患者比轻、中型显著增加,CTL的功能为分泌细胞毒素诱导细胞凋亡以及直接杀死表面具有抗原的靶细胞导致靶细胞的损伤,说明CTL在灭活病毒的同时,也大量损伤了感染HV的靶细胞。

3)各种细胞因子和介质的作用:HV能诱发机体的巨噬细胞和淋巴细胞等释放各种细胞因子和介质,引起临床症状和组织损害。如白细胞介素1(IL-1)和肿瘤坏死因子(TNF)能引起发热,一定量的TNF和γ干扰素是血管渗透性升高的重要因素,能引起休克和器官功能衰竭。此外,血浆内皮素、血栓β_2、血管紧张素Ⅱ等的升高能显著减少肾血流量和肾小球滤过率,促进肾功能衰竭的发生。

（二）病理生理

1. **休克** 病程的 3～7 天常出现的低血压休克称为原发性休克,少尿期以后发生的休克称为继发性休克。原发性休克发生的原因主要是由于病毒及免疫反应使全身小血管及毛细血管广泛受损,加上血管活性物质的作用,导致血管扩张、通透性增加,血浆外渗导致血容量下降。由于血液浓缩和黏稠度升高,促进弥散性血管内凝血(DIC),导致血液循环淤滞,血流受阻,因而使有效循环血量进一步降低。继发性休克的原因主要是大出血、继发感染、多尿期水与电解质补充不足,导致有效循环血量不足。

2. **出血** 血管壁的损伤、肝素类物质增加、血小板减少及功能障碍和 DIC 所致的凝血机制异常原因。

3. **急性肾衰竭** 肾血流障碍、肾小球和肾小管基底膜免疫损伤、肾间质水肿和出血、肾小球微血栓形成和缺血性坏死、肾素和血管紧张素的激活以及肾小管管腔被蛋白、管型所阻塞。

【病理解剖】

本病病理变化以小血管和肾脏病变最明显,其次为心、肝、脑等脏器。

1. **血管病变** 小血管(包括小动脉、小静脉和毛细血管)内皮细胞肿胀、变性和坏死。管壁不规则收缩和扩张,最终呈纤维素样坏死和崩解,管腔内有微血栓形成。

2. **肾脏病变** 由于小血管病变和血浆外渗,使周围组织水肿和出血,肉眼可见肾脂肪囊水肿、出血。肾皮质苍白,肾髓质极度充血并有出血和水肿。镜检肾小球充血,基膜增厚,肾近曲小管变性和肾小管受压而变窄或闭塞,肾间质炎性反应轻,主要为淋巴细胞和单核细胞浸润。

3. **心脏病变** 右心房内膜下大片状出血,心肌纤维有不同程度的变性、坏死,部分可断裂。

4. **脑垂体和其他脏器病变** 脑腺垂体显著充血、出血和凝固性坏死,后叶无明显的变化。肾上腺皮质和髓质充血、出血,可见皮质坏死以及微血栓。后腹膜和纵隔有胶冻样水肿,因毛细血管静脉端压力增高和血管通透性增加,大量血浆渗漏所致。肝肿大,可出现肝细胞变性、灶性坏死和融合坏死灶。脾肿大,脾髓质充血、细胞增生、脾小体受压萎缩。脑实质水肿和出血,神经细胞变性、胶质细胞增生。

【临床表现】

潜伏期 4～46 天,一般为 7～14 天,以两周多见。典型病例病程中有发热期、低血压休克期、少尿期、多尿期和恢复期的五期经过,轻症患者可出现越期,重型患者可有前三期互相重叠现象。

（一）发热期

主要表现为发热、全身中毒症状、毛细血管损伤和肾损害。患者多急起发热,有畏寒,体温波动在 39～40℃,以弛张热型为主,少数稽留热或不规则热。热程多为 3～7 天,少数可达 10 天以上。一般体温越高,热程约长,则病情越重。轻型患者常于热退后病情减轻,重型患者热退后病情反而加重。

全身中毒症状表现为全身肌肉关节酸痛、头痛、腰痛和眼眶痛。头痛、腰痛和眼眶痛,一般称之为"三痛"。患者多有胃肠症状,如食欲缺乏、恶心、呕吐或腹痛、腹泻等,可因剧烈腹痛、腹部压痛及反跳痛而误诊为急腹症,亦可因腹泻或黏液血便误诊为菌痢和肠炎。重症患者可出现嗜睡、烦躁、谵妄及抽搐等神经精神症状,此类患者多数发展为重型。

毛细血管损害表现为充血、出血和渗出现象。颜面、颈部、上胸部皮肤显著充血、潮红,压之可褪色,临床上一般称之为"三红",重者呈醉酒貌。眼结膜、软腭及咽部黏膜充血。皮肤出血点分布在腋下、胸背部,呈条索样、搔抓样瘀点。黏膜出血见常见于软腭针尖样出血点,眼结膜呈片状出血。少数患者可有鼻出血、咯血、黑便及血尿。如在病程的 4～6 天,腰、臀部或注射部位出现大片的瘀斑和腔道大出血可能为 DIC 所致,是重症表现。渗出水肿征为眼睑、球结膜、颜面水肿,部分患者出现腹水。一般渗出水肿越重,病情越重。

肾脏损害主要表现为蛋白尿和管型尿等。

（二）低血压休克期

一般发生于病程的第 4～6 天,迟者 8～9 天出现。多数患者在发热末期或退热同时伴血压下降,少数在热退后发生。轻型患者发可不发生低血压或休克。本期持续时间数小时至 6 天以上，一般为 1~3 天。其持续的时间的长短与病情轻重、治疗措施是否及时和正确有关。血压开始下降时四肢尚温暖，随后出现面色苍白、四肢厥冷、发绀、脉搏细弱甚至不能触及，尿量减少。可出现烦躁、谵妄甚至神志不清。少数顽固性休克患者可有 DIC、ARDS、脑水肿和急性肾衰竭发生。

（三）少尿期

一般发生于病程的第 5~8 天，持续短则 1 天，长者 10 余天，一般为 2~5 天。常继低血压休克期而出现，亦可与低血压休克期重叠或发热期直接进入本期。与低血压休克期重叠的少尿应和肾前性少尿相鉴别。24 小时尿量少于 400ml 者为少尿，少于 50ml 者为无尿。有些患者无明显的少尿而存在氮质血症，称为无少尿型肾功能不全，这是肾小球受损而肾小管受损不严重所致。

少尿期的临床表现为尿毒症、酸中毒、水和电解质紊乱等，严重患者可出现高血容量综合征和肺水肿。临床表现为厌食、恶心、呕吐、腹胀和腹泻，常有顽固性呃逆并出现头晕、头痛、嗜睡甚至昏迷、抽搐。一些患者出血现象加重，可有皮肤、黏膜及各种腔道出血。酸中毒表现为呼吸增快或 Kussmaul 深大呼吸。水钠潴留，使组织水肿加重，可出现腹水和高血容量综合征，表现为烦躁不安、颜面肿胀、呼吸困难、体表静脉充盈、收缩压增高、脉压增大、脉搏洪大、心率加快等。电解质紊乱主要表现为高钾血症、低钠血症、低钙血症，少数可以出现低钾血症和高镁血症。高血钾和低血钾均能引起心律失常，低血钠表现为头昏、倦怠，严重者可有视力模糊和脑水肿。低血钙可引起手足抽搐。本期的病情轻重与少尿持续的时间和氮质血症的高低相平行，若 BUN 每天上升 21mmol/L 以上为高分解型肾功能衰竭，预后较差。

（四）多尿期

此期为新生的肾小管吸收功能尚未完善，加上尿素氮等潴留物质引起高渗性利尿作用，使尿量明显增加。多数患者少尿期后进入此期，少数患者在发热期或低血压期转入多尿期。一般发生于病程的第 9~14 天，持续时间短则 1 天，长者可达数月之久。根据尿量和氮质血症情况可分以下三期：

1. 移行期　每日尿量由 400ml 增加至 2000ml，此期虽尿量增加，肾小管功能尚未恢复，血尿素氮及肌酐仍异常或继续升高，症状加重。不少患者因并发症而死于此期。

2. 多尿早期　每日尿量超过 2000ml，氮质血症未见改善，症状仍重。

3. 多尿后期　尿量每日超过 3000ml，并不断增加，一般为 4000~8000ml，可多达 15 000ml 以上。此时氮质血症及临床症状均逐渐好转，此期若水和电解质补充不足或继发感染，可发生继发性休克和离子紊乱。

（五）恢复期

经多尿期后，尿量逐渐恢复为 2000ml，精神、食欲基本恢复，体力也逐渐恢复。少数患者可遗留高血压、肾功能障碍、肾功能障碍、心肌劳损和垂体功能减退等症状。

临床类型　根据发热高低、中毒症状轻重和出血、休克、肾功能损害的严重程度，临床上可分为以下五型：

1. 轻型　体温 39℃ 以下，中毒症状轻，除出血点外无其他出血现象，肾脏损害轻，无休克和少尿。

2. 中型　体温 39~40℃，中毒症状较重，有明显球结膜水肿，病程中收缩压低于 90mmHg 或脉压小于 30mmHg，有明显出血和少尿期，尿蛋白(+++)。

3. 重型　体温 40℃ 以上，中毒症状及渗出征严重，可出现中毒性精神症状，并有皮肤瘀斑和腔道出血，休克和肾损害严重，少尿持续 5 天以内或无尿 2 天以内。

4. 危重型　在重型基础上出现以下之一情况者：难治性休克；重要脏器出血；少尿超出 5 天或无尿 2 天以上，血尿素氮超过 42.84mmol/L；出现心力衰竭、肺水肿，有脑水肿、脑出血或脑疝等中枢神经系统并发症；严重继发感染。

5. 非典型　发热 38℃ 以下，皮肤黏膜可有散在出血点，尿蛋白(±)，血、尿特异性抗原或抗体阳性。

【并发症】

（一）腔道出血

常见腔道大出血，包括消化道出血、大咯血、颅内出血、腹腔出血或肾破裂出血，严重者可引起继发性休克甚至死亡。

（二）中枢神经系统并发症

包括由 HV 侵犯中枢神经引起脑炎和脑膜炎，脑水肿、高血压脑病和颅内出血等。

（三）肺水肿

1. 成人呼吸窘迫综合征（ARDS）　由于肺毛细血管损伤、通透性增高使肺间质大量渗液，此外，肺内微小血管的血栓形成和肺泡表面活性物质生成减少均能促进 ARDS。表现呼吸急促、发绀，肺部可闻及支气管呼吸音和干湿啰音，X 线表现为双侧斑点状或片状阴影，呈毛玻璃样。动脉氧分压降低至 60mmHg 以下，常见于休克期和少尿期。

2. 心源性肺水肿　肺毛细血管受损，肺泡内有大量渗液。亦可由高血容量或心肌受损所致。

（四）其他

包括继发性感染、自发性肾破裂、心肌损害和肝损害等。

【实验室检查】

1. 血常规　病程第 3 天后白细胞计数逐渐升高，可达（15～30）×10^9/L，少数重型患者可达（50～100）×10^9/L，早期中性粒细胞增多，核左移，有中毒颗粒。重症患者可见幼稚细胞呈类白血病反应。病程第 4～5 天后，淋巴细胞增多，并出现较多的异型淋巴细胞。从发热后期开始至低血压休克期，由于血浆外渗、血液浓缩，血红蛋白和红细胞数均升高。血小板从病程第 2 天起开始减少，并可见异型血小板。

2. 尿常规　病程第 2 天可出现尿蛋白，第 4～6 天尿蛋白常达（+++～++++），突然出现大量尿蛋白对诊断很有帮助。部分病例尿中出现膜状物，为大量尿蛋白、红细胞和脱落上皮相混合的凝聚物。显微镜检可见红细胞、白细胞和管型。此外，尿沉渣中可发现巨大的融合细胞，这是 HV 的包膜糖蛋白在酸性条件下引起泌尿系脱落细胞的融合，能检出 HV 抗原。

3. 血生化检查　血尿素氮和肌酐在低血压休克期、少数患者在发热后期开始升高，移行期末达高峰，多尿后期开始下降。发热期以呼吸性碱中毒多见，休克期和少尿期以代谢性酸中毒为主。血钠、氯、钙在本病各期中多数降低，而磷、镁等则增高。血钾在发热期和休克期处于低水平，少尿期升高，多尿期又降低。肝功能检查可见转氨酶升高、胆红素升高。

4. 凝血功能检查　发热期血小板开始减少，其黏附、凝聚和释放功能降低。若出现 DIC，血小板常减少至 50×10^9/L 以下，DIC 的高凝期出现凝血时间缩短，消耗性低凝期则纤维蛋白原降低，凝血酶原时间延长和凝血酶时间延长，进入纤溶亢进期则出现纤维蛋白降解产物升高。

5. 免疫学检查　早期患者的血清及外周血中性粒细胞、单核细胞、淋巴细胞和尿沉渣细胞均可检出 HV 抗原。在病程第 2 日即能检出特异性 IgM 抗体，1∶20 为阳性，有早期诊断意义。IgG 1∶40 为阳性，1 周后滴度上升 4 倍有诊断价值。

6. 病毒学检查　将发热期患者的血清、血细胞和尿液等接种 Vero-E6 细胞或 A549 细胞中可分离 HV。

7. 分子生物学方法　应用巢式 RT-PCR 方法可以检出 HV 的 RNA，敏感性较高，具有诊断价值。

8. 其他检查　心电图可出现各种心律失常和心肌受损表现。高钾血症时出现 T 波高尖，低钾血症时出现 U 波等。部分患者眼压增高，脑水肿患者可以出现视乳头水肿。约 30% 患者胸部 X 线检查有肺水肿表现，约 20% 患者出现胸腔积液和胸膜反应。

【诊断】

1. 流行病学资料　包括发病季节，病前两个月内进入疫区并有与鼠类或其他宿主动物接触史。

2. 临床特征　早期的三种主要表现和病程的五期经过，前者为发热中毒症状、充血出血、外渗征和肾脏损害。患者热退后症状反而加重。典型病例有发热期、低血压休克期、少尿期、多尿期和恢复期。不典型者可出现越期或前三期之间重叠。

3. 实验室检查 白细胞计数增高,血红蛋白和红细胞增高,异型淋巴细胞,血小板减少。尿蛋白大量出现和尿有膜样物有助于诊断。血清、血细胞和尿中检出 HV 抗原和血清特异性 IgM 抗体阳性可以确诊。特异性 IgG 抗体需双份血清效价升高 4 倍以上有诊断意义。RT-PCR 检测 HV 的 RNA 有助于早期和非典型患者的快速诊断。

【鉴别诊断】

发热期应与上呼吸道感染、败血症、急性胃肠炎和细菌性痢疾等鉴别。休克期应与其他感染性休克鉴别。少尿期应与急性肾炎及其他原因引起的急性肾功衰竭相鉴别。出血明显者需与消化性溃疡出血、血小板减少性紫癜和其他原因所致 DIC 鉴别。以 ARDS 为主要表现者应注意与其他原因引起者鉴别。腹痛为主者应与外科急腹症相鉴别。

病例分析

男患,27 岁,农民。因发热、头痛、腰痛、鼻出血 5 天入院。20 天前参加秋收(当地鼠害比较严重),5 天前突发高热、头痛、腰痛。血压 70/40mmHg,体温 40℃。面色潮红,球结膜充血水肿,双腋下呈抓痕样出血点,双肾区叩痛明显。实验室检查:WBC $20×10^9$/L,Hb 180g/L。尿蛋白(+++),RBC 20 个/HP,可见各种管型。

问题:根据上述病情应首先考虑何诊断?为明确诊断需做哪些检查?

【预后】

本病预后与临床类型、治疗迟早及措施正确与否有关。近年来通过早期诊断和改进治疗措施,病死率由 10% 下降为 3%~5%。

【治疗】

治疗原则是"三早一就"(早发现、早休息、早治疗和就近治疗)和把好"三关"(休克、出血和肾功能不全)。本病治疗以综合疗法,早期应用抗病毒治疗,中晚期则针对病理生理进行对症治疗。

(一)发热期

治疗原则:抗病毒、减轻外渗,改善中毒症状和预防 DIC。

1. 抗病毒 发热期患者,可用利巴韦林 1g/L 加入 10% 葡萄糖液 500ml 中静脉滴注,持续 3~5 天,抑制病毒,减轻病情和缩短病程。

2. 减轻渗出 应早期卧床休息,为降低血管通透性,可给予路丁、维生素 C 等,每日输注平衡盐液和葡萄糖盐水 1000ml 左右。高热、大汗或呕吐、腹泻者可适当增加。

3. 改善中毒症状 高热以物理降温为主,忌用强烈发汗退热药,以防大汗而进一步丧失血容量。中毒症状重者可给予地塞米松 5~10mg 静滴。呕吐频繁者给予甲氧氯普胺 10mg 肌内注射。

4. 预防 DIC 给予低分子右旋糖酐或丹参注射液静脉滴注,以降低血液黏滞性。高热、中毒症状和渗出征严重者,应定期检查凝血时间,处于高凝状态时给予小剂量肝素抗凝,一般 0.5~1ml/kg,每 6~12 小时 1 次缓慢静脉注射。

(二)低血压休克期

治疗原则:积极补充血容量,注意纠正酸中毒和改善微循环。

1. 补充血容量 宜早期、快速和适量,争取 4 小时内血压稳定。液体应晶胶结合,以平衡盐为主。切忌单纯输入葡萄糖液。平衡盐液所含电解质、酸碱度和渗透压与人体细胞外液相似。临床上对休克较重的患者,常用双渗平衡盐液能达到快速补充血容量的目的。胶体溶液常用低分子右旋糖酐、甘露醇、血浆和白蛋白。低分子右旋糖酐每天输入量不宜超过1000ml,否则易引起出血。由于本期存在血液浓缩,故不宜用全血。补充血容量期间应密切观察血压变化,血压正常后输液仍需维持24小时以上。

2. **纠正酸中毒**　主要用5%碳酸氢钠溶液,可根据二氧化碳结合力分次补充或每次60~100ml,根据病情每日给予1~4次。

3. **血管活性药和肾上腺皮质激素的应用**　经补液、纠酸后,血红蛋白已恢复正常,但血压仍不稳定者可应用血管活性药物如多巴胺静脉滴注。山莨菪碱具有扩张微血管、解除血管痉挛作用,同时亦可用地塞米松10~20mg静脉滴注。

(三)少尿期

治疗原则:"稳、促、导、透",即稳定机体内环境,促进利尿,导泻和透析治疗。

1. **稳定内环境**　由于部分患者少尿期与休克期重叠,因此少尿早期需与休克所致肾前性少尿相鉴别,若尿比重>1.20,尿钠<40mmol/L,尿尿素氮与血尿素氮之比>10:1,应考虑肾前性少尿。可静脉滴注电解质溶液500~1000ml,并观察尿量是否增加,也可用20%甘露醇100~125ml静脉注射,观察3小时,若尿量少于100ml,则为肾实质损害所致少尿,应严格控制输入量。每日补液量为前一天尿量和呕吐量加500~700ml。纠正酸中毒应根据二氧化碳结合力检测结果,用5%碳酸氢钠溶液纠正。给予高碳水化合物、高维生素和低蛋白饮食以减少蛋白质分解,控制氮质血症,不能进食者每日输入葡萄糖200~300g,必要时可加入适量胰岛素。

2. **促进利尿**　本病少尿原因之一是肾间质水肿压迫肾小管,因此少尿初期可应用20%甘露醇125ml静脉注射,以减轻肾间质水肿,用后利尿效果明显者可重复一次,但效果不明显,应停止应用。常用利尿药物为呋塞米,可从小量开始,逐步加大剂量至每次100~300mg,静脉注射。效果不明显时可适当加大剂量,4~6小时重复一次。亦可应用血管扩张剂,如酚妥拉明10mg或山莨菪碱10~20mg静脉滴注,每日2~3次。

3. **导泻**　为防止高血容量综合征和高钾血症,可以进行导泻。常用甘露醇25g,亦可用50%硫酸镁40ml或大黄10~30g煎水,每日2~3次口服。消化道出血时不宜采用。

4. **透析疗法**　可应用血液透析或腹膜透析。透析疗法的适应证:少尿持续4天以上或无尿24小时以上,或出现下列情况者:①明显氮质血症,血BUN>28.56mmol/L,有严重尿毒症表现者;②高分解状态,每天BUN升高>7.14mmol/L;③血钾>6mmol/L,心电图有高耸T波的高钾表现;④高血容量综合征。

(四)多尿期

治疗原则:移行期和多尿早期的治疗同少尿期,多尿后期主要是维持水和电解质平衡,防治继发感染。

1. **维持水与电解质平衡**　给予半流质和含钾食物,水分补充以口服为主,不能进食者可以静脉输液。

2. **防治继发感染**　由于免疫功能下降,易发生呼吸系统和泌尿系统等感染。若发生感染应及时诊断和治疗,忌用对肾脏有毒性作用的抗生素。

(五)恢复期

治疗原则:补充营养,注意休息,逐步恢复工作。出院后应休息1~2个月。定期复查肾功能、血压和垂体功能,如有异常应及时治疗。

(六)并发症的治疗

1. **消化道出血**　应注意病因治疗,如为DIC消耗性低凝血期,宜补充凝血因子和血小板。如为DIC纤溶亢进期,可应用6-氨基己酸或羧基苄氨静脉滴注。肝素类物质增高所致出血,可用鱼精蛋白或甲苯胺蓝静脉注射。

2. **中枢神经系统并发症**　出现抽搐时应用地西泮或异戊巴比妥钠静脉注射。脑水肿或颅内出血所致的颅内高压应用甘露醇快速静脉滴注。

3. **心力衰竭、肺水肿**　应停止或控制输液,吸氧,镇静,应用毛花苷C强心,扩血管和利尿药物。还可以进行导泻或透析治疗。

4. ARDS 可应用大剂量肾上腺皮质激素如地塞米松 20~30mg,每 8 小时一次,静脉注射,此外应限制入液量和进行高频通气,或用呼吸机进行人工终末正压呼吸。

5. 自发性肾破裂 外科手术治疗。

【预防】

（一）管理传染源

做好防鼠灭鼠工作是预防本病的关键。做好鼠密度、鼠带病毒率、易感人群监测工作。

（二）切断传播途径

搞好食品卫生和个人卫生,防止鼠类及其排泄物接触和污染食物,不用手接触鼠类及其排泄物,动物实验时要防止鼠咬伤。

（三）保护易感人群

国内已成功研制沙鼠肾原代细胞 I 型汉滩病毒、II 型汉城病毒和双价(I 型和 II 型混合)疫苗,地鼠肾原代细胞 II 型灭活疫苗及鼠脑纯化 I 型灭活疫苗。有发热、严重疾病和过敏者禁用。88%~94%能产生中和抗体,但持续 3~6 月后明显下降,1 年后需加强注射。

（丁 洋）

学习小结

1. 肾综合征出血热是由 HV 引起以鼠类为主要传染源的自然疫源性疾病,通过呼吸道、消化道、接触等感染。

2. 肾综合征出血热是由病毒的直接作用和免疫反应的作用引起组织损害。基本病理变化是全身广泛的小血管、毛细血管损害。

3. 临床典型病例具有发热中毒症状,充血出血、外渗症状和肾脏损害三大主症和发热期、低血压休克期、少尿期、多尿期和恢复期五期经过。早期典型表现为：①急起发热、畏寒,伴有头痛、腰痛和眼眶痛（即"三痛"）；②毛细血管损害表现为充血、出血和渗出现象,重者呈醉酒貌,有颜面、颈部、上胸部皮肤显著充血、潮红（即"三红"）；皮肤有条索样、搔抓样出血点；③渗出体征为眼睑、球结膜、颜面水肿,部分患者出现腹水；④多有恶心、呕吐或腹痛腹泻等胃肠症状；⑤肾脏损害主要表现为蛋白尿和管型尿等。随病程进展,患者可发生低血压休克、少尿、多尿,经休息和有效治疗进入恢复期。轻症可出现越期,重者可有前三期互相重叠现象。

4. 诊断主要依靠典型临床症状和体征,实验室检查,结合流行病学史进行。白细胞计数增高,血液浓缩,异型淋巴细胞出现,血小板减少,尿蛋白大量出现和尿有膜样物有助于临床诊断。血清、血细胞和尿中检出 HV 抗原和血清特异性 IgM 抗体阳性可以确诊。

5. 本病的治疗原则是"三早一就"（早期发现、早期休息、早期治疗和就近治疗）和把好"三关"（休克、出血和肾功能不全）。

6. 预防本病关键是做好防鼠灭鼠工作；同时应注意切断传播途径,防止鼠类及其排泄物接触和污染,防螨虫叮咬；目前已有 HV 疫苗用于保护易感人群。

复习参考题

1. 肾综合征出血热发生休克、出血和急性肾功能不全的机制是什么？

2. 肾综合征出血热病程分为哪几期？发热期的临床表现是什么？

3. 肾综合征出血热的并发症有哪些？

4. 肾综合征出血热的各期治疗原则是什么？

第五节　流行性乙型脑炎

学习目标

掌握	流行性乙型脑炎的临床表现与分型、实验室检查、诊断与鉴别诊断、治疗措施。
熟悉	流行性乙型脑炎的流行病学、预防。
了解	流行性乙型脑炎的病原学、发病机制与病理解剖。

流行性乙型脑炎（epidemic encephalitis B）简称乙脑，即日本脑炎（Japanese type B encephalitis），是由乙型脑炎病毒（Japanese encephalitis virus，JEV）所致的以脑实质炎症为主要病变特征的中枢神经系统急性传染病，是一种自然疫源性疾病，为我国法定的乙类传染病。本病经由蚊虫叮咬传播，具有明显的季节性和一定的地理分布区，常流行于夏、秋季蚊类大量孳生的季节，主要分布于亚洲。马、骡、驴、猪、牛、绵羊、山羊、骆驼、狗、猫、鸡、鸭以及许多野生动物和鸟类均有感染性，并都可能出现病毒血症。但除人、马和猪外，通常不呈现临床症状。人被带毒蚊虫叮咬后，大多数呈隐性感染，只有少数人发病为脑炎，发病率一般在 2/10 万~10/10 万，病死率比较高，为 10% 左右，本病主要侵犯儿童，特别是学龄儿童，乙脑不仅病死率高，而且后遗症严重，约 30% 的重症患者病后可残留不同程度的后遗症。临床上以急起发热，高热、意识障碍、抽搐及脑膜刺激征等不同程度的中枢神经系统症状为特征。

【病原学】

乙型脑炎病毒属黄病毒科黄病毒属，为嗜神经病毒，在胞质内繁殖。病毒颗粒呈球形，直径 40~50nm，核心 30nm，成 20 面体结构。电镜下可见乙型脑炎病毒核心由大约 10.9kb 的正链单股正链 RNA 和核心蛋白组成，RNA 包装于单股多肽的核壳 C 中，包膜中有糖基化外膜蛋白 E 和非糖基化膜蛋白 M。E 蛋白是主要抗原成分，它具有特异性的中和及血凝抑制抗原决定簇，血凝素刺突，能凝集鸡、鸽等红细胞，M 和 C 蛋白虽然也有抗原性，但在致病机制方面不起重要作用。用聚丙酰胺电泳分析乙型脑炎病毒病毒颗粒，发现乙型脑炎病毒至少有三种结构蛋白——V1、V2 和 V3，其分子量分别为 $9.6×10^3$、$10.6×10^3$ 和 $58×10^3$。V3 为主要结构蛋白，至少含有六个抗原决定簇。乙脑病毒的抗原性比较稳定，除株特异性抗原外，还具有一个以上的交叉抗原，在补体结合试验或血凝抑制试验中与其他 B 组虫媒病毒出现交叉反应。中和试验具有较高的特异性，常用于组内各病毒以及乙脑病毒各株的鉴别和流行病学调查。

乙型脑炎病毒在外界环境中的抵抗力不大，56℃加热 30 分钟或 100℃加热 2 分钟，均可使其灭活。但其存活时间又与稀释剂的种类和稀释程度有很大关系。例如在以脱脂乳为稀释剂时，于 30℃放置 120 小时后还有活存病毒，但如以生理盐水稀释，则迅速灭活。10% 正常灭活兔血清和 0.5% 乳白蛋白水解物也有较好的保护作用。病毒的稀释度越高，病毒死亡也越快。乙型脑炎病毒对胆汁和去氧胆酸盐敏感。乙醚和四氯化碳也有明显的灭活作用。丙酮似乎只能破坏病毒的表面结构，感染性不被彻底破坏。常用消毒药如碘酊、来苏尔、甲醛等都有迅速灭活作用。乙型脑炎病毒对酸敏感，实践中常用 1% 盐酸作不耐热器材，如塑料滴定板的消毒剂。乙型脑炎病毒对胰酶敏感，是应用组织培养细胞增殖乙型脑炎病毒时所必须注意的问题。对低温和干燥的抵抗力大，用冷冻干燥法乙型脑炎病毒在 4℃冰箱中可保存数年，病毒可在小白鼠脑内传代，在鸡胚、猴肾及 Hela 细胞中生长及繁殖，在蚊体内繁殖的适宜温度是 25~30℃，已知自然界中存在着不同毒力的乙脑病毒，而且毒力受到外界多种因素的影响可发生变化。

【流行病学】

1. **传染源** 乙脑是人畜共患的动物原性传染病,人和动物包括猪、牛、羊、马、狗、鸭、鸡等均可成为传染源。人感染后病毒血症期短(一般不超过5天),血中病毒数量较少,因此人不是本病的主要传染源。在乙脑流行区,家禽、家畜的感染率很高,其中猪的感染率达100%,猪的繁殖率非常快,每年都有很多易感的新生小猪,而且感染猪的血中病毒数量多,且病毒血症持续时间长,因此,猪是本病的主要传染源。一般在人类乙脑流行前2~4周通常会先在家畜中流行。因而,猪乙脑病毒感染率的监测可用于人群乙脑流行程度发生预测。

2. **传播途径** 乙脑病毒主要通过蚊虫(库蚊、伊蚊、按蚊)叮咬而传播,蚊虫感染后并不发病,但可带毒越冬并可经卵传代,故蚊虫不仅是传播媒介,还可成为乙脑病毒的长期储存宿主。在温带地区,三带喙库蚊是主要的传播媒介。此外,受感染的蠛蠓、蝙蝠也是乙脑病毒的长期储存宿主。

3. **人群易感性** 人对乙脑病毒普遍易感,人感染乙脑病毒后多呈轻型或隐性感染,显性与隐性感染之比为1:(300~2000)。患病者以10岁以下儿童大多见,以2~6岁发病率最高,可能与儿童血脑屏障功能发育不健全有关。感染后患者可获较持久的免疫力,罕见第有二次发病者。

4. **流行特征** 本病主要流行于亚洲地区,有明显的发病季节。在我国除东北北部、青海省、新疆维吾尔自治区和西藏自治区外均有本病流行,80%~90%的病例集中发生在7、8、9三个月。由于地理环境与气候不同,华南地区的流行高峰多在6~7月,华北地区多在7~8月,而东北地区则在8~9月,均与蚊虫密度相一致。由于乙脑病毒感染后以隐性感染为主以及乙脑疫苗在儿童中的广泛接种,当前我国乙脑总体发病率已经得到了明显控制,近年来发病呈高度散发性,主要以成人和老年人发病相对为主,且很少有家庭成员同时发病者。

【发病机制与病理解剖】

(一)发病机制

当人和动物被乙脑病毒感染的蚊虫叮咬后,病毒可经人和动物得皮肤毛细血管或淋巴管侵入机体,在单核-巨噬细胞系统内进行繁殖,达到一定程度后即侵入血液循环引起病毒血症,并进一步侵入血管内膜及各靶器官,如中枢神经系统、肝、心、肺、肾等。乙脑病毒进入人体后发病与否主要取决于人体的免疫力及其他防御功能,如血脑屏障是否健全等;感染病毒的数量及毒力也对发病起一定作用,且与易感者临床症状的轻重有密切关系。机体免疫力强时,只形成短暂的病毒血症,病毒很快会被中和及消灭。若不侵入中枢神经系统,则常表现为隐性感染或轻型病例,但感染者可获得终身免疫力;如受感染者机体免疫力低,感染的病毒量多、毒力强时,则病毒可经血液循环通过血脑屏障侵入中枢神经系统,利用神经细胞中的营养物质和酶在神经细胞内繁殖,引起脑实质变化。若中枢神经受损不重,则表现为一过性发热;若受损严重,神经系统症状突出,病情亦重。原来有脑囊尾蚴病、癫痫或注射百日咳菌苗等均易促使乙脑发病。另外病理上特征性的血管套及急性期循环免疫复合物(CIC)高阳性率(64.64%)、IgG含量升高等都提示免疾病理也是本病主要发病机制之一。

(二)病理解剖

乙脑的病变范围较广,从大脑到脊髓均可受累,其中以大脑皮层、丘脑和中脑病变最为严重,小脑、延髓、脑桥次之,脊髓的病变最轻。肉眼可见大脑和软脑膜充血水肿、脑沟变浅、脑回变粗,散在粟粒大小半透明的软化灶,也可聚集成群,甚至融合成较大的软化灶,以顶叶和丘脑最为显著。镜下可见脑实质及脑膜血管扩张、充血,有大量浆液性渗出至血管周围的脑组织中,形成脑水肿;神经细胞变性、肿胀及坏死,严重者在脑实质形成大小不等的坏死软化灶;脑实质中有淋巴细胞及大单核细胞浸润。聚集在血管周围可形成所谓"血管套";胶质细胞呈弥散性增生,有时聚集在坏死的神经细胞周围形成胶质小结,小胶质细胞、中性粒细胞侵入神经细胞内,形成"噬神经细胞现象"。严重脑水肿时颅内压升高可导致脑疝。

【临床表现】

潜伏期4~21天,一般10~14天。临床表现的轻重与感染后所侵犯器官和病变程度的不同而有差异。根据病程及病情,可分为4期和4型。

(一)典型的临床表现

1. **初期** 病程第1~3天,即病毒血症期。起病急,可有发热,体温在39℃左右持续不退,伴精神萎靡、食欲缺乏、嗜睡及头痛。婴幼儿可出现上呼吸道或胃肠道症状。此期患者神经系统症状及体征常不明显易误诊,少数患者可出现神志淡漠、易激惹或颈项轻度抵抗等。

2. **极期** 病程第4~10天,初期症状持续加重,出现脑实质损害的症状。

(1)高热:持续高热,体温高达40℃,一般持续7~10天,热型以稽留热型为主。轻症患者热程约3~4天,重症患者热程可达3周以上,发热越高,热程越长,病情越重。

(2)意识障碍:患者全身症状加重,且出现明显的神经系统症状和体征,主要表现为定向力障碍、嗜睡、昏睡、谵妄,最后转入昏迷昏迷,发生率50%~94%,持续时间大多1周左右,重症患者可这1个月以上。昏迷出现越早,持续的时间越长,程度越深,病情越重,预后越差。

(3)惊厥或抽搐:多发生于病程第2~5天,发生率40%~60%,是患者病情严重表现。主要由高热、脑实质炎症及脑水肿等所致。表现为先出现面部、眼肌、口唇等处的小抽搐,随后出现肢体抽搐,强直性痉挛,可发生于单肢或双肢,重者也可发生全身强直性抽搐,历时数分至数十分钟不等,昏迷程度加深。长时间频繁抽搐可导致发绀、脑缺氧和脑水肿加重,甚至呼吸暂停。

(4)呼吸、循环衰竭:主要为中枢性呼吸衰竭,是本病的主要死亡原因,多发生于极重型病例。脑实质炎症、脑疝、脑水肿、颅内压增高及低血钠脑病,尤其是延脑病变是其主要原因。表现为呼吸节律异常,如潮式呼吸、间停呼吸、抑制性呼吸、叹气样呼吸等。继发脑疝者,除呼吸变化外,同时有剧烈头痛、频繁呕吐、血压升高、脉搏变慢、四肢肌张力增高、瞳孔时大时小、视乳头水肿等。颞叶钩回疝有瞳孔扩大、上眼睑下垂、对侧肢体抽搐、昏迷等表现;枕骨大孔疝常有剧烈头痛,以枕后部疼痛为甚,反复呕吐,颈项强直或强迫体位,生命体征改变出现较早,意识障碍出现较晚。因脑干缺氧,瞳孔可忽大忽小。当延髓呼吸中枢受压时,病人早期即可突发呼吸骤停而死亡。其次,部分患者因合并肺部感染、呼吸道痰液阻塞、呼吸肌麻痹而表现为外周性呼吸衰竭,出现呼吸困难、呼吸表浅、短促,呼吸先增快后变慢、胸式或腹式呼吸减弱,发绀明显,但呼吸节律整齐。循环衰竭少见,见于晚期危重者,常与呼吸衰竭同时出现,表现为脉搏细数、血压下降、休克等,与血管舒缩中枢受损、胃肠道出血、心功能不全等有关。

(5)其他神经系统症状和体征:乙脑的神经系统表现多在病程10天内出现,常有浅反射(如提睾反射)消失或减弱、深反射(如跟腱反射、肱二头肌及肱三头肌反射)先亢进后消失,病理反射阳性,常出现脑膜刺激征阳性,痉挛性瘫痪;婴儿常有前囟隆起,脑膜刺激征则大多缺如。部分患者有延髓麻痹的表现,如痰鸣、吞咽困难、语音障碍等;大脑半球损害表现为去大脑强直;下丘脑受损则出现体温调节障碍,如超高热。重型患者可有各种震颤、不随意运动、瘫痪、大小便失禁和尿潴留。根据病变部位不同,可有脑神经损伤或自主神经功能紊乱的表现。多数患者病程第10日开始体温下降,进入恢复期。

高热、抽搐和呼吸衰竭是乙脑极期的三大主要症状,三者互相影响,呼吸衰竭是主要的致死原因。

3. **恢复期** 发病后10天左右,大多数患儿病情不再加重而进入恢复期。多数患者于病程的第8~11天后进入恢复期,体温逐渐下降正常,各种神经系统症状和体征多在2周内恢复,但少数重症患者需1~6个月才能逐渐恢复。少数病例可持续发热,有多汗、失语、失明、肢体麻痹、不自主运动等症状,经积极治疗可在6个月内恢复。

4. **后遗症期** 约有5%~20%的重症患者经积极治疗1年后,仍留有精神失常、失语、强直性瘫痪、扭转痉挛等神经系统症状、体征或精神异常未恢复者应被视为进入后遗症期。后遗症期经积极治疗仍可能不同程度的恢复。癫痫后遗症可持续终生。

（二）临床分型

根据病情轻重,临床上可分为四型。

1. **轻型** 体温一般在38~39℃之间,神志清楚,可有不同程度嗜睡,无抽搐,轻度的头痛及呕吐,无明显脑膜刺激征,不留后遗症,病程1周左右。

2. **普通型** 体温在39~40℃之间,有意识障碍如昏睡或浅昏迷,头痛、呕吐、脑膜刺激征明显,偶有抽搐,病理征(+),一般不留后遗症,病程1~2周。

3. **重型** 体温持续在40℃以上,昏迷或深昏迷,反复或持续的惊厥抽搐,病理征(+),常有神经系统定位症状和体征,可伴有呼吸衰竭及瘫痪,部分患者留有后遗症,病程常在2周以上。

4. **极重型(暴发型)** 起病急骤,初热期体温即开始迅速上升,1~2天内达40℃以上,伴反复发作难以控制的持续强烈的惊厥抽搐,常于1~2天内迅速进展至深昏迷状态,常有肢体强直性瘫痪及重度脑水肿的表现,进行性进展出现中枢性呼吸衰竭,甚至脑疝,病死率高,幸存者常留有严重后遗症。

乙脑在临床上以轻型和普通型为多,约占60%~70%。乙脑病人死亡率约占10%,多发生在病程的极期,常因呼吸衰竭而死亡。

临床上常以轻型和普通型为多,流行初期重型较多,后期则以轻型居多。

【并发症】

发生率约10%,以支气管肺炎最常见。其次为肺不张、金黄色葡萄球菌败血症、大肠埃希菌尿路感染、褥疮、皮肤脓疡、口腔炎、角膜炎以及水、电解质平衡失调等。重型患者出现应激性溃疡发生上消化道大出血。

【实验室检查】

（一）血常规

白细胞总数增高,一般在$(10~20)×10^9/L$左右,中性粒细胞在发病初期高达80%以上,并有核左移,2~5天后淋巴细胞占优势,部分患者血象始终正常。

（二）血清学检查

1. **特异性IgM抗体测定**

(1)免疫荧光技术:用间接免疫荧光法测乙脑特异性IgM抗体,阳性率高,可达97%,有快速敏感的特点。

(2)捕获法ELISA(MAC-ELISA):具有较强的敏感性与特异性,阳性率为74.4%,病程第4天阳性率为93%,可用于早期诊断。

(3)ABC-ELISA:阳性率可达75.3%,可用于早期诊断。

2. **血凝抑制试验** 血凝抑制抗体于病程第5天出现,第2周达高峰,可维持1年以上,阳性率可达81.1%,可有假阳性,双份血清效价呈4倍以上升高或单份效价达1:80以上可作为诊断依据。

3. **补体结合试验** 敏感性和特异性较高,但抗体出现较晚,病后2~3周才开始出现,5~6周达高峰多用于回顾性诊断或流行病学调查。抗体效价以双份血清4倍以上增高为阳性,单份血清1:2为可疑,1:4或以上为阳性。

4. **中和试验** 中和抗体于病后第2周出现,可持续2~10年,特异性高多用于人群免疫水平的流行病学调查。

5. **其他血清学方法** 如特异性白细胞黏附抑制试验(LAIT),蚀斑减少中和试验(PRNT)常用于急性患者血清检查。

（三）脑脊液检查

1. **脑脊液常规检查** 外观无色透明或微混浊,压力增高,白细胞计数多在$(50~500)×10^6/L$之间,少数可达$1000×10^6/L$以上。白细胞计数的高低与预后无关,病初2~5天以中性粒细胞为主,以后则以淋巴细胞为主。蛋白轻度增高,糖正常或偏高,氯化物正常。约有 2%~4% 的患者脑脊液常规和生化检查可正常。

2. 乙脑抗原测定 可采用反向间接血凝法(IRHT)测早期脑脊液中的抗原,阳性率为 66.7%。

3. 特异性抗体测定 可采用 MAC-ELISA 法对患者脑脊液中的病毒 IgM 及 IgG 抗体进行检测,病程的第 2 天即可测出,可用于早期诊断。

(四)病原学检测

1. 病毒分离 乙脑病毒主要存在于脑组织中,疾病的初期取血液及脑脊液分离病毒,其阳性率很低,在病初早期死亡者的脑组织中可分离出乙脑病毒。

2. 病毒抗原或核酸测定 可采用直接免疫荧光或聚合酶链反应(PCR)对患者的组织、血液或其他体液进行检测。

【诊断与鉴别诊断】

(一)诊断依据

夏秋季,儿童多见。起病急,高热、惊厥抽搐、意识障碍及脑膜刺激征阳性等。实验室检查血白细胞总数及中性粒细胞增高,脑脊液细胞数增多,压力和蛋白增高,糖、氯化物正常。早期特异性 IgM 抗体测定阳性。

(二)鉴别诊断

1. 中毒性菌痢 均多发于夏秋季,且多见于儿童。中毒性菌痢起病更急,常于 24 小时内出现高热、抽搐与昏迷和脓毒血症休克等表现。一般无脑膜刺激症状,脑脊液正常。作肛拭子检查或生理盐水灌肠镜检可见大量脓细胞或白细胞。

2. 化脓性脑膜炎 以流行性脑脊髓膜炎常见,多发生在冬春季,为脑膜炎奈瑟菌感染所致,以脑膜炎为主要表现。脑脊液外观混浊,呈化脓性改变,涂片和培养可找到脑膜炎奈瑟菌。

3. 结核性脑膜炎 无季节性,多有结核病史。起病较缓慢,病程长,脑膜刺激征较明显,脑实质表现较轻。脑脊液蛋白明显增高,氯化物和糖均明显下降,白细胞增多,以淋巴细胞为主,脑脊液薄膜涂片或培养可检出结核分枝杆菌。X 线胸片有时可发现结核病灶。

4. 其他病毒性脑炎 临床表现相似。确诊有赖于血清学检查和病毒分离。

【预后】

乙脑轻型和普通型多能顺利恢复;重型和极重型病死率高达 20% 以上,主要因中枢性呼吸衰竭所致,部分幸存者可留有不同程度后遗症。

【治疗】

目前尚无特效的抗病毒治疗药物,早期可试用利巴韦林或干扰素等。以对症、支持等综合治疗为主,重点处理好高热、惊厥抽搐、控制脑水肿和呼吸衰竭等危重症状,是降低病死率和后遗症的关键。

(一)一般治疗

病人需住院隔离,病房应备有防蚊、通风和降温设备,室温以 26℃ 为宜;应及时补充营养及热量,可给予清凉饮料及流汁饮食。不能进食的给予鼻饲,注意水及电解质平衡,极期成人每天 1500~2000ml/d,小儿每天 50~80ml/kg,其中含钠液占 1/4,注意酌情补钾,对于昏迷伴脑水肿者,应适当控制液体量和钠盐;注意观察患者的生命体征和病情变化,对昏迷的病人应每日以 3% 双氧水或生理盐水做口腔护理,定时翻身、拍背、吸痰,防止肺部感染,注意保护角膜及防止褥疮的发生,昏迷抽搐患者应防其坠床和舌咬伤。

(二)对症治疗

控制高热、抽搐和呼吸衰竭是治疗关键。

1. 高热 以物理降温为主,可适当给予小剂量药物降温,体温控制在 38℃ 左右为宜。①物理降温:可用头部冷敷、冰袋、30% 酒精擦浴、温水擦浴、冷水浴,或在头、脑血管、腋窝、腹股沟等体表大血管处冷敷,冷水、冰水灌肠;②药物降温:可小剂量使用吲哚美辛或阿司匹林等;③亚冬眠疗法:高热伴抽搐的病人可用亚冬眠疗法,以氯丙嗪、异丙嗪每次各 0.5~1mg/kg 肌注,每 4~6 小时一次,控制体温在 36~38℃之间。心肺功能不全者应禁用或慎用。疗程 3~5 天,用药过程注意保持呼吸道通畅,注意观察生命体征变化。

2. 惊厥或抽搐 应针对惊厥产生的不同原因分别处理。因高热引起者,应迅速降温;脑水肿所致者以脱水为主,可用 20%甘露醇静脉滴注或静脉注射(20~30 分钟内),每次 1~2g/kg,根据病情每 4~6 小时重复应用,同时可合用肾上腺皮质激素、呋塞米、50%葡萄糖液静脉注射;因呼吸道分泌阻塞、通气不畅致脑细胞缺氧者,应以吸氧、吸痰、保持呼吸道通畅为主,必要时可行气管切开,机械通气;脑实质病变引起的抽搐,则以镇静剂治疗为主。首选地西泮,成人 10~20mg 肌内注射或静脉注射;儿童 0.1~0.3mg/kg,每次最大量为 10mg。亦可用水合氯醛灌肠,成人每次 1.0~2.0g,儿童每次 40~60mg/kg,每次不超过 1g。若效果不好,可改用异戊巴比妥,成人每次 0.25~0.5g,儿童每次 5~10mg/kg,以 25%葡萄糖溶液 20ml 稀释后,缓慢静脉注射。可再给予苯巴比妥 0.1g 肌注,6~8 小时/次。密切观察病情,注意呼吸情况,及时减量。

3. 呼吸衰竭 呼吸衰竭是患者死亡的主要原因,处理是否恰当直接影响病人的生命,应针对病因进行分析,采取综合抢救措施。①保持呼吸道通畅,注意吸痰、定时翻身拍背,如痰液黏稠可予雾化吸入处理;②气管插管或气管切开,气管插管仅适用于呼吸衰竭发展迅速或呼吸突然停止,以便立即吸痰、加压给氧抢救患者。凡有昏迷、反复抽搐、呼吸道分泌物堵塞而致缺氧、呼吸肌麻痹、肺部呼吸音减弱或消失、反复吸痰无效者,应及早气管切开。必要时应用人工呼吸机;③应用呼吸兴奋剂及血管扩张剂:中枢性呼吸衰竭患者可用洛贝林等呼吸兴奋药。东莨菪碱、山莨菪碱或阿托品有改善微循环、减轻脑水肿的作用,可用于中枢性呼吸衰竭;④对脑水肿、脑疝所致呼吸衰竭,立即给予脱水治疗。必要时可给予地塞米松 10~20mg 静滴,一般不超过 3~5 天;⑤纠正循环衰竭:因脑水肿、脑疝等脑部病变而引起者,以脱水降低颅内压为主;因高热、昏迷、失水过多、造成血容量不足而引起者,应以扩容为主;如为心源性心力衰竭而引起者,可用毛花苷丙等强心药物治疗。

（三）抗病毒治疗

目前尚缺乏有效的抗病毒药物,干扰素、利巴韦林具有抗乙脑病毒的作用,但疗效尚需进一步证实。单克隆抗体治疗是未来治疗乙脑的一种有希望的新方法。

（四）肾上腺皮质激素治疗

皮质激素类有减轻炎症反应的作用,可降低毛细血管通透性,降低颅内压及退热等作用;但亦可抑制细胞免疫,降低机体防御能力,可增加重症患者继发感染机会。早期短程用于重症患者,可达到抗炎、退热、减少脑水肿、保护脑血管屏障的作用。一般用地塞米松 10~20mg/d(3 岁以内儿童为成人量的 1/4、4~7 岁为成人量的 1/3、8~12 岁为成人量的 1/2),分次静脉滴注或肌注。至体温下降达 38℃以下即减量停药,疗程以不超过 5 天为宜。

（五）恢复期及后遗症处理

恢复期患者应注意营养及护理,防止压疮以及各种继发感染。应用能量合剂、复方磷酸酯片、醋谷胺、肌苷、维生素等促进脑细胞代谢;如震颤、多汗、肢体强直,可口服苯海索或多巴丝肼片;对智力、语言和运动功能障碍等后遗症,可采用针灸、按摩、体疗、高压氧和功能锻炼等治疗。

【预防】

乙脑的预防主要以灭蚊、防蚊和预防接种为主。

1. 管理传染源 隔离患者至体温正常。由于猪为主要传染源,因此流行季节前重点要做好猪尤其是幼猪的管理。在流行季节前要及时给猪免疫接种,控制乙脑病毒在猪群中的流行,可有效控制乙脑在人群中的流行。

2. 切断传播途径 灭蚊与防蚊是预防本病的重要措施。采取灭蚊措施消灭蚊虫孳生地;在夏秋季要采用蚊帐及驱蚊剂对居室进行有效防蚊。三带喙库蚊是主要的传播媒介,主要孳生在稻田和浅地面水中。

成蚊活动范围较广,在野外栖息,喜嗜畜血。因此,要对稻田、养鱼场等孳生地喷洒杀虫剂进行灭蚊,重点控制稻田蚊虫孳生;在畜圈内喷洒杀虫剂等灭蚊。

3. 保护易感人群 目前,国际上主要使用的乙脑疫苗有两种,即日本的鼠脑提纯灭活疫苗和中国的地鼠肾细胞灭活疫苗。采用乙脑减毒活疫苗对流行区 6 个月~10 岁儿童施行预防免疫接种。乙脑灭活疫苗:儿童 8 月龄接种 2 针,间隔 7~10 天;18~24 月龄和 6 周岁时各加强免疫 1 针。乙脑减毒活疫苗:儿童 8 月龄接种 1 针,18~24 月龄和 6 周岁时各加强免疫 1 针。接种后,保护率可达 85%~98%,对于初进入流行区的人员,可按初种方法接种 2 次。疫苗接种应在乙脑流行前的 1~2 个进行。凡有过敏体质、严重心肾疾病、中枢神经系统疾病、慢性酒精中毒者及发热患者禁用,不能与伤寒三联菌苗同时注射。

（丁向春）

学习小结

1. 乙脑是由乙型脑炎病毒所致的以脑实质炎症为主要病变特征的中枢神经系统急性传染病,是一种自然疫源性疾病。由蚊虫叮咬传播,具有明显的季节性和一定的地理分布区,夏、秋季多发,主要分布于亚洲。大多数患者呈隐性感染,只有少数人发病为脑炎,病死率为 10% 左右,主要侵犯儿童,特别是学龄儿童,约 30% 的重症患者病后可残留不同程度的后遗症。

2. 临床表现包括初期、极期、恢复期和后遗症期。高热、惊厥抽搐和呼吸衰竭是乙脑极期的三大主要症状。

临床上分为轻型、普通型、重型、极重型。重症患者可留有后遗症。

3. 根据流行病学史、临床表现、脑脊液检查可临床诊断,结合血清学、病原学检查可确诊。在流行季节需与中毒型菌痢、化脓性脑膜炎、结核性脑膜炎等中枢神经系统感染鉴别。

4. 目前尚无特效的抗病毒治疗药物,早期可试用利巴韦林或干扰素等。以对症、支持等综合治疗为主,重点处理好高热、惊厥抽搐、控制脑水肿和呼吸衰竭等危重症状,是降低病死率和后遗症的关键。

复习参考题

1. 流行性乙型脑炎极期的临床表现有哪些?

2. 流行性乙型脑炎脑脊液检查有什么特点?

3. 试述流行性乙型脑炎与中毒型菌痢的鉴别。

4. 流行性乙型脑炎患者发生呼吸衰竭时应如何处理?

第六节　登革热与登革出血热

学习目标

掌握	登革热的流行病学、临床表现、治疗原则及诊断标准。
熟悉	登革热的发病机制与病理解剖。
了解	登革热的病原学及预防。

一、登革热

登革热(dengue fever,DF)是由登革病毒(*Dengue virus*)引起的由伊蚊传播导致的急性传染病。临床特征为突起发热、头痛,全身肌肉、骨骼和关节疼痛,极度疲乏,皮疹,淋巴结肿大及白细胞、血小板减少。

相关链接

登革(dengue)一词源于西班牙语,意为装腔作势,描写本病急性期由于关节疼痛,导致步态像装腔作势的样子。登革热又称波尔加热、五天热等。WHO将登革热分为典型登革热、登革出血热(dengue hemor-rhagic fever)和登革休克综合征(dengue shock syndrome,DSS)3型。本病传播迅速,主要在热带和亚热带地区流行,在世界各地发生过多次大流行,已成为仅次于疟疾的最重要的热带传染病。我国首次经病原学证实的登革热流行发生于1978年的广东省佛山市,我国的广东省、中国香港、澳门特别行政区、台湾地区是登革热的流行区。

【病原学】

登革病毒属于黄病毒科(*Flaviviridae*)中的黄病毒属(*Flavivirus*)。电镜下病毒颗粒呈哑铃状、球形或棒状,直径40~50nm左右。基因组为单股正链RNA,长约11kb,编码3个结构蛋白和7个非结构蛋白,基因组与核心蛋白一起装配成20面对称体的核衣壳。外层为脂蛋白组成的包膜,包膜蛋白含有群及型特异性抗原。根据抗原性的差异,登革病毒可分为4个血清型,各型间以及与乙型脑炎病毒间有部分交叉免疫反应。

初次感染者自病程第4~5天出现红细胞凝集抑制抗体,2~4周达高峰,低滴度可长期存在;第8~10天出现中和抗体,2个月达高峰,在低滴度维持数年以上;在第二周出现补体结合抗体,1~2个月达高峰,3个月后降至较低水平,维持时间较短。

登革病毒在伊蚊胸肌细胞、猴肾细胞及新生小白鼠脑中生长良好,病毒在细胞质中增殖,可产生细胞病变。目前最常用C6/36细胞株来分离登革病毒。

登革病毒不耐热,60℃ 30分钟或100℃ 2分钟即可灭活。耐低温,在人血清中贮存于-20℃可存活5年,-70℃可存活8年以上。登革病毒对酸、洗涤剂、乙醚、紫外线或0.65%甲醛敏感。

【流行病学】

1. 传染源 患者和隐性感染者是主要传染源。患者在潜伏期末及发热期内有传染性,多数是发病前6~18小时至发病后第3天传染性最强,少数患者在病程第6天仍可在血液中分离出病毒。在流行期间,轻型患者和隐性感染者占大多数,可能是更重要的传染源。

2. 传播途径 埃及伊蚊和白纹伊蚊是本病的主要传播媒介。在东南亚和我国海南省,以埃及伊蚊为主;在太平洋岛屿和我国广东省、广西壮族自治区,则以白纹伊蚊为主。伊蚊吸入带病毒的血液后,病毒在其唾液腺和神经细胞内复制,吸血后10天伊蚊即有传播能力,传染期可长达174天。在非流行期间,伊蚊可能是病毒的储存宿主。

3. 人群易感性 在新流行区,人群普遍易感,但发病以成人为主。在地方性流行区,当地成年居民血清中几乎都可检出抗登革病毒的中和抗体,故发病以儿童为主。感染后对同型病毒有巩固免疫力,并可维持多年,对异型病毒也有一年以上的免疫力。对其他黄病毒属成员,如乙型脑炎病毒和圣路易脑炎病毒,有一定的交叉免疫力。

4. 流行特征　①地理分布:登革热主要在热带和亚热带地区流行,尤其是在东南亚、太平洋岛屿和加勒比海地区。在我国主要发生于海南省、广东省、广西壮族自治区、中国香港、澳门特别行政区和台湾地区。登革热常先流行于城镇,后向农村蔓延。由于现代交通工具的便利与人员的频繁流动,登革热的远距离(如城市间、国家间)传播已逐渐引起重视;②季节性:发病主要在夏、秋雨季,登革热流行与伊蚊孳生有关。在广东省为 5~11 月,海南省为 3~12 月;③周期性:在地方性流行区有隔年发病率升高的趋势,但近年来流行周期常表现为不规则性。

【发病机制与病理解剖】

登革病毒经伊蚊叮咬进入人体,在毛细血管内皮细胞和单核-吞噬细胞系统增殖后进入血液循环,形成第一次病毒血症。然后再定位于单核-吞噬细胞系统和淋巴组织中复制,再次释放入血流中,形成第二次病毒血症,引起临床症状。机体产生的抗登革病毒抗体与病毒形成免疫复合物,激活补体系统,导致血管通透性增加。同时,病毒血症可抑制骨髓中白细胞和血小板系统,导致白细胞、血小板减少和出血倾向。

病理改变表现为肝、肾、心和脑的退行性变,心内膜、心包、胸膜、腹膜、胃肠黏膜、皮肤、肌肉及中枢神经系统均有不同程度的出血,皮疹内小血管内皮细胞肿胀、血管周围水肿及单核细胞浸润,瘀斑中有广泛血管外溢血。脑型患者可见脑实质和蛛网膜下腔灶性出血,脑水肿及脑软化。重症患者可有肝小叶中央灶性坏死及淤胆,小叶性肺炎和肺小脓肿形成等。

【临床表现】

潜伏期 3~15 天,一般为 5~8 天。登革病毒感染后,可导致隐性感染、登革热、登革出血热。登革热临床上分为典型、轻型和重型。

(一)典型登革热

1. 发热　成人病例通常起病急,畏寒,高热,24 小时内体温可达 40℃,持续 5~7 天后体温骤退至正常。部分病例发热 3~5 天后体温降至正常,1 天后再度上升,称为双峰热或马鞍热。发热时伴头痛、眼球后痛、骨痛、肌肉及关节痛,极度乏力,可有恶心、呕吐、腹痛、腹泻或便秘等胃肠道症状。脉搏早期加速,后期可有相对缓脉。早期有颜面潮红,结合膜充血及浅表淋巴结肿大。恢复期常因显著衰弱需数周后才能康复。儿童病例起病较慢,体温较低,毒血症较轻,恢复较快。

2. 皮疹　于病程第 3~6 天出现,斑丘疹或麻疹样皮疹、猩红热样疹、红斑疹和出血点等,可同时有两种以上的皮疹。皮疹分布于全身、四肢、躯干或头面部,多有痒感,大部分不脱屑,持续 3~4 天消退。

3. 出血　25%~50%病例可有出血现象,如齿龈出血、鼻出血、呕血或黑便、皮下出血、咯血、血尿、阴道出血、腹腔或胸腔出血等,出血多发生在病程第 5~8 天。

4. 其他　约 25%病例有轻度肝大,个别有黄疸,脾肿大少见。

(二)轻型登革热

症状较典型登革热轻。发热较低,全身疼痛较轻,皮疹稀少或不出疹,无出血倾向,浅表淋巴结常肿大,病程 1~4 天。流行期间此型病例多见,由于其临床表现类似流行性感冒或不易鉴别的短期发热,常被忽视。

(三)重型登革热

早期临床表现类似典型登革热,发热 3~5 天后病情突然加重,出现剧烈头痛、呕吐、谵妄、狂躁、抽搐、大量出汗,昏迷、颈项强直、瞳孔缩小、血压骤降等脑膜脑炎表现。还可发生消化道大出血和出血性休克。此型病情凶险,进展迅速,多于 24 小时内因中枢性呼吸衰竭或出血性休克而死亡。本型罕见,但病死率很高。

【并发症】

以急性血管内溶血最为常见,发生率约 1%,多见于葡萄糖-6-磷酸脱氢酶(G-6-PD)缺乏的患者。其他并发症包括精神异常、尿毒症、心肌炎、肝肾综合征、急性脊髓炎、吉兰-巴雷综合征(Guillain-Barre syndrome,GBS)和眼部病变等。

【诊断】

(一)流行病学资料

在登革热流行区,夏秋雨季,发生大量高热病例时,应警惕本病的发生和流行。

(二)临床特征

起病急、高热、全身骨骼关节和肌肉疼痛、明显乏力、皮疹、出血、淋巴结肿大、束臂试验阳性。

(三)实验室检查

1. **常规检查**　白细胞总数减少,发病第 2 天开始下降,第 4~5 天降至最低点,可低至 $2 \times 10^9/L$。中性粒细胞减少,血小板可减少。部分病例有蛋白尿和红细胞尿,丙氨酸转氨酶可升高。脑型病例脑脊液压力升高,白细胞和蛋白质正常或稍增加,氯化物和糖正常。

2. **血清学检查**　单份血清补体结合试验滴度超过 1/32,红细胞凝集抑制试验滴度超过 1/1280 有诊断意义。双份血清,恢复期抗体滴度比急性期升高 4 倍以上者,可以确诊。IgM 抗体捕捉酶联免疫吸附试验法检测特异性 IgM 抗体有助于登革热的早期诊断。

3. **病毒分离**　将急性期患者血清接种于乳鼠脑内 6/36 细胞系可分离病毒。

4. **反转录聚合酶链反应**　检测急性期血清,其敏感性高于病毒分离,可作为早期快速诊断和血清型鉴定,技术要求较高。

【鉴别诊断】

与流行性感冒、麻疹、猩红热、钩端螺旋体病、肾综合征出血热等鉴别。

【预后】

登革热通常预后良好,病死率低,约 3/10 000。病死病例大多数属于重型登革热主要死亡原因是中枢性呼吸衰竭。

【治疗】

登革热为自限性疾病,尚无有效的抗病毒药物,主要采取支持及对症治疗。

(一)一般治疗

急性期应卧床休息,流质或半流质饮食。防蚊隔离至完全退热。重型病例应加强护理,注意口腔和皮肤清洁,保持大便通畅。

(二)对症治疗

高热时先用物理降温,慎用止痛退热药,以防在 G-6-PD 缺乏患者中诱发急性血管内溶血。高热不退及严重毒血症状者,可短期小剂量使用肾上腺皮质激素,如口服泼尼松 5mg,每日 3 次。出汗多,呕吐或腹泻时,应及时补充液体和电解质,不滥用静脉补液,以避免诱发脑水肿。有出血倾向者,可选用卡巴克洛、酚磺乙胺、维生素 C 及 K 等止血药物;出血量大者,可输新鲜全血或血小板;严重上消化道出血者,可口服冰盐水或去甲肾上腺素,静脉给予奥美拉唑。脑型病例应及早使用脱水药物如甘露醇,同时静脉滴注地塞米松、降温、吸氧、控制补液量。呼吸中枢抑制者应及时使用人工呼吸机。

【预防】

1. **控制传染源**　在地方性流行区或可能流行地区要做好登革热疫情监测预报工作,早发现,早诊断,及时隔离治疗。同时尽快进行特异性实验室检查,识别轻型患者。加强国境卫生检疫。

2. **切断传播途径**　防蚊灭蚊是预防本病的根本措施。改善卫生环境,消除伊蚊孳生地。喷洒杀蚊剂消灭成蚊。

3. 保护易感人群　登革热的免疫接种制剂尚在研制中。

二、登革出血热

登革出血热(dengue hemorrhagic fever)，登革热的一种严重类型，起病类似典型登革热，发病 2～5 天后病情突然加重，多器官出血、休克，血液浓缩，血小板减少，白细胞增多，肝肿大。多见于儿童，病死率高。

1950 年在泰国首先发现登革出血热，在东南亚、太平洋岛屿及加勒比海地区等地区均有流行。

【病原学】

四型登革病毒均可引起登革出血热，以 Ⅱ 型为最常见。我国 1985 年首次发生的登革出血热就是由 Ⅱ 型登革病毒所引起。

【流行病学】

登革出血热多发生于登革热地方性流行区，外来人很少发生。可能是由于当地居民的血液中存有促进性抗体之故。登革出血热在东南亚好发于 1～4 儿童，在我国海南省则以 15～30 岁患者占多数。

【发病机制与病理解剖】

登革出血热发病机制尚未完全阐明。机体感染登革病毒后可产生特异性抗体，婴儿可通过胎盘获得抗体，这些抗体具有弱的中和作用和强的促进作用，故称为促进性抗体。它可促进登革病毒与单核细胞或吞噬细胞表面的 Fc 受体结合，是这些细胞释放活性因子，导致血管通透性增加、血浆蛋白外渗、血液浓缩和凝血系统被激活等一系列病理生理改变，引起出血、休克和心、脑、肺、肝脏等组织器官损伤及弥散性血管内凝血(DIC)，加重休克，并与血小板减少一起导致各系统的出血。

主要病理变化为全身毛细血管内皮损伤，导致血管通透性增加、血浆外渗、血液浓缩从而引起出血和水肿。皮下、心肌、心内膜、肺、消化道水肿和出血；脑组织炎症、水肿和单核-吞噬细胞系统增生；肝细胞变性、坏死，汇管区淋巴细胞、浆细胞浸润。

【临床表现】

潜伏期同登革热，临床上可分为较轻的无休克的登革出血热及较重的登革休克综合征两型。

前驱期第 2～5 天，具有典型登革热临床表现。在发热过程中或热退后，病情突然加重，表现为皮肤变冷、脉速、烦躁或昏睡、出汗、瘀斑、肝大，束臂试验阳性，严重者可有消化道或其他器官出血。部分病例脉压进行性下降，若治疗不及时或不当，即进入休克，可于 4～6 小时内死亡。仅有出血者为登革出血热，同时有休克者为登革休克综合征。

【实验室检查】

血液白细胞总数和中性粒细胞均增加，血小板减少，可低至 $10×10^9$/L 以下。血液浓缩，血细胞比容增加。凝血因子减少，补体水平下降，纤维蛋白降解物升高，血浆蛋白降低，血清转氨酶升高，凝血酶原时间延长，纤维蛋白原下降。血清学检查和病毒分离同登革热。

【诊断与鉴别诊断】

登革出血热的诊断标准：①有典型登革热临床表现；②多器官较大量出血；③肝大。具备其中 2～3 项，同时血小板在 $10×10^9$/L 以下，血细胞比容增加 20% 以上者，为登革出血热。同时伴有休克者，称为登革休克综合征。

本病须与黄疸出血型钩端螺旋体病、败血症、肾综合征出血热等鉴别。

【预后】

病死率为 1%～5%，登革休克综合征预后不良。

【治疗】

以支持、对症治疗为主，注意维持水、电解质及酸碱平衡。休克病例应尽快输液以扩充血容量，可加用血浆或血浆替代品,但不宜输全血,以免加重血液浓缩。严重出血者,可输新鲜全血或血小板。中毒症状严重及休克病例,可用肾上腺皮质激素静脉滴注。发生 DIC 者按 DIC 治疗。

【预防】

同登革热。

（丁 洋）

学习小结

1. 登革热是由伊蚊传播登革病毒导致的急性传染病。患者和隐性感染者是主要传染源,埃及伊蚊和白纹伊蚊是本病的主要传播媒介。

2. 临床上又分为典型、轻型和重型。典型临床特征为突起发热、头痛,全身肌肉、骨骼和关节疼痛,疲乏,皮疹,淋巴结肿大及白细胞、血小板减少,束臂试验阳性。重型患者出现严重精神神经症状、大量出汗、血压骤降,还可发生大出血和休克,可因中枢性呼吸衰竭或出血性休克而死亡。

3. 实验室检查血白细胞显著减少,血小板可减少,血清学检查、RT-PCR、病毒分离有助于诊断。

4. 登革热预防的重点在于消灭伊蚊。

复习参考题

1. 登革热是如何传播的？其病理变化有哪些?

2. 试述典型登革热的临床表现。

第七节　传染性单核细胞增多症

学习目标

掌握	传染性单核细胞增多症的临床表现、实验室检查、诊断和鉴别诊断、治疗。
熟悉	传染性单核细胞增多症的流行病学、发病机制与病理解剖。
了解	传染性单核细胞增多症的病原学、预防。

传染性单核细胞增多症(infectious mononucleosis,IM)是由 EB 病毒(*Epstein-Barr virus*,*EBV*)引起的急性疾病,临床表现为发热、咽峡炎和淋巴结肿大,可合并肝脾肿大,外周淋巴细胞和异型淋巴细胞增高,嗜异性凝集试验和抗 EB 病毒抗体阳性。病程常呈自限性,多数预后良好。

【病原学】

EBV 的结构与疱疹病毒相似,完整的病毒颗粒由类核、膜壳、壳微粒及包膜组成,电镜下呈球形,直径 150~180nm,病毒核酸为 170kb 的双链 DNA,主要侵犯 B 细胞。EBV 基因组编码 5 种抗原蛋白:膜壳抗原(capsid antigen,VCA)、膜抗原(membrane antigen,MA)、早期抗原(early antigen,EA)、EBV 核抗原(EBV nuclear antigen,EBNA)和淋巴细胞检出的膜抗原(lymphocyte detected membrane antigen,LYDMA)。

EBV 体外生长要求严格,仅在非洲淋巴瘤细胞、IM 患者血液、白血病细胞和健康人脑细胞等培养中繁殖,病毒分离较难。

相关链接

EBV 为疱疹病毒科嗜淋巴细胞病毒属的成员。1964 年 Epstein 和 Barr 等首先从非洲儿童恶性伯基特淋巴瘤(Burkitt lymphoma)组织体外培养的淋巴瘤细胞系中发现的一种新的人类疱疹病毒,1968 年确定为 IM 的病原体。EBV 在世界各地都有分布,95%以上的成人所携带 EBV,EBV 与鼻咽癌、儿童淋巴瘤的发生有密切相关性,被列为可能致癌的人类肿瘤病毒之一。

【流行病学】

IM 呈世界性分布,通常呈散发性,一年四季均可发病。以秋末和春初为主,亦可引起流行。

1. **传染源** 患者和 EBV 携带者是本病的传染源。EBV 在口咽部上皮细胞内增殖,唾液中含有大量病毒,可持续存在数周至数月。EBV 感染后长期病毒携带者,可间断或持续排毒达数年之久。

2. **传播途径** 主要经口密切接触传播。少数经飞沫、输血传播。

3. **易感人群** 本病多见于儿童和少年。我国儿童发病高峰在学龄前和学龄儿童,EBV 抗体阳性,嗜异性抗体常阴性。15 岁以上的青年中部分呈现典型的发病,EBV 抗体和嗜异性抗体均阳性。10 岁以上 EBV 抗体阳性率86%,发病后可获得持久免疫力。

【发病机制与病理解剖】

本病发病机制尚未完全阐明。EBV 进入口腔后先在咽部淋巴组织内复制,导致渗出性扁桃体炎,局部淋巴管受累,淋巴结肿大,继而入血产生病毒血症,进一步累及淋巴系统的各组织和脏器。

B 细胞表面有 EBV 受体,EBV 感染 B 细胞后,在 B 细胞内将其基因上的各不同片段所编码的特异抗原表达在 B 细胞膜上,继而引起 T 细胞的强烈免疫反应,直接破坏携带 EBV 的 B 细胞。患者血中的大量异常淋巴细胞就是这种具杀伤能力的细胞毒性 T 淋巴细胞,其在免疫病理损伤机制中起重要作用。一方面杀伤携带 EBV 的 B 细胞,另一方面破坏许多组织器官。EBV 可引起 B 细胞多克隆活化,产生非特异性多克隆免疫球蛋白,其中就有本病特征性的 Pawl-Bunnell 嗜异性抗体。

病理变化为淋巴组织良性增生,淋巴结无化脓性肿大。淋巴细胞及单核-巨噬细胞高度增生,胸腺依赖副皮质区的 T 细胞增生最为显著。肝、脾、肾、骨髓、中枢神经系统亦可受累。主要表现为多形性淋巴细胞浸润。

【临床表现】

潜伏期儿童 9~11 天,成人 4~7 周。可有全身不适、头痛、畏寒和食欲缺乏、恶心、呕吐、轻度腹泻等前驱症状。本病临床表现多样,病程约 2~3 周,少数可迁延数月。典型临床表现有:

1. **发热** 体温 38.5~40℃不等。病程早期可有相对缓脉。热型不定,热程不一,数天至数周,少数可长达 2~4 月,热渐退或骤退,多伴有出汗。部分患者伴畏寒、寒战。

2. **淋巴结肿大** 70%患者有明显淋巴结肿大,在病程第 1 周内即可出现,浅表淋巴结普遍受累,以颈部淋巴结最为常见,腋下、腹股沟次之,纵隔、肠系膜淋巴结亦可受累。肿大的淋巴结直径 1~4cm,中等硬度,无粘连,无明显压痛,常于热退后缓慢消退。

3. **咽峡炎** 咽部、扁桃体、腭垂充血水肿,伴有咽痛,肿胀严重者可出现呼吸及吞咽困难。扁桃体上有溃疡和分泌物,在 24~36 小时融合或消失,一般不侵犯咽部黏膜。严重的咽部水肿可引起吞咽困难及气道阻塞。

4. **肝脾肿大** 部分病例有肝大,多在肋下 2cm 以内,可伴 ALT 升高及黄疸,50% 患者有轻度脾肿大,有疼痛及压痛,偶可发生脾破裂。

5. **皮疹** 10% 病例出现多形性皮疹,以斑丘疹、猩红热样皮疹、结节性红斑、荨麻疹等,偶见出血性的。多见于躯干,常在病后 1~2 周内出现,3~7 天消退,无色素沉着和脱屑。

6. **其他表现** 有急性无菌性脑膜炎、脑膜脑炎、脑干脑炎、周围神经炎、心包炎、心肌炎、肾炎、肺炎。

【并发症】

约 30% 患者可并发咽峡部溶血性链球菌感染,急性肾炎的发生率可高达 13%,另有心肌炎(6%)、脾破裂(0.2%),少数可出现噬血综合征。

【实验室检查】

（一）血象改变

发病早期外周血白细胞总数可正常或偏低,以后逐渐升高至 $(10~20)×10^9/L$,偶可达 $(30~50)×10^9/L$。异型淋巴细胞增多可达 10%~30%,超过 10% 或绝对数超过 $1.0×10^9/L$ 有诊断意义。异型淋巴细胞多在病后数天出现,通常持续 2 周。此外,血小板计数亦可减少。

（二）血清学检查

1. **嗜异性凝集试验** 患者血清中常含有属于 IgM 嗜异性抗体,能凝集绵羊或马红细胞,该抗体在病程 1~2 周出现,持续约 6 个月。效价高于 1∶64 具有诊断价值,或逐周测定效价上升 4 倍以上则意义更大。本病的嗜异凝集素可被牛红细胞吸附而不被豚鼠肾细胞吸附,而正常人及其他疾病时血中嗜异凝集素则均可被牛红细胞和豚鼠肾细胞吸附。在青少年原发性 EBV 感染中其阳性率达 80%~90%,小于 5 岁的儿童其多为阴性。

2. **EBV 抗体检测** VCA 可产生 IgM 和 IgG 抗体,IgM 抗体出现早,1~2 个月后消失,提示新近感染的标志,IgG 抗体出现的稍迟,可持续数年,不能区别既往或新近感染。EA 是 EBV 进入增殖周期初期时形成的抗原,IgG 抗体于发病后 3~4 周达高峰,持续 3~6 个月,是近期感染或 EBV 活跃增殖的标志。EBNA、LYDMA、和 MA 的 IgG 抗体均与发病后 3~4 周出现,持续终身,是既往感染的标志。

3. **EBV-DNA 检测** 采用 PCR 检测标本中的 EBV-DNA 有较高的敏感性和特异性,EBV-DNA 在 2 周内达到高峰,随后很快下降,病程 3 周左右消失。

【诊断与鉴别诊断】

主要依据临床表现、特异血象、嗜异性凝集试验及 EBV 抗体、EBV-DNA 检测进行诊断。有局部流行时,流行病学资料有重要参考价值。

与巨细胞病毒(CMV)、腺病毒、甲肝病毒感染以及风疹病毒感染所致的单核细胞增多相区别,以 CMV 感染最常见,最终依据血清学和病毒学检查。本病也需与急性淋巴细胞性白血病相鉴别,骨髓细胞学检查有确诊意义。

【预后】

本病预后大多数良好,病程一般为 1~2 周,可有复发。病死率为 1% 以下,死因主要为脾破裂、心肌炎、脑膜炎、噬血综合征等。

【治疗】

本病多为自限性,以抗病毒及对症治疗为主。急性期应卧床休息,发热、肝损伤时应对症治疗。早期应用更昔洛韦有明确的疗效,阿昔洛韦、干扰素等亦有一定治疗作用。咽或扁桃体继发链球菌感染时,一般采用青霉素 G,疗程 7~10 天,避免使用氨苄西林或阿莫西林,显著增加多形性皮疹的机会。重症患者如咽喉严重病变或水肿者、有神经系统损害、心肌炎、溶血性贫血及血小板减少性紫癜等并发症时,短期使用肾上腺皮质激素可明显减轻症状。小儿重症患者可联合使用抗病毒药物及人免疫球蛋白(每日 200~400mg/kg),能有效地改善症状,缩短病程。

【预防】

本病目前尚无有效预防措施。急性期应呼吸道隔离,其呼吸道分泌物宜用漂白粉、氯胺或煮沸消毒。

（丁 洋）

学习小结

1. IM 的临床表现为发热、咽峡炎和淋巴结肿大,可伴有有肝脾肿大、少见表现有脑膜脑炎、脑干脑炎、周围神经炎、心包炎、心肌炎、肾炎、肺炎、血小板减少性紫癜和溶血性贫血等。

2. 外周血淋巴细胞显著增多,并出现异型淋巴细胞（超过 10% 或绝对数超过 1.0×10^9/L 有诊断意义）,嗜异性凝集试验和抗 EBV 抗体阳性。

3. 本病多为自限性,以抗病毒及对症治疗为主。早期应用更昔洛韦有明确的疗效。重症患者,短期使用肾上腺皮质激素可明显减轻症状。小儿重症患者可联合使用抗病毒药物及人免疫球蛋白,能有效地改善症状,缩短病程。

复习参考题

1. 传染性单核细胞增多症的主要临床表现有哪些?

2. 传染性单核细胞增多症的实验室检查有哪些重要的血象改变?

第八节　狂犬病

学习目标

掌握	狂犬病的临床表现、诊断与鉴别诊断、治疗。
熟悉	狂犬病的流行病学、发病机制与病理解剖、预防措施。
了解	狂犬病的病原学、实验室检查、预后。

狂犬病(rabies)又称恐水症、疯狗病,是由狂犬病毒(rabies virus)引起的一种所有温血动物易感的烈性人畜共患的以侵犯中枢神经系统为主的急性传染病。狂犬病毒主要在犬、狼、猫等肉食动物间传播,人主要因被病兽咬伤时唾液中的狂犬病毒侵入人体而感染。临床典型表现为特有的高度兴奋、恐水、怕风、流涎、咽肌痉挛、进行性瘫痪等。狂犬病预后险恶,人感染后一旦发病,病死率几近100%,患者通常于3~6日内因呼吸或循环衰竭死亡。

【病原学】

狂犬病毒属弹状病毒科(Rhabdoviridae)拉沙病毒属(Lyssavirus),直径75~80nm,长180~200nm,形似子弹状,病毒中心为单股负链RNA,外绕以核衣壳和含脂蛋白和糖蛋白的包膜。狂犬病毒含有5种蛋白,即糖蛋白(G)、核蛋白(N)、聚合酶(L)、磷蛋白(NS)和膜蛋白(M)。其中,外膜上的G抗原能与乙酰胆碱受体结合,使病毒具有嗜神经毒性,并能产生具有保护作用的中和抗体。内层的N抗原在体内能产生补体结合抗体和沉淀素,但无中和病毒的作用。感染狂犬病毒后,体内虽能产生中和抗体和致敏的淋巴细胞,但由于体液免疫出现的时间较晚,细胞免疫的量又较少,因此,机体免疫系统产生的免疫应答反应对狂犬病毒的复制和狂犬病发病并无阻止效应。

在狂犬病患者和病兽体内分离出的狂犬病毒称为野毒株或街毒株,其特点为毒力强,潜伏期短,能在唾液腺中繁殖,多种途径感染后均可使动物和人发病。街毒株经多次通过兔脑减毒后,毒力减低,不侵犯唾液腺,对人和犬失去致病力,称为固定毒株,但因仍保留了其抗原性,故可用于制备狂犬病减毒活疫苗。

病毒主要存在于病兽及患者的唾液和神经组织中。病毒在外界环境中,易被日光、紫外线杀灭;100℃ 2分钟或60℃ 30分钟即可失去活力;易被甲醛、季铵类化合物、碘酒、酒精、高锰酸钾等灭活。

【流行病学】

狂犬病是一种世界性急性传染性疾病,全球已有150多个国家和地区报道有狂犬病发生,每年全球约5.5万人死于该病,是迄今为止人类病死率最高的急性传染病,目前尚无有效的救治措施,一旦感染发病,病死率几近100%。该病目前主要分布在亚洲、非洲和拉丁美洲等发展中国家,其中亚洲约占98%。中国是世界上受狂犬病危害最为严重的国家之一,发病人数仅次于印度,居世界第二。狂犬病在我国曾在20世纪50年代中期、80年代初期和21世纪初期出现过3次流行高峰。随后狂犬病在我国曾一度得到有效控制,但值得关注的是近年来随着我国城乡养犬、猫等宠物的家庭迅速增加,导致野犬、猫的数量也均呈现出增多的趋势,狂犬病疫情逐渐又有抬头和迅速回升的趋势。

1. **传染源** 病犬是主要的传染源,85%~95%狂犬病由病犬传播,其次是猫、猪、牛、野兽等温血动物。带病毒的吸血蝙蝠是拉丁美洲狂犬病重要的传染源。人与人传播的病例罕见,曾有器官移植后感染狂犬病病毒的报道。犬等动物可长期携带病毒而不发病。

2. **传播途径** 病毒主要通过病兽直接咬伤、抓伤而自皮肤破损处侵入体内,也可由染毒唾液污染创口及黏膜而感染。狂犬病毒也可经气溶胶而传播,偶见因进食染毒肉类,或接触病兽毛皮、血、尿、乳汁而感染发病。

3. **易感人群** 人群普遍易感。兽医、动物饲养员、野外工作者和实验室工作人员尤其易感。人被病犬咬伤后发病率在15%~20%。被病兽咬伤后发病与否与咬伤的部位、咬伤程度有关,如头面部、颈部和上肢被咬伤后,咬伤程度较深、较重者发病率明显增多。咬伤后局部处理和接种疫苗及时、正确者发病率明显降低。

问题与思考

被犬咬伤后发病与否与哪些因素有关?

【发病机制与病理解剖】

狂犬病病毒自皮肤或黏膜破损处入侵人体后,对神经组织有强大的亲和力,可分为三个阶段:

1. **组织内少量增殖期** 病毒与肌肉表面的烟碱型乙酰胆碱受体结合后,先在伤口附近的肌细胞内小量增殖,在局部可停留3天或者更久(至少需要72小时),然后侵入人体邻近的末梢神经,此时病程处于潜伏期。潜伏期变异性较大可能与病毒复制及侵入神经组织所需时间不同有关。发生在头颈部的深部咬伤,由于病毒可直接侵犯神经组织繁殖,因而临床潜伏期明显较短。研究发现在潜伏期内,感染狂犬病毒后的2月内,狂犬病毒抗原或病毒仍能被清除,为机体免疫清除或暴露后治疗提供了机会。

2. **侵入中枢神经期** 有研究发现神经肌肉接头是进入神经系统主要的部位,当病毒通过肌肉神经接头扩散至非髓鞘神经末端后,即以每天8~20mm的速度,沿周围神经的轴索呈向心性扩散,经背根神经节和脊髓段而达中枢神经系统,主要侵犯脑干和小脑等处神经细胞。

3. **向各器官扩散期** 侵入中枢神经系统的病毒随后向周围神经呈离心性扩散,扩散至各器官组织,如唾液腺、眼、舌、嗅神经上皮等部位。当病毒侵入引起迷走神经、舌咽神经核和舌下神经核受损,可致吞咽肌及呼吸肌痉挛,临床上出现恐水、呼吸困难、吞咽困难等典型症状。交感神经受累时可致唾液分泌增加和多汗。当交感神经节、迷走神经节和心脏神经节受损时,可引起患者心血管功能紊乱和猝死。

病理变化主要为急性弥散性脑脊髓炎,尤以大脑基底面海马回和脑干部位(中脑、延髓和脑桥)以及小脑等处病变为重。外观有充血、水肿、微出血等。镜下脑实质有非特异性神经细胞变性和炎性细胞浸润。多数患者的海马和小脑普肯耶细胞等神经细胞质中可见特征性的嗜酸性包涵体-内基小体(Negri body),是狂犬病毒核衣壳积储在胞质内凝聚形成的一种圆形或卵圆形嗜酸性颗粒,直径 $3\sim10\mu m$,染色后呈樱红色,对狂犬病有特异性诊断价值。

【临床表现】

潜伏期长短不一,可 5 天至 19 年或更长,多数在 3 个月以内,潜伏期的长短与年龄(儿童较短)、伤口部位(头面部咬伤的发病较早)、伤口深浅(伤口深者潜伏期短)、入侵病毒的数量及毒力等因素有关。其他如清创不彻底、外伤、受寒、过度劳累等,均可能使疾病提前发生。典型临床表现过程可分为以下 3 期:

1. **前驱期** 一般持续 2~4 天。在兴奋状态出现之前,大多数患者常有低热、倦怠、头痛、恶心、全身不适,类似感冒,继而出现惊恐不安,烦躁失眠,对声、光、风、痛等刺激较敏感,并有喉头紧缩感,少数患者可有吐字不清、呛咳等现象。约有 50%~80% 的患者在愈合的伤口及对应的神经支配区有痒、痛、麻及蚁走等异样感觉,是具有诊断意义的早期症状。

2. **兴奋期** 一般持续 1~3 天,患者逐渐进入高度兴奋状态,突出表现为极度恐怖表情、恐水、怕风、发作性咽肌痉挛。体温升高(38~40℃)。恐水为本病的特征,典型患者见水、饮水、听流水声甚至仅提及饮水时,均可引起严重咽喉肌痉挛。外界多种刺激也可引起患者咽肌痉挛,如风、光、声音等。患者常因肌肉痉挛伴声嘶,说话吐字不清,严重时可出现全身肌肉阵发性抽搐,如发生呼吸肌痉挛可导致呼吸困难和发绀。交感神经功能亢进可导致患者唾液分泌增多,出现大量流涎、乱吐唾液,大汗淋漓,心率加快,血压升高,但神智多清晰,仅少数病人可出现精神失常,幻视幻听等。

3. **麻痹期** 一般持续 6~18 小时。患者肌肉痉挛停止,逐渐安静,但出现弛缓性瘫痪,尤以肢体软瘫为多见。眼肌、颜面肌肉及咀嚼肌也可受累,表现为斜视、眼球运动失调、下颌下坠、口不能闭、面部缺少表情等。最后患者由安静进入昏迷状态,常因呼吸、循环衰竭死亡。

本病全病程一般不超过 6 天,偶见超过 10 天者。除上述狂躁型外,尚有以脊髓和延髓受损为主的麻痹型或静型。该型我国少见,泰国、印度较为常见(约占 1/3),亚洲多由犬、猫传播,南美洲由吸血蝙蝠或吸入含病毒气溶胶传播。该型患者无兴奋期和典型的恐水表现,常以步态不稳,下肢运动障碍和下肢肌力减弱起病,伴(或不伴)发热,多有呛咳、吐字不清;随后肢体、呼吸肌进展呈弛缓性瘫痪,最后出现大小便失禁。早期患者毛发竖立,且在叩诊胸肌、二头肌可见被叩肌肉隆起,出现水肿,数秒后渐平复。随着病情进展,患者呈横断性脊髓炎或上行性麻痹等症状,最终因呼吸、循环衰竭死亡。

【实验室检查】

(一)血、尿常规及脑脊液检查

外周血白细胞计数轻至中度升高,(12~30)×10^9/L 不等,中性粒细胞一般占 80% 以上。尿常规检查可发现轻度蛋白尿,偶有透明管型。血常规及脑脊液白细胞总数轻至中度增多,中性粒细胞占 80% 以上。脑脊液压力可稍增高,细胞数稍微增多,一般不超过 200×10^6/L,以淋巴细胞为主,蛋白质增高,可达 2.0g/L 以上,糖及氯化物正常。

(二)抗原检测

取患者的唾液、脑脊液直接涂片、角膜印片、咬伤部位皮肤组织或脑组织采用免疫荧光试验检测病毒抗原,阳性率可达 98%。也可使用快速狂犬病酶联免疫吸附法检测抗原。对患者唾液、尿沉渣、角膜印片及脑组织涂片等标本中的病毒抗原进行检测。

（三）抗体检测

抗体仅在疾病晚期出现。未接种过狂犬病疫苗，若血清或脑脊液中的中和抗体或补体结核抗体效价上升，有助于诊断。ELISA 方法检测血清中的 IgM 抗体，一般病后 8 天阳性率达 50%，15 天时达 100%。

（四）病毒分离

取患者的唾液、脑脊液、皮肤或脑组织进行细胞培养或接种鼠脑分离病毒，其中唾液中的病毒分离率较高。

（五）狂犬病病毒特异性核酸检测

采用反转录-聚合酶链式反应（RT-PCR）检测脑脊液、皮肤或脑组织狂犬病病毒 RNA，阳性率达 100%，可用于早期诊断。

（六）内基小体检查

取死者或咬人动物脑组织作病理切片或压片，用 Seller 染色法及直接免疫荧光法检测内基小体，阳性率达 70% ~ 80%。

【诊断与鉴别诊断】

（一）诊断

1. **流行病学史**　有被犬或其他病畜咬伤或抓伤的病史。

2. **临床表现**　出现典型特有的症状如恐水、怕风、怕光、怕声、咽喉痉挛、流涎、多汗和咬伤处出现麻木、痒等感觉异常等。

3. **实验室检查**　确定诊断依赖于抗原抗体、病毒特异性核酸或尸检发现脑组织中的内基小体。

上述 1+2 可临床诊断狂犬病，确诊依赖于病原学检测或尸检脑组织中的内基小体。

（二）鉴别诊断

应与破伤风、脊髓灰质炎、病毒性脑膜脑炎、类狂犬病性癔症、狂犬病疫苗接种后神经系统并发症等鉴别。

【预后】

狂犬病是迄今所知的最凶险的病毒性传染病，一旦发病，病死率达 100%。

【治疗】

目前尚无有效治疗方法，主要以支持及对症等综合治疗为主。

1. **隔离患者**　单病室严格隔离患者，防止唾液污染，保持环境安静，减少声、光、风等的刺激。

2. **对症治疗**　加强监护，吸氧。当患者出现兴奋不安、痉挛发作时可适当给予地西泮或巴比妥类药物等镇静、解痉等处理。当出现脑水肿时可给予甘露醇等脱水处理。当出现呼吸肌痉挛导致窒息时，可做气管切开，间歇正压给氧。纠正酸中毒，补液，维持水电解质酸碱平衡，纠正心律失常、维持血压稳定等。

3. **抗病毒治疗**　目前尚无有效的抗病毒药物。

【预防】

（一）管理传染源

以犬的管理为主。捕杀野犬，对家犬进行登记、管理与疫苗接种，对病兽应立即击毙，焚毁或深埋处理。

（二）伤口处理

及时有效地处理伤口可明显降低狂犬病发病率。伤后应用 20% 肥皂水、清水或用 0.1% 苯扎溴铵（新洁尔灭）立即彻底冲洗伤口至少 30 分钟，尽量清除残留狗涎，并挤出污血。彻底冲洗伤口后再用 75% 酒精或 2% 碘酒反复涂抹伤口处。应暴露伤口，避免缝合或包扎伤口，以便引流血污。给予疫苗接种的同时可在伤口底部或周围浸润注射人抗狂犬病免疫球蛋白或精制抗狂犬病血清。此外,还需选用抗生素及破伤风抗毒素或类毒素预防破伤风和细菌感染。

(三)保护易感人群

1. 加强狂犬病预防知识的宣传 特别要教育和看管好儿童少接触狗、猫等,避免其攻击和咬、抓伤。接触狂犬病患者或进行狂犬病病毒实验的有关人员,必须穿隔离服,戴口罩及手套,做好防护和隔离。患者的分泌物、排泄物及其污染物品均须严格消毒。

2. 预防接种

(1)暴露前预防:对于兽医、山洞探险者、从事狂犬病病毒研究的实验人员和动物管理者,可采用狂犬疫苗作预防性注射。

(2)暴露后免疫:被犬或被其他可疑动物咬伤、抓伤者,或医务人员的皮肤破损处被狂犬病患者唾液污染时均需作暴露后预防接种。①人用浓缩狂犬病疫苗(地鼠肾疫苗):是我国普遍应用的狂犬病疫苗,免疫效果好,不良反应小;②人二倍体细胞疫苗:免疫效果好,不良反应极少,暴露前曾接受狂犬病疫苗接种者,只需在咬伤当天及第3天再各肌内注射人二倍体细胞疫苗1ml,即可达免疫目的;③被动免疫制剂:有精制抗狂犬病血清(马血清制品)与人抗狂犬病免疫球蛋白,遇有被咬伤严重或头面、颈、手指等部位者被咬伤者,尽快做抗狂犬病血清皮肤过敏试验,阴性时注射精制抗狂犬病血清(每毫升含100U),剂量按40U/kg计算,以一半剂量作伤口处浸润注射,另一半剂量臀部肌内注射。若皮肤过敏试验阳性,须行脱敏注射法。人抗狂犬病免疫球蛋白,一次剂量为20U/kg。因免疫血清可干扰宿主的主动免疫影响抗体产生,因此,应在完成末次疫苗接种后的第15、75天,或第10、20、90天再各加强注射1次。

问题与思考

如何处理被犬咬伤的伤口才能减少狂犬病发病?

相关链接

注射抗狂犬病血清的不良反应与脱敏注射

注射抗狂犬病血清的不良反应有:①过敏性休克:可在注射中或注射后数分钟至数十分钟内突然发生。患者突然表现沉郁或烦躁、脸色苍白或潮红、胸闷气喘、出冷汗、恶心或腹痛、脉搏细速、血压下降、重者神志昏迷虚脱,如不及时抢救可迅速死亡。轻者注射肾上腺素后即可缓解;重者需输液输氧,使用升压药维持血压,并使用抗过敏药物及肾上腺皮质激素等进行抢救;②血清病:主要症状为荨麻疹、发热、淋巴结肿大、局部水肿,偶有蛋白尿、呕吐、关节痛,注射部位可出现红斑、瘙痒及水肿。一般是在注射后7~14天发病,称为延缓型。亦有在注射后2~4天发病,称为加速型。对血清病要采取对症疗法,可用钙剂或抗组胺药物,一般数日至数十日即可痊愈。

为防止抗狂犬病血清的不良反应,宜先用生理盐水将免疫血清稀释10倍(0.1ml抗血清加0.9ml氯化钠注射液),在前掌侧皮内注射0.05ml,观察30分钟。注射部位无明显反应即为阴性,可在观察下直接使用免疫血清。如注射部位出现皮丘增大、红肿、浸润,特别是形似伪足或有痒感者,为阳性反应,必须脱敏。注射局部反应特别严重或除局部反应外伴有全身症状(如荨麻疹、鼻咽刺痒、喷嚏等),也为阳性反应,亦应采用脱敏注射:用生理盐水将血清稀释10倍,分小量多次作皮下注射,每次注射后观察15~30分钟。第1次可注射1ml,观察无发绀、气喘或显著呼吸短促、脉搏加速时,即可注射第2次2ml,如注射量达到4ml仍无反应,可缓慢地将全量注入。门诊病人注射抗毒素后,需至少观察30分钟方可离开。

(丁向春)

1. 狂犬病是由狂犬病毒引起的一种人畜共患的以侵犯中枢神经系统为主的急性传染病。病犬是主要的传染源。人与人传播的病例罕见。人主要因被病兽咬伤时唾液中的狂犬病毒侵入人体而感染。人群普遍易感。

2. 临床表现过程分为前驱期、兴奋期和麻痹期。临床典型表现为特有的高度兴奋、恐水、怕风、流涎、咽肌痉挛、进行性瘫痪等。

3. 依据有被犬或病畜咬伤或抓伤史，临床出现典型特有症状如恐水、怕风、怕光、怕声、咽喉痉挛、流涎、多汗和咬伤处出现麻木、痒等感觉异常等即可临床诊断。确定诊断依赖于抗原抗体、病毒特异性核酸或尸检脑组织中的内基小体。

4. 狂犬病预后险恶，目前无特效治疗，人感染后一旦发病，病死率几近100%。

5. 及时有效地处理伤口可明显降低狂犬病发病率。

狂犬病前驱期和兴奋期的主要临床表现有哪些？

第九节 艾滋病

掌握	艾滋病的流行病学、临床表现、诊断与鉴别诊断、治疗原则、预防。
熟悉	艾滋病的发病机制、并发症、实验室检查。
了解	艾滋病的病原学、病理解剖、预后。

艾滋病又称获得性免疫缺陷综合征(acquired immunodeficiency syndrome, AIDS)，是由人类免疫缺陷病毒(human immunodeficiency virus, HIV)所引起的慢性传染病。本病主要经性接触、血液及血制品和母婴传播。HIV 主要侵犯、破坏 $CD4^+T$ 淋巴细胞($CD4^+T$ lymphocytes)，导致机体免疫细胞和(或)功能受损乃至缺陷，最后并发各种严重机会性感染和肿瘤。具有传播速度、发病缓慢、病死率高的特点。

【病原学】

HIV 属于反转录病毒科慢病毒属中的人类慢病毒组中的一种单链 RNA 病毒，直径约为 100~120nm 的球形颗粒，由核心和包膜两部分组成。核心包括两条单股 RNA 链、核心蛋白和病毒复制所需的酶类。核心外面为病毒衣壳蛋白。病毒的最外层为包膜。据 HIV 基因的差异，将 HIV 分为两个型，即 HIV-1 型和 HIV-2 型，两者氨基酸序列的同源性达 40%~60%。HIV-1 分布于世界各地，包括我国在内，是流行的主要毒株。HIV-2 的生物学特性与 HIV-1 相似，但其传染性和致病性较低，主要局限于西非和西欧。1999 年起在我国部分地区发现并证实有少数的 HIV-2 感染者存在。

HIV 在外界的生存能力弱，对热敏感，56℃ 30 分钟可使 HIV 在体外对人的 T 淋巴细胞失去感染性，100℃ 20 分钟完全灭活。75%乙醇、碘酊、过氧乙酸、戊二醛、次氯酸钠等消毒剂均能灭活该病毒。0.1%甲醛、紫外线和 γ 射线均不能灭活 HIV。

HIV 既有嗜淋巴细胞性又有嗜神经性,主要感染 CD4$^+$T 淋巴细胞、B 淋巴细胞、单核-吞噬细胞、小神经胶质细胞和骨髓干细胞等。HIV 变异性很强,变异株在细胞亲和性、复制效率、免疫逃逸、临床表现方面均有明显变化。

相关链接

人类免疫缺陷病毒(HIV)的研究和发现过程

早在 20 世纪 70 年代末,美国医师们发现在同性恋人群中越来越多的人出现了各种免疫缺陷问题,包括肝炎、性病、多种病毒性感染、寄生虫病等。1980 年开始,美国有学者陆续报道了发生在青年男性同性恋患者的卡氏肺孢子肺炎、卡波西肉瘤等,这些患者全都表现出严重的免疫缺陷和机会性感染,在经过仔细研究后,发现单纯疱疹病毒、CMV 以及 EB 病毒等都不是直接导致患者免疫缺陷的元凶。美国疾病控制与预防中心(CDC)相信,这是一种我们一无所知的"新病毒"所致的疾病,将其命名为男同性恋相关免疫缺陷综合征(guy related immunodeficiency,GRID)。1980 年,美国 Robert C Gallo 等发现第一种人类反转录病毒——人 T 细胞白血病病毒(HTLV),但并非是 GRID 的真正病原体。1982 年 6 月,CDC 发现长期接受输注凝血因子Ⅷ等血液制品的人也发生了 GRID,他们既不是同性恋者也不吸毒,从而肯定了 GRID 只能是由能通过滤膜的病原体-病毒引起的。于是,CDC 提出了用"获得性免疫缺陷综合征(acquired immunodeficiency syndrome,AIDS)"代替"GRID"。这些新发现引起了 Gallo 对 AIDS 的关注,但他认为引起 AIDS 的病毒应该就属于他所发现的 HTLV 家族,并没有真正认识到 HTLV 所引起的人类 T 细胞白血病和 AIDS 在感染特点上的差别。1983 年 5 月,法国巴斯德研究院的 Luc Montagnier 等从 AIDS 患者的血浆里分离出了一种新的病毒,并认为正是这种病毒引起了 AIDS。工作人员将病毒样本寄给美国 CDC,并将这一研究发现在 5 月 20 日的 Science 上发表。数月后,这一病毒被命名为淋巴腺病相关性病毒(LAV),他们向美国申请了专利,也将一份病毒样本寄送到美国国立癌症研究院(NCI)。1984 年 4 月 22 日,《纽约时报》报道,CDC 的 Mason 医师说:"我相信,我们已经找到了 AIDS 的病因"。他所指的就是 Luc Montagnier 等发现的 LAV。但是,4 月 23 日,美国卫生部宣布,NCI 的 Robert C Gallo 已经分离出了引起 AIDS 的病毒,这种病毒被命名为"人类 T 细胞白血病或淋巴瘤病毒Ⅲ型(HTLV-Ⅲ)"。同一天,Gallo 即就其研究发现提出了专利申请,5 月 4 日,Gakko 的研究论文在 Science 上发表。从此,对于"是谁最先发现 AIDS 病毒"一直有所争论。1986 年 5 月,国际病毒命名委员会决定用 HIV(人类免疫缺陷病毒)代替此前使用的 LAV 和 HTLV-Ⅲ,作为引起 AIDS 的病毒的名称。1987 年 3 月,当时的美法两国首脑在华盛顿签署协议,肯定了两个小组对 AIDS 研究所做出的贡献,结束了这场争论,但却并未指明究竟是谁首先发现了 HIV。这就是现在多采用"美法科学家共同发现说"的来由。因为发现 HIV,Montagnier 成为了 2008 年度诺贝尔生理学或医学奖得主之一。

【流行病学】

(一)传染源

AIDS 患者及 HIV 感染者是本病的传染源。

(二)传播途径

HIV 存在于受染者的血液、唾液、乳汁、泪液、胸腹水、脑脊液、精液和阴道分泌物中,输血或接触上述体液均可感染 HIV。

1. 性接触传播　是主要传播途径,包括同性、异性、双性性接触。HIV 经过性接触摩擦所致的细微破损可侵入机体致病。精液 HIV 量(100 万~1000 万个/ml)远高于阴道分泌物,男传女的概率高于女传男 2~3 倍,但在性传播疾病的高发区,两者无明显差异。

2. 经血液和血制品传播　药瘾者共用针头、输入被 HIV 污染的血液或血制品以及介入性医疗操作等,均可受感染。

3. 母婴传播　感染 HIV 的孕妇可通过胎盘、产程中及产后血性分泌物或哺乳等将病毒传给婴儿。

4. 其他途径　接受 HIV 感染者的器官移植、人工授精或污染的器械等,医护人员被 HIV 污染的针头、手术刀刺伤或破损皮肤受污染也可感染 HIV。

（三）易感人群

人群普遍易感,15~49 岁发病者占 80%。儿童和妇女的感染率正在逐年上升。男同性恋者、性乱者、静脉药瘾者、血友病和多次接受输血者、父母有 HIV 感染的儿童为高危人群。

（四）流行特征

AIDS 是全球最重要的公共卫生问题。近年来,我国由于加强了综合防治,目前感染率持续下降,但 AIDS 疫情仍然严峻,流行范围已覆盖全国所有省、自治区、直辖市,性传播持续成为主要传播途径,同性传播比例增加。全国受 AIDS 影响的人群增多,流行模式多样化,逐渐由高危人群向一般人群扩散。

【发病机制与病理解剖】

（一）发病机制

主要是由于 HIV 侵入人体后,直接或间接地损伤和破坏以 $CD4^+T$ 淋巴细胞为主的多种免疫细胞,导致细胞免疫缺陷,因而易发生各种严重的机会性感染和肿瘤。

1. 病毒动力学　HIV 进入人体后,在 24~48 小时到达局部的淋巴结,5 天左右在外周血中可以检测到病毒成分,继而产生病毒血症,导致急性感染,以 $CD4^+T$ 淋巴细胞数量短期内一过性迅速减少。大多数感染者未经特殊治疗,$CD4^+T$ 淋巴细胞数可以自行恢复到正常水平或接近正常水平。但病毒尚未完全清除,形成慢性感染。包括无症状感染期和有症状感染期。

2. HIV 感染与复制　HIV 通过各种途径进入人体后,首先借助于宿主细胞上的受体进入细胞,然后与第二受体结合,与宿主细胞膜融合进入细胞。病毒核心蛋白及 RNA 进入细胞质开始复制,部分存留于胞质,部分作为前病毒。潜伏 2~10 年后,前病毒可被激活,转录和翻译成新 HIV-RNA 和病毒蛋白质,在细胞膜装配成新 HIV 后芽生释出,再感染并破坏其他细胞。

3. $CD4^+T$ 淋巴细胞损伤

(1) 病毒直接损伤:HIV 在细胞内大量复制时,直接溶解破坏 $CD4^+T$ 细胞。

(2) 非感染细胞受累:感染的 $CD4^+T$ 细胞表面 gp120 表达,与未感染的 $CD4^+T$ 细胞的 CD4 分子结合,形成融合细胞,使细胞膜通透性改变,细胞发生溶解破坏。

(3) 免疫损伤:gp120 与未感染的 $CD4^+T$ 细胞相结合,作为介导抗体依赖性细胞毒作用的抗原,使 $CD4^+T$ 细胞成为靶细胞,致 $CD4^+T$ 细胞减少。

(4) 来源减少:HIV 可以感染骨髓干细胞,使 $CD4^+T$ 细胞产生减少。$CD4^+T$ 细胞在绝对计数减少前可以先出现功能损害,主要表现在对可溶性抗原识别上的缺陷(如对破伤风毒素)。

4. 单核-吞噬细胞系统损伤　单核-吞噬细胞表面也有 CD4 分子,也可被 HIV 感染。HIV 在骨髓单核-吞噬细胞的祖细胞中能高水平地复制并成为病毒的贮存场所。部分单核-吞噬细胞功能异常,抗感染能力减弱,可携带 HIV 通过血脑屏障,引起中枢神经系统感染。

5. B 淋巴细胞损伤　B 淋巴细胞表面能低水平表达 CD4 分子,可被 HIV 感染。在 HIV 感染早期可出现多克隆过度活化,表现为 IgG 和 IgA 增高、出现循环免疫复合物和周围血 B 淋巴细胞数量的增加、对新抗原刺激的反应性降低等。

6. 自然杀伤细胞（NK 细胞）损伤　HIV 感染者早期即有 NK 细胞计数减少。可因细胞因子产生的障碍或 HIV 通过 gp41 直接抑制 NK 细胞的监视功能,使 HIV 感染者出现肿瘤细胞。

7. HIV 感染后的异常免疫激活　在 HIV 感染后,免疫系统出现异常激活 $CD4^+$、$CD8^+T$ 细胞表达 CD69、CD38 等免疫激活标志物水平的异常升高。随着病情进展,细胞激活水平也不断升高。

（二）病理解剖

主要病理改变在淋巴结和胸腺等免疫器官组织。组织中炎症反应少,而机会性感染病原体多。淋巴结病变可以为反应性病变如滤泡增殖性淋巴结肿等,也可以为肿瘤性病变如卡波西肉瘤和其他淋巴瘤。胸腺可出现萎缩性、退行性或炎性病变。HIV常侵犯中枢神经系统,产生神经胶质细胞的灶性坏死,血管周围炎性浸润和脱髓鞘改变等。

问题与思考

艾滋病发病机制和引起的病理损害有哪些? 与临床表现有何关系?

【临床表现】

潜伏期从数月到15年不等,平均9年。根据感染后的临床表现及症状的严重程度,本病可分为急性期、无症状期和艾滋病期。

（一）急性期

发生在初次感染HIV 2~4周左右,通常临床症状较轻,可出现发热、咽痛、头痛、恶心、腹泻、肌痛、关节痛、淋巴结肿大和神经系统症状等。血清中可检出HIV-RNA及p24抗原。淋巴细胞亚群检查可见CD4/CD8的比例倒置,同时可出现白细胞和(或)血小板减少及肝功异常。一般症状持续1~3周后缓解。

（二）无症状期

急性期过后,进入无症状感染期,或无明显的急性期症状而直接进入本期。此期HIV不断复制,免疫系统受损,CD4+T淋巴细胞计数逐渐下降,血中可检出HIV以及HIV核心蛋白和包膜蛋白抗体,具有传染性。此阶段持续时间一般为6~8年。

（三）艾滋病期

为感染HIV后的最终阶段,主要表现为HIV相关症状、各种机会性感染及肿瘤。患者CD4+T淋巴细胞计数明显下降,多<200个/μl,HIV血浆病毒载量明显升高。

1. HIV相关症状　主要表现为持续1个月以上的发热、盗汗、腹泻、体重减轻10%以上,部分患者表现为神经精神症状,如记忆力减退、精神淡漠、性格改变、头痛、癫痫及痴呆等。另外,还可出现持续性全身性淋巴结肿大,其特点为:①除腹股沟以外有两个或两个以上部位的淋巴结肿大;②淋巴结直径≥1cm,无压痛,无粘连;③持续时间3个月以上。

2. 各种机会性感染及肿瘤

(1)呼吸系统:70%~80%的患者可经历一次或多次肺孢子菌肺炎。表现为慢性咳嗽、发热、呼吸急促和发绀、血氧分压降低、少有肺部啰音。肺部X线显示为间质性肺炎,但无特异性。在AIDS因机会性感染而死亡的病例中,约一半死于肺孢子菌肺炎。此外,巨细胞病毒(CMV)、疱疹病毒(MTB)、结核分枝杆菌、鸟复合分枝杆菌(MAC)、念珠菌、隐球菌和弓形虫等均常引起肺部感染。卡波西肉瘤也常侵犯肺部。

(2)中枢神经系统:①机会性感染:如隐球菌脑膜炎、弓形虫脑病、结核性脑膜炎、各种病毒性脑炎;②肿瘤:如原发中枢淋巴瘤和转移性淋巴瘤;③HIV感染:如AIDS痴呆综合征、无菌性脑膜炎、脊髓病及周围神经病等。诊断除脑脊液检查外,CT检查可协助诊断。

(3)消化系统:以口腔、食管的念珠菌病、MTB和CMV感染较为常见。表现为鹅口疮、食管炎或溃疡,吞咽疼痛和胸骨后烧灼感。胃肠黏膜受MTB、隐孢子虫、MAC和卡波西肉瘤侵犯,表现为腹泻和体重减轻。可有肛周MTB感染和疱疹性直肠炎,粪检和内镜检查有助于诊断。AIDS患者肝脏亦常受肝炎病毒、隐孢子虫和CMV感染而出现肝大和转氨酶升高。

(4)皮肤黏膜:皮肤黏膜病变可分为感染、炎症性皮肤病及肿瘤三类。卡波西肉瘤常侵犯下肢皮肤和口腔黏膜,表现为紫红色或深蓝色浸润斑或结节,可融合成大片状,表面出现溃疡并向四周扩散。这种恶性组织细胞病可向淋巴结和内脏转移。感染性病变常见的有念珠菌口腔感染,乳头瘤病毒及单纯疱疹病毒(HSV)感染所致口腔毛状白斑。此外,外阴疱疹病毒感染、尖锐湿疣等均较常见。

(5)眼部:AIDS 患者眼部受累较为广泛,但常被忽略。CMV 性视网膜脉络膜炎及弓形虫视网膜炎常见。眼部卡波西肉瘤常侵犯眼睑、睑板腺、泪腺和结膜、虹膜等。

【实验室检查】

1. **一般检查** 常有不同程度的贫血、白细胞计数降低及血小板的减少。尿蛋白常阳性。

2. **免疫学检查** T 细胞总数下降,CD4$^+$T 淋巴细胞计数也下降。CD4/CD8 比例倒置。链激酶、植物血凝素等皮试常呈阴性。免疫球蛋白、β$_2$ 微球蛋白可升高。

3. **血清学检查** HIV-1/HIV-2 抗体(ELISA、RIA、WB 法)检测是 HIV 感染诊断的金标准,其需要经筛查试验(初筛和复检)确证试验两步。HIV P24 抗原检测有助于抗体产生的窗口期和新生儿早期感染的诊断。

4. **病毒载量检测** 病毒载量测定的临床意义可以预测疾病进程、提供开始抗病毒治疗依据、评估治疗效果、指导治疗方案调整,也可作为 HIV 感染诊断的参考指标。常用的方法有反转录 PCR(RT-PCR)、核酸序列依赖性扩增(NASBA)技术、分枝 DNA 信号放大系统(bDNA)和实时荧光定量 PCR 扩增技术(Real-time PCR)等。

5. **病毒分离** 感染者血液、脑脊液、精液及其他体液可分离 HIV,阳性率较高,但方法复杂,成本高,主要用于实验室研究。

6. **耐药检测** 该检测可为艾滋病治疗方案的制订和调整提供重要参考,耐药检测方法有基因型和表型检测,目前国外及国内多用基因型。在抗病毒治疗病毒载量下降不理想或抗病毒治疗失败需要改变治疗方案时或进行抗病毒治疗前(如条件允许)可行该检测。

7. **其他检查** 包括血生化检查、脑脊液检查、X 线检查、肺和其他组织活检、血和分泌物培养、粪便涂片等用于诊断全身各部位感染和肿瘤。

【诊断与鉴别诊断】

(一)临床诊断

1. **诊断原则** HIV/AIDS 的诊断需结合流行病学史(包括不安全性生活史、静脉注射毒品史、输入未经抗 HIV 检测的血液或血液制品、抗 HIV 阳性者所生子女或职业暴露史等)、临床表现和实验室检查等进行综合分析,慎重做出诊断。诊断 HIV/AIDS 必须是抗 HIV 阳性(经确证试验证实),而 HIV-RNA 和 p24 抗原的检测有助于 HIV/AIDS 的诊断,尤其是能缩短抗体"窗口期"和帮助早期诊断新生儿的 HIV 感染。

2. **诊断标准**

(1)急性期:患者近期内有流行病学史和临床表现,结合实验室 HIV 抗体由阴性转为阳性或仅实验室检查 HIV 抗体由阴性转为阳性即可诊断。

(2)无症状期:有流行病学史,结合抗 HIV 阳性或仅实验室检查抗 HIV 阳性即可诊断。

(3)艾滋病期:有流行病学史、实验室检查 HIV 抗体阳性,具备下述各项中的任何一项,即可诊断为艾滋病。或者 HIV 抗体阳性,而 CD4$^+$T 淋巴细胞数<200 个/μl,也可诊断为艾滋病。

1)不明原因的持续不规则发热38℃以上,>1 个月;

2)腹泻(粪便次数多于 3 次/日),>1 个月;

3)6 个月之内体重下降10%以上;

4)反复发作的口腔真菌感染;

5)反复发作的单纯疱疹病毒感染或带状疱疹病毒感染;

6)肺孢子菌肺炎(PCP);

7)反复发生的细菌性肺炎;

8)活动性结核或非结核分枝杆菌病;

9）深部真菌感染；

10）中枢神经系统占位性病变；

11）中青年人出现痴呆；

12）活动性巨细胞病毒感染；

13）弓形虫脑病；

14）马尔尼菲青霉病；

15）反复发生的败血症；

16）皮肤黏膜或内脏的卡波西肉瘤、淋巴瘤。

（二）鉴别诊断

1. 原发性 CD4$^+$T 淋巴细胞减少症（ICL）　国外发现少数 CD4$^+$T 淋巴细胞明显减少和并发严重机会性感染的患者，但通过各种检查没有发现 HIV-1 或 HIV-2 感染。HIV-1 或 HIV-2 病原学检测阴性可与 AIDS 区别。

2. 继发性 CD4$^+$T 淋巴细胞减少　多见于肿瘤和自身免疫性疾病经化疗或免疫抑制治疗以后。根据病史、病原学检测有助于鉴别诊断。

3. 其他　AIDS 期应该与各种原发感染性疾病以及引起淋巴结肿大的其他疾病鉴别。

问题与思考

1. 如何及早发现 HIV 携带者和艾滋病患者？

2. 如何控制艾滋病在社会上的传播？

【预后】

部分 HIV 感染者无症状感染期可长达 10 年以上，一旦进展为 AIDS，如不进行抗病毒治疗，病死率很高，平均存活期为 12~18 个月。合并卡波西肉瘤及肺孢子菌肺炎者病死率最高。合并乙型、丙型肝炎者，肝病的进展快，预后差。

【治疗】

应强调综合治疗，包括抗病毒、控制机会性感染、抗肿瘤和免疫治疗等。

（一）抗反转录病毒治疗

规范的抗病毒治疗可以显著延长 AIDS 患者生存期，降低病死率，提高患者生活质量；减少病毒变异；重建或维持免疫功能；减少异常的免疫激活；减少 AIDS 的传播，预防母婴传播。

目前国际上共有六大类 30 多种药物（包括复合制剂），分为核苷类反转录酶抑制剂（nucleoside reverse transcriptase inhibitor，NRTI）、非核苷类反转录酶抑制剂（non-nucleoside reverse transcriptase inhibitor，NNRTI）、蛋白酶抑制剂（protease inhibitor，PI）、整合酶抑制剂（raltegravir）、融合抑制剂（fusion inhibitor，FI）及 CCR5 抑制剂（maraviroc，MVC）。目前，国内的抗 HIV 药物有 NRTI、NNRTI、PI 和整合酶抑制剂这四类。

1. NRTI　能选择性抑制 HIV 反转录酶，并掺入正在延长的 DNA 链中，使 DNA 链中止，从而抑制 HIV 的复制和转录。此类药物包括：

（1）齐多夫定（zidovudine，ZDV）或叠氮胸苷（azidothymidine，AZT）：成人每次 300mg，每日 2 次。新生儿和婴幼儿 2mg/kg，每日 4 次。儿童 160mg/m^2 体表面积，每日 3 次；该药不能与司他夫定合用。

（2）拉米夫定（lamivudine，3TC）：用法与用量：成人，每次 150mg，每日 2 次或每次 300mg，每日 1 次；新生儿，2mg/kg，每日 2 次；儿童，4mg/kg，每日 2 次。

（3）去羟肌苷（地达诺新）（didanosine，DDI）：成人体重≥60mg，每次 200mg，每日 2 次；体重<60kg，每次 125mg，每日 2 次。

（4）司他夫定（stavudine，d4T）：成人每次 30mg，每日 2 次；儿童 1mg/kg，每日 2 次（体重>30kg，按 30kg 计算）。

（5）阿巴卡韦（abacavir，ABC）：成人每次 300mg，每日 2 次；新生儿/婴幼儿，不建议用本药；儿童 8mg/kg，每日 2 次，最大剂量 300mg，每日 2 次。

（6）替诺福韦酯（tenofovirDF，TDF）：成人每次 300mg，每日 1 次，与食物同服。

（7）恩曲他滨（emtricitabine，FTC）：成人每次 200mg，每日 1 次，与食物同服。

（8）齐多夫定/拉米夫定（combivir，AZT+3TC）：成人每次 1 片，每日 2 次。

（9）齐多夫定/拉米夫定/阿巴卡韦（trizivir，AZT+3TC+ABC）：成人每次 1 片，每日 2 次。

2. NNRTI 主要作用于 HIV 反转录酶的某位点使其失去活性。主要制剂有奈韦拉平（nevirapine，NVP），成人每次 200mg，每日 2 次。新生儿和婴幼儿 5mg/kg，每日 2 次。儿童<8 岁，4mg/kg，每日 2 次；>8 岁，7mg/kg，每日 2 次；注意奈韦拉平有导入期，即在开始治疗的最初 14 天，需从治疗量的一半开始（每日 1 次），如无严重的不良反应，才可以增加到足量（每日 2 次）。依非韦仑（efavirenz，EFV），成人每次 600mg，每日 1 次。依曲韦仑（etravirine，ETV）成人每次 200mg，每日 2 次，饭后服用。该类药物的主要不良反应是皮疹和肝毒性。

3. PI 抑制蛋白酶即阻断 HIV 复制和成熟过程中所必需的蛋白质合成，从而抑制 HIV 的复制。包括茚地那韦（indinavir，IDV）每次 800mg，每日 3 次。利托那韦（ritonavir，NFV），2 周内由每次 300mg，每日 2 次，逐渐增加到每次 600mg，每日 2 次。洛匹那韦/利托那韦（kaletra）（洛匹那韦 lopinavir，LPV 与 RTV 的复合制剂，含 LPV200mg，RTV50mg），成人每次 2 片，每日 2 次。替拉那韦（tipranavir，TPV），成人每次 500mg，每日 2 次，同时服用 RTV200mg，每日 2 次。地瑞那韦（daranacir，DRV），成人每次 600mg，每日 2 次，同时服用 RTV200mg，每日 2 次。该类药物的主要不良反应是胆固醇和甘油三酯增高，糖耐受量降低，可有高尿酸血症和脂代谢异常。

4. **整合酶抑制剂** 拉替拉韦（raltegravir，RAV）每次 400mg，每日 2 次。

由于仅用一种抗病毒药物易诱发 HIV 的突变，并产生耐药性，目前主张联合用药，称为高效抗反转录病毒治疗（high active anti-retroviral therapy，HAART）。

5. 治疗时机

（1）成人及青少年初始抗病毒治疗的指征和时机：在开始治疗前，若存在严重的机会感染和既往慢性疾病急性发作期，应控制病情平稳后在进行抗病毒治疗，见表 2-6。

表 2-6 推荐成人及青少年初治患者抗病毒治疗时机

临床分期	CD4$^+$T 淋巴细胞计数（个/mm^3）	推荐意见
急性感染期	无论 CD4$^+$T 淋巴细胞计数为多少	建议治疗
无症状感染期	CD4$^+$T 淋巴细胞<350 个/μl	建议治疗
	CD4$^+$T 淋巴细胞 350~500 个/μl	建议治疗
	CD4$^+$T 淋巴细胞>500 个/μl	考虑治疗。存在以下情况时建议治疗：高病毒载量（>10^5 拷贝/ml）、CD4$^+$T 淋巴细胞数下降较快（每年降低>100 个/μl）、心血管疾病高风险、合并活动性 HBV/HCV 感染、HIV 相关肾脏疾病、妊娠
艾滋病期	无论 CD4$^+$T 淋巴细胞计数为多少	建议治疗

（2）婴幼儿和儿童初始抗病毒治疗的指征和时机：婴幼儿时期，对于小于 18 个月的婴儿体内有来自母体抗 HIV 抗体，应首先应用 PCR 法检测 HIV DNA，阳性可早期诊断 HIV 感染，或 PCR 法，二次检测 HIV RNA 均阳性者，也可诊断为 HIV 感染。

对于<1 岁的婴幼儿,无论 CD4+T 淋巴细胞计数结果或临床分期如何,均应启动抗病毒治疗。对于 1~5 岁儿童,无论 CD4+T 淋巴细胞计数结果或临床分期如何,均应启动抗病毒治疗。以下情况应优先启动治疗:所有 1~2 岁 HIV 感染患儿、重症或晚期艾滋病患儿、CD4+T 淋巴细胞计数≤750 个/μl 或<25%者。对于 5 岁以上的儿童及青少年,CD4+T 淋巴细胞计数≤500 个/μl,应启动抗病毒治疗。以下情况应优先启动治疗:重症或晚期艾滋病患儿或 CD4+T 淋巴细胞计数≤350 个/μl。

6. 成人及青少年抗病毒治疗方案 初治患者推荐方案为 2 种 NRTI+1 种 NNRTI 或 2 种 NRTI+1 种加强型 PI(含利托那韦)。基于我国可获得的抗病毒药物,对于未接受过抗病毒治疗(服用单剂奈韦拉平预防母婴传播的妇女除外)的患者推荐一线方案,见表 2-7。

表 2-7 推荐成人及青少年初治患者抗病毒治疗方案

一线治疗推荐方案	
TDF（ABC）+ 3TC（FTC）	+ 基于 NNRTI: EFV 或基于 PI: LPV / r 或 ATV 或其他: RAL
替代方案	
AZT + 3TC	+ EFV 或 NVP 或 RPV

对于基线 CD4+T 淋巴细胞>250/μl 的患者要尽量避免使用含 NVP 的治疗方案,合并 HCV 感染的避免使用含 NVP 的方案。

7. 特殊人群的抗病毒治疗

(1)儿童:首选一线方案为 ABC 或 AZT+3TC+LPV/r,适用于<3 岁儿童。3 岁以上的儿童及青少年可用 ABC+3TC+EFV。

(2)孕妇:所有感染 HIV 的孕妇无论其 CD4+T 淋巴细胞计数多少或临床分期如何,均应终身维持治疗。推荐方案:AZT+3TC+LPV/r,如果孕妇出现 Hb≤90g/L,或者基线时中性粒细胞低于 0.75×10^9/L,可使用 TDF 替换 AZT。

(3)哺乳期妇女:感染 HIV 的母亲应尽可能避免母乳喂养,如果坚持要母乳喂养则整个哺乳期都应继续抗病毒治疗。治疗方案与怀孕期间抗病毒方案一致,且新生儿在 6 月龄之后立即停止母乳喂养。

(4)合并结核分枝杆菌感染者:对于艾滋病合并结核病患者均建议先给予抗结核治疗,之后启动抗病毒治疗。推荐的一线抗病毒治疗方案是:AZT(TDF)+3TC(FTC)+EFV。

(5)静脉药物依赖者:与普通患者相同,应提高依从性和注意抗病毒药物与美沙酮之间的相互作用。

(6)合并 HBV 感染者:制订 HAART 方案时应当兼顾 HIV、HBV 两种病毒的抗病毒治疗,更换方案时需要保留对 HBV 有活性的药物。当患者需要抗 HBV 治疗时,无论其 CD4+T 淋巴细胞计数高低,建议尽早开始 HAART。为避免 HBV 相关的 IRIS 的发生和避免单用核苷类所致耐药问题,HIV/HBV 合并感染患者的 HAART 方案核苷类药物选择推荐 TDF+3TC(FTC)。如因为肾功能不全而不能使用 TDF,HAART 方案需加用恩替卡韦(entecavir)。尤其是基线 HBV DNA 大于 20000IU/ml 时,不能使用 1 个对 HBV 有活性的核苷类药物方案以避免诱导耐药性的产生。

(7)合并 HCV 感染者:抗病毒治疗应避免使用含 NVP 的治疗方案。有条件者可考虑首选含 RAL 的抗病毒方案。合并 HCV 感染均要进行抗 HCV 治疗。尽量避免同时抗 HCV 和抗 HIV。CD4+T 淋巴细胞数>350 个/μl 可先抗 HCV 治疗,抗 HCV 结束后再开始 HAART;CD4+T 淋巴细胞数<200 个/μl,推荐先抗 HIV 治疗,待免疫功能得到一定程度恢复后再适时开始抗 HCV 治疗;当 CD4+T 淋巴细胞数 200~350 个/μl 时,如肝功能异常或转氨酶升高(>2×ULN)的患者宜先抗 HCV 治疗,对药物耐受、肝功能好转以后再开始 HAART。如果因为各种原因暂时不能抗 HCV,即使 CD4+T 淋巴细胞数>500 个/μl 也需要 HAART。

8. **抗病毒治疗监测**　在抗病毒治疗过程中要定期进行临床评估和实验室检测,以评价治疗的效果,及时发现抗病毒药物的不良反应,以及是否产生病毒耐药性等,必要时更换药物以保证抗病毒治疗的成功。

(1)病毒学指标:大多数患者抗病毒治疗后血浆病毒载量 4 周内应下降 1 个 lg 以上,在治疗后的 3~6 个月病毒载量应达到检测不到的水平。

(2)免疫学指标:在 HAART 后 3 个月,CD4$^+$T 淋巴细胞数与治疗前相比增加了 30% 或在治疗后 1 年 CD4$^+$T 淋巴细胞数增长 100 个/μl,提示治疗有效。

(3)临床症状:反映抗病毒治疗效果的最敏感的一个指标是体重增加,对于儿童可观察身高、营养及发育改善情况。机会性感染的发病率和艾滋病的病死率可以大大降低。在开始抗病毒治疗后最初的 3 个月出现的机会性感染应与 IRIS 相鉴别。

(二)免疫重建

通过抗病毒治疗及其他医疗手段使 HIV 感染者受损的免疫功能恢复或接近正常称为免疫重建。在此过程中,患者可能出现一组临床综合征,主要表现为发热、潜伏感染的出现或原有感染的加重或恶化,称为免疫重建炎症反应综合征(IRSI)。多种潜伏或活动的机会性感染在抗病毒治疗后均可发生 IRIS。IRIS 多出现在抗病毒治疗后 3 个月内,需与原发或新发的机会性感染相鉴别。IRIS 出现后应继续进行抗病毒治疗。对于表现为潜伏感染出现的 IRIS,需要进行针对性的抗病原治疗;严重者可短期应用激素或非甾体类抗炎药。

(三)治疗机会性感染及肿瘤

1. **肺孢子菌肺炎**　首选复方磺胺甲噁唑(SMZ-TMP),轻至中度患者口服 TMP 15~20mg/(kg·d),SMZ 75~100mg/(kg·d),分 3~4 次用,疗程 21 天,必要时可延长疗程。重症患者给予静脉用药,剂量同口服。SMZ-TMP 过敏者可试行脱敏疗法。

2. **其他真菌感染**　口腔及食管真菌感染用克霉唑 1.5g 或酮康唑 0.1g,每天 2 次;制霉菌素 2.5 万 U 涂抹黏膜病变处,每天 4 次,肺部念珠菌病等可用氟康唑或伊曲康唑治疗;新型隐球菌性脑膜炎用两性霉素 B、氟胞嘧啶或氟康唑治疗等。

3. **病毒感染**　全身性 CMV、HSV、EBV 感染及带状疱疹可用阿昔洛韦(acyclovir)7.5~10mg/kg,或更昔洛韦(ganciclovir)5mg,每天 2 次,静脉滴注,疗程 2~4 周。

4. **弓形虫病**　第一次乙胺嘧啶 100mg,每天 2 次,口服。此后剂量根据体重而变化:体重≤60kg,乙胺嘧啶 50mg,口服,每日 1 次+磺胺嘧啶 1000mg,口服,每 6 小时 1 次+甲酰四氢叶酸 10~25mg,口服,每日 1 次;体重>60kg,乙胺嘧啶 75mg,口服,每日 1 次+磺胺嘧啶 1500mg,口服,每 6 小时 1 次+甲酰四氢叶酸 10~25mg,口服,每日 1 次。疗程至少 6 周。

5. **鸟分枝杆菌感染**　克拉霉素 500mg/次,每日 2 次(或阿奇毒素 500mg/d)+乙胺丁醇 15mg/(kg·d),同时联合应用利福布汀(300~600mg/d)。疗程与治疗结核相同。严重感染及严重免疫抑制剂可加用阿米卡星或喹诺酮类抗菌药物。

6. **卡波西肉瘤和淋巴瘤**　确诊依赖病理活检,治疗需根据患者的免疫状态给予个体化综合性治疗,包括手术、化疗和放疗。

(四)支持及对症治疗

加强营养支持治疗。加强精神护理,对忧郁或绝望者给予体贴和心理疏导治疗。

(五)预防性治疗

结核菌素试验阳性者,应接受异烟肼治疗 4 周;CD4$^+$T 淋巴细胞<0.2×10^9/L 者,应接受肺孢子菌肺炎预防,如喷他脒 300mg 每月雾化吸入 1 次,或服用 SMZ/TMP。医务人员被污染针头刺伤和实验室意外者,在 2 小时内开始康苄韦(300mg,每日 2 次)或 d4T+DDI 等治疗,疗程 4~6 周。

【预防】

1. **管理传染源**　健全 AIDS 检测网络,及时发现患者及 HIV 感染者,并做好隔离、消毒、治疗工作。对高危人群重点检测和 HIV 感染筛查有助于发现传染源。加强国境检疫,防止病例和染毒制品输入。

2. 切断传播途径 加强 AIDS 知识的宣传教育,禁毒,取缔娼妓,禁止性乱交,不与 AIDS 患者(包括怀疑为 AIDS 者)、HIV 感染者发生性接触和其他密切接触,对高危人群采取相应保护措施。加强管理,严禁 HIV 感染者献血、捐献器官、捐精等,严格检查血液和血制品,推广使用一次性注射器,不共用可能被血液污染的物品。医疗单位对患者使用过的物品或医疗器械应严格消毒。对 HIV 感染的孕妇可采用终止妊娠、择期剖宫产等产科干预并加之抗病毒药物,避免母乳喂养。做好美发、洗浴等服务行业的卫生管理,不共用毛巾、牙刷、剃须刀等生活用具,避免接触感染。

3. 保护易感者 应用安全、有效的 HIV 疫苗是阻止 AIDS 流行的可靠方法,目前疫苗研制已取得较大进展,包括合成多肽疫苗、重组亚单位疫苗、基因重组疫苗、DNA 疫苗和抗独特型疫苗等,有些已进入临床试验阶段。

(赵天宇)

学习小结

1. 艾滋病是由 HIV 所引起的传染病。HIV 主要侵犯、破坏辅助性 T 淋巴细胞,导致机体细胞免疫功能受损,最后并发各种严重机会性感染和肿瘤。HIV 存在于各种体液中,传播途径主要是性接触、注射毒品等血液接触和母婴传播。

2. AIDS 分三期:①急性期;②无症状期;③AIDS 期。

3. HIV / AIDS 的诊断需结合流行病学史、临床表现和实验室检查等进行综合分析,慎重做出诊断。诊断 HIV / AIDS 必须是抗 HIV 阳性,而 HIV-RNA 和 p24 抗原的检测有助于 HIV / AIDS 的诊断,尤其是能缩短抗体"窗口期"和帮助早期诊断新生儿的 HIV 感染。

4. AIDS 治疗主要是抗 HIV 治疗,目前,国内的抗 HIV 药物有 NRTI、NNRTI、PI 和整合酶抑制剂这四类。由于仅用一种抗病毒药物易诱发 HIV 的突变,并产生耐药性,目前主张联合用药,称为高效抗反转录病毒治疗(HAART)。其他治疗包括免疫调节治疗、并发症的治疗、支持及对症治疗等。

复习参考题

1. 简述艾滋病的传播途径。

2. HIV 相关症状有哪些?

3. 艾滋病抗病毒治疗药物分为哪几大类?何谓 HAART?

第十节　传染性非典型肺炎

学习目标

掌握	传染性非典型肺炎的临床表现、诊断与治疗。
熟悉	传染性非典型肺炎的流行病学、发病机制、病理解剖和预防。
了解	传染性非典型肺炎的病原学。

传染性非典型肺炎(infectious atypical pneumonia)又称严重急性呼吸综合征(severe acute respiratory syndrome,SARS)。是由 SARS 冠状病毒引起的急性呼吸道传染病,主要通过短距离飞沫、接触患者呼吸道分泌物密切接触传播。临床上常以发热为首发症状,可伴有乏力、头痛、全身酸痛和干咳、胸闷等症状,严重者出现呼吸加速、气促或明显呼吸窘迫等症状。本病 2002 年 11 月首先在中国广东省发现,其临床表现与其他非典型肺炎相似,是全球近几十年来传播最快、最急、病死率较高的一种新的呼吸道传染病。

【病原学】

2003 年 4 月 16 日世界卫生组织(WHO)正式宣布 SARS 的病原体是一种新冠状病毒,并命名为 SARS 冠状病毒(SARS corona virus,SARS COV)。该病毒为单股正链 RNA 病毒,属于冠状病毒科。在电镜下,病毒颗粒呈不规则形,直径 60~220nm,有包膜,包膜表面有向四周伸出的突起,状似花冠。SARS 病毒颗粒的核心为螺旋状排列的单股正链 RNA 和衣壳蛋白组成的核壳体,外为包膜。病毒核酸全长约 297kb,编码 20 多种蛋白,除编码 RNA 多聚酶外,编码的主要结构蛋白是核衣壳蛋白(N)、突起蛋白(S)、膜蛋白(M)等。N 结合于 RNA 上,是 SARS 病毒的重要结构蛋白,在病毒转录、复制中起重要作用。S 是刺突糖蛋白,是病毒的主要抗原,其功能是与细胞受体结合,是 SARS COV 侵染宿主细胞的关键成分。M 是跨膜蛋白,参与形成包膜。

SARS COV 的抵抗力和稳定性要强于其他人类冠状病毒。在干燥塑料表面最长可存活 4 天,尿液中至少 1 天,在腹泻患者粪便中存活长达 4 天以上,在 0℃时甚至可"无限期"存活,SARS COV 不耐酸和氯,对加热、乙醚、乙醇、四氯化碳等敏感,56℃ 90 分钟或 75℃ 30 分钟可灭活病毒。

【流行病学】

(一)传染源

患者是主要传染源。急性期患者尤其是重症患者呼吸道排毒量大,且症状明显,如打喷嚏、咳嗽等,容易经呼吸道分泌物排出病毒,有很强的传染性。

潜伏期患者传染性低或无传染性;康复患者无传染性;隐性感染者是否存在传染性迄今尚无足够资料证明。本病未发现慢性患者。

有研究表明从果子狸、貉等动物体内也分离出与 SARS COV 基因序列高度同源的冠状病毒,提示这些动物有可能是 SARS COV 的寄生宿主和传染源,但有待证实。

(二)传播途径

1. **呼吸道传播** 短距离飞沫传播为主,飞沫在空气中停留的时间短,移动距离约 2 米,故仅造成近距离传播。气溶胶传播是另一种方式,吸入悬浮在空气中含有 SARS COV 的气溶胶也能感染。已有实验室获得性 SARS 感染的报道。

2. **消化道传播** 患者粪便中可检出病毒 RNA,通过接触患者消化道排泄物可能是另一个传播方式。

3. **直接传播** 通过接触患者呼吸道分泌物、消化道排泄物或其他体液,或间接接触被污染的物品亦可导致感染。

4. **其他** 患者粪便中的病毒污染了污水排放系统和排气系统造成环境污染,可能造成局部流行。虽然患者有短暂的病毒血症,但 SARS 通过血液传播尚有争议。

(三)易感人群

人群普遍易感。发病者以青壮年居多,儿童和老人较少见,医务人员及与患者密切接触者为高危人群。病后可获得一定程度的免疫。

(四)流行特征

本病于 2002 年 11 月中旬首先在中国广东省出现,其后迅速蔓延至全国 24 个省区及全世界 33 个国家和地区,2003 年 7 月得到控制。全世界累计报告临床诊断病例 8422 例,死亡 916 例。本病流行发生于冬末春初,有明显的家庭及医院聚集发病现象。社区发病以散发为主,偶见点状暴发流行。主要流行于人口集中的大都市,农村地区甚少发病。

【发病机制与病理解剖】

本病的发病机制尚未完全明了。发病早期出现病毒血症。目前认为,病毒侵入人体后产生病毒血症,使机体的单核-吞噬细胞系统受损,然后病毒到达靶器官肺脏,并促发肺水肿及肺间质、实质炎症,部分患者发生肺纤维化。肝、心、肾等脏器也有一定受累。SARS COV可损害患者的细胞免疫功能并诱导免疫损伤。在病毒抗原的刺激下,在起病后约10~14天出现特异性IgM和IgG抗体,IgM在急性期或恢复早期达高峰,约3个月后消失。IgG抗体在病程第3周达到高滴度,是保护性抗体。临床发现,患者发病期间淋巴细胞减少,应用肾上腺皮质激素可以改善肺部炎症反应,减轻临床症状。因此,免疫损伤可能是本病发病的主要原因。

肺部病理改变明显,双肺明显肿胀,镜下以弥散性肺泡损伤病变为主,有肺水肿及透明膜形成。病程3周后有肺泡内机化及肺间质纤维化,造成肺泡纤维闭塞。还可见小血管内微血栓和肺出血、散在的小叶性肺炎、肺泡上皮脱落、增生等病变。肺门淋巴结多充血、出血及淋巴组织减少。

【临床表现】

潜伏期为1~16天,常见为3~5天,最长可达21天。典型患者分为三期。

（一）早期

一般为病初的1~7天,起病急,常以发热为首发症状(偶有不发热者),体温高于38℃,可伴有乏力、头痛、四肢酸痛、干咳等表现,部分患者有腹泻,常无鼻塞、流涕等上呼吸道卡他症状,一般持续3~5天,此后可有咳嗽,多为干咳,偶见痰中带血,胸闷,肺部体征不明显,部分患者可闻及少许湿啰音,或有肺实变体征。

（二）进展期

病程10~14天,达高峰,发热、乏力等中毒症状加重,出现频繁咳嗽、气促和呼吸困难,稍有活动则气喘、心悸,肺实变体征进一步加重,被迫卧床休息。此期易发生呼吸道继发感染。

（三）恢复期

病程进入2~3周后,症状及体征减轻或消失,肺部炎症的吸收和改变较为缓慢,体温正常后需两周左右才能完全吸收恢复正常。

病程受年龄、基础疾病等因素影响,有少数患者不以发热为首发症状,尤其是有近期手术史或有基础疾病的患者。

【实验室检查】

1. 血常规　病程初期到中期血白细胞计数一般正常或下降,淋巴细胞绝对值减少。部分病例血小板减少。T细胞亚群中CD3⁺细胞、CD4⁺细胞和CD8⁺细胞均有显著降低。尤其是CD4⁺亚群减低明显,恢复期时CD4⁺和CD8⁺细胞恢复正常。

2. 血液生化检测　丙氨酸转氨酶(ALT)、乳酸脱氢酶(LDH)及其同工酶等均有不同程度升高。血气分析可发现血氧饱和度降低。

3. 血清学检测　可采用酶联免疫吸附试验(ELISA)或间接荧光抗体试验(IFA)检测血清中SARS COV特异性抗体。IgM型抗体阳性有早期诊断意义,发病1周出现,在急性期和恢复早期达高峰,3个月后消失。IgG型抗体急性期阴性而恢复期阳性,或者恢复期抗体滴度比急性期升高4倍或以上时,可作为诊断依据。

4. 分子生物学检测　反转录PCR(RT-PCR)为检测呼吸道分泌物、血液、粪便、尿液中SARS COV的常用方法,能检出标本中的微量病毒,具有早期诊断价值。但应注意异源核酸的污染常会造成RT-PCR非特异性结果(假阳性)。

5. **病毒分离** 将检测标本接种到 Vero 细胞中培养分离病毒,并进行鉴定。

6. **影像学检查** 胸部 X 线检查初期常呈单灶改变,短期内累及双肺或多叶,多呈斑片状或网状改变,部分患者进展迅速,呈大片状阴影。双肺周边区域累及较为常见。对于胸片无病变而临床又怀疑为本病的患者,1~2 天内要复查胸部 X 线检查。肺部阴影吸收、消散慢,阴影改变与临床症状体征有时不相平行。

【诊断】

（一）流行病学资料

1. 与发病者有密切接触史,或属受传染的群体发病之一,或有明确传染他人的证据。

2. 发病前两周内曾到过或居住于报告 SARS 患者并出现继发感染患者的区域。

（二）临床症状与体征

起病急,以发热为首发症状,体温一般>38℃,偶有畏寒,可伴有头痛、关节酸痛、肌肉酸痛、乏力、腹泻;常无上呼吸道卡他症状;可有咳嗽,多为干咳、少痰,偶有血丝痰;可有胸闷,严重者出现呼吸加速、气促,或明显呼吸窘迫。肺部体征不明显,部分患者可闻及少许湿啰音,或有肺实变体征。

（三）实验室检查

外周血白细胞计数一般不高或降低;常有淋巴细胞计数减少。

（四）胸部 X 线检查

肺部有不同程度的片状、斑片状浸润性阴影或呈网状改变,部分患者进展迅速,呈大片状阴影,常为多叶或双侧改变,阴影吸收消散较慢。肺部阴影与症状体征可不一致。若检查结果阴性,1~2 天后应予复查。若有条件,可行胸部 CT 检查,有助于发现早期轻微病变。

（五）血清学检查

用 IFA 或 ELISA 法检测患者血清特异性抗体,特异性 IgM 抗体阳性,或特异性 IgG 抗体急性期和恢复期抗体滴度升高 4 倍或以上,可作为确定诊断的依据。检测阴性结果,不能作为排除本病诊断的依据。

【鉴别诊断】

流行期间要注意排除上呼吸道感染、流行性感冒、细菌性或真菌性肺炎、军团菌、肺结核、流行性出血热、肺部肿瘤、非感染性肺间质性疾病、肺水肿、肺不张、肺血栓栓塞、肺嗜酸性粒细胞浸润症、肺血管炎等有类似表现的呼吸系统疾患。

【预后】

本病是自限性疾病。绝大部分患者可自愈,少数患者可发生 ARDS、MODS 甚至死亡。根据 WHO 公布的材料,全球 SARS 的平均病死率为 10.88%。重症患者、患有其他基础疾病及老年患者病死率明显升高。少数重型患者出院后随访肺部有不同程度的纤维化。

【治疗】

目前,对本病尚无特效治疗药物。以综合疗法为主,治疗总原则为:早期发现,早期隔离,早期治疗。治疗措施主要有:

1. **一般治疗** 按呼吸道传染病隔离和护理,卧床休息,避免用力和剧烈咳嗽。密切观察病情变化,发病后 14 天内都可能属于进展期,加强心理疏导,定期复查胸片(早期复查间隔时间不超过 2~3 天)和心、肝、肾等功能,每天监测血氧饱和度或动脉血气分析。

2. **对症处理** 发热超过 38.5℃者和全身酸痛明显者可使用解热镇痛药,但儿童患者忌用阿司匹林,以免引起 Reye 综合征;高热者亦可给予物理降温措施。咳嗽、咳痰剧烈者给予镇咳、祛痰药;出现气促、轻度低氧血症者,应及早给予持续鼻导管吸氧;加强营养及维持水、电解质平衡,保护心、肝、肾等重要器官功能。

3. **预防和治疗继发细菌感染**　根据细菌培养、药敏试验结果选用合适的抗菌药物治疗。

4. **糖皮质激素的应用**　应用糖皮质激素可减轻肺的渗出、损伤和后期的肺纤维化。应用指征是：①具有严重中毒症状、高热3天不退；②48小时内肺部阴影进展超过50%；③有急性肺损伤或出现ARDS。

用药原则以小剂量短疗程用药为佳。一般成人剂量相当于甲泼尼龙80~320mg/d，具体剂量根据病情来进行调整，应用到病情缓解或胸片病变有吸收后减量停用，用药一般5天，总疗程不宜超过4周。儿童慎用。其他有中度以上糖尿病、重型高血压、活动性胃炎、十二指肠溃疡、精神病、癫痫以及处于妊娠期患者属于相对禁忌。

5. **吸氧治疗**　早期吸氧至关重要。出现气促或 $PaO_2<70mmHg$ 或 $SpO_2<93\%$ 者，应给予吸氧治疗。方法有鼻导管或鼻塞给氧、面罩给氧、呼吸机给氧等。

6. **抗病毒及改善免疫力治疗**　目前尚无针对性的特异性抗病毒药物。早期可试用蛋白酶类抑制剂如洛匹那韦(lopinavir)以及利托那韦(ritonavir)等，胸腺肽、静脉用丙种球蛋白的疗效尚未确定，不推荐常规使用。恢复期患者血清的疗效和风险尚有待评估。

7. **中药辅助治疗**　中药治疗原则属中医学瘟疫、热病范畴。

8. **对重症患者需收入ICU进行动态监护治疗**　除采取以上治疗措施外，尚需根据病情给予无创伤正压机械通气甚至有创伤正压机械通气治疗，出现休克或MODS，应给予相应支持治疗。

【预防】

预防原则是早发现、早报告、早隔离、早治疗，采取以控制、管理传染源为主的综合性预防措施。

（一）管理传染源

1. 2004年12月我国已将SARS列入法定乙类传染病并按甲类传染病管理。发现或怀疑本病时，应及时、迅速、如实报告疫情。

2. 对临床诊断病例和疑似诊断病例要在指定医院按呼吸道传染病进行隔离观察和治疗。符合下列条件时方可出院：①体温正常7天以上；②呼吸系统症状明显改善；③X线胸片显示有明显吸收。

3. 对密切接触者隔离观察期限为14天，观察期间内注意体温变化和咳嗽等症状，根据情况采取进一步诊断和处理。在家中接受隔离时应注意通风，避免与家人密切接触。

（二）切断传播途径

1. **社区综合预防**　加强科普宣传，流行期间减少人群聚集，保持住所和公共场所空气流通。

2. **保持良好个人习惯**　不随地吐痰，有咳嗽、眼痛等症状时及时就诊，避免与他人近距离接触。

3. **隔离患者**　医院应设立发热门诊，建立专门通道，对患者或疑似患者滞留过的场所和交通工具要及时消毒。病房应严格按要求设立清洁区、半污染区、污染区；病房、办公室等均应通风良好。严格执行消毒隔离制度，防止传染扩散。医护人员及其他工作人员进入病区时，要切实做好个人防护工作。从事SARS科学研究的机构，必须严格执行有关管理制度和操作规程，防止实验室感染，杜绝病原微生物的扩散。

（三）保护易感人群

尚无效果肯定的预防药物可选择。大力开展群众性卫生运动，养成良好的卫生习惯，加强科学健康教育、SARS预防知识培训。进入疫点和病区的工作人员，应按规定要求做好个人防护。灭活疫苗正在研制中，已进入临床试验阶段。

（徐莉娜）

学习小结

1. SARS是SARS COV引起的严重急性呼吸综合征。 SARS患者为主要传染源，以近距离飞沫传播为主，也可通过接触患者呼吸道分泌物、消化道排泄物或者其他体液，或者接触患者的污染物品导致感染。人群普遍易感。

2. 临床表现过程分为早期、进展期和恢复期。临床上起病急，以发热为首发症状，可伴有头痛、关节酸痛、肌肉酸痛、乏力、腹泻；可有咳嗽，多为干咳、胸闷、少痰，偶有血丝痰。肺部体征不明显，部分患者可闻及少许湿啰音，或有肺实变体征。严重者出现呼吸加速、气促，或明显呼吸窘迫、呼吸衰竭。

3. 根据流行病学史、临床表现和血清学、病原学检查可确诊。血液生化检测、血气分析、胸部 X 线等影像学检查有助于了解病情。

4. 目前，对本病尚无特效治疗药物。治疗措施是一般对症治疗，及时使用糖皮质激素，早期吸氧至关重要。预防本病采取以控制、管理传染源为主的综合性预防措施。

复习参考题

1. SARS 的传染源是什么？SARS 是如何传播的？

2. SARS 主要的治疗措施有哪些？

3. 简述传染性非典型肺炎的症状、体征？

4. 试述传染性非典型肺炎的预防？

第十一节　手足口病

学习目标

掌握	手足口病的临床表现、诊断与鉴别诊断和治疗。
熟悉	手足口病的流行病学、实验室检查和预防。
了解	手足口病的病原学和发病机制。

手足口病(hand-foot-mouth disease,HFMD)是婴幼儿常见传染病,主要由柯萨奇病毒(Coxsackievirus)A组 16、4、5、7、9、10 型、B 组 2、5、13 型;埃可病毒(ECHOviruses)和肠道病毒 71 型(enterovirus71,EV71)等病毒引起。主要通过密切接触传播,全年均可发病,以夏、秋季多发,5~7 月为发病高峰期,多发生于 10 岁以下儿童,临床症状主要表现为口腔痛、流口水、厌食、拒食、低热,手、足、口腔、臀部等部位出现小疱疹或小溃疡。轻型手足口病患儿一般无严重不良后果,可自愈,病程约 5~10 天,但部分重型手足口病患儿病情进展迅速,可合并严重的脏器病变,如脑膜炎、脑炎、脑脊髓炎及肺水肿等,预后较差,常因脑干脑炎及神经源性肺水肿导致死亡。2008 年 5 月 2 日被列为丙类传染病管理。

【病原学】

手足口病主要是由多种小 RNA 病毒科肠道病毒属的肠道病毒引起,包括柯萨奇病毒 A 组(Coxsackievirus A ,CVA)的 2、4、5、7、9、10、16 型等,B 组(Coxsackievirus B ,CVB)的 1、2、3、4、5 型等;肠道病毒 71 型(Human Enterovirus 71 ,EV71);埃可病毒(Echovirus ,ECHO)等。其中以 CVA16 和 EV71 感染最为常见。

肠道病毒适合在湿、热的环境下生存与传播,70% 酒精和 5% 来苏水不能将其灭活,对乙醚、去氯胆酸盐等不敏感;对紫外线和干燥敏感;对甲醛、碘酒、高锰酸钾和漂白粉等氧化剂等敏感;加热 56℃ 30 分钟可以灭活病毒;肠道病毒在 4℃ 时可存活 1 年;−20℃ 条件下可长期保存;在自然环境中可长期存活。

问题与思考

引起手足口病的最常见的病毒是什么？

【流行病学】

1. **传染源**　患者和隐性感染者是本病的传染源。感染者在发病前数日即有传染性,通常发病后1周内传染性最强。患者咽部分泌物的排毒时间可持续1~2周,粪便可持续3~5周,破溃的疱疹液中也含大量病毒。

2. **传播途径**　可通过人群间的密切接触,肠道病毒可经胃肠道(粪-口途径)、呼吸道(咳嗽、打喷嚏等)以及接触被患者粪便、口鼻分泌物、皮肤或黏膜疱疹液、污染的手及各种物品等传播。

3. **人群易感性**　各年龄段人群均可感染发病,临床上以5岁及以下儿童为主,尤以3岁及以下儿童发病率最高。成人大多以隐性感染为主,隐性感染与显性感染之比约为100:1。感染后可获得一定免疫力,各病毒及型间无交叉免疫。

4. **流行特征**　该病流行无明显的地区性,全年均可发生,一般5~7月为发病高峰。该病传染性强、隐性感染比例大、传播途径复杂、传播速度快、控制难度大,容易出现暴发和流行。托幼机构等易感人群集中单位可有聚集感染现象。

【发病机制与病理解剖】

（一）**发病机制**

通过呼吸道或消化道侵入体内,侵入局部黏膜上皮细胞及周围淋巴细胞中停留和增殖。当增殖到一定程度,病毒侵入局部淋巴结,进入血液循环形成第一次病毒血症,此时患者无明显临床症状,但可以从各种体液中分离出病毒,此时患者已具有传染性。病毒经血液循环侵入网状内皮组织、淋巴结、肝、脾、骨髓等处大量繁殖,并再次进入血液循环形成第二次病毒血症,此时机体可出现典型的临床症状和体征,以皮肤、黏膜甚至内脏病变为主。EV71具有嗜神经细胞性,侵犯外周神经末梢后沿轴突逆行可透过血-脑脊液屏障至中枢神经系统,通过直接感染引起细胞病变以及间接免疫损伤引起神经系统病变。

一般情况下Coxsackie virus A组病毒不引起细胞病变,故临床症状常较轻;而Coxsackie virus B组病毒、EV71、ECHO viruses可引起细胞病变,可出现严重病例。

（二）**病理解剖**

皮疹或疱疹是手足口病特征性的组织病变。光镜下表现为表皮内水疱,水疱内有中性粒细胞和嗜酸性粒细胞碎片;水疱周围上皮细胞间和细胞内水肿;水疱下真皮有多种白细胞的混合型浸润。电镜下可在上皮细胞内发现嗜酸性包涵体。

脑膜脑炎、心肌炎和肺炎是手足口病的三个严重并发症。脑膜脑炎表现为淋巴细胞性软脑膜炎,脑灰质和白质血管周围淋巴细胞和浆细胞浸润、局灶性出血和局灶性神经细胞坏死以及胶质反应性增生。心肌炎表现为局灶性心肌细胞坏死,偶见间质淋巴细胞和浆细胞浸润。肺炎表现为弥散性间质淋巴细胞浸润、肺泡损伤、肺泡内出血和透明膜形成,可见肺细胞脱落和增生,有片状肺不张。

【临床表现】

手足口病潜伏期多为3~7天,平均3~5天。根据病情轻重,临床上可分为两型。

（一）**普通型**

急性起病,发热、口痛、厌食、口腔黏膜出现散在疱疹或溃疡,以舌、颊黏膜及硬腭等处为多发,也可波及软腭,牙龈、扁桃体和咽部。手、足和臀部出现斑丘疹、后可转为疱疹,疱疹周围可有炎性红晕,疱内液体较少。以手足部较多见,掌背面均可有。皮疹数少则几个多则几十个。皮疹消退后不留痕迹,无色素沉着。部分病例可仅表现为皮疹或疱疹性咽峡炎。大多数病例多在一周内痊愈,预后良好。部分病例皮疹表现不典型,仅表现为单一部位斑丘疹或疱疹性咽峡炎。

(二)重症型

多见于 EV71 感染的 3 岁以下患儿,病情进展迅速,在发病 1~5 天左右出现以下重症表现:

1. 脑膜炎、脑炎、脑脊髓炎 表现为头痛、呕吐,精神萎靡、易惊厥、嗜睡、谵妄甚至昏迷;肢体抖动,肌阵挛、眼球震颤、共济失调、眼球运动障碍;无力或急性弛缓性麻痹;惊厥。查体可见脑膜刺激征,腱反射减弱或消失,巴宾斯基征等阳性。以脑干脑炎最为凶险。

2. 神经源性肺水肿 表现为呼吸浅促、呼吸困难或节律改变,口唇发绀,咳嗽,咳白色、粉红色或血性泡沫样痰液;肺部可闻及湿啰音或痰鸣音。

3. 循环系统并发心肌炎 表现面色苍灰、皮肤花纹,四肢发凉、指(趾)端发绀,出冷汗;毛细血管再充盈时间延长。心率增快或减慢,脉搏浅速或减弱甚至消失;血压升高或下降。

少数病例病情进展迅速,尤其是年龄小于 3 岁的患者,可在发病 1~5 天左右出现脑膜炎、脑炎、脑脊髓炎、肺水肿、循环障碍等。极少数病例病情危重,可致死亡或留有后遗症。

【并发症】

病毒可侵犯心、脑、肾等重要器官。如病毒侵犯心肌临床上可并发心肌炎。如病毒侵犯中枢神经系统,除可引起无菌性脑膜脑炎、脑干脑炎等,严重者表现为神经源性肺水肿,导致死亡,以 1 岁左右的儿童多见。

【实验室检查】

1. 血常规 白细胞计数正常或降低,可明显升高。白细胞总数正常或偏低,淋巴细胞或单核细胞相对增加,部分重症患者白细胞总数可升高,极少部分重症患者可出现血小板减少。

2. 血生化与血气分析 部分病例可出现轻度肝功能损害,丙氨酸氨基转移酶(ALT)和天冬氨酸氨基转移酶(AST)通常<2 倍 ULN;心肌酶谱有不同程度异常,主要表现为肌酸激酶同工酶(CK-MB)升高,病情危重者可伴有肌钙蛋白(cTnI)、血糖升高。C 反应蛋白(CRP)一般不升高。乳酸水平可升高。呼吸系统受累时可有动脉血氧分压降低、血氧饱和度下降,二氧化碳分压升高,酸中毒。

3. 脑脊液检查 脑脊液压力增高,外观透明或微浊,白细胞计数大多在$(50\sim500)\times10^6/L$,少数病例可以正常或高达 $1000\times10^6/L$ 以上。分类早期以中性粒细胞为主,后以淋巴细胞为主,蛋白定量轻度增高,氯化物正常,糖含量正常或偏高。少数病例早期脑脊液检查正常。

4. 病原学和血清学检查 从咽、气管分泌物、疱疹液、粪便可分离出 EV71、CVA16 等肠道病毒或其特异性核酸阳性。血清标本人肠道病毒 EV71、CVA16 等型特异性中和抗体滴度≥1∶256,或急性期与恢复期血清肠道病毒 EV71、CVA16 等特异性中和抗体有 4 倍或 4 倍以上的升高。

5. 其他检查 胸部 X 线检查可表现为双肺纹理增多,网格状、斑片状阴影,部分病例以单侧为著。神经系统受累时磁共振检查可有异常改变,以脑干、脊髓灰质损害为主;脑电图可表现为弥散性慢波,少数可出现棘(尖)慢波。少数病例心电图可见窦性心动过速或过缓 Q-T 间期延长,ST-T 改变。

【诊断与鉴别诊断】

(一)临床诊断病例

1. 流行病学史 夏、秋季,5~7 月;常见于学龄前儿童或婴幼儿;常在学龄前儿童或婴幼儿集聚地发生,发病前有直接或间接接触史。

2. 临床表现 发热、口痛、厌食、舌、颊黏膜及硬腭等处多发的疱疹或溃疡。手、足和臀部斑丘疹、疱疹。单一部位的斑丘疹或疱疹性咽峡炎。

手足口病或疱疹性咽峡炎患者如出现以下并发症一项以上者可诊断为重症:

（1）心肌炎：心律失常、心脏增大、心肌酶异常、心功能不全等。

（2）无菌性脑膜脑炎：头痛、呕吐、精神萎靡、易惊厥、嗜睡、脑膜刺激征阳性，脑脊液培养阴性。

（3）脑炎：嗜睡、谵妄、昏迷、脑水肿、脑疝、脑干脑炎等。

（4）神经源性肺水肿：呼吸困难或节律改变，口唇发绀，咳嗽、咳白色、粉红色或血性泡沫样痰液；胸部X线检查可见进行性肺实变、肺充血。

（5）弛缓性瘫痪：急性发作的一个或多个肢体的一群或多群骨骼肌麻痹或瘫痪。

年龄小于 3 岁的患儿，如出现：持续高热不退；精神萎靡、呕吐、肌阵挛、肢体无力、抽搐；呼吸、心率加快；出冷汗、四肢发冷；高血压或低血压；外周血白细胞明显升高；高血糖。临床上要高度警惕病情危重症趋势。

（二）确诊病例

临床诊断病例具有下列之一者即可确诊：

1. 血清学检测　急性期与恢复期血清 CVA16 和 EV71 或其他可引起手足口病的肠道病毒中和抗体有 4 倍以上的升高。

2. 病毒分离　自咽拭子或咽喉洗液、粪便或肛拭子、脑脊液、疱疹液、血清以及脑、肺、脾、淋巴结等组织标本中分离出肠道病毒，并鉴定为 CVA16 和 EV71 或其他可引起手足口病的肠道病毒。

3. 病毒核酸检测　自咽拭子或咽喉洗液、粪便或肛拭子等标本中检测到肠道病毒（CVA16 和 EV71 等）特异性核酸。

（三）鉴别诊断

1. 普通手足口病病例　需要与丘疹性荨麻疹、水痘、不典型麻疹、幼儿急疹等其他儿童发疹性疾病鉴别。

2. 重症手足口病病例　重症患者出现神经系统受累表现时，需要与单纯疱疹病毒、巨细胞病毒（CMV）、EB 病毒、呼吸道病毒等引起的脑炎或脑膜炎鉴别；合并急性弛缓性瘫痪（AFP）时需与脊髓灰质炎鉴别；发生神经源性肺水肿时应与重症肺炎鉴别；发生循环障碍时需与暴发性心肌炎、脓毒症休克等鉴别。

3. 散发或不典型病例　还应与以下疾病鉴别：

（1）口蹄疫：与畜牧业生产密切相关，全年散发，有病畜接触史，以口、咽、掌等部位出现大而清亮的水疱为特征，疱疹破溃可继发感染形成脓疱。

（2）疱疹性咽峡炎：多发生于 3 岁以下婴幼儿，有单纯疱疹病毒引起。典型表现为：口腔黏膜成簇、针头大小、透明的小水疱，常累及牙龈，一般无皮疹，常伴颌下淋巴结肿痛。

（3）脓疱疮：夏、秋季多发，以儿童多见。皮疹好发于颜面部、颈部、四肢等皮肤，发病初期为红斑、丘疹或水疱，随后迅速变成脓疱，易破溃，伴瘙痒。可引起脓毒症。脓液培养为金黄色葡萄球菌或溶血性链球菌。

【治疗】

（一）普通病例

注意隔离，避免交叉感染。适当休息，清淡饮食，做好口腔和皮肤护理。对发热等给予对症处理。

（二）重症病例

1. 神经系统受累治疗　①控制颅内高压，限制入量，积极给予甘露醇降颅压治疗，每次 0.5~1.0g/kg，每 4~8 小时 1 次，20~30 分钟快速静脉滴注。根据病情调整给药间隔时间及剂量。必要时加用呋塞米；②酌情应用糖皮质激素，可给予甲泼尼龙 1~2mg/（kg·d），或氢化可的松 3~5mg/（kg·d）；地塞米松0.2~0.5mg/（kg·d），病情稳定后，尽早减量或停用。个别病例进展快、病情凶险可考虑加大剂量，如在 2~3 天内给予甲泼尼龙 10~20mg/（kg·d）（单次最大剂量不超过 1g）或地塞米松 0.5~1.0mg/（kg·d）；③酌情应用静脉注射免疫球蛋白，总量 2g/kg，分 2~5 天给予；④严密观察病情变化，加强监护，及时给予降温、镇静、止惊等对症治疗。

2. 呼吸、循环衰竭治疗 根据病情采取吸氧、气管插管、正压机械通气、血管活性药物、保护重要脏器功能等抢救治疗措施。

3. 恢复期治疗 采取综合方法,促进各脏器功能恢复,给以针灸、按摩等康复治疗。

【预防】

1. 管理传染源 及时隔离患儿,直至热退、皮疹消退及水疱结痂为止。手足口病流行期间,托幼机构应加强检查,及时发现患者,做到早诊断、早报告、早隔离、早治疗。普通病例可门诊治疗,并告知患者及家属病情变化时随诊,且居家期间不接触其他儿童。重症病例应收住院隔离治疗。

2. 切断传播途径 做好儿童个人、家庭和托幼机构的卫生工作是预防本病的关键。做到洗净手、喝开水、吃熟食、勤通风、晒衣被。

3. 提高人群免疫力 手足口病流行期间,注意孩子的营养、休息,避免过度劳累。目前尚无手足口病疫苗。

(丁向春)

学习小结

1. 手足口病是由肠道病毒（以CVA16 和 EV71 多见）引起的急性传染病。人是本病的传染源,包括患者和隐性感染者。通过人群间的密切接触进行传播。

2. 临床表现包括普通病例、重症病例。普通病例表现急起发热,口腔黏膜出现散在疱疹,手、足和臀部出现斑丘疹、疱疹。重症病例病情进展迅速,发病 1~5 天左右出现脑膜炎、脑炎、脑脊髓炎、神经源性肺水肿甚至发生循环、呼吸衰竭而死亡。

3. 根据流行病学史、临床表现和血清学、病原学检查可确诊。

4. 治疗要点是一般治疗,支持及对症治疗。预防本病主要是管理传染源和注意个人卫生,防止被感染。

复习参考题

1. 手足口病的传染源、传播途径有哪些?

2. 手足口病重症病例的分型和临床表现是什么?

第十二节　新型布尼亚病毒感染
——发热伴血小板减少综合征

学习目标

掌握	发热伴血小板减少综合征的临床表现、实验室检查、诊断。
熟悉	该病的流行病学、治疗和预防。
了解	该病的病原学、发病机制与病理解剖。

发热伴血小板减少综合征(severe fever with thrombocytopenia syndrome,SFTS)是由一种新型布尼亚病毒引起的急性传染病,临床表现以发热伴血小板减少为主要特征,少数患者病情较重且发展迅速,可因多脏器功能衰竭而死亡。

【病原学】

新发现的病毒属于布尼亚病毒科(*Bunyaviridae*)白蛉病毒属(*Phlebovirus*),病毒颗粒呈球形,直径$80\sim100nm$,外有脂质包膜,表面有棘突。基因组包含三个单股负链 RNA 片段(L、M 和 S),L 片段全长为 6368 个核苷酸,包含单一读码框架编码 RNA 依赖的 RNA 聚合酶;M 片段全长为 3378 个核苷酸,含有单一的读码框架,编码 1073 个氨基酸的糖蛋白前体;S 片段是一个双义 RNA,基因组以双向的方式编码病毒核蛋白和非结构蛋白。病毒基因组末端序列高度保守,与白蛉病毒属其他病毒成员相同,可形成锅柄状结构。

布尼亚病毒科病毒抵抗力弱,不耐酸,易被热、乙醚、去氧胆酸钠和常用消毒剂及紫外线照射等迅速灭活。

【流行病学】

1. **传染源** 尚不十分明确,患者可做传染源。研究发现,该病存在人传人的聚集性疫情,说明急性期患者血液和血性分泌物具有传染性,有出血表现的患者可以作为传染源造成感染。

2. **传播途径** 尚不确定。目前,已从病例发现地区的蜱中分离到该病毒。部分病例发病前有明确的蜱叮咬史。已有报告接触患者血液或血性分泌物可导致传播。

3. **人群易感性** 人群普遍易感。在丘陵、山地、森林等地区生产、生活的居民和劳动者以及赴该类地区户外活动的旅游者感染风险较高。

4. **流行特征** 发病季节多于春、夏季。目前,病例报告分布在我国河南省、湖北省、山东省、安徽省、辽宁省、江苏省、浙江省、云南省等地的山区和丘陵地带的农村,呈高度散发。

【发病机制与病理解剖】

该病的发病机制尚不清楚。对 49 例患者的研究(8 例死亡病例)发现,患者血清中白细胞介素-6、白细胞介素-10、γ 干扰素、粒细胞-巨噬细胞集落刺激因子、纤维蛋白原、铁调素和磷脂酶 A2 明显高于正常人,且死亡病例明显高于生存病例。生存病例血清白细胞介素-8、单核细胞趋化蛋白-1 和巨噬细胞炎症蛋白1β 和健康人比较降低或无明显的差别,但在死亡病例中明显升高。

目前尚无患者解剖研究报道。病毒感染成人 C57/BL6 小鼠模型的研究发现,肝、脾、肾器官出现显著的病理改变。早期的病变主要发生在脾组织,脾红髓淋巴细胞数量显著减少。随后的病变出现在肝和肾。肝细胞气球样变性和坏死,肾小球细胞增生、肾小球系膜细胞增生及肾小囊出血。

【临床表现】

潜伏期尚不十分明确,可能为 1~2 周。

急性起病,主要临床表现为发热,体温多在 38℃以上,重者持续高热,可达 40℃以上,部分病例热程可长达 10 天以上。伴乏力、食欲差、恶心、呕吐等,部分病例有头痛、肌肉酸痛、腹泻等。查体常有颈部及腹股沟等浅表淋巴结肿大伴压痛,相对缓脉,上腹部压痛。

少数病例病情危重,出现意识障碍、皮肤瘀斑、消化道出血、肺出血等,可因休克、呼吸衰竭、弥散性血管内凝血(DIC)等多脏器功能衰竭死亡。

绝大多数患者预后良好,但既往有基础疾病、高龄、出现精神神经症状、出血倾向明显、低钠血症等患者易于重症化,预后较差。发热的时间长且病毒载量高者常预示重症化。

【实验室检查】

1. **血常规检查** 80%以上的患者外周血白细胞计数减少,多为$(1.0\sim3.0)\times10^9/L$,重 $1.0\times10^9/L$ 以下,中性粒细胞和淋巴细胞比例多正常;90%以上的患者血小板降低,多为$(30\sim60)\times10^9/L$,重症者可低于$30\times10^9/L$。

2. **尿常规检查** 半数以上患者出现蛋白尿(+~+++),少数患者出现尿潜血或血尿。

3. **生化检查** 可出现不同程度 LDH、CK 及 AST、ALT 等升高,尤以 AST、CK-MB 升高为主,常有低钠血症,个别患者 BUN 升高。

4. **病原学检查** 病毒核酸检测阳性和分离到病毒,可确诊。

5. **血清学检查** 检测新型布尼亚病毒抗体包括血清特异性 IgM 抗体、血清特异性 IgG 抗体和血清特异性总抗体。新型布尼亚病毒 IgM 抗体阳性,或 IgG 抗体由阴转阳或恢复期滴度较急性期 4 倍以上增高者,可确认为新近感染,总抗体阳性表明既往曾病毒感染。

【诊断与鉴别诊断】

（一）诊断标准

依据流行病学史(流行季节在丘陵、林区、山地等地工作、生活或旅游史等或发病前两周内有被蜱叮咬史)、临床表现和实验室检测结果进行诊断。

1. **临床诊断病例** 具有上述流行病学史、发热等临床表现且外周血血小板和白细胞降低者。

2. **确定诊断病例** 临床诊断病例具备下列之一者:①病例标本新型布尼亚病毒核酸检测阳性;②病例标本检测新型布尼亚病毒 IgM 抗体阳性,或 IgG 抗体由阴转阳或恢复期滴度较急性期 4 倍以上增高;③病例标本分离到新型布尼亚病毒。

（二）鉴别诊断

应与人粒细胞无形体病等立克次体病、肾综合征出血热、登革热、败血症、伤寒、血小板减少性紫癜等疾病相鉴别。

【治疗】

本病尚无特异性治疗手段,主要采取对症支持治疗。

患者应卧床休息,流食或半流食,多饮水。密切监测生命体征及尿量等。

不能进食或病情较重患者,应当及时补充热量,保证水、电解质和酸碱平衡,尤其注意对低钠血症患者的补液。高热者物理降温,必要时使用药物退热。有明显出血或血小板明显降低(如低于 $30×10^9$/L)者,可输血浆、血小板。中性粒细胞严重低下患者(低于 $1.0×10^9$/L),建议使用粒细胞集落刺激因子。

继发细菌、真菌感染者,应选敏感抗生素治疗。同时注意基础疾病的治疗。目前尚未证明糖皮质激素的治疗效果,应慎重使用。

【预防】

一般患者无需隔离,但有出血表现者尽量安排单间隔离。由于患者血液或血性分泌物具有传染性,医务人员及陪护人员在接触患者血液、体液、分泌物、排泄物等时应戴乳胶手套,从事气管插管或其他可能接触患者血液或血性分泌物的操作时,应穿隔离衣并戴护目镜(或防护面罩)和外科口罩。患者的血液、分泌物、排泄物及被其污染的环境和物品,采取高温、高压、含氯消毒剂等进行消毒处理。积极、广泛地宣传疾病防治和蜱等媒介昆虫的危害常识,开展爱国卫生运动、清理环境,必要时采取灭杀蜱等措施,降低生产、生活环境中蜱等传播媒介的密度。户外活动时注意个人防护,防止蜱虫叮咬。

(丁 洋)

学习小结

1. 发热伴血小板减少综合征是由一种新型布尼亚病毒引起的急性传染病,蜱虫叮咬可导致本病的传播。

2. 临床表现为发热、白细胞和血小板低,重症病例可出现出血、多脏器损害。

3. 诊断标准

（1）临床诊断病例 具有上述流行病学史、发热等临床表现且外周血血小板和白细胞降低者。

（2）确定诊断病例　临床诊断病例具备下列之一者：①病例标本新型布尼亚病毒核酸检测阳性；②病例标本检测新型布尼亚病毒 IgM 抗体阳性，或 IgG 抗体由阴转阳或恢复期滴度较急性期 4 倍以上增高；③病例标本分离到新型布尼亚病毒。

复习参考题

1. 如何鉴别诊断发热伴血小板减少综合征和肾综合征出血热。

2. 发热伴血小板减少综合征确定病例的诊断标准。

第三章　立克次体病

3

第一节　流行性与地方性斑疹伤寒

学习目标	
掌握	流行性斑疹伤寒及地方性斑疹伤寒的临床表现、实验室检查、诊断与鉴别诊断、治疗。
熟悉	流行性斑疹伤寒及地方性斑疹伤寒的病原学、流行病学与预防。
了解	流行性斑疹伤寒及地方性斑疹伤寒的发病机制与病理解剖、并发症、预后。

一、流行性斑疹伤寒

流行性斑疹伤寒(epidemic typhus)又称虱传斑疹伤寒(louse-borne typhus),是由普氏立克次体感染引起的,以人虱为传播媒介所致的急性传染病。临床上以急性起病、稽留热、剧烈头痛、皮疹及中枢神经系统症状为主要特征。随着经济发展和卫生条件的改善,其发病率已显著降低。

【病原学】

病原体为普氏立克次体(Rickettsia prowazeki),是立克次体属,斑疹伤寒群,是一种专性细胞内寄生的微小球杆菌。呈多形性,革兰染色阴性,但不易着色,常用 Giemsa 染色呈紫红色。通常寄生于人体小血管内皮细胞胞质内及体虱肠壁上皮细胞内,在立克次体血症时也可附着于红细胞和血小板上。普氏立克次体含有两种抗原,一种是可溶性耐热型特异性抗原,可用之区分斑疹伤寒和其他立克次体病;另一种为不耐热型特异性颗粒抗原,可区分两型斑疹伤寒。病原体与变形杆菌 OX19 有部分共同抗原,故后者可与患者血清发生凝集反应(即外斐反应)而用于辅助诊断。

普氏立克次体耐低温和干燥,-20℃以下可长期保存,在干燥虱粪中能存活数月。但对热、紫外线及一般消毒剂均敏感,56℃ 30 分钟或 37℃ 5~7 小时均可灭活。

【流行病学】

1. **传染源**　患者是主要传染源,潜伏期末即有传染性,发病后第 1 周传染性最强,一般不超过 3 周。近年来发现某些动物可作为该病原体的储存宿主,但作为传染源的意义尚未证实。

2. **传播途径**　体虱是本病的传播媒介。虱叮咬患者后,立克次体进入虱肠壁上皮细胞中繁殖,由虱粪排出。虱叮咬人会同时排出粪便。此时播抓被咬处,可使虱粪中的普氏立克次体侵入人体。干虱粪内立克次体偶可通过呼吸道或眼结膜进入人体而感染。虱喜生活于 29℃ 左右的环境,故可离开高热患者或死亡者而另趋向新的宿主,致使引发新的感染与传播。

3. **人群易感性**　人普遍易感,病后可获得持久免疫力,少数可因免疫力不足偶尔再次感染或体内潜伏的立克次体再度增殖引起复发。

4. **流行特征**　本病呈世界性分布,历史上曾有过多次大流行。随着卫生条件的改善,本病已基本得以控制,但在部分地区仍有小流行。本病多发生于寒冷地区,冬春季节发病多。战争、灾荒、贫困和个人卫生差等原因,增加人虱繁殖的机会,易引起本病的流行。

【发病机制与病理解剖】

（一）发病机制

病原体侵入人体后,主要在小血管和毛细血管内皮细胞内繁殖,并进入血液循环引起立克次体血症,可侵入更多脏器造成病变。本病的发生主要是病原体直接引起血管病变、毒素引起毒血症及变态反应。

（二）病理解剖

小血管炎是本病的基本病变,典型病变为形成斑疹伤寒结节,即增生性、血栓性和坏死性血管炎及其周围的炎性细胞浸润而形成的肉芽肿。该病变可遍及全身,尤以皮肤、心肌、骨骼肌、脑及脑膜、肺、肾、肾上腺、睾丸等部位明显。非特征性改变包括支气管肺炎、间质性心肌炎、间质性肝炎及间质性肾炎。

【临床表现】

潜伏期为 5~23 天,一般为 10~14 天。

（一）典型斑疹伤寒

1. **发热**　起病多急骤,体温在 1~2 天内迅速上升至 39℃ 以上,开始呈稽留热,第 2 周起可呈弛张热。发热持续 2~3 周后,于 3~4 天内降至正常。常伴寒战、乏力、剧烈头痛、面部及眼结膜充血等全身毒血症状。

2. **皮疹**　为本病重要体征。90% 以上病例于病程第 4~6 日开始出疹,初见于胸背部,1~2 天内皮疹遍及全身,但面部、手掌、足底通常无疹。初为鲜红色充血性斑丘疹,压之褪色,继而变为暗红色或瘀点。多孤立存在,不融合。1 周左右消退,常留有色素沉着或脱屑,但无焦痂。

3. **中枢神经系统症状**　症状明显且出现早,于第 2 周达高峰。表现为剧烈头痛,伴头晕、耳鸣及听力下降,也可出现反应迟钝或烦躁不安、谵妄、嗜睡等,偶有脑膜刺激征,手、舌震颤甚至大小便失禁、昏迷。

4. **肝脾大**　约 90% 患者出现脾大,少数患者肝轻度肿大,偶见黄疸。

5. **心血管系统症状**　可有脉搏加快,合并心肌炎时可有心音低钝、心律失常、奔马律、低血压休克甚至循环衰竭。

6. **其他**　还可出现消化道、呼吸道症状以及急性肾衰竭。

（二）轻型斑疹伤寒

近年来多见此型散发病例。热程短(8~9 天)、体温多在 39℃ 以下,中毒症状较轻,有明显的头痛和全身疼痛,但很少出现意识障碍和其他神经系统症状。无皮疹或仅有少量充血性皮疹,常于出疹后 1~2 天即消退,肝脾大者少见。

（三）复发型斑疹伤寒

又称 Brill-Zinsser 病,是在原发性感染后,普氏立克次体潜伏在人体淋巴结中且无任何临床表现,当机体免疫功能下降时,立克次体即繁殖而致疾病复发。但病情轻,病程短,病死率低,可无皮疹。国内鲜有报道。

【并发症】

可有支气管肺炎、心肌炎、中耳炎及腮腺炎,也可并发感染性精神病及指(趾)、鼻尖等坏疽,现已少见。

【实验室检查】

（一）常规检查

白细胞计数多在正常范围,中性粒细胞常增高,嗜酸性粒细胞显著减少或消失。血小板常减少。尿蛋白常阳性。

（二）血清学检测

1. **外斐（Weil-Felix）反应**　即变形杆菌 OX19 凝聚试验,发病后第 1 周出现阳性,第 2~3 周达高峰,持续数周至 3 个月。效价大于 1∶160 或病程中有 4 倍以上增高者有诊断价值。本法特异性差,阳性率为 70%~80%,既不能与地方性斑疹伤寒鉴别,也因与回归热螺旋体、布鲁菌和结核分枝杆菌等存在交叉凝集而出现假阳性。复发性斑疹伤寒的外斐反应常呈阴性。

2. **抗体检测**　可应用间接免疫荧光试验(IFA)检测血清普氏立克次体抗体,血清抗体效价 IgM ≥ 1∶40或 IgG≥1∶160,或二次血清标本的抗体效价提高 4 倍或 4 倍以上为斑疹伤寒现症感染抗体检测阳性。可鉴别流行性斑疹伤寒和地方性斑疹伤寒。

（三）病原体分离

有雄性豚鼠腹腔接种(豚鼠阴囊试验)和鸡胚卵黄囊接种分离等方法,一般不用于临床诊断。

（四）核酸检测

PCR 和分子杂交法检测普氏立克次体核酸特异性高,有助于早期诊断。

【诊断与鉴别诊断】

（一）诊断

1. **流行病学资料**　寒冷季节,居住在流行区或 1 个月内到过疫区,有虱叮咬史或与带虱者接触史。

2. **临床表现**　有突起高热、剧烈头痛、全身痛、出疹等非特异性临床表现。

3. **实验室检查**　外斐反应滴度达 1∶160 以上或呈 4 倍以上升高即可诊断,有条件时可做抗体和核酸检测等其他试验。

（二）鉴别诊断

1. **其他立克次体病**　与地方性斑疹伤寒的鉴别见表 3-1。恙虫病患者恙螨叮咬处可有焦痂、溃疡和淋巴结肿大,变形杆菌 OXK 凝集试验阳性。Q 热无皮疹,主要表现为间质性肺炎,外斐反应阴性,贝纳立克次体的血清学试验阳性。

表 3-1　流行性斑疹伤寒和地方性斑疹伤寒的鉴别

鉴别要点	流行性斑疹伤寒	地方性斑疹伤寒
病原	普氏立克次体	莫氏立克次体
流行特点	流行性,多发生于冬春	地方性或散发性,多发生于夏秋
主要传染源	患者	家鼠
传播媒介	体虱	鼠蚤
病情轻重	较重,神经症状明显	较轻
热程	12~18 天	9~14 天
皮疹	多,遍及全身,出血性	稀少,斑丘疹
病死率	6%~30%	<1%
血小板减少	常见	不常见
外斐反应	强阳性,1∶320~1∶520	阳性,1∶160~1∶640
补体结合试验	阳性,抗体为 IgM	阴性
豚鼠阴囊试验	阴囊红肿甚轻	阴囊红肿明显

2. **伤寒**　多见于夏秋季,起病较缓,持续发热,头痛、全身痛较轻,玫瑰疹,相对缓脉,诊断依赖伤寒沙门菌培养和(或)肥达试验阳性。

3. **回归热**　因也由虱传播,该病可与流行性斑疹伤寒有相同的发病季节。有急起骤退的发热,有腓肠肌剧痛。并有肝脾肿大和黄疸。退热数日后可再发热。发热时血液和骨髓涂片可见螺旋体。

4. **肾综合征出血热**　以发热、出血、低血压休克和肾损害为主要表现,典型患者有发热期、低血压休克期、少尿期、多尿期、恢复期 5 期临床经过。血清检测特异性抗体可确诊。

5. **钩端螺旋体病**　该病多发生于夏、秋季节,患者多与疫水密切接触,起病急,常有黄疸和出血,有明显的腓肠肌压痛。用人工培养基可从血、尿和脑脊液中分离到钩端螺旋体。

【预后】

预后与病情轻重、年龄、治疗早晚、有无并发症有关。早期诊断及有效治疗预后良好。老年人、孕妇及合并严重并发症者预后不良,及时治疗的病死率<1.5%。

【治疗】

（一）一般治疗

患者更衣灭虱,保持皮肤清洁。卧床休息,保证足量的水分和热能,做好护理,防止并发症。

（二）对症治疗

高热者给予物理降温或小剂量退热药,慎防因大汗虚脱。剧烈头痛等症状明显者予以止痛、镇静剂。毒血症状重时短期慎用肾上腺皮质激素。针对心功能不全和急性肾衰竭及时做相应处理。

（三）病原治疗

病原治疗是该类疾病的主要治疗措施,选用抑制细菌的抗生素,如多西环素,常规剂量给药,热退后再用3~4天。但由于四环素、氯霉素毒副反应较大,一般不作为首选。大环内酯类、氟喹诺酮类治疗本病亦有效。

【预防】

灭虱是预防本病的关键措施。

1. **管理传染源** 及时发现、早期隔离患者,并对其予以灭虱处理。密切接触者医学观察21天。

2. **切断传播途径** 防虱、灭虱是关键。加强卫生宣传教育,保持个人卫生。

3. **保护易感者** 对疫区居民及新入疫区人员进行疫苗接种,国内常用鼠肺灭活疫苗,第一年注射3次,以后每年加强1次,6次以上可获得持久的免疫力。

二、地方性斑疹伤寒

地方性斑疹伤寒(endemic typhus) 又称蚤传斑疹伤寒(flea-borne typhus),或鼠型斑疹伤寒(murine typhus),是由莫氏立克次体经鼠蚤传播的急性传染病。临床表现与流行性斑疹伤寒相似,但症状轻,病程短,病死率低。

【病原学】

莫氏立克次体(Rickettsia mooseri)的形态、染色特点及理化性质与普氏立克次体相似,但具有以下不同点:形态上多形性不明显,多为短丝状;两者的颗粒性抗原不同,可借补体结合试验或立克次体凝聚试验区别;接种雄性豚鼠可引起阴囊及睾丸明显肿胀,称为豚鼠阴囊肿胀现象,是与普氏立克次体的重要鉴别点。

【流行病学】

1. **传染源** 家鼠为本病的主要传染源,通过鼠蚤在鼠间传播。鼠蚤在鼠死后叮咬人而使人受感染。此外,患者及牛、羊、猪、马等也可能作为传染源。

2. **传播途径** 主要通过鼠蚤的叮咬传播。鼠蚤叮咬人时可同时排出含病原体的粪便和呕吐物污染伤口,立克次体经抓破处皮肤进入人体;蚤被压碎后,其体内病原体可经同一途径侵入。进食被病鼠排泄物污染的食物也可患病。干蚤粪内的病原体也偶可通过呼吸道和眼结膜使人受染。如有虱寄生人体,也可作为传播媒介。

3. **人群易感性** 普遍易感,感染后可获强而持久的免疫力,与流行性斑疹伤寒有交叉免疫。

4. **流行特征** 本病为自然疫源性疾病,全球均可发生。可全年发病,夏秋季多见,可与流行性斑疹伤寒同时存在于同一地区。

【发病机制与病理解剖】

与流行性斑疹伤寒相似,但血管炎病变较轻,小血管的血栓形成较少见,脏器累及少。

【临床表现】

潜伏期6~14天,临床表现与流行性斑疹伤寒相似,但病情较轻,病程较短。

1. 发热 起病多较急,体温迅速上升,多在39℃,为稽留热或弛张热。热程9~14天,逐渐下降至正常,伴头痛、全身痛及结膜充血。

2. 皮疹 多在发热后5天出现,为充血性,主要见于躯干部。

3. 中枢神经系统症状 大多数患者仅有头痛、头晕、失眠等轻度神经系统症状。意识障碍及脑膜刺激征等少见。

4. 其他 部分患者可有脾大,肝大少见,心肌很少受累,并发症亦少见。

【实验室检查】

1. 血常规 血白细胞总数及分类多正常,少数于病程早期出现血小板减少。

2. 生化检查 约90%患者血清AST、ALT、ALP和LDH轻度升高。

3. 免疫学检查 外斐反应阳性,但滴度较低。用莫氏立克次体特异性抗原做补体结合试验和乳胶凝集试验等可鉴别。

4. 病原体分离 将患者血注入雄性豚鼠腹腔,5~6日后出现发热及睾丸鞘膜炎而引起阴囊明显红肿,渗出液中可检出大量立克次体。但考虑到实验室安全因素一般不宜进行该试验。

【诊断与鉴别诊断】

(一)诊断

本病临床表现无特异性,且病情较轻,容易漏诊。对流行区发热患者或发病前1个月内去过疫区者,应警惕本病的可能。外斐反应有筛选价值,进一步诊断依赖于补体结合试验和凝集试验等。

(二)鉴别诊断

同流行性斑疹伤寒。

【治疗】

同流行性斑疹伤寒。近年来应用氟喹诺酮类抗生素对本病治疗有效,如环丙沙星、氧氟沙星、培氟沙星等。

【预防】

主要是灭鼠、灭蚤、灭虱,早发现和隔离患者。本病多为散发,一般不需预防注射。

(赵天宇)

学习小结

1. 流行性斑疹伤寒,是由普氏立克次体感染引起的,以人虱为传播媒介所致的急性传染病。患者是主要传染源,潜伏期末即有传染性,发病后第1周传染性最强。体虱是本病的传播介。临床上以急性起病、稽留高热、剧烈头痛、皮疹及中枢神经系统症状为主要特征。四环素、多西环素和氯霉素治疗本病有特效。灭虱是预防本病的关键措施。

2. 地方性斑疹伤寒,是由莫氏立克次体经鼠蚤传播的急性传染病。家鼠为本病的主要传染源。临床表现与流行性斑疹伤寒相似,但症状轻,病程短,并发症亦少见,病死率低。治疗同流行性斑疹伤寒。

复习参考题

1. 典型斑疹伤寒的临床表现是什么?

2. 流行性斑疹伤寒与地方性斑疹伤寒的鉴别要点有哪些?

第二节　恙虫病

恙虫病(tsutsugamushi disease)又称丛林斑疹伤寒(scrub typhus),是由恙虫病东方体引起的急性自然疫源性传染病。鼠类是主要传染源。因通过恙螨幼虫叮咬传播而得名。临床特征为叮咬部位焦痂或溃疡形成、高热、淋巴结肿大、皮疹以及周围血白细胞数减少等。

【病原学】

恙虫病东方体属于立克次体科东方体属,呈球形或球杆状,专性细胞内寄生,在细胞质内靠近核旁成堆排列,革兰染色为阴性,用吉姆萨染色呈紫蓝色。恙虫病东方体各株间的抗原性有较大差异,对人的致病力也不相同。此外,尚具有与变形杆菌 OXK 交叉免疫原性。利变形杆菌 OXK 的抗原性与患者血清做凝集反应,有助于临床诊断。

病原体抵抗力弱,有自然失活、自溶倾向,不易保存。对一般消毒剂都很敏感,加热至56℃10分钟或0.5%苯酚均可杀灭,对氯霉素、四环素和红霉素敏感,但能耐受青霉素、头孢菌素类及氨基糖苷类抗生素。

【流行病学】

1. **传染源**　鼠类是主要传染源。我国南方以黄毛鼠、褐家鼠为主,而北方则以黑线姬鼠、社鼠等为主。此外,兔、猪、猫和禽类等均可为此病的储存宿主。恙螨叮咬以上感染恙虫病东方体的动物后而受染,可经卵传给后代,成为此病的储存宿主。人患病后虽血中出现恙虫病东方体,但患者被恙螨叮咬仅属偶然现象,故作为传染源意义不大。

2. **传播途径**　恙螨为本病的传播媒介,主要为红纤恙螨和地里纤恙螨。恙螨一生经历卵、次卵、幼虫、若蛹、若虫、成蛹和成虫 7 个时期,仅幼虫时期营寄生生活,能够传播疾病,因此进入林地偶尔被恙螨幼虫叮咬而受染。

3. **人群易感性**　人对本病普遍易感。从事野外劳动、较多接触丛林杂草的人员及青壮年因暴露机会多而发病率较高。病后可获得对同株病原体的持久免疫,对异株的免疫则仅能维持数月,故可再次感染发病。

4. **流行特征**　本病主要流行于亚太地区的热带及亚热带地区,尤以东南亚多见。在我国主要见于东南沿海地区,但长江以北地区也有本病发现。本病一般为散发,亦可发生流行。我国南方地区多发生于夏秋季,流行高峰在 6~8 月,与降雨引起地面恙螨扩散有关;但北方地区则为秋冬季,流行高峰在 10 月,与恙螨及野鼠的密度增加有关。

【发病机制与病理解剖】

病原体从恙螨幼虫叮咬处侵入人体,先在局部繁殖,引起皮损,继而直接或经淋巴系统进入血液循环,形成恙虫病东方体血症,在血管内皮细胞和单核-吞噬细胞系统内生长繁殖,产生毒素,引起全身毒血症状和各脏器受损。

本病的基本病理变化为全身小血管炎、血管周围炎及单核-吞噬细胞增生。被恙螨叮咬的局部皮肤先有充血、水肿,形成小丘疹,继而形成小水疱,水疱中央坏死和出血,形成黑色痂皮,称为焦痂。痂皮脱落可形成溃疡。焦痂或溃疡附近的淋巴结肿大显著,并可伴全身淋巴结肿大。内脏普遍充血,肝脾因充血及单核-巨噬细胞增生而肿大,并可出现心、肺、肝、肾及脑膜等发生病变。

问题与思考

恙虫病患者皮肤的焦痂是如何形成的?有何意义?

【临床表现】

潜伏期4~21天,一般为10~14天。起病急骤,体温在1~2天内上升到39~41℃,多呈弛张热型,常伴有畏寒或寒战、头痛、全身酸痛、疲乏等急性感染症状。体征可有颜面潮红、结膜充血并有焦痂或溃疡、淋巴结肿大、皮疹、肝脾大等。病程第2周,患者常出现表情淡漠、重听、谵妄甚至抽搐或昏迷,可有颈项强直等脑膜刺激征;还可出现心率快、心音弱、心律失常等心肌炎表现以及咳嗽、胸痛、气促等肺炎症状。少数患者可有广泛出血现象。危重患者呈严重的多器官损害,还可出现弥散性血管内凝血。第3周后,患者体温逐渐下降至正常,症状减轻至消失,逐渐恢复健康。但如未及时得到有效的病原治疗,部分患者可病重死亡。

恙虫病具有一些特征性体征,对于诊断有重要价值:

1. **焦痂与溃疡** 焦痂对诊断最具意义,可见于70%~100%的患者。人被感染后,局部出现红色丘疹,继而形成水疱,随后发生坏死和出血,然后结成黑色的痂皮,形成焦痂。其外观呈圆形或椭圆形,大小不一,直径在3~15mm,焦黑色,边缘稍隆起,如堤围状,周围有红晕,如无继发感染,则不痛不痒,也无渗液。痂皮脱落后,中央凹陷形成溃疡,基底部呈现淡红色肉芽创面。多数患者只有1个焦痂,个别可有2~3个或更多。因恙螨喜好侵袭人体湿润、气味较浓及被压迫的部位,故焦痂多见于腹股沟、肛周、会阴、外生殖器、腋窝等处,偶见于胸部、乳房、脐、趾间、眼睑等部位。需细致检查,以免遗漏。

2. **淋巴结肿大** 焦痂附近的局部淋巴结明显肿大,可大如核桃,有压痛,可移动,不化脓,消退较慢。全身浅表淋巴结可轻度肿大。

3. **皮疹** 见于病程第4~6天,为暗红色斑丘疹,多为充血性,少数呈出血性,不痒,直径约2~5mm,散发于躯干,向四肢扩展,但面部很少,手掌和足底缺如。皮疹持续3~7天后消退,可遗留少许色素沉着。皮疹仅见于部分患者,轻症患者可无皮疹。

4. **肝脾大** 部分患者可有轻度的肝脾大,质软,可有轻微触痛。脾大较肝大略多见。

【并发症】

较常见的并发症有中毒性肝炎、支气管肺炎、心肌炎、心力衰竭、消化道出血、脑膜脑炎及急性肾衰竭等。

【实验室检查】

(一)血常规

白细胞数减少或正常,有并发症时则增多。分类常有中性粒细胞核左移、淋巴细胞数相对增多。

(二)血清学检查

1. **变形杆菌OXK凝集反应(外斐反应)** 患者血清可与变形杆菌OXK发生凝集反应。病程第1~3周,阳性率分别为30%、75%和90%,第4周开始下降,至第8~9周多转为阴性。单份患者血清一般凝集效价在1:160以上才有诊断意义,若在病程中隔周做两次检查,如效价升高4倍以上,则诊断意义更大。

2. **斑点免疫测定** 可检测患者血清中特异性IgM或IgG抗体,其中特异性IgM检测有早期诊断价值。此法的敏感性及特异性均较好。

3. **补体结合试验** 阳性率较高,特异性较强,且持续阳性时间长,可达病后5年左右。需选用当地流行株作抗原,也可用多价抗原。

4. 免疫荧光试验 在病程的第 1 周末即可检测到患者血清中的特异性抗体,2~3 周达高峰,2 个月后效价逐渐下降,可持续数年。

5. 酶联免疫吸附试验 可作血清型恙虫病东方体的特异性 IgM 或 IgG 抗体检测,敏感性及特异性均较好。

(三)分子生物学检查

采用聚合酶链反应(PCR)可检测细胞、血液等标本中的恙虫病立克次体基因,对于本病诊断及血清型的鉴定有一定意义。

(四)病原体分离

常用小鼠作为分离病原体的实验动物,也可用鸡胚卵黄囊接种或 HeLa 细胞培养分离除恙虫病东方体。

【诊断与鉴别诊断】

(一)诊断依据

1. 流行病学资料 发病前 3 周内到过疫区,有野外工作、露天野营或在林地草丛上坐、卧休息等。

2. 临床表现 起病急,有高热、颜面潮红、焦痂或溃疡、淋巴结肿痛、皮疹、肝脾大等,尤以发现焦痂或特异性溃疡最具诊断价值。

3. 实验室检查 周围血白细胞数减少,外斐反应 OXK 抗体效价在 1∶160 以上有辅助诊断价值。

(二)鉴别诊断

本病应与流行性感冒、伤寒、斑疹伤寒、钩端螺旋体病、急性淋巴结炎、登革热等相鉴别。

【预后】

如能早期诊断,及时采取有效治疗措施,绝大多数患者预后良好。老年人、孕妇、有并发症者预后较差。

【治疗】

(一)一般治疗

卧床休息,进食易于消化的食物,加强护理,注意口腔卫生,保持皮肤清洁。高热者给予物理降温或小剂量退热药,慎防因大汗造成虚脱。烦躁不安时可应用镇静药物。

(二)病原治疗

常用的抗生素有多西环素、大环内酯类、喹诺酮类和氯霉素,一般以多西环素为首选。多西环素:成人 100mg,每 12 小时口服 1 次,退热后 100mg/d 顿服;8 岁以上小儿每日 2.2mg/kg,每 12 小时 1 次,退热后按体重 2.2mg/kg,每日口服 1 次。孕妇不宜服用多西环素,8 岁以下儿童禁止服用强力霉素。大环内酯类常用的是罗红霉素、克拉霉素和阿奇霉素。罗红霉素:成人每次 150mg,每日 2 次,退热后 150mg/d 顿服;儿童每次 2.5~5mg/kg,每日 2 次,退热后剂量减半。克拉霉素:成人每次 500mg,每 12 小时 1 次,6 个月以上的儿童每次 7.5mg/kg,每 12 小时口服 1 次。阿奇霉素:成人每次 500mg 顿服,退热后 250mg/d 顿服,儿童 10mg/kg(每日最大量不超过 500mg)顿服,退热后剂量减半,亦可静脉滴注阿奇霉素。孕妇及哺乳期妇女需慎用大环内酯类药物。氯霉素:成人患者 2g/d,分 4 次口服,退热后 0.5g/d,分 2 次口服;危重病人亦可静脉滴注。儿童每日 25~50mg/kg,分 3~4 次服用;新生儿每日不超过 25mg/kg,分 4 次服用。根据病人的情况选用上述 3 类药物,疗程均为 7~10 日,疗程短于 7 日者,可出现复发。复发者疗程宜适当延长 3~4 日。

【预防】

1. 控制传染源 灭鼠是主要措施。患者不必隔离,接触者不作检疫。

2. 切断传播途径 关键是避免恙螨幼虫叮咬。改善环境卫生,除杂草,消除恙螨孳生地。对于野外作业地区,可在丛林草地喷洒杀虫剂消灭恙螨。

3. 保护易感人群 目前尚无可应用的恙虫病疫苗。

（赵天宇）

学习小结

1. 恙虫病又称丛林斑疹伤寒，是由恙虫病东方体引起的急性自然疫源性传染病。因通过恙螨幼虫叮咬传播而得名。

2. 临床表现为畏寒或寒战、头痛、全身酸痛、疲乏、神经系统反应等急性感染中毒症状。突出特征为：①焦痂与溃疡，不痛不痒，也无渗液，多见于腹股沟、肛周、会阴、外生殖器、腋窝等处，对诊断最具意义；②焦痂附近的局部淋巴结明显肿大；③皮疹多为充血性，散发于胸、腹、背部；④部分患者可有轻度的肝脾大。

3. 诊断本病依据流行病学史、临床表现尤其有皮肤焦痂，实验室检查周围血白细胞数减少，外斐反应 OXK 抗体效价在 1∶160 以上有辅助诊断价值。

4. 氯霉素、四环素和红霉素对本病有效，多西环素、罗红霉素、阿奇霉素、诺氟沙星等亦有疗效。

复习参考题

试述恙虫病的诊断要点。

第四章   细菌性传染病

4

学习目标	
掌握	伤寒、霍乱、细菌性痢疾、布鲁菌病、猩红热、流行性脑脊髓膜炎、结核病、脓毒症的发病机制、病理改变、临床表现、诊断与鉴别、治疗原则。
熟悉	伤寒、细菌性食物中毒、细菌感染性腹泻、霍乱、鼠疫、炭疽的病原学特点、并发症及实验室检查。
了解	伤寒、霍乱、细菌性痢疾、鼠疫、白喉、结核病、脓毒症的流行病学特点、预后及预防。

第一节 伤寒与副伤寒

学习目标	
掌握	伤寒的发病机制、病理改变、临床表现、诊断与鉴别、治疗原则。
熟悉	伤寒杆菌的抗原特点、并发症及实验室检查。
了解	伤寒的流行病学特点、预后及预防。各种副伤寒的流行病学、临床表现、诊断、治疗、预防与伤寒的异同。

一、伤寒

伤寒(typhoid fever)是由伤寒杆菌(*salmonella typhi*)感染人体所引起的一种急性肠道传染病,临床特征为持续发热、表情淡漠、相对缓脉、全身中毒症状与消化道症状、玫瑰疹、肝脾大与白细胞减少等。有时可出现肠出血、肠穿孔等严重的并发症。

【病原学】

伤寒杆菌属于肠道杆菌沙门菌属 D 群,呈短杆状,大小在$(0.6~1)\mu m \times (2~3)\mu m$,不形成芽胞,无荚膜,有鞭毛,革兰染色阴性。为需氧及兼性厌氧菌,在普通培养基中可生长,但在含胆汁的培养基中生长更好。

伤寒杆菌具有脂多糖菌体抗原(O 抗原),鞭毛抗原(H 抗原)和表面抗原(Vi 抗原),三种抗原可刺激机体产生相应的抗体,利用已知伤寒杆菌的"O"抗原和伤寒及副伤寒杆菌的鞭毛抗原(H、A、B、C)与血中的相应抗体进行凝集试验(肥达反应)以辅助进行临床诊断。伤寒杆菌不产生外毒素,其菌体裂解释放的内毒素在发病过程中起重要作用。

伤寒杆菌在自然环境中生活力较强,能耐低温,在水中存活 2~3 周,在-20℃可长期存活。对热抵抗力不强,60℃ 15 分钟即可杀死。对一般化学药品敏感,5%苯酚 5 分钟可杀灭。

【流行病学】

（一）传染源

带菌者或患者为伤寒的唯一传染源。患者从潜伏期开始可从粪便排菌,从病程第 1 周末开始从尿排菌,整个病程中均有传染性,尤以病程的 2~4 周内传染性最大。约2%~5%的患者可持续排菌 3 个月以上,称为慢性带菌者,是伤寒传播和流行的主要传染源,以胆囊带菌居多。

（二）传播途径

通过粪-口途径传播。伤寒杆菌随患者或带菌者的粪、尿排出后,通过污水,食物,日常生活接触和苍蝇,蟑螂等媒介而传播。水和食物污染是本病暴发流行的主要原因。日常生活接触是伤寒散发流行的传播途径,苍蝇,蟑螂等媒介也可通过机械性携带伤寒杆菌引起散发流行。

（三）人群易感性

人群普遍易感。病后可获得持久性免疫,再次患病者极少。伤寒与副伤寒之间没有交叉免疫。

（四）流行特征

本病在世界各地都有发生,以温带和热带地区多见。终年可见,但以夏秋季最多。发病高峰在北方地区常较南方迟1~2个月。以儿童和青壮年居多。

【发病机制与病理改变】

伤寒的发病主要取决于所摄入伤寒杆菌的数量、毒力以及宿主的免疫能力。伤寒杆菌内毒素是重要的致病因素。

（一）发病机制

伤寒杆菌随污染的水或食物进入消化道后，一般可被胃酸杀灭，若入侵病菌数量较多，或胃酸缺乏时，致病菌可进入小肠，侵入肠黏膜，此时部分病菌即被巨噬细胞吞噬并在其胞质内繁殖，部分则经淋巴管进入回肠集合淋巴结，孤立淋巴滤泡及肠系膜淋巴结中生长繁殖，然后再由胸导管进入血流而引起短暂的菌血症，即第一次菌血症，此阶段患者并无症状，相当于临床上的潜伏期。伤寒杆菌随血流进入肝、脾、胆囊、肾和骨髓后继续大量繁殖，再次进入血流，引起第二次严重菌血症、并释放强烈的内毒素，产生发热，全身不适等临床症状，出现皮肤玫瑰疹和肝、脾大等，此时相当于病程的第1~2周，毒血症状逐渐加重，血培养常为阳性，骨髓中伤寒杆菌最多，持续时间较长，故培养阳性率最高。病程第2~3周，伤寒杆菌继续随血流散播至全身各脏器与皮肤等处，经胆管进入肠道随粪便排出，经肾脏随尿液排出，此时粪便、尿液培养可获阳性。经胆管进入肠道的伤寒杆菌，部分穿过小肠黏膜再度侵入肠壁淋巴组织，在原已致敏的肠壁淋巴组织中产生严重的炎症反应和单核细胞浸润，引起坏死，脱落而形成溃疡，若波及病变部位血管可引起出血，若侵及肌层与浆膜层则可引起肠穿孔。此外，伤寒杆菌也可在其他组织引起化脓性炎症如骨髓炎、肾脓肿、胆囊炎、脑膜炎、心包炎等。病程第4周开始，人体产生的免疫力逐渐加强，表现为体液免疫和细胞免疫功能增强，吞噬细胞作用加强等，伤寒杆菌从血流与脏器中逐渐消失，肠壁溃疡愈合，疾病痊愈。少数病例可能由于免疫功能不足等原因，潜伏在体内（如胆囊）的伤寒杆菌可再度繁殖并侵入血流引起复发。

（二）病理改变

伤寒的主要病理特点是全身单核-巨噬细胞系统的增生性反应，尤以回肠末段的集合淋巴结和孤立淋巴结最为显著。病程第1周，肠道淋巴组织增生肿胀呈纽扣样突起，特点为炎症细胞的浸润以巨噬细胞为主而无中性粒细胞，肠系膜淋巴结亦增生肿大，肝、脾、骨髓中的吞噬细胞亦出现增生；病程第2周，肿大的淋巴结发生坏死；病程第3周，坏死组织脱落形成溃疡，若波及病变部血管可引起出血，若侵入肌层与浆膜层可引起肠穿孔；病程第4周后，溃疡愈合，不留瘢痕，也不引起肠道狭窄。肠道病变不一定与临床症状的严重程度成正比，伴有严重毒血症者，尤其是婴儿，其肠道病变可能不明显，反之，毒血症状轻微或缺如的患者却可突然发生肠出血与肠穿孔。其他脏器中，脾和肝的病变较为显著。脾大，有充血、灶性坏死、网状内皮细胞增生及伤寒肉芽肿形成。肝的最常见病变是肝细胞局灶性坏死伴有单核细胞浸润。巨噬细胞吞噬伤寒杆菌、红细胞、淋巴细胞及细胞碎片，称为"伤寒细胞"（typhoid cell），伤寒细胞聚集成团，形成小结节，称为"伤寒小结"（typhoid nodule）或"伤寒肉芽肿"（typhoid granuloma），具有病理诊断意义。

【临床表现】

潜伏期长短与感染菌数量以及宿主的免疫状态有关，波动范围为3~60天，通常为7~14天。

（一）典型伤寒的临床表现

自然病程可分为4期：

1. **初期** 相当于病程第1周，缓慢起病，发热是最早出现的症状，发热前可伴有畏寒，寒战少见，体温呈阶梯形上升，于5~7天内达高峰，可达39~40℃。还可伴有全身不适、乏力、食欲缺乏、咽痛与咳嗽等。右下腹可有轻压痛。部分患者可扪及肿大的肝脏和脾脏。

2. **极期** 相当于病程第2~3周，常有伤寒的典型表现。

（1）发热：持续高热，多数呈稽留热型，少数呈弛张热型或不规则热型，持续10~14天。

（2）消化系统症状：明显食欲缺乏，腹部不适，腹胀，多有便秘，少数则以腹泻为主。右下腹可有轻度压痛。

(3)神经系统症状:与疾病的严重程度成正比。患者表情淡漠、反应迟钝、听力减退、重者可有谵妄、昏迷、病理反射等中毒性脑病的表现。神经系统症状多随体温下降而逐渐恢复。

(4)循环系统症状:常有相对缓脉,即体温增高1℃,每分钟脉搏增加少于15~20次,系因副交感神经兴奋性增强所致。如并发中毒性心肌炎时,相对缓脉不明显。有时出现重脉,即桡动脉触诊时,每一次脉搏感觉有两次搏动,是因末梢血管受内毒素影响而扩张所致。

(5)皮疹:大约半数以上的患者,于病程的7~13天可出现淡红色小斑丘疹,称为玫瑰疹。直径约2~4mm,压之褪色,一般在10个左右,多分布在下胸、上腹部的皮肤,四肢罕见,一般2~4天内消失,可分批出现。

(6)肝脾大:大多数患者可有肝脾大,以脾大为主,通常为肋缘下1~3cm,质软伴压痛。重者出现肝功能明显异常及黄疸。

3. **缓解期** 相当于病程第3~4周,体温出现波动并开始下降,食欲逐渐好转,腹胀逐渐消失,肿大的脾脏开始回缩。由于小肠病理改变仍处于溃疡期,此时仍有发生肠出血或肠穿孔的危险。

4. **恢复期** 相当于病程第5周。体温正常,神经系统、消化系统症状消失,肝脾恢复正常,一般在1个月左右完全恢复健康。

值得指出的是,由于多数患者能够得到及时的诊断和有效的抗菌治疗,或在病初就使用了抗生素,所以,目前具有典型临床表现的患者较少见。

（二）临床类型

本病的临床类型受到患者的发病年龄、是否存在基础疾病、宿主的免疫状态、感染伤寒杆菌的数量、毒力以及使用抗菌药物的时间等因素的影响。

1. **普通型** 具有前述临床典型表现者。

2. **轻型** 发热38℃左右,病程短,全身毒血症状轻,1~2周痊愈。多见于发病初期已应用过有效抗菌药物及儿童患者。

3. **迁延型** 起病初与典型伤寒相似,但发热持续不退,呈弛张热型或间歇热型,热程可迁延1~2个月,甚至数月之久。肝脾大明显。常见于合并慢性血吸虫病或其他慢性疾病的伤寒患者。

4. **逍遥型** 病情轻微,患者可照常工作。部分患者可因突然肠出血或肠穿孔而被发现。

5. **暴发型** 起病急骤,毒血症状严重,有畏寒,高热,肠麻痹,中毒性脑病,中毒性心肌炎,中毒性肝炎,DIC等表现。如未能及时抢救,常在1~2周内死亡。

6. **小儿伤寒** 一般年龄越大,临床表现越似于成人,年龄越小,症状越不典型。婴幼儿伤寒常不典型,病情较重,一般起病急,伴有呕吐、惊厥、不规则高热、脉快、腹胀、腹泻等,而相对缓脉、玫瑰疹较少见,实验室检查白细胞计数常增多,容易并发支气管炎或肺炎,肠出血和肠穿孔少见。

7. **老年伤寒** 体温通常不高,症状多不典型,常易出现虚脱,神经系统及心血管系统症状严重,易并发支气管肺炎与心功能不全,常有持续的胃肠功能紊乱和记忆力减退,病程迁延,恢复慢,病死率较高。

8. **复发与再燃** ①复发:是指有些病例在退热后1~2周再次出现临床症状,与初次发作相似,血培养再度阳性。其原因与病灶内的细菌未完全清除,当机体抵抗力下降时,细菌再度繁殖,再次侵入血流有关。可复发2~3次。复发的症状较轻,病程较短,并发症较少;②再燃:是指部分患者在进入恢复期前。体温尚未下降至正常时又重新升高,5~7天后方正常,血培养常阳性。再燃时症状加剧,其原因与菌血症尚未完全控制有关。有效和足量的抗生素使用可减少再燃的发生。

【并发症】

（一）肠出血

为常见并发症,多见于病程第2~3周,发生率为2%~15%。腹泻或饮食不节可为诱发因素。出血量可从大便隐血至大量血便。少量出血可无症状或仅有轻度头晕,脉快;大量出血时体温突然下降,脉搏细速,并有头晕,面色苍白,烦躁,冷汗,血压下降等休克表现。

（二）肠穿孔

为最严重的并发症,多见于病程第2~3周,发生率为1%~4%。肠穿孔常发生于回肠末段:表现为突然右下腹剧痛,伴有恶心、呕吐、冷汗、脉搏细速、呼吸急促、体温与血压下降,经1~2小时后腹痛及其他症状暂时缓解,不久体温又迅速上升并出现腹膜炎征象,表现为腹胀,持续性腹痛,腹壁紧张,广泛压痛及反跳痛,肠鸣音减弱至消失,腹腔内有游离液体,X线检查隔下有游离气体,白细胞数较原先增高伴核左移。肠穿孔的诱因大致与肠出血相同,有的病例并发肠出血的同时发生肠穿孔。

（三）中毒性心肌炎

常见于病程第2~3周伴有严重毒血症者。临床特征为心率加快,第一心音减弱,心律不齐,期前收缩,舒张期奔马律,血压偏低。心肌酶谱异常。心电图显示P-R间期延长,T波改变,ST段偏移等。

（四）中毒性肝炎

常见于病程第1~2周。主要特征为肝大,可伴有压痛,血清ALT轻至中度升高,少数出现轻度黄疸。随着病情好转,肝大及肝功能可于2~3周恢复正常。

（五）溶血性尿毒综合征

近年来国外报道的发病数有增加趋势,达12.5%~13.9%,国内亦有少量报道。一般见于病程第1~3周,约半数发生于第1周。主要表现为溶血性贫血和肾衰竭,并有纤维蛋白降解产物增加,血小板减少及红细胞碎裂现象。

（六）其他

除上述并发症外,支气管炎或支气管肺炎、急性胆囊炎、血栓性静脉炎、中毒性脑病、DIC等也可见到。

【实验室检查】

（一）一般检查

1. **血液检查**　白细胞计数大多为$(3~4)×10^9/L$,中性粒细胞可减少;嗜酸性粒细胞减少或消失,嗜酸性粒细胞计数可作为判断病情与疗效的指征之一。血小板计数突然下降,应高度警惕出现溶血性尿毒综合征、DIC等并发症。

2. **尿液检查**　常出现轻度蛋白尿、偶见少量管型。

3. **粪便检查**　在肠出血时有血便或潜血试验阳性。

4. **骨髓检查**　涂片查见伤寒细胞。

（二）细菌学检查

是确诊的主要依据。

1. **血培养**　病程第1周阳性率可达90%,第三周降为30%~40%,第四周时常阴性。对已用抗生素的患者,可取血凝块做培养,宜用含胆汁的培养基。

2. **骨髓培养**　阳性率较血培养高,全病程均可获较高的阳性率,第1周可高达90%,且较少受抗菌药物的影响。

3. **粪便培养**　从潜伏期起便可获阳性,第3~4周可高达80%,病后6周阳性率迅速下降,3%患者排菌可超过1年。

4. **尿培养**　第3~4周培养阳性率较高,但应避免粪便污染。

5. 玫瑰疹的刮取物或活检切片也可获阳性培养。

（三）免疫学检查

1. **肥达反应**　伤寒血清凝集试验(Widal reaction,肥达反应)所用的抗原有伤寒杆菌菌体(O)抗原,鞭毛(H)抗原、副伤寒甲、乙、丙鞭毛抗原5种。目的在于测定患者血清中各种相应抗体的凝集效价。一般从病程第2周开始阳性率逐渐增加,至第4周可达90%,病愈后阳性反应可持续数月之久。分析肥达反应结果时应注意以下几点：①正常人血清中可能存在低效价凝集抗体，故通常"O"抗体的效价在1：80以上，"H"抗体效价在1：160以上，才有诊断价值；②必须多次重复检查，一般每周检查1次，如凝集效价逐次递增，则其诊断意义更大；③因"O"抗体出现早，消失快，半年左右消失；"H"抗体出现迟，可持续阳性数年。在接受伤寒、副伤寒菌苗预防接种后，在患其他发热性疾病时，可出现非特异性回忆反应，仅有"H"抗体效价增高，而"O"抗体效价不高；发病早期可只有"O"抗体效价增高，而"H"抗体效价不高；④伤寒与副伤寒甲、乙有部分共同的"O"抗原（Ⅻ），体内产生相同的"O"抗体。因此，"O"抗体效价增高，只能推断为伤寒类疾病，而不能区别伤寒或副伤寒。伤寒与副伤寒杆菌甲、乙、丙4种的鞭毛抗原各有相同，所产生的"H"抗体也各异，故诊断时需依鞭毛抗体凝集效价而定；⑤有少数伤寒患者肥达反应始终呈阴性，其原因可能为感染轻，特异性抗体形成少；或早期应用有效抗菌药物或同时接受皮质激素治疗者，特异性抗体的形成受到影响，或患者过于衰弱，免疫反应低下，或患丙种球蛋白缺乏症，不能形成特异性抗体等，因此，肥达试验阴性不能排除此病；⑥部分疾病如血吸虫病、败血症、结核病、风湿病、溃疡性结肠炎等可出现假阳性反应；⑦Vi抗体的检测可用于慢性带菌者的调查。

2. 其他免疫学检查 如被动血凝试验（PHA）、对流免疫电泳（CIE）、协同凝集试验（COA）、免疫荧光试验（IFT）、酶联免疫吸附试验（ELISA）等可用于血清中伤寒特异性抗原或抗体的检测。

（四）分子生物学诊断方法

1. DNA探针（DNA Probe） DNA探针是用DNA制备的诊断试剂，用于检测或鉴定特定的细菌，DNA Probe的特异性高而敏感性低，一般用于菌种鉴定及分离。

2. 聚合酶链反应（PCR） 具有高度敏感性和特异性，但易出现产物污染，所以，控制PCR方法的假阳性及假阴性，是提高准确度的关键。

【诊断与鉴别诊断】

（一）诊断

伤寒可依据流行病学资料，临床表现及实验室检查结果做出临床诊断，但确诊伤寒则以检出致病菌为依据。

1. 流行病学资料 注意当地流行情况，流行季节，患者的生活卫生习惯，有否伤寒病史，预防接种史、与伤寒患者密切接触史。

2. 临床特征 在伤寒流行季节和地区有持续性发热1~2周以上，并出现表情淡漠，相对缓脉，皮肤玫瑰疹，肝脾大等，伴肠出血或肠穿孔有助诊断。

3. 实验室检查 白细胞总数低下，嗜酸性粒细胞减少或消失。骨髓象中有伤寒细胞，可临床诊断为伤寒。肥达试验阳性有辅助诊断意义。

4. 确诊标准 疑似病例如有以下项目之一者即可确诊：①从血、骨髓、尿、粪便、玫瑰疹刮取物中，任一种标本分离到伤寒杆菌；②血清特异性抗体阳性，肥达反应"O"抗体凝集效价≥1：80，"H"抗体凝集效价≥1：160，恢复期效价增高4倍以上者。

（二）鉴别诊断

1. 病毒感染 如上呼吸道或肠道病毒感染，起病较急，多伴有上呼吸道症状，常无缓脉、脾大或玫瑰疹，伤寒的病原与血清学检查均为阴性，病程常在1~2周。

2. 流行性斑疹伤寒 有虱咬史，多见于冬春季，起病较急，脉快，体温上升迅速。多有结膜充血，明显头痛等神经系统症状。第5~6病日出现皮疹，数量多且可有出血性皮疹。外斐反应阳性。病程2周左右。

3. 钩端螺旋体病 本病的流感伤寒型在夏秋季流行期间常见，起病急，伴畏寒发热，发热与伤寒相似。但此病有疫水接触史，临床表现有眼结合膜充血，全身酸痛，尤以腓肠肌疼痛与压痛为著，以及腹股沟淋巴结肿大等；血象白细胞数增高。进行有关病原、血清学检查即可确诊。

4. 恶性疟疾 起病急,不规则高热,伴有寒战及出汗,病久可有贫血,脾大且质地较硬,血涂片或骨髓涂片查见疟原虫。抗疟疾治疗有效。

5. 急性粟粒性肺结核 患者多有结核病史或与结核病患者密切接触史。发热不规则,盗汗及呼吸道症状较突出,脉搏增快。痰涂片及培养查见结核分枝杆菌,胸片可见大小称均匀分布的粟粒性病变。抗结核治疗有效。

6. 革兰阴性杆菌败血症 本病常先有胆道、泌尿道或用腹腔内感染等原发病灶。起病急,热型多不规则,常呈弛张热,全身中毒症状明显,常有寒战、多汗,病程中易出现休克、DIC 等。白细胞总数虽不高,但中性粒细胞比例增高。血培养可检出致病菌。

7. 恶性组织细胞病 本病病情进展快而凶险,高热,不规则热型,出血与贫血显著。血常规见全血细胞减少,骨髓中可见恶性组织细胞,淋巴结活检有助于确诊。

【治疗】

（一）一般治疗

1. 消毒和隔离 患者入院后应按肠道传染病常规进行消毒隔离。临床症状消失后,每隔 5~7 天送粪便进行伤寒杆菌培养,连续 2 次阴性才可解除隔离。

2. 休息 发热期患者必须卧床休息,退热后可根据具体情况逐步恢复正常生活。

3. 护理 密切观察体温、脉搏、血压、腹部、大便等变化。注意皮肤及口腔的护理,防止压疮和肺部感染。

4. 饮食 饮食应给高热量、高营养、易消化的饮食。防止饮食不当诱发肠出血或肠穿孔的发生。一般退热后 2 周才恢复正常饮食。

（二）对症治疗

1. 降温 高热时应用物理降温,使用冰袋或 25%~30% 乙醇四肢擦浴,不宜用发汗退热药,以免虚脱。

2. 便秘 可用开塞露,或用生理盐水 300~500ml 低压灌肠,禁用高压灌肠和泻剂。

3. 腹泻 应选择低糖低脂肪食物。可使用收敛药,忌用鸦片制剂,以免引起肠道蠕动减慢,导致肠道积气。

4. 腹胀 应避免进食容易产气食物。可用松节油腹部热敷,或肛管排气,禁用新斯的明等促进肠道蠕动的药物。

5. 严重毒血症者 可在足量有效抗菌治疗配合下使用激素。常用氢化可的松 25~50mg 或地塞米松 1~2mg,每日 1 次静脉缓慢滴注;或口服泼尼松 5mg,每日 3~4 次,疗程不超过 3 天。对兼有毒血症和显著鼓肠或腹泻的患者,激素的使用宜慎重,以免发生肠出血及肠穿孔。

（三）抗菌治疗

伤寒抗菌药物的选择,在没有伤寒药物敏感性试验的结果之前,经验性治疗的首选药物推荐使用第三代喹诺酮类药物,儿童和孕妇宜首先应用第三代头孢菌素。治疗开始后,必须密切观察疗效,并尽快进行药物敏感性试验,然后根据药敏试验的结果决定是否需要调整治疗方案。

1. 第三代喹诺酮类药物 第三代喹诺酮类药物具有下列共同特点:①抗菌谱广,尤其对革兰阴性杆菌活性高;②细菌对其产生突变耐药的发生率低;③体内分布广,血液、胆汁、肠道、尿路中药物浓度高,可达有效抑菌或杀菌水平;④大多品种系口服制剂,使用方便;⑤因其影响骨骼发育,孕妇、儿童、哺乳期妇女慎用。目前,常用的有氧氟沙星,300mg 口服每日 2 次,或 200mg 每 8~12 小时静滴 1 次;环丙沙星,500~750mg 口服每日 2 次,或 200mg 每日 2 次静脉滴注;依诺沙星,200mg 口服每日 3 次;疗程均为 14 天。

2. 第三代头孢菌素类 第三代头孢菌素对伤寒杆菌有强大抗菌活性,而且胆汁浓度高,毒副反应低,尤其适用于孕妇、儿童、哺乳期妇女以及氯霉素耐药菌所致伤寒。可用头孢曲松，成人1g，每12小时1次，儿童每日100mg/kg，疗程14天。头孢噻肟成人1~2g，每8~12小时1次，儿童100~150mg/（kg·d），疗程14天。

3. **氯霉素**　仅用于敏感菌株的治疗。每日25mg/kg，分2~4次口服或静脉滴注，体温正常后，剂量减半，疗程14天。新生儿、孕妇、肝功能明显损害者忌用，少数患者在治疗过程中可发生粒细胞减少，严重者可发生再生障碍性贫血，因此，在疗程中应经常检查血象，如白细胞计数低于2.0×10⁹/L，应停药。个别患者可出现中毒性精神病，但停药后可恢复。

4. **氨苄西林**　仅用于敏感菌株的治疗。氨苄西林成人2~6g/d，儿童100~150mg/（kg·d），分3~4次口服或静脉滴注。阿莫西林成人2~4g/d，分3~4次口服，疗程14天。

5. **复方磺胺甲噁唑片**　仅用于敏感菌株的治疗。成人每日2次，每次2片，儿童40~50mg/（kg·d），TMP 10mg/kg，每日2次，疗程14天。

（四）慢性带菌者的治疗

根据药物敏感性试验的结果选择治疗药物，一般可选择：氧氟沙星、左氧氟沙星或环丙沙星。

（五）复发治疗

据药物敏感性试验的结果选择治疗药物，用足剂量和疗程。

（六）并发症的治疗

1. **肠出血**　①暂时禁食，绝对卧床休息，严密观察血压，脉搏，神志变化及便血情况；②静脉滴注葡萄糖生理盐水，注意电解质平衡，并加用维生素K₁，卡巴克洛，抗血纤溶芳酸，止血粉等止血药；③根据出血情况，必要时给予输血；④如患者烦躁不安，可注射镇静剂，如地西泮，苯巴比妥钠，禁用泻剂及灌肠；⑤经积极治疗仍出血不止者，应考虑手术治疗。

2. **肠穿孔**　暂时禁食、胃肠减压，除局限者外，肠穿孔伴发腹膜炎的患者应及早手术治疗，同时加用足有效的抗生素联合应用，以控制腹膜炎。

3. **中毒性心肌炎**　严格卧床休息，加用肾上腺皮质激素、维生素B₁、ATP、静注高渗葡萄糖液。如出现心力衰竭，应积极处理，可使用洋地黄和呋塞米并维持至临床症状好转，但患者对洋地黄耐受性差，故用药时宜谨慎。

4. **溶血性尿毒综合征**　使用足量有效的抗菌药物控制原发感染，碱化尿液，输血，小剂量肝素或低分子右旋糖酐进行抗凝，必要时进行血液透析，以促进肾功能恢复。

5. **其他**　肺炎、中毒性肝炎、胆囊炎和DIC采取相应专科的治疗措施进行治疗。

【预防】

（一）控制传染源

患者应按肠道传染病隔离。患者体温正常后15天，或每隔5天作尿、粪便培养1次，连续2次阴性，才能解除隔离。患者的大小便、便器、食具、衣服、生活用品等均须消毒处理。饮食业从业人员定期检查，及时发现带菌者。带菌者应调离饮食服务业工作。慢性带菌者要进行治疗、监督和管理。接触者要进行医学观察3周，有发热的可疑患者，及早隔离治疗观察。

（二）切断传播途径

是预防本病的关键性措施。应深入开展群众性爱国卫生运动，做好卫生宣传工作，搞好"三管一灭"（粪便管理、水源管理、饮食卫生管理和消灭苍蝇）。养成良好卫生与饮食习惯，坚持饭前、便后洗手，不饮生水、不吃不洁食物等。

（三）提高人群免疫力

对易感人群进行伤寒、副伤寒甲、乙三联菌苗预防接种，皮下注射3次，间隔7~10天，各0.5ml、1.0ml、1.0ml，免疫期为1年。每年可加强1次，1.0ml，皮下注射。口服伤寒菌苗研究有较大发展，如口服灭毒菌苗 Ty2la 株的疫苗,在第 1、3、5 和 7 天各口服 1 个胶囊,保护效果可达 50%~96%,不良反应也较低。

二、副伤寒

副伤寒(paratyphoid fever)包括副伤寒甲、副伤寒乙、副伤寒丙三种,分别由副伤寒甲、副伤寒乙、副伤寒丙型沙门菌引起的一组细菌性传染病。

(一)副伤寒甲、乙

副伤寒甲分布比较局限,副伤寒乙呈世界性分布。我国成人的副伤寒以副伤寒甲为主,儿童以副伤寒乙为主。

副伤寒甲、乙引起肠黏膜层炎症性改变,溃疡少而表浅,肠出血、肠穿孔较少发生。但炎症病变广泛,可累及肠道较大范围,以胃肠炎或结肠炎的临床表现较多。

副伤寒甲、乙潜伏期为 8~10 天。大多急骤起病,先有呕吐、腹泻等急性胃肠炎症状。2~3 天后出现发热等伤寒临床表现,胃肠炎症状减轻。体温波动大,多见弛张热型及不规则热型,热程短(副伤寒甲平均 3 周,副伤寒乙平均 2 周),全身中毒症状较轻,玫瑰疹出现较早、较多、较大、颜色较深,并发症较少。副伤寒甲复发多见,副伤寒乙多见明显胃肠炎症状,易形成慢性胆囊带菌。

(二)副伤寒丙

副伤寒丙较多侵犯肠外组织及器官,主要表现为脓毒血症型、伤寒型或急性胃肠炎型,以脓毒血症型多见。起病急,体温上升快,不规则热型,热程平均 2~3 周,常伴寒战。脓毒血症型以全身化脓性迁徙灶为特征,表现为全身多处组织器官均可发生化脓性病变,常见肺炎、肺脓肿、骨与关节化脓性病灶、化脓性心包炎、心内膜炎、肝脓肿、肾盂肾炎、化脓性脑膜炎等。病情严重,多有皮疹、肝脾大,易出现黄疸。肠出血、肠穿孔少见。

副伤寒的表现与伤寒较难鉴别,需依靠细菌培养及肥达反应才能确诊。

副伤寒的治疗与伤寒相同。并发脓肿病灶形成者,在足量有效的抗生素应用同时行外科手术治疗。

(胡 鹏)

学习小结

1. 伤寒典型临床特征为持续发热、相对缓脉、全身中毒症状与消化道症状、玫瑰疹、肝脾大与白细胞减少等。

2. 伤寒的主要病理特点为全身单核-巨噬细胞系统的增生性反应,尤以回肠末段的集合淋巴结和孤立淋巴结最为显著。

3. 伤寒的传染源为带菌者或患者,通过粪-口途径感染人。

4. 肠穿孔为最严重的并发症,均多见于病程第 2~3 周。

5. 细菌学检查是确诊的主要依据:血培养病程第 1 周阳性率可达 90%,骨髓培养阳性率较血培养高,全病程均可获较高的阳性率。

6. 治疗的首选药物推荐使用第三代喹诺酮类药物,儿童和孕妇宜首先应用第三代头孢菌素。

复习参考题

1. 伤寒最严重的并发症是什么?

2. 确诊伤寒最可靠的依据是什么?

3. 试述肥达反应的临床意义。

第二节　细菌性食物中毒

细菌性食物中毒(bacterial food poisoning)是指进食被细菌或细菌毒素污染的食物而引起的急性感染性中毒性疾病。根据临床表现的不同,可分为胃肠型食物中毒和神经型食物中毒。

一、胃肠型食物中毒

胃肠型食物中毒的特征是潜伏期短,夏秋季较多见,常集体发病,以恶心、呕吐、腹痛、腹泻等急性胃肠炎症状为主要表现。

【病原学】

引起细菌性食物中毒的细菌很多,常见的有:

(一)沙门菌属(*Salmonella*)

为肠杆菌科沙门菌属,以猪霍乱沙门菌、鼠伤寒沙门菌和肠炎沙门菌较为多见。革兰阴性杆菌,需氧,不产生芽胞,无荚膜,绝大多数有鞭毛,能运动。对外界的抵抗力较强,在水和土壤中能存活数月,粪便中能存活1~2个月。不耐热,加热至60℃ 10~20分钟被杀死,5%苯酚或1∶500氯化汞5分钟内即可杀灭。多种家禽、家畜和野生动物肠腔和内脏中有此菌。

(二)副溶血性弧菌(*Vibrio parahemolyticus*)

为革兰阴性球杆菌,有荚膜,菌体两端浓染,有鞭毛,运动活泼。嗜盐生长,含氯化钠3%~4%环境中生长最好,无盐环境中不生长。对酸敏感,食醋中3分钟即死亡,不耐热,56℃分钟即可灭活。对低温和高浓度氯化钠抵抗力甚强。有25个血清型,其中B、E、H型是引起食物中毒主要致病菌,其能溶解人及家兔红细胞,称为"神奈川"试验(kanagawa test)阳性。此菌广泛存在海水中,海产品带菌率极高,其他含盐量较高的食物如咸菜、咸肉、咸蛋亦可带菌。

(三)大肠埃希菌(*Escherichiacoli*, *E coli*)

革兰阴性短杆菌,两端钝圆,多数菌株有鞭毛,能运动,可有荚膜。此菌为人和动物肠道正常寄居菌,特殊条件下可致病。体外抵抗力较强,在水和土壤中能存活数月,对高温和化学消毒剂敏感,含余氯0.2mg/L的水中不能生存。此菌属以菌体(O)抗原分群,以荚膜(K)抗原(A、B、L)和鞭毛(H)抗原分型,目前已发现170多个血清型,能引起食物中毒的有16个血清型,根据其致病机制不同可分为以下类型:①肠致病型大肠埃希菌(Enteropathogenic E coli,EPEC),是婴幼儿腹泻的重要病原;②肠产毒素型大肠埃希菌(Enterotoxigenic E coli,ETEC),是引起旅游者及婴幼儿腹泻的重要病原;③肠侵袭性大肠埃希菌(Entero-inVasiVe E coli,EIEC),不产生肠毒素,可入结肠上皮细胞生长繁殖,常在较大儿童和成人中引起腹泻,类似菌痢的表现;④肠出血型大肠埃希菌(Enterohemorrhagic E coli,EHEC),可产生志贺菌样毒素,对结肠细胞有直接细胞毒作用,引起出血性肠炎,O_{157}:H_7 型大肠埃希菌就属此类;⑤肠集聚型大肠埃希菌(Enteroag-gregatiVe E coli,EAggEC)。

相关链接

肠出血型大肠埃希菌 O_{157}: H_7 感染的流行史和临床表现

肠出血型大肠埃希菌(Enterohemorrhageecoli,EHEC)O_{157}:H_7 感染性腹泻是近年来新发现的危害严重的肠道传染病。自 1982 年美国首次发现因该致病菌引起的食物中毒以来,EHEC O_{157}:H_7 疫情开始逐渐扩散和蔓延,相继在英国、加拿大、日本等多个国家引起腹泻暴发和流行,许多流行与食品污染有关。美国每年有约 2 万人感染发病,1996 年日本东京地区发生暴发流行,约 1 万人发病,死亡 13 人。其他欧美国家也有流行报道。我国自 1997 年在一定范围内开展监测工作以来,已陆续有众多省份在市售食品、进口食品、腹泻病患者、家畜家禽等分离到 EHEC O_{157}:H_7,特别是 1999 年我国部分地区发生了 EHEC O_{157}:H_7 感染性腹泻的暴发,表明 EHEC O_{157}:H_7 感染性腹泻已逐渐成为威胁人群健康的重要公共卫生问题。为此,2000年,原国家卫生部发布了《全国肠出血性大肠埃希菌 O_{157}:H_7 感染性腹泻监测方案(试行)》,以进一步加强我国重点地区 EHEC O_{157}:H_7 感染的监测工作。

EHEC O_{157}:H_7 感染后,可分为无症状感染、轻度腹泻和出血性肠炎三种临床类型。潜伏期限一般 4~8天。典型表现为急性发病,腹泻,初为水样便后转为血性便,有痉挛性腹痛,不发热或低热,伴恶心、呕吐,部分患者尤其是老年和儿童患者可在病程 1~2 周发生溶血尿毒综合征和血栓性血小板减少性紫癜,表现为溶血性贫血、急性肾功能不全、血小板减少等,病死率高。

(四)金黄色葡萄球菌(Staphylococcus aureus)

革兰阳性,不形成芽胞,无荚膜。引起食物中毒的金黄色葡萄球菌仅限于能产生肠毒素的菌株,在乳类、肉类食物中极易繁殖,可产生耐热性很强的外毒素(肠毒素),属于低分子量可溶性蛋白质,经加热煮沸30 分钟仍能致病。有 A、B、C、D、E 五个血清型,其中以 A 型引起食物中毒最多见,B、C 型次之。

(五)变形杆菌(Bacillus proteus)

属肠杆菌科,革兰阴性杆菌,呈多形性,无芽胞和荚膜,四周有鞭毛,运动活泼,能产生肠毒素和组胺脱羧酶。抵抗力强,营养要求低,生长繁殖快,存在人和多种野生动物肠内。有菌体(O)抗原及鞭毛(H)抗原。此属细菌 X_{19}、X_K、X_2 的菌体抗原与某些立克次体的部分抗原有交叉,能出现交叉凝集反应。

另外,蜡样芽胞杆菌(Bacillus cereus)、产气荚膜杆菌(Clostridium perfringens)等也可引起胃肠型食物中毒。

【流行病学】

1. **传染源** 被致病菌感染的动物或人。

2. **传播途径** 通过进食被细菌及其毒素污染的食物、饮水等传播。苍蝇、蟑螂是细菌污染食物、餐具的重要媒介。

3. **人群易感性** 普遍易感,病后无明显免疫力,因致病菌种类多无交叉免疫,可反复感染发病。

4. **流行特征** 本病常年散发,夏秋季多发。暴发流行时病例集中,集体发病,潜伏期短,有共同进食的可疑食物史,停止食用可疑食物后流行停止。

【发病机制与病理解剖】

细菌污染食物并大量繁殖、产生毒素是致病的基本条件。由于发病后细菌及毒素能迅速排出体外,所以较少引起败血症或毒血症。患者是否发病和病情轻重,与细菌或毒素污染的程度、进食量的多少、人体的抵抗力强弱等因素有关。致病因素有:①肠毒素:能刺激肠壁上皮细胞,激活其腺苷酸环化酶,催化细胞质中的 ATP 转化为环磷酸腺苷（cAMP）。cAMP 浓度增高可促进胞质内蛋白质磷酸化过程,并激活细胞有关酶系统,促进液体及氯离子的分泌,抑制肠壁上皮细胞对钠和水分的吸收,导致腹泻。耐热肠毒素是通过激活肠黏膜细胞的鸟苷酸环化酶,提高环磷酸鸟苷（cGMP）水平,引起肠隐窝细胞分泌增强和绒毛顶部细胞吸收能力降低而引起腹泻;②侵袭性损害:沙门菌、副溶血弧菌、变形杆菌等能侵袭肠黏膜上皮细胞并在其中繁殖,引起黏膜充血、水肿,上皮细胞变性、坏死、脱落并形成溃疡;③内毒素:菌体裂解后释放的内毒素致病性较强,能引起发热、胃肠黏膜炎症、消化道蠕动增快并产生呕吐、腹泻等症状;④过敏反应:变形杆菌产生组胺脱羧酶,能使蛋白质中的组氨酸脱羧而成组胺,引起过敏反应,出现颜面潮红、头痛、荨麻疹等症状。

【临床表现】

潜伏期短,常于进食后数小时发病,超过 72 小时发病者可基本排除食物中毒。

临床表现以急性胃肠炎为主,如恶心、呕吐、腹痛、腹泻等,部分患者有发热、畏寒等全身中毒症状。腹泻严重者可导致脱水、电解质紊乱、酸中毒、甚至休克。病程多在 1~3 日内。常见细菌性食物中毒临床特点见表 4-1。

表 4-1　常见细菌性食物中毒临床特点

	沙门菌属食物中毒	副溶血性弧菌食物中毒	大肠埃希菌食物中毒	金黄色葡萄球菌食物中毒
潜伏期（小时）	4~24	6~12	2~20	1~6
污染食物	肉类、蛋类	海产品、腌制品	隔夜剩饭菜、淀粉类及肉类	淀粉类、肉类及乳制品
起病情况	腹痛、呕吐继而腹泻	腹痛、发热、继而腹泻、呕吐	食欲缺乏、继而腹痛、腹泻	恶心、头痛后腹痛、腹泻、呕吐
体温	发热	多有发热	低热至高热	多正常
腹痛	轻	重	轻	轻
呕吐	多有	可有可无	少有	剧烈
腹泻	水样,臭而量多	水样或血水样,部分呈脓血性	水样或黏液样,有恶臭	水样或黄水样,可有恶臭
脱水	+~++	+~+++	+	+

胃肠型细菌性食物中毒可分为毒素型、感染型和混合型三类。毒素型食物中毒是因为细菌在食物中繁殖并产生毒素,食入这种含毒素的食物而引起的中毒,临床表现无发热而有急性胃肠炎症状;感染型食物中毒是因为病原菌污染食物并大量繁殖,食入这种含有大量活菌的食物后细菌又可在肠道中繁殖,并向外排菌造成传播,临床表现为发热和急性胃肠炎症状;由毒素型和感染型两种协同作用所致的食物中毒称为混合型食物中毒。

【诊断与鉴别诊断】

（一）诊断依据

1. 流行病学资料　根据共餐者短期内集体发病,结合流行季节及饮食情况等病史。

2. 临床表现　潜伏期短,有急性胃肠炎的临床特征,病程短。

3. 实验室检查

（1）细菌学及血清学检查:对可疑食物、患者呕吐物及粪便进行细菌学培养,分离鉴定菌型。留取早期及病后两周的双份血清与培养分离所得可疑细菌作血清凝集试验。

（2）动物试验:取细菌培养液或毒素提取液喂猴或猫（或灌胃）,观察有无胃肠道症状,特别是呕吐反应,也可将毒素注入小白鼠腹腔观察其有无症状出现。

（二）鉴别诊断

1. 非细菌性食物中毒　包括化学性食物中毒（砷、氯化汞、有机磷农药等）和生物性食物中毒（发芽的马铃薯、生鱼胆或毒蕈等）。潜伏期更短,仅数分钟至数小时,一般不发热,以多次呕吐为主,腹痛、腹泻较少,但神经症状及肝肾功能损害明显,病死率较高。对可疑食物、排泄物等进行生物和化学分析可确定病因。

2. 霍乱　结合流行病学特点,有无痛性泻吐,多先泻后吐,吐泻物呈米泔水样,不发热,易发生不同程度脱水、酸中毒、周围循环障碍。粪便悬滴镜检、细菌培养和动力试验可快速确诊。

3. 急性细菌性痢疾　呕吐较少,常有发热、全身酸痛、里急后重,为黏液脓血便,左下腹压痛,大便镜检有红细胞、脓细胞及巨噬细胞,粪便培养有志贺菌生长。

4. 急性坏死性出血性肠炎　起病急骤,突发剧烈腹痛,暗红色大便伴坏死组织,全身中毒症状严重,易出现休克、贫血、肠麻痹、腹膜炎等。

【治疗】

1. 一般治疗　卧床休息。饮食宜清淡流质或半流质,口服补液盐稀释后分次服用。感染型食物中毒者床旁隔离。

2. 对症治疗　吐泻腹痛剧烈者暂禁食,给阿托品 0.5mg 肌内注射,或山莨菪碱 10mg 肌内注射。高热者用物理降温或药物降温,烦躁不安时应给予镇静剂。注意纠正水与电解质紊乱及酸中毒。脱水严重甚至休克者,积极补充液体及给予抗休克处理。变形杆菌食物中毒过敏型以抗组胺药物治疗为主,如苯海拉明等,必要时加用肾上腺皮质激素。

3. 抗菌治疗　通常不用抗菌药物,多经对症处理后痊愈。症状较重考虑为感染性食物中毒者,应及时选用喹诺酮类、氨基糖苷类等抗菌药物,或根据细菌培养及药物敏感试验选用有效抗生素。

【预防】

1. 认真贯彻执行《食品卫生法》,加强饮食卫生监督及管理。对屠宰场、食品厂和饮食行业进行卫生监督检查,禁止出售变质腐败的食物,对从事饮食服务行业的人员和炊事人员等,定期作健康检查。

2. 做好饮食卫生的宣传教育,不吃不洁、变质、过夜饭食或未煮熟的肉类食品。消灭苍蝇、蟑螂、鼠类等传播媒介。

3. 发现可疑病例及时报告,立即终止可疑食物的食用,制定预防措施,及早控制疫情。

二、神经型食物中毒（肉毒中毒）

神经型食物中毒又称肉毒中毒,是因进食含有肉毒杆菌外毒素的食物而引起的以神经系统症状为主的中毒性疾病,病死率较高。

【病原学】

肉毒杆菌(*Bacillus botulinus*)为厌氧梭状芽胞杆菌,革兰阳性,有鞭毛,能运动。芽胞对热及化学消毒剂的抵抗力极强,100℃水中可存活 5~22 小时,120℃高压灭菌 30 分钟才能将其杀灭,5%苯酚、2%甲醛溶液 24 小时才能将其灭活。肉毒杆菌可分为 A、B、C、D、E、F、G7 型,对人致病的是 A、B、E 型和少量的 F 型。各型肉毒杆菌均产生抗原性不同的外毒素,其有嗜神经特性,毒力极强,是致病的主要因素,仅能被同型的抗毒素中和,对胃酸有抵抗力,但不耐热,加热至 80℃ 30 分钟或 100℃ 10 分钟可被破坏。肉毒杆菌主要存在家畜(牛、羊、猪)及土壤中,可污染各种食品,在缺氧的情况下,细菌大量繁殖,并产生外毒素。

【流行病学】

1. 传染源　为携带肉毒杆菌的动物。患者无传染性。

2. 传播途径　进食含有肉毒杆菌外毒素的食物发病,如罐头、香肠、腊肉等肉制品或发酵的豆制品(臭豆腐、豆豉等)及发酵面制品(发酵馒头、面酱等)。

3. 易感人群　人群高度易感,病后无免疫力。

【发病机制与病理解剖】

外毒素经消化道进入机体后,胃酸及消化酶难以将其破坏,经肠黏膜吸收入血后,主要作用于脑神经核、神经肌肉连接部和自主神经末梢,可抑制神经传导介质乙酰胆碱的释放,引起肌肉收缩运动障碍而致瘫痪。

病理变化为脑神经核及脊髓前角运动神经元呈退行性变,脑及脑膜显著充血、水肿,并有点状出血及小血栓形成。

【临床表现】

潜伏期2小时至10日,一般为12~36小时。潜伏期越短,病情越重。

起病突然,迅速出现中枢神经系统症状,以运动功能受损为主,早期全身软弱无力、眩晕、头痛、步态不稳,继而眼内外肌瘫痪,出现视力模糊、复视、眼球震颤、瞳孔散大、眼睑下垂、对光反应迟钝等,严重者出现吞咽及咀嚼、发声困难,甚至呼吸困难,肌力低下主要见于颈部及肢体近端,腱反射可呈对称性减弱。患者神志始终清楚,不发热,感觉功能正常,胃肠道症状较轻,可有顽固性便秘、腹胀。婴幼儿患者首发症状为便秘、拒乳、哭声低、颈软,迅速出现脑神经麻痹,可骤发中枢性呼吸衰竭而猝死。

病程长短不一,轻者6~10日恢复,长者达1个月,瘫痪症状持续较久。重者可于2~3日内死于呼吸中枢麻痹所致的呼吸衰竭。

【诊断与鉴别诊断】

（一）诊断

1. **流行病学资料**　进食过被肉毒杆菌外毒素污染的食物,如变质的罐头、腊肠等,同食者可集体发病。

2. **临床资料**　以中枢神经运动系统症状为主,如复视、眼肌麻痹、吞咽及发声困难、呼吸困难等。

3. **实验室检查**　取可疑食物作厌氧菌培养可发现肉毒杆菌,或用可疑食物的浸出液做动物实验,受试动物出现四肢瘫痪且迅速死亡即可确诊。

（二）鉴别诊断

1. **河豚或毒蕈食物中毒**　这两种生物性食物中毒均可产生神经麻痹症状。有进食河豚或毒蕈类食物史,早期可有手指、唇、舌等感觉障碍,而后感觉神经麻痹,重者出现四肢瘫痪,血压下降等,而肉毒中毒很少出现肢体瘫痪及感觉功能障碍。

2. **流行性乙型脑炎**　乙脑患者脑干病变可出现脑神经麻痹、吞咽困难等。多于7~9月发病,儿童多见。急起高热、惊厥、意识障碍,脑脊液检查白细胞数增高,蛋白质增加。肉毒中毒无特定发病季节和年龄,体温正常,神志始终清楚,脑脊液检查正常。

【治疗】

治疗原则同胃肠型食物中毒。

（一）一般治疗及对症治疗

对患者应及早洗胃、导泻以清除胃肠内未被吸收的毒素。肉毒杆菌外毒素在碱性溶液中易被破坏,在氧化剂的作用下毒力减弱,故宜在进食可疑物后4小时内用5%碳酸氢钠或1∶4000高锰酸钾溶液洗胃。洗胃后用50%硫酸镁或33%硫酸钠60ml导泻。吞咽困难者可用鼻饲或静脉补充营养和水分;呼吸困难时吸氧、气管插管行人工呼吸;肺部感染时可用抗生素。

（二）抗毒素治疗

多价抗肉毒血清对本病有特效,必须及早应用,起病后24小时内或发生肌肉瘫痪前使用效果最好,5万~10万U肌肉及静脉各半量注射,必要时6小时后重复同样剂量1次。用药前须作皮肤过敏试验,阳性者需进行脱敏注射疗法。

（三）其他治疗

盐酸胍啶能促进乙酰胆碱的释放,改善神经瘫痪。青霉素能杀灭肠道内肉毒杆菌,减少神经毒素的产生。

【预防】

严格管理与检查食品,必须按规定生产与储藏罐头食品、火腿、腊肠及发酵的豆制品等,如罐头食品出现顶部膨隆或其色、香、味有改变,应禁止出售和食用。如同食者已发生肉毒中毒症状,未发病者应立即肌内注射多价抗肉毒血清 1000~2000U。高危人群及生活中必须经常食用罐头食品者,可用肉毒杆菌混合类毒素预防接种,0.5ml 皮下注射两次,间隔 1~2 个月,保护期为半年。

(陈永平)

学习小结

1. 引起细菌性食物中毒的细菌种类较多,沙门菌属、副溶血性弧菌、大肠埃希菌、金黄色葡萄球菌、变形杆菌等感染大多都表现为胃肠型食物中毒,只有肉毒杆菌引起神经型食物中毒。主要因进食被细菌或毒素污染的水和食物致病,人群普遍易感,同食者集体发病。

2. 主要发病机制是通过肠毒素作用、侵袭性损害、内毒素作用和过敏反应,引起肠黏膜炎症、分泌功能亢进而发病。肉毒杆菌则释放外毒素,作用于脑神经核、神经肌肉连接部和自主神经末梢,抑制神经传导介质-乙酰胆碱的释放,使肌肉收缩运动障碍而致瘫痪。

3. 胃肠型食物中毒以急性胃肠炎症状如恶心、呕吐、腹痛、腹泻等为主要表现,部分患者有发热、畏寒等全身中毒症状,腹泻严重者可导致脱水、电解质紊乱、酸中毒、甚至休克。神经型食物中毒以中枢神经运动系统症状为主,如复视、眼肌麻痹、吞咽及发声困难、呼吸困难等。重者可于 2~3 日内死于呼吸中枢麻痹所致的呼吸衰竭。

4. 诊断时应根据可疑进食史、临床特征、病原学检查、动物实验进行。胃肠型食物中毒应注意与其他感染性和化学性腹泻鉴别,神经型食物中毒应注意与其他生物中毒和毒蕈中毒鉴别。

5. 胃肠型食物中毒以对症治疗为主,酌情使用抗生素;神经型食物中毒使用多价抗肉毒血清有特效,应及早应用,用药前须作皮肤过敏试验,阳性者需进行脱敏注射疗法。主要预防措施是注意食品卫生、防止病从口入。

复习参考题

1. 毒素型食物中毒和感染型食物中毒有何不同?

2. 试述神经型食物中毒(肉毒中毒)的临床表现。

第三节 细菌感染性腹泻

学习目标

掌握	细菌感染性腹泻的临床表现、实验室检查、诊断与鉴别诊断、治疗原则。
熟悉	细菌感染性腹泻的流行病学、预防措施。
了解	细菌感染性腹泻的病原学、发病机制与病理解剖。

细菌感染性腹泻（bacterial diarrhea）是指除霍乱、菌痢、伤寒、副伤寒以外的细菌所引起的以腹泻为主要表现的一组常见肠道传染病。常伴有脱水和（或）电解质紊乱，临床表现轻重不一，多为自限性，少数可发生严重并发症，甚至导致死亡。

【病原学】

常见细菌有沙门菌属、志贺菌属、大肠埃希菌、弯曲菌、耶尔森菌、金黄色葡萄球菌、副溶血性弧菌、艰难梭菌等。

（一）大肠埃希菌

大肠埃希菌（Escherichia coli）属于埃希菌属，肠杆菌科，短杆状革兰阴性菌，宽 $0.4 \sim 0.7 \mu m$，长 $1 \sim 3 \mu m$，无芽胞，有菌毛，大多数有鞭毛，运动活跃。在 $15 \sim 46 ℃$ 均能生长，最适宜温度为 $37 ℃$，在水中可存活数周至数月，在冰箱中可长期生存。对酸有较强抵抗力，对高温和化学消毒剂敏感，$75 ℃$ 以上 1 分钟死亡。

大肠埃希菌是肠道中重要的正常菌群，并能为宿主提供一些具有营养作用的合成代谢产物，在宿主免疫力下降或细菌侵入肠道外组织器官时，即可成为机会致病菌，引起肠道外感染。大肠埃希菌在现代遗传工程中也被用做主要的工程菌。有一些血清型的大肠埃希菌具有致病性，能导致人类胃肠炎，故该细菌是国际公认的卫生监测指示菌。与人类腹泻有关的大肠埃希菌包括：肠致病性大肠埃希菌（Eenteropathogenic E. coli，EPEC）、肠毒素性大肠埃希菌（Enterotoxingenic E. coli，ETEC）、肠侵袭性大肠埃希菌（Enteroinvasive E. coli，EIEC）、肠出血性大肠埃希菌（Enterohemorrhagic E. coli，EHEC，包括 $O_{157}：H_7$ 和非 157 株）、肠集聚性大肠埃希菌（Enteroaggregative E. coli，EAEC）及弥漫黏附性大肠埃希菌（Diffusely adherent E. coli）。近年来造成美国、日本等许多国家暴发流行的出血性结肠炎主要为 $O_{157}：H_7$ 所致，该菌显著的特点是能产生志贺样毒素，此毒素对非洲绿猴异倍体细胞（Vero 细胞）有毒性，故又称 VT 毒素（verotoxin），具有神经毒性、细胞毒和肠毒素作用。

（二）耶尔森菌

耶尔森菌属（Yersinia）中的小肠结肠炎耶尔森菌（Yersinia enterocolitica）是引起人类严重的小肠结肠炎病原菌。革兰阴性短杆菌，无芽胞、无荚膜。营养要求不高，兼性厌氧，耐低温，在 $4 ℃$ 能生长，但最适温度为 $20 \sim 28 ℃$。可产生热稳定性肠毒素，该毒素 $121 ℃$ 经 30 分钟不被破坏，对酸、碱稳定。本菌天然定植在多种动物体内，如鼠、兔、猪、牛等，通过污染食物（牛奶、肉类等）和水，经粪-口途径感染或因接触染疫动物而感染。煮沸、干燥及常规消毒剂可杀灭。

（三）变形杆菌

变形杆菌（Proteus）属肠杆菌科，为革兰阴性菌，多形性，无芽胞和荚膜，有周鞭毛，运动活跃，最适温度为 $37 ℃$，能产生肠毒素。该菌对外界适应力强，营养要求低，生长繁殖较迅速。广泛存在于水、土壤、腐败的有机物，特别是鱼、蟹及肉类中变形杆菌污染率较高。在人和动物的肠道中也广泛存在，可作为条件致病菌发生继发感染。

（四）艰难梭菌

艰难梭菌（Clostridium difficile）为革兰阳性杆菌，专性厌氧，有芽胞。艰难梭菌直接侵袭肠道者并不常见，主要是由其产生的 A 和 B 两种毒素介导引起腹泻，A 毒素产量大，是引起临床肠道症状的主要因素，B 毒素产量少，但较 A 毒素细胞毒性强千倍。艰难梭菌原为人、畜肠道中的正常菌群，在婴儿时带菌率尤高。

【流行病学】

1. 传染源　患者和病原携带者，其中腹泻的患者是主要的传染源。一些动物可成为贮存宿主，因污染环境而引起疾病的流行，在传染病传播中有重要意义。

2. 传播途径　主要是粪-口途径传播，可通过食用污染的食品、水而传播，引起食源性细菌性腹泻；人与动物的密切接触也可传播；苍蝇、蟑螂等昆虫因其特殊的生活习性，也在一些细菌性腹泻的传播中发挥了重要作用;也可通过医务人员的手或污染公共物品造成医院内感染引起医院内腹泻传播。

3. 人群易感性　人群对胃肠道感染的细菌普遍易感,彼此没有交叉免疫。患病后一般可获得免疫力,但持续时间较短。儿童、老年人、有免疫抑制或慢性疾病者为高危人群,并且容易发生严重并发症,另外,旅游者易发生细菌性腹泻,称为旅游者腹泻。

4. 流行特征　细菌感染性腹泻在世界范围内广泛流行,一般为散发感染,也可发生暴发流行,是当今全球性重要的公共卫生问题之一,发展中国家比发达国家流行更为严重。不同国家病原体分布不同,欧美国家以沙门菌属感染最为常见,而发展中国家以志贺菌属、沙门菌属、大肠埃希菌为主,我国各个地区的差异较大,沿海地区则以沙门菌属、副溶血性弧菌更常见。细菌感染性腹泻全年均可发病,但好发于夏、秋季节,有一定的季节性高峰。大肠埃希菌、志贺菌、非伤寒沙门菌于炎热的夏天和初秋季节高发,而部分细菌如耶尔森菌,因其耐寒性常发生于冬季或寒冷季节。

【发病机制和病理解剖】

（一）发病机制

1. 分泌性腹泻　是由于细菌毒素导致肠黏膜上皮细胞电解质分泌增加或吸收抑制而导致的腹泻。病原菌进入肠道后,并不侵入肠上皮细胞,仅在小肠内繁殖,黏附于肠黏膜,释放肠毒素,与肠黏膜表面的受体结合,刺激肠黏膜分泌过多的水和 Na^+ 到肠腔,当分泌量超过吸收能力时可导致腹泻。此类细菌包括产毒性大肠埃希菌、金黄色葡萄球菌、变形杆菌、气单胞菌、不凝集弧菌、艰难梭菌等。

2. 侵袭性腹泻　是由于细菌直接侵袭使肠黏膜的完整性受到破坏,造成大量渗出引起的腹泻。细菌通过菌毛等直接侵入肠上皮细胞,生长繁殖并分泌外毒素,导致细胞蛋白合成障碍,造成细胞的功能障碍和黏膜的坏死、溃疡形成以及炎性渗出,肠内渗透压升高,从而使电解质、溶质和水的吸收发生障碍,并产生前列腺素,进而刺激分泌,增加肠的动力,引起腹泻。脓血便为其特征,又称之为渗出性腹泻。沙门菌属、空肠弯曲菌、耶尔森菌、侵袭性大肠埃希菌、肠出血性大肠埃希菌等均能引起侵袭性腹泻。耶尔森菌既能引起侵袭性腹泻,又可释放肠毒素而引起分泌性腹泻。

（二）病理解剖

1. 分泌性腹泻　作用于空肠和十二指肠,黏膜病变轻微,绒毛顶端黏膜下水肿,隐窝细胞有伪足样突起伸向隐窝腔内。上皮杯状细胞的黏膜分泌增加,黏膜上皮固有层毛细血管充血,上皮细胞出现线粒体肿胀和嵴的消失、高尔基体泡囊增加及内质网的扩张和囊泡形成等。

2. 侵袭性腹泻　主要病变部分在小肠末端和结肠黏膜,肠上皮细胞肿胀、线粒体消失、内积脂质的膜样囊泡增多及核固缩,上皮细胞内可见病原菌。部分病原菌可侵入黏膜固有层和肠系膜淋巴结,引起固有层大量多形核白细胞聚集的趋化反应和炎性病变,并可在肠系膜淋巴结内繁殖,甚至引起全身感染或菌血症。

【临床表现】

潜伏期数小时至数日、数周不等。多急性起病,少数起病较缓慢。临床表现轻重不一,主要为胃肠道症状,表现为恶心、呕吐、腹胀、腹泻,可伴里急后重,腹泻数次,甚至数十次,粪便可呈水样便、黏液便、脓血便,分泌性腹泻一般无腹痛或者轻度腹痛,侵袭性腹泻多腹痛明显。可伴畏寒、发热、乏力、食欲缺乏等表现,病情严重者,因大量丢失水分引起脱水、电解质紊乱甚至休克。病程为数日至1~2周,超过14日的腹泻,称为迁延性腹泻。常为自限性,少数可复发。不同细菌所致腹泻临床特点不同,分述如下:

（一）肠出血性大肠埃希菌感染

潜伏期为2~7日(平均4日),发病前多有食用生或半生肉类、生乳等不洁饮食史。往往急性起病,轻者仅有水样泻,典型者突起剧烈腹痛、水样便,数天后出现类似下消化道出血的血样便,无脓性分泌物,无发热或仅有轻度发热,大多数患者呈自限性,一般病程为7~14日。严重者伴有剧烈腹痛、高热、血便,感染一周后可合并溶血性尿毒综合征(HUS)、血栓性血小板减少性紫癜(TTP)、脑神经障碍等,危及生命,严重者可导致死亡,病死率达 5%~10%。

(二)耶尔森菌感染

潜伏期 4~10 日。急性起病,临床表现主要为发热、腹泻、腹痛,热程多为 2~3 日,腹泻一般为 1~2 日,重者可达 1~2 周,粪便多呈水样,其中混有黏液,可有脓血便,常有腹痛,且多局限于右下腹,伴肌紧张和反跳痛,因此易被误诊为阑尾炎,特别是婴幼儿患者。一般呈自限性过程,但由于可引起多种肠外疾病,如结节性红斑、关节炎、耶尔森肝炎等,值得关注。由于此菌易在低温下生长,所以在一些寒冷的国家和地区或在寒冷的季节较为常见,因此有人称其为"冰箱病"。

(三)变形杆菌感染

潜伏期一般为 3~20 小时,主要表现为恶心、呕吐、腹痛、腹泻,排水样便伴有黏液,有恶臭,每日 10~20 次,可伴发热,体温一般在 39℃ 以下,病程多为 1~2 日,也有 3~4 日者。预后一般良好。变形杆菌属于条件致病菌,是医院感染的常见机会致病菌,在一定条件下可引起多种感染,如化脓性感染、尿路感染、胃肠炎、急性胃炎、心内膜炎、败血症等。

(四)医院内腹泻(nosocomial diarrhea)

多由艰难梭菌引起,称为艰难梭菌相关性腹泻(clostridium difficile associated diarrhea, CDAD),也称假膜性结肠炎,其发生率近年来不断升高,是医院感染性腹泻的主要病因。与住院或门诊患者使用抗生素后引起肠道菌群紊乱、高龄或有其他基础疾病以及可能和患者的遗传背景相关。潜伏期一般为抗菌治疗后 1 周左右,可短至应用抗菌药物后 1 日,约 20% 的患者腹泻可发生于停药后的 6 周。临床表现轻重不一,典型的表现为下腹或全腹散在痉挛性疼痛,腹泻次数可多可少,呈水样便,严重者为黏液便,血便少见。严重的并发症有脱水、低蛋白血症、电解质紊乱、肠麻痹和肠穿孔。查体下腹部弥散性压痛,因有小片状假膜覆盖于黏膜表面,故直肠指检可发现直肠黏膜表面不光滑。结肠镜检查可见假膜,黄白色、隆起成小片状,散在分布于黏膜表面。轻者多随抗生素的停用而好转,严重者可危及生命。其病死率为 2%~5%,老年人和衰弱者病死率可达 10%~20%,甚至高达 30%~80%,其主要原因是延误诊断。

相关链接

艰难梭菌感染(clostridium difficile infection, CDI)的诊断

CDI 诊断标准:患者出现中至重度腹泻或肠梗阻,并满足以下任一条件:①粪便检测 CD 毒素或产毒素 CD 结果阳性;②内镜下或组织病理检查显示假膜性肠炎。

病原学检查

1. 艰难梭菌菌株检测　①培养;②谷氨酸脱氢酶检测。

2. 艰难梭菌毒素检测　①细胞毒性试验;②产毒素培养;③毒素免疫检测。

3. 艰难梭菌毒素基因检测。

4. 其他相关实验室检查　如血常规、CT;CT 检查对于诊断 CDI 缺乏特异性和敏感度,若发现结肠壁增厚、结节状结肠袋增厚,水肿厚度>4cm,特别是炎症部位在升结肠时,对于重症 CDI 感染患者有一定辅助诊断意义。

内镜检查　为诊断 CDI 的重要手段之一,尤其在病原学依据缺乏或难以与其他炎症性肠病相鉴别时。典型内镜下特征表现为假膜性病变,主要征象包括黏膜充血、水肿、糜烂、溃疡、直肠乙状结肠有多发性隆起的斑片或融合为大片的灰绿色、黄褐色假膜覆盖黏膜表面;严重者病变融合;假膜邻近的黏膜可呈水肿、充血,触及易出血,也可见散在溃疡;假膜性病变主要累及左侧结肠或全结肠,少数累及回盲部。部分 CDI 患者内镜下表现可不典型,尤其炎症性肠病合并 CDI 时多无特征性假膜性病变。内镜活检组织检查无特异性诊断价值,病理结果常提示为非特异性结肠炎。

（五）旅游者腹泻

腹泻发生的时间大多为抵达旅游地后第3~7日,是出国旅行者中报告的最主要的感染性疾病。在致病微生物中,细菌占61%,其中肠毒素性大肠埃希菌是最重要的病原体,其他包括肠集聚性大肠埃希菌、弥漫黏附性大肠埃希菌、志贺菌属、沙门菌属、弯曲菌属、耶尔森菌、气单胞菌及非霍乱性弧菌等。主要临床表现为急性起病(数小时至数天),约40%的旅游者腹泻患者症状轻微,重者出现明显腹泻症状,伴有腹部绞痛、恶心、呕吐以及发热等症状。由于国际间往来频繁,本病发病率呈逐年增高趋势。

【并发症】

（一）脱水、酸碱平衡失调和电解质紊乱

严重腹泻、呕吐时,如果数小时内丢失液体达2000~3000ml以上而得不到及时补充,易引起脱水、酸碱平衡失调和电解质紊乱,严重者可危及生命,尤其是儿童、老年人、体弱者或患有慢性疾病者更易导致死亡。

（二）菌血症

细菌经由肠黏膜进入血液系统,引起菌血症,常见于沙门菌、胎儿弯曲菌。

（三）溶血性尿毒综合征

可由多种病原引起,如大肠埃希菌、伤寒杆菌、志贺菌属等,尤以产志贺毒素大肠埃希菌 $O_{157}:H_7$ 多见。通常发生于腹泻开始后的1~2周,主要表现为发热、血小板减少、微血管病性溶血性贫血、肾功能异常,部分患者还有头痛、嗜睡、烦躁、幻觉等表现,大约数小时或12小时后出现痉挛、昏睡等症状。

（四）吉兰-巴雷综合征

吉兰-巴雷综合征(Guillain-Barre syndrome,GBS)见于多种细菌感染,发生于腹泻开始后的5~15日。多由空肠弯曲菌感染引起,且较其他原因所致的GBS重,病死率高,通常表现为急性或亚急性的四肢对称性弛缓性瘫痪。

（五）反应性关节炎和虹膜炎

反应性关节炎和虹膜炎(reactive arthritis and iritis)常见于弯曲菌、沙门菌、福氏志贺菌及耶尔森菌引起的肠外表现。

（六）感染后肠易激综合征

感染后肠易激综合征(postinfectious irritable bowel syndrome)是指部分患者在肠道感染恢复后仍存在腹痛、腹部不适及腹泻等症状,可能与遗传因素、社会-心理因素、病原体、抗生素的使用、性别和年龄等因素相关。

（七）其他

其他并发症如肠穿孔、中毒性巨结肠、脑水肿、败血症、感染性休克、心包炎、血栓性血小板减少性紫癜等也偶有发生。

【实验室检查】

（一）外周血常规

一般白细胞总数升高或正常,中性粒细胞增多或伴核左移。

（二）粪便常规

肉眼观察粪便的外形、量、稠度及有无食物残渣、黏液、脓血等。不同细菌感染后粪便可呈稀水样便、洗肉水样便、脓血便、血便、黏液便等性状。如怀疑霍乱弧菌、弯曲菌感染,应用粪便悬滴检查,霍乱弧菌可见特征性鱼群样运动,弯曲菌则可见突进型运动的螺旋形细菌。

（三）粪便培养

粪便培养病原体为确诊依据,因其培养阳性率低,为提高阳性率可选择在应用抗生素之前取材,并尽量取新鲜粪便的黏液脓血部分,标本需保温及时送检,并连续多次培养,也可在结肠镜检时取材,并根据可

疑致病菌选用相应的培养基与培养条件。

（四）免疫学检查

常用方法为乳胶凝集试验、酶联免疫吸附试验（ELISA）、被动血凝集试验（PHA）、免疫荧光法（IFA）、免疫磁球法、酶免疫荧光法等，用于粪便中细菌及毒素、血清中特异性抗原抗体的检测。

（五）核酸检测

基因探针技术和聚合酶链反应技术，检测病原菌特异性基因片段，该法简便、迅速、灵敏。DNA 指纹图谱、脉冲凝胶电泳等可追踪医院内感染的播散，有利于流行病学调查。

【诊断】

（一）流行病学资料

发病季节、地区、动物接触史、疫水接触史、有无不洁饮食史、集体发病史、年龄、抗生素使用史、手术史、既往疾病史。

（二）临床表现

发病症状、体征、病程，并可根据腹泻次数、性状等考虑可能的病原菌。

（三）实验室检查

粪便培养及特异性检查阳性为确诊依据。

【鉴别诊断】

应与其他细菌感染性腹泻鉴别：如霍乱、菌痢、伤寒和副伤寒；其他病原体引起的腹泻：如病毒、真菌、寄生虫引起的腹泻；与非感染性腹泻鉴别：如溃疡性结肠炎、克罗恩病、肿瘤性腹泻及功能性腹泻。

【预后】

多为自限性疾病，预后良好，但特殊人群如儿童、老年人、免疫缺陷或合并其他疾病者病死率稍高。

【治疗】

（一）一般治疗及对症治疗

1. **一般治疗**　腹泻患者一般不必禁食，但忌多渣油腻和刺激性食物，可进流食或半流食，并鼓励多饮水。暂时停饮牛奶及其他乳制品，避免引起高渗性腹泻。若腹泻频繁，伴有呕吐和高热等严重感染中毒症状患者需卧床休息、暂禁食。

2. **对症治疗**　腹泻既是一种症状，也是机体通过肠道清除病原体和毒素的重要机制，一般不予止泻治疗，但腹泻严重者可在积极抗感染和补液治疗的基础上使用肠黏膜保护制剂如蒙脱石散等，可吸附病原菌和毒素，并能通过与肠道黏液分子间的相互作用，增强黏液屏障，以防御病原菌的侵入。对呕吐严重患者可适当应用止吐药物以减少继续丢失体液，改善口服补液疗效，可选用异丙嗪、甲氧氯普胺、多潘立酮等。腹痛剧烈者，可予 M 受体阻断药如阿托品、山莨菪碱等松弛内脏平滑肌，缓解痉挛。高热患者以物理降温为主，必要时酌情使用抗炎解热药物，同时应积极治疗各种基础疾病。

（二）补充水和电解质

1. **口服补液盐（ORS）治疗**　不仅适用于轻、中度脱水患者，而且可作为重度脱水的辅助治疗，能减少重度脱水患者的静脉补液量，从而减少静脉输液的不良反应及医源性电解质紊乱，尤其对年老体弱的患者、心肺功能不良的患者及需要及时补钾的患者尤为重要。WHO 推荐的 ORS 配方为葡萄糖 20g，氯化钠 3.5g，碳酸氢钠 2.5g，氯化钾 1.5g，溶于 1000ml 饮用水中，配方中的电解质浓度与患者排泄液的浓度相当。服用剂量和次数根据患者腹泻次数和脱水程度掌握。

2. **静脉补液疗法**　重症腹泻伴脱水、电解质紊乱、酸中毒或休克者可给予静脉补液，其补液原则为先盐后糖，先快后慢，纠酸补钙，见尿补钾。电解质紊乱患者可根据生化检查结果补充电解质，继发酸中毒者静脉给予 5% 碳酸氢钠或 11.2% 乳酸钠，用量可根据血气分析结果先给予半量，视具体情况再决定。当患者脱水纠正、呕吐好转后即改为口服补液。

（三）抗菌治疗

根据病原体的不同合理使用抗生素,耶尔森菌感染的轻症患者多为自限性,不必应用抗菌药物治疗,重症或并发败血症者根据药物敏感试验选用,疗程2~3日。经验用药选择对该菌敏感的氨基糖苷类、氯霉素、磺胺类和氟喹诺酮类等。侵袭性、致病性或产肠毒性大肠埃希菌引起的腹泻一般可选用氟喹诺酮类或者磺胺类药物口服,疗程3~5日。而对于肠出血性大肠埃希菌感染所致的腹泻,由于抗生素可促使O_{157}菌释放VT毒素,从而使患者并发HUS的危险性增加,因此2002年原卫生部规定:肠出血大肠埃希菌O_{157}患者和疑似患者禁止使用抗生素,疫区内的其他一般腹泻患者也应慎用抗生素。艰难梭菌相关性腹泻(CDAD)轻症患者停用抗生素即可使正常菌群恢复,症状缓解,如为重症患者或轻症患者停用抗菌药物腹泻持续48小时或72小时以上,应当考虑选用对其敏感的药物甲硝唑或万古霉素治疗。

（四）微生态疗法

细菌性腹泻可导致肠道微生态的失衡,其原因在于外源细菌的侵入或正常细菌的易位、比例失调等,均导致肠道正常菌群的破坏,故近年来细菌感染性腹泻的治疗中推广微生态疗法,目的是恢复肠道正常菌群,重建肠道生物屏障,拮抗病原菌定植侵袭,有利于腹泻的控制。常用制剂有益生菌和益生元,益生菌如双歧杆菌、乳酸菌、粪球菌等。益生元包括乳果糖、果寡糖、菊糖等。但是注意口服活菌制剂应该与抗生素隔2小时左右,以免被杀灭,影响疗效。

【预防】

（一）管理传染源

设置肠道专科门诊,早期发现患者并对感染性腹泻患者采取适当的隔离与治疗措施,受感染动物就地处理。对于多发或暴发疫情,要立即隔离、治疗患者,采样作病原学和(或)血清学检查,尽快查明病原菌,确定传染来源。对从事饮食业、保育员和给水人员定期体检,以检出慢性患者、带菌者。

（二）切断传播途径

切断传播途径是预防和控制腹泻的重要措施,对患者吐泻物及饮食用具要严格消毒;加强饮食、饮水卫生管理以及对媒介昆虫的控制;对于重点人群、集体单位、临时大型工地,要积极采取综合性预防措施,预防暴发和流行;医务人员应严格洗手,接触患者时戴手套,使用一次性医疗器械,以防止交叉感染;保持医院环境清洁,对内镜等反复使用的设备及易于被粪便污染的场所,采用有效的消毒剂,充分消毒;正确使用抗菌药物;并应养成良好的个人卫生习惯。

（三）保护易感人群

采用预防接种的方法能使急性细菌性腹泻的暴发和流行得到控制,有关疫苗正在研究中。

（娄宪芝）

学习小结

1. 细菌感染性腹泻是指除霍乱、菌痢、伤寒、副伤寒以外的细菌所引起的以腹泻为主要表现的一组常见肠道传染病。患者、携带者是主要传染源。通过粪-口途径传播,人群普遍易感。好发于夏、秋季,最易感染的是抵抗力弱的儿童、年老体衰者。

2. 潜伏期数小时至数天、数周不等。多急性起病,少数起病较缓慢。临床表现轻重不一,主要为胃肠道症状,表现为恶心、呕吐、腹胀、腹泻,可伴里急后重、畏寒、发热、乏力、食欲缺乏等表现,病情严重者可引起脱水、电解质紊乱甚至休克。病程为数天至1~2周,常为自限性,少数可复发。

3. 依据流行病学资料和典型临床表现即可作出临床诊断,粪便培养及特异性检查阳性为确诊依据。

4. 细菌感染性腹泻多为自限性疾病，轻症患者给予对症治疗。重症患者可考虑静脉补液治疗，并根据病原体合理选择抗生素。预防需隔离患者，采取综合性预防措施切断传播途径，目前尚无可使用的疫苗。

复习参考题

1. 细菌感染性腹泻的诊断标准？

2. 细菌感染性腹泻的治疗措施有哪些？

第四节 霍乱

学习目标

掌握 霍乱的临床表现与分型、实验室检查、诊断与鉴别诊断、治疗原则。

熟悉 霍乱的流行病学、发病机制与病理解剖、预防措施。

了解 霍乱的病原学、并发症、预后。

霍乱(cholera)是由霍乱弧菌引起的烈性肠道传染病。临床表现轻重不一，典型患者起病急骤，剧烈腹泻、呕吐并引起脱水、电解质和酸碱平衡紊乱、低血容量性休克，如救治不及时可死于多器官功能衰竭。霍乱传播速度快，曾发生过 7 次世界性大流行，被世界卫生组织(WHO)列为国际检疫性传染病之一，《中华人民共和国传染病防治法》将其列为甲类传染病管理。

【病原学】

（一）霍乱弧菌的生物学特点

霍乱弧菌为革兰阴性弧菌，呈弧形或逗点状，菌体长约 $1.5 \sim 3\mu m$，宽约 $0.3 \sim 0.4\mu m$，有菌毛，无芽胞，菌体末端有一根鞭毛，运动活泼，在暗视野显微镜下呈穿梭样或流星样运动，粪便直接涂片染色则呈鱼群样排列。其中 O_{139} 血清型霍乱弧菌在电镜下可见菌体外有荚膜。霍乱弧菌属兼性厌氧菌，在普通培养基中生长良好，最适生长温度为 37℃。耐碱不耐酸，所以增菌培养常用 pH $8.4 \sim 8.6$ 的 1% 碱性蛋白胨水。

霍乱弧菌有耐热的菌体(O)抗原和不耐热的鞭毛(H)抗原。各群霍乱弧菌的 H 抗原相同，而 O 抗原有群和型的不同特异性，因此，可将霍乱弧菌分群、分型。

霍乱弧菌可产生三种毒素。Ⅰ型毒素为内毒素，耐热，是制作菌苗的主要成分。Ⅱ型毒素为外毒素，即霍乱肠毒素，是霍乱弧菌在体内繁殖时产生的代谢产物，为引起霍乱剧烈腹泻的主要原因，不耐热，有抗原性，可使机体产生中和抗体。Ⅲ型毒素耐热，在发病作用上意义不大。

霍乱弧菌对热、干燥、酸及一般消毒剂均敏感，煮沸或 $0.2\% \sim 0.5\%$ 过氧乙酸均可立即杀死，在正常胃酸中仅能存活 5 分钟。对低温和碱耐受力强，在自然环境中存活时间长，一般未经处理的江、河、塘、井或海水中埃尔托型霍乱弧菌可存活 $1 \sim 3$ 周，在各类食品上可存活 $1 \sim 3$ 日，在水果、蔬菜上可存活 1 周左右，黏附于藻类或甲壳类动物时，存活期可延长。

（二）分类

WHO 腹泻控制中心根据霍乱弧菌的抗原特异性、致病性等不同大致将其分为以下三类：

1. O_1 群霍乱弧菌 是引起霍乱流行的主要致病菌。根据表现型不同，可分为古典生物型(classical biotype)和埃尔托生物型(EI Tor biotype)。根据所含 O 抗原 A、B、C 的不同,O_1 群霍乱弧菌又可分为小川型(Ogawa),含 O 抗原 A、B;稻叶型(Inaba),含 O 抗原 A、C;彦岛型(Hikojeme),含 O 抗原 A、B、C。

2. **非 O_1 群霍乱弧菌** 凡是不能被 O_1 群霍乱弧菌多价血清所凝聚的弧菌均为此类,目前非 O1 群霍乱弧菌根据 O 抗原不同已从 O_2 编排至 O_{220} 以上血清型,一般无致病性,只有少数血清型可引起散发腹泻。但 1992 年从孟加拉等国霍乱流行时鉴定的 O_{139} 型霍乱弧菌不仅仅含有与 O_1 群霍乱弧菌相同的毒素基因,而且引起流行性腹泻,因此,WHO 要求对 O_{139} 型霍乱弧菌引起的腹泻都要按《国际卫生条例》中霍乱的有关规定报告和处理。

3. **不典型 O_1 群霍乱弧菌** 可被多价 O_1 群血清凝聚,但不产生肠毒素,因此无致病性。

【流行病学】

1. **传染源** 患者和带菌者是主要传染源。中、重型患者在发病期间,可通过腹泻或呕吐连续大量排菌,且污染范围大,是重要的传染源。轻型患者、隐性感染者和恢复期带菌者因症状不明显易被忽视而造成霍乱传播。

2. **传播途径** 通过消化道传播。患者和带菌者的排泄物污染水源或食物后引起传播,日常生活接触和苍蝇也可起传播作用。

3. **人群易感性** 人群普遍易感,通常隐性感染较多,发病者少,病后可获得一定免疫力,能产生抗菌抗体和抗毒素抗体,但持续时间短暂,可再次感染。

4. **流行特征** 霍乱在热带地区全年均可发病。我国以夏秋季节为流行高峰。水型传播和远程传播是最重要的流行方式,有沿江沿海或沿交通线先发或多发的地理分布特点。

从 1817 年至今,霍乱已发生 7 次世界性大流行。前六次大流行均为 O_1 群古典生物型霍乱弧菌引起,始于 1961 年的第七次大流行为 O_1 群埃尔托生物型霍乱弧菌引起。O_{139} 型霍乱弧菌是新发现的流行株,最早于 1992 年在印度、孟加拉国等地引起霍乱流行,并逐渐波及周边国家和地区,由于人群普遍缺乏免疫力,现有的 O_1 群霍乱疫苗对 O_{139} 型霍乱无保护作用,据监测,它有可能引起第八次霍乱世界大流行,WHO 已要求对 O_{139} 型霍乱弧菌感染按霍乱严格管理。

相关链接

霍乱世界性大流行史

霍乱患者传染性大、传播快,常引起世界性大流行。从 1817—1923 年的 100 多年间,发源于印度恒河三角洲地区的古典生物型霍乱引发过 6 次世界性霍乱大流行,先后波及亚洲、非洲、欧洲和美洲的数十个国家和地区。1820 年,霍乱首次传入我国,其后历次大流行,我国除西藏自治区外全国其他各地几乎均受波及。自 1961 年始,发源于印度尼西亚苏拉威西岛的埃尔托生物型霍乱从印度尼西亚迅速向外播散,引起了第七次世界大流行,至今仍无终止迹象。这次霍乱于 1961 年传入我国后,先后于 1961—1964 年、1978—1981 年、1993—1995 年发生过 3 次大流行,病例数逐次增多,波及面也越来越广。另一方面,1979 年以来,在孟加拉国一直流行着古典生物型霍乱,并于 1992 年在南亚发生了 O_{139} 群霍乱的流行。1993 年 5~9 月间,我国新疆阿克苏及喀什地区发生了 O_{139} 霍乱暴发流行,人群感染率 274/10 万。2010 年 1 月 12 日,加勒比海岛国海地发生强烈地震,水源受到污染,造成震后霍乱流行,至 2010 年 12 月 19 日,已有 10 万余人染病,导致 2535 人死亡。2015 年全年约有 17 万人患有霍乱,死亡人数约 1300 例。

【发病机制、病理生理与病理解剖】

(一)发病机制

霍乱弧菌经口感染人体后是否发病,取决于机体的免疫力、细菌的数量和致病力。在正常情况下可被胃酸杀灭不发病,当胃部疾病导致胃酸分泌减少或胃酸因大量进食或饮水稀释以及入侵霍乱弧菌数量多时可以发病。

未被胃酸杀灭的霍乱弧菌,进入碱性环境的小肠并吸附在小肠黏膜上皮细胞迅速繁殖、产生霍乱肠毒素而致病。霍乱弧菌不直接侵犯肠壁,而是通过霍乱肠毒素的作用引起肠液的过度分泌导致泻吐。霍乱肠毒素是引起霍乱症状的主要物质,刺激肠黏膜隐窝细胞分泌水、氯化物和碳酸氢盐的功能增强,同时抑制肠黏膜绒毛细胞对钠的正常吸收,使肠道吸收功能远远弱于分泌功能,导致大量水分和电解质聚积在肠腔而出现剧烈的水样腹泻及呕吐。由于腹泻时胆汁分泌减少,排泄物可呈"米泔水"样。

(二)病理生理

霍乱患者的粪便为等渗性,电解质含量分别是:钠为 135mmol/L,氯为 100mmol/L,钾为 15mmol/L,碳酸氢钠为 45mmol/L,其中钾和碳酸氢盐浓度为血浓度的 2~5 倍,所以,丢失同等量的肠内容物更易发生低钾血症和代谢性酸中毒。

1. 水和电解质紊乱 霍乱引发的剧烈泻吐,使患者体内水和电解质大量丧失,出现脱水、低钠血症和低钾血症;严重脱水者,因血容量急剧减少可出现循环衰竭,如不及时补充,因肾灌注量减少、低钾及毒素的影响,又可引起急性肾衰竭。

2. 代谢性酸中毒 因为腹泻丢失大量碳酸氢盐,可致代谢性酸中毒,而循环衰竭时因组织缺氧,无氧代谢增强致乳酸产生过多,急性肾衰竭时不能排泄酸性物质,又加重代谢性酸中毒。

(三)病理解剖

霍乱的病理特点主要是严重脱水引起的一系列改变。皮肤因脱水而干燥,肌肉干瘪,心、肝、脾等实质性脏器因脱水缩小,胃肠道浆膜干皱无光,肠黏膜轻度炎症,肠内充满米泔水样液体,镜检有大量弧菌,胆囊内胆汁黏稠浑浊,肾脏肿大,肾小球和间质毛细血管扩张,肾小管上皮有肿胀、变性及坏死。其他内脏和组织亦可有脱水、出血及变性改变。

问题与思考

霍乱患者为何易发生低钾血症和代谢性酸中毒?

【临床表现】

潜伏期一般 1~3 日,短者数小时,长者达 7 日。多数突然起病,少数患者有短暂的头晕、疲倦、腹胀等前驱症状。古典生物型与 O_{139} 型霍乱弧菌引起的霍乱以中、重型多见;埃尔托生物型霍乱弧菌所致者多为轻型,隐性感染率高。典型霍乱的临床过程可分为三期。

(一)泻吐期

本期持续数小时至两日,先泻后吐,一般无发热。

1. 腹泻 多为首发症状,起病突然,多数无腹痛,无里急后重。初起为黄色稀便,含有粪质,后转为黄色水样便、米泔水样便或洗肉水样便,无粪臭。大便量多、次频,每日可达 10 余次甚至无法计数(便失禁)。O_{139} 型霍乱弧菌所致霍乱除腹泻外,发热、腹部痛性痉挛更为常见,可并发菌血症等肠道外感染,易与其他感染中毒性肠炎混淆。

2. 呕吐 多发生在腹泻后,呈喷射状,次数不多,呕吐物初为胃内容物,后渐呈米泔水样,少有恶心。

(二)脱水虚脱期

持续频繁的泻吐可使患者迅速出现脱水和电解质紊乱,严重者出现周围循环衰竭。此期持续数小时至 2~3 日。

1. 脱水 轻度脱水皮肤黏膜稍干燥,皮肤弹性略差,估计失水量约 1000ml(儿童 70~80ml/kg)。中度脱水皮肤弹性差,眼窝凹陷,口唇干燥,声音轻度嘶哑,血压下降及尿量减少,失水量约为 3000~3500ml(儿

童 $80 \sim 100ml/kg$）。重度脱水者皮肤干瘪,口唇干裂,声音嘶哑,眼球下陷,眼睑不能闭合,面颊深凹,手足皱瘪,神志淡漠或不清,患者极度乏力,血压更低,尿少,失水量超过 $4000ml$（儿童 $100 \sim 120ml/kg$）。

2. 代谢性酸中毒　临床表现呼吸深快,可伴有意识障碍。

3. 肌肉痉挛　由于呕吐、腹泻使钠盐大量丢失,肌肉兴奋增高,多表现为腹直肌和腓肠肌痉挛,患者感觉痉挛部位疼痛,肌肉呈强直状态。

4. 低血钾　频繁的腹泻使钾盐大量丧失,低钾可引起肌张力减低,腱反射消失,肠鸣音减弱,肠胀气和心音低弱、心律失常。

5. 循环衰竭　严重脱水可导致低血容量性休克,出现烦躁不安,嗜睡甚至昏迷,四肢厥冷,脉搏细速,甚至消失,血压下降或不能测出,心音微弱,尿量减少甚至尿闭。

（三）恢复期或反应期

纠正脱水后,皮肤弹性、体温、脉搏、血压、尿量逐渐恢复正常,部分患者出现发热反应,可能是循环改善后肠毒素吸收所致,一般持续 $1 \sim 3$ 天后自行消退。

另有一种罕见的暴发型或称中毒型,又称"干性霍乱",患者起病急骤,在未出现腹泻和呕吐症状前,就出现中毒性休克而死亡。

【实验室检查】

（一）血常规和生化检查

脱水时因血液浓缩,血浆相对密度、血细胞比容、血红蛋白浓度可增高,白细胞增高达 $(15 \sim 40) \times 10^9/L$ 甚至更高,中性粒细胞亦可增高;红细胞可增多达 $6 \times 10^{12}/L$。血清钾、钠、氯可正常或降低,CO_2 结合力降低,尿素氮、肌酐可升高。

（二）尿液检查

可有少许蛋白,镜检有红、白细胞及管型,尿比重可升高。

（三）病原学检查

采集患者的粪便或呕吐物进行病原学检查,可明确诊断。

1. 涂片染色　患者标本行革兰染色或 $1 : 10$ 稀释碳酸复红染色可发现平行排列、呈鱼群状的革兰阴性弧菌。

2. 悬滴检查和动力试验　采集新鲜粪便作悬滴或暗视野显微镜检查,在悬滴标本中滴加含 O_1 群和 O_{139} 群霍乱弧菌多价血清后,细菌运动迅速减弱或静止,即为制动试验阳性,此项检查有利于快速做出病原学初步诊断。

3. 细菌培养　怀疑霍乱者均应进行大便细菌培养。新鲜大便用 1% 碱性蛋白胨水（pH $8.4 \sim 8.6$）在 37℃ 环境中增菌培养 $6 \sim 8$ 小时,培养液表面形成菌膜,将菌膜转种到选择性培养基,可进一步确诊、鉴定和分型。

4. 霍乱弧菌快速辅助检测　霍乱弧菌胶体金快速检测是目前使用较多的,主要检测 O_1 群和 O_{139} 群霍乱弧菌抗原成分。

5. 霍乱毒素基因 PCR 检测　从患者泻吐物或初步增菌的标本中检出霍乱弧菌编码肠毒素的基因序列,方法快速,敏感性和特异性强。

（四）血清学检查

霍乱弧菌感染者,可产生抗菌抗体和抗肠毒素抗体。抗菌抗体中的抗凝集抗体于病后第 5 日出现,病程 $8 \sim 21$ 日达高峰,双份血清抗凝集抗体 4 倍以上增高有诊断意义。

【并发症】

1. 急性肾衰竭　起病初因泻吐导致脱水,肾灌流量不足出现少尿,如补液不及时,脱水加重,休克时间过长,可致肾脏缺血性坏死,出现少尿、无尿。

2. 急性肺水肿　代谢性酸中毒可导致肺循环高压,且又在补液过快和未纠正酸中毒时而加重,表现为发绀、呼吸急促、咳嗽、咳粉红色泡沫痰,听诊满肺有啰音,心率加快等。

【诊断与鉴别诊断】

(一)确诊标准

凡有下列情况之一者,即可诊断为霍乱。

1. 有泻吐症状,粪便、呕吐物或肛拭子检查中发现病原。

2. 在疫源检索中,粪便培养出 O_1 群和(或)O_{139} 群霍乱弧菌前后各 5 天内有腹泻症状者。

(二)临床诊断标准

符合下列两项之一者可临床诊断为霍乱。

1. 有霍乱或干性霍乱的临床表现,并在其日常生活用品或家居环境中检出 O_1 群和(或)O_{139} 群霍乱弧菌。

2. 在一起确认的霍乱暴发疫情中,暴露人群中具备霍乱或干性霍乱的临床表现者。

(三)带菌者

无霍乱临床表现,但粪便、呕吐物或肛拭子细菌培养分离到 O_1 群和(或)O_{139} 群霍乱弧菌者。

(四)鉴别诊断

根据流行病学史、临床表现、实验室检查主要与细菌性食物中毒、急性细菌性痢疾、大肠埃希菌性肠炎、病毒性肠炎等鉴别。

【治疗】

治疗原则是严格隔离,及时、快速、足量补充液体和电解质以纠正水、电解质和酸碱平衡紊乱,辅以抗菌药物消灭病原体以缩短病程和防止传播,以及做好对症治疗。其中以补液、纠正酸中毒最为重要。

(一)严格隔离

按甲类传染病严格隔离,及时上报疫情,确诊患者和疑似患者应分别隔离,患者排泄物要彻底消毒后排放。患者症状消失后,隔日粪便培养一次,连续两次阴性方可解除隔离。

(二)补液治疗

1. **补液原则** 应及时、快速、合理和足量,先盐后糖,先快后慢,纠正酸中毒补钙,见尿补钾。主要观察指标是血压、心率、尿量和皮肤弹性等,开始时可快速静脉推注,恢复血压后则要调整输液速度,预防肺水肿发生。

2. **口服补液** WHO 推荐的口服补液盐(ORS):葡萄糖 20g,氯化钠 3.5g,碳酸氢钠 2.5g,氯化钾 1.5g,溶于 1000ml 可饮用水中。配方中各电解质的浓度均为患者排泄液的浓度相当。ORS 不仅适用于轻、中度脱水患者,而且适用于重度脱水患者,ORS 用量在最初 6 小时,成人每小时 750ml,儿童(<20kg)每小时 250ml,以后的用量约为腹泻量的 1.5 倍。呕吐不一定是口服补液的禁忌,只是速度要慢一些,特别是儿童病例。

3. **静脉补液** 重度脱水、不能口服的中度脱水及极少数轻度脱水的患者。常用的是 541 溶液:每升液体中含氯化钠 5g,碳酸氢钠 4g 和氯化钾 1g,另加 50% 葡萄糖 20ml。其配制比例 0.9% 氯化钠 550ml,1.4% 碳酸氢钠 300ml,10% 氯化钾 10ml,10% 葡萄糖 140ml。由于儿童肾脏排泄钠功能较差,为避免高血钠,其比例调整为每升液体含氯化钠 2.65g,碳酸氢钠 3.75g,氯化钾 1g,葡萄糖 10g。

补液依据失水程度决定,要求在 24 小时内补足已损失量、生理需要量及继续损失量,维持正常血压和尿量。补液量成人患者轻、中、重度分别为 3000~4000ml、4000~8000ml、8000~12000ml;儿童患者轻、中、重度补液量和其中含钠液量分别为 120~150ml/kg 和 60~80ml/kg、150~200ml/kg 和 80~100ml/kg、200~250ml/kg 和 100~120ml/kg。中度以上脱水患者最初 2 小时可建立多条静脉通路快速输入 2000~4000ml 液体,血压稳定后应减慢输液速度,有尿后及时补钾,补钾剂量按 0.1~0.3g/kg 计算,浓度不超过 0.3%。

（三）抗菌治疗

仅作为液体疗法的辅助治疗。常用的有效药物有环丙沙星,成人每次 250~500mg,每日 2 次口服;或诺氟沙星,成人每次 200mg,每日 3 次口服;或多西环素,成人每次 100mg,每日 2 次口服,儿童 $6mg/(kg \cdot d)$。疗程均为 3 天。

（四）对症治疗

补足液体后血压仍低者可加用肾上腺皮质激素和血管活性药物,急性肺水肿及心力衰竭者给予吸氧、镇静剂、利尿剂及强心剂,对急性肾衰竭、高血容量、高血钾、严重酸中毒必要时行血液透析。

【预防】

1. **控制传染源** 按国家有关甲类传染病的管理规定,加强疫情监测,建立健全腹泻病门诊和有关工作流程,对腹泻患者进行登记和采便培养以及时发现霍乱患者。一旦发现患者应及时报告、隔离和治疗。隔离期限为症状消失 6 日后,大便培养隔日 1 次,连续 2 次阴性方可解除隔离。对接触者严密检疫 5 日,留粪培养并服药预防。

2. **切断传播途径** 开展爱国卫生运动,杀蛆灭蝇。加强饮水和食品管理,防止病从口入。严格消毒患者粪便与排泄物,防止霍乱传播。

3. **保护易感人群** B 亚单位-全菌体菌苗、口服减毒活疫苗、口服基因工程疫苗等预防接种可有一定保护作用。

（赵天宇）

学习小结

1. 霍乱是由 O_1 群和 O_{139} 群霍乱弧菌引起的急性烈性肠道传染病,易通过水源污染和远程传播造成世界大流行。患者和带菌者是主要传染源,含菌排泄物污染水源和食物后经消化道传播。

2. 霍乱弧菌通过产生肠毒素引起小肠分泌功能亢进出现不同程度泻吐,因此,引起不同程度的脱水、低钾血症、肌肉痉挛、代谢性酸中毒和循环衰竭,甚至出现急性肾衰竭等临床表现。

3. O_1 群霍乱弧菌所致腹泻多为无发热、无痛性水样腹泻,典型者为米泔水样便,因剧烈腹泻和呕吐可迅速引起严重脱水和电解质紊乱、代谢性酸中毒、低血容量性休克,严重者发生循环衰竭。近年来 O_{139} 群霍乱弧菌所致腹泻可伴有发热、腹痛,应注意鉴别。

4. 诊断依据流行病学史、临床特征和实验室检查,主要通过排泄物直接涂片镜检、悬滴检查、增菌培养和动力试验对霍乱进行病原学检查而确诊。注意与其他感染性腹泻鉴别,以便早期诊断、及时隔离和治疗,防治霍乱流行。

5. 及时快速合理足量补液,纠正水、电解质和酸碱平衡紊乱是首要治疗原则,抗菌治疗可杀灭病原体,减少排菌和缩短病程。对患者和带菌者严格按甲类传染病隔离和治疗。注意饮水、饮食卫生,防止病从口入。加强监测和卫生检疫,控制流行。

复习参考题

1. 霍乱患者的腹泻特点和其快速病原学确诊方法有哪些?

2. 试述霍乱的确诊和临床诊断的标准是什么。

3. 霍乱治疗原则和补液原则是什么?

第五节 细菌性痢疾

学习目标	
掌握	细菌性痢疾的临床表现与分型、实验室检查、诊断与鉴别诊断、治疗。
熟悉	细菌性痢疾的流行病学特征、发病机制与病理解剖。
了解	细菌性痢疾的病原学、并发症、预后。

细菌性痢疾(bacillary dysentery)简称菌痢,是由志贺菌属细菌引起的肠道传染病,又称志贺菌病(Shigellosis)。临床表现为发热、腹痛、腹泻、黏液脓血便以及里急后重等,可有全身毒血症状,严重者可出现感染性休克、呼吸衰竭和中毒性脑病。

【病原学】

志贺菌属(*Shigella*)细菌亦称为痢疾杆菌(dysentery bacilli),属肠杆菌科,为革兰阴性杆菌,有菌毛,无鞭毛及荚膜,不形成芽胞。兼性厌氧菌,在普通培养基上即可生长。志贺菌属的抗原有菌体(O)抗原、表面(K)抗原和菌毛抗原。根据 O 抗原结构和生化反应不同,可将志贺菌属分为 A 群痢疾志贺菌、B 群福氏志贺菌、C 群鲍氏志贺菌和 D 群宋内志贺菌 4 个血清群及 47 个血清型,各群、型之间多无交叉反应(表 4-2)。

表 4-2　志贺菌属的分型

	菌名	葡萄糖/甘露糖	血清型及亚型
A	痢疾志贺菌 (S dysenteriae)	+/-	1~15
B	福氏志贺菌 (Sflexneri)	+/+	1a、1b、1c、2a、2b、3a、3b、3c、4a、4b、4c、5a、5b、6, x, y
C	鲍氏志贺菌 (Sboydii)	+/+	1~19
D	宋内志贺菌 (S Sonnei)	+/+	1

志贺菌的流行类型有地域差异,随时间的推移菌群可变迁。20 世纪 40 年代以 A 群痢疾志贺菌流行为主,此后逐渐减少。20 世纪 50 年代以 B 群福氏志贺菌流行为主;20 世纪 60 年代中期以来,D 群宋内志贺菌流行率上升,并已成为当前欧美等国主要的流行菌型。目前,我国大多数地区仍以 B 群福氏志贺菌流行为主,其中以 2a 型为多;其余依次为 D 群宋内志贺菌、C 群鲍氏志贺菌,部分地区有 A 群痢疾志贺菌流行。

各型志贺菌均可释放内毒素,是引起发热、毒血症、休克等全身反应的主要因素。A 群痢疾志贺菌还可产生外毒素,又称志贺毒素,不仅引起肠毒素样反应,尚有神经毒、细胞毒活性,可导致相应的临床表现。

志贺菌在外界生存力较强,可在瓜果、蔬菜以及污染物上生存 1~3 周,温度越低,志贺菌生存时间越长。其中 D 群宋内志贺菌抵抗力最强,其次为 B 群福氏志贺菌,A 群痢疾志贺菌抵抗力最弱。志贺菌对理化因素抵抗力弱,煮沸 2 分钟即被杀死,对各种消毒剂敏感。

志贺菌属的致病物质与致病性

志贺菌属主要引起消化道感染,其致病物质主要包括菌毛、内毒素和外毒素,在致病过程中发挥重要作用,并导致相应临床表现。

1. **侵袭力** 菌毛是侵袭力的基础,是志贺菌属致病的主要因素之一。菌毛能黏附于回肠末端和结肠黏膜上皮细胞,在黏膜固有层内繁殖形成感染灶,引起炎症反应。此外,菌体表面的 K 抗原也与侵入人体上皮细胞的能力有关。已知各群志贺菌的侵袭相关基因都位于大质粒上,而侵袭基因的表达则受质粒和染色体上多个基因的正负调控。有毒力的志贺菌属对上皮细胞的侵入作用是致病的先决条件,是导致感染的重要原因。

2. **内毒素** 志贺菌属细菌产生强烈的内毒素,作用于肠壁可使其通透性增加,促进毒素吸收。内毒素可破坏肠黏膜,形成炎症,出现溃疡、坏死、出血,在排出典型的黏液脓血便的同时,病原菌也随粪便排出。内毒素还可作用于肠壁自主神经,导致肠道功能失调,肠蠕动紊乱和痉挛。直肠括约肌受毒素刺激最明显,临床表现为腹痛、腹泻和里急后重等症状。内毒素作用于中枢神经系统及心血管系统,引起发热、神志障碍,严重者可出现中毒性休克等一系列症状。

3. **外毒素** A 群痢疾志贺菌 1 型和 2 型还可产生毒性很强的外毒素,称志贺毒素(Shigatoxin),志贺毒素能引起 Vero 细胞病变,故亦称 Vero 毒素。志贺毒素具有三种生物学特性:①神经毒性:将毒素注射家兔或小鼠,可作用于中枢神经系统,引起动物昏迷、麻痹死亡;②细胞毒性:对人肝细胞、猴肾细胞和 HeLa 细胞有毒性,以 HeLa 细胞最为敏感;③肠毒素性:具有类似大肠埃希菌和霍乱弧菌肠毒素的活性,能导致患者在疾病早期出现的水样腹泻。

【流行病学】

1. **传染源** 包括急、慢性菌痢患者和带菌者。其中非典型患者、慢性患者及带菌者由于症状不典型又难以发现和管理,在流行病学中具有重要意义。

2. **传播途径** 经粪-口途径传播。志贺菌随患者粪便排出体外,可直接污染或经苍蝇污染食物、水、生活用品或手,最终经口使人感染并引起传播。如食物或饮用水被污染,可引起食物型或水型暴发流行。

3. **易感人群** 人群普遍易感。病后可获同型免疫力,但持续时间较短,而且不同菌群和血清型之间无交叉免疫,故可反复感染发病。

4. **流行特征** 本病主要集中在温带或亚热带,全年散发,夏秋季多发,通常 5 月开始上升,8~9 月达高峰,10 月以后逐渐减少。学龄前儿童和青壮年发病多。在卫生条件差的国家和地区发病率较高。

【发病机制与病理解剖】

(一)发病机制

志贺菌的侵袭力和内毒素是致病的主要因素,部分菌株因产生外毒素可使病情加重。细菌感染人体后是否发病,取决于细菌数量、致病力以及人体的抵抗力。志贺菌具有介导吸附的光滑型脂多糖 O 抗原、侵袭上皮细胞和繁殖、繁殖后能产生毒素是致病必备的 3 个条件。致病力强的志贺菌仅少量(10~100 个)进入人体即可发病。

志贺菌进入消化道后,大部分被胃酸杀死,少量进入下消化道的细菌亦可因正常菌群的拮抗作用,或由于肠道分泌型 IgA 阻断其对肠黏膜的吸附而无法致病。当人体因营养不良、暴饮暴食、胃酸缺乏等因素导致抵抗力低下,细菌可借助菌毛的黏附侵入结肠上皮细胞,经基底膜而进入固有层并在其中繁殖并释放毒素,引起肠黏膜炎症反应和固有层小血管循环障碍,致使肠黏膜炎症、坏死及溃疡,出现腹痛、腹泻和黏液脓血便,直肠括约肌受刺激则引起里急后重。由于细菌很少侵入黏膜下层,又可被吞噬细胞吞噬,故极少进入血流引起菌血症或败血症,但免疫力低下者可发生血行感染。

志贺菌释放的内毒素可吸收入血引起毒血症状,而且可通过直接作用于肾上腺髓质、刺激交感神经系统和单核-吞噬细胞系统释放各种血管活性物质,导致急性微循环障碍,引起感染性休克、DIC以及重要脏器功能衰竭等中毒型菌痢表现。中毒型菌痢以儿童多见,其发生可能与特异性体质对内毒素异常敏感而发生过敏反应有关。内毒素还是引起溶血性尿毒综合征因素之一。

(二)病理解剖

病变主要累及结肠,以乙状结肠和直肠最为显著,严重者可累及整个结肠,甚至回肠下段。急性期的肠黏膜基本病变是弥散性纤维蛋白渗出性炎症,肠黏膜弥散性充血水肿,表面有大量黏液脓性渗出物覆盖,肠上皮细胞大片坏死,与黏液脓性渗出物共同形成灰白色假膜,脱落后可形成黏膜浅溃疡,病变通常局限于固有层,肠穿孔少见。轻症者肠黏膜仅有弥散性充血水肿,肠腔内可见黏液脓血性渗出物,无溃疡形成。慢性期可有肠黏膜水肿,肠壁增厚,肠黏膜溃疡不断形成与修复,导致瘢痕与息肉形成,久病者可引起肠腔狭窄。中毒型菌痢肠道病变轻微,多数仅见肠黏膜充血水肿,少有溃疡形成,突出病变为全身多脏器的微血管痉挛和通透性增加;大脑及脑干充血水肿,有点状出血与神经细胞变性。部分病例有肾上腺充血,肾上腺皮质出血和萎缩。

【临床表现】

潜伏期:数小时至7日,多数1~2日。由于菌群、菌型众多,机体反应各异,所以临床表现轻重缓急相差悬殊。其中痢疾志贺菌感染临床表现较重,但预后大多良好;宋内志贺菌感染症状较轻,非典型病例多,易被误诊或漏诊;福氏志贺菌感染病情介于两者之间,但排菌时间较长,且易转为慢性。

(一)急性菌痢

1. 普通型(典型)起病急,全身毒血症状和肠道炎性症状明显,有畏寒、发热,体温可达39℃以上,伴头痛、乏力、食欲缺乏、全身不适等,继而出现腹痛、腹泻及里急后重,每天排便10余次至数十次,初为稀便或水样便,后转为黏液脓血便,量少,次数频繁,里急后重更为明显。体检有左下腹压痛和肠鸣音亢进。急性菌痢自然病程为1~2周,如治疗及时,多数患者1周左右痊愈,少数患者可转为慢性,年老体弱者易重症化。

2. 轻型(非典型)全身毒血症状轻微或无,以肠道炎性症状为主,可无发热或仅有低热,腹泻每日数次,大便有黏液但无脓血,里急后重较轻或缺如。查体可有腹痛及左下腹压痛。病程短,3~6日可自愈,少数患者可转为慢性。

3. **中毒性菌痢** 以2~7岁、体质较好的儿童多见,成人偶有发生。起病急骤,突起畏寒、高热,体温可达40℃以上,以严重全身毒血症、休克和(或)中毒性脑病为主要表现,迅速出现循环衰竭和(或)呼吸衰竭,而消化道症状不明显,可无稀便、黏液便或脓血便排出。临床上分为以下三型:

(1)休克型(周围循环衰竭型):较为多见,以感染性休克为主要表现。由于全身微血管痉挛,微循环障碍,可出现意识障碍、面色苍白、四肢厥冷、脉细速、血压下降、皮肤呈花斑状和发绀、少尿或无尿。

(2)脑型(呼吸衰竭型):以中枢神经系统症状为其主要临床表现,由于脑血管痉挛导致脑缺氧、脑水肿甚至脑疝,患者可出现烦躁不安、惊厥、昏迷、瞳孔不等大、对光反射消失等,严重者可出现中枢性呼吸衰竭。患者于1~2次惊厥后突然呼吸停止。病死率高。

(3)混合型:有以上两型的临床表现,通常先出现高热、惊厥,如未能及时抢救,则迅速发展为呼吸衰竭及循环衰竭。此型最为凶险,病死率极高。

(二)慢性菌痢

菌痢病程超过2个月以上不愈者即为慢性菌痢。菌痢慢性化与患者原有营养不良、胃肠道慢性疾病、肠道分泌性IgA减少导致的抵抗力下降及急性期未获有效治疗有关;另一方面与细菌因素有关,如福氏志贺菌易导致慢性感染,耐药菌株感染亦可引起慢性菌痢。慢性菌痢全身毒血症状不明显,以不同程度肠道炎性症状为主,根据临床表现可分3型。

1. **慢性迁延型**　最为多见,急性菌痢发作后,迁延不愈,常有腹痛、腹泻、黏液便或脓血便,或便秘和腹泻交替出现,左下腹可有压痛,部分患者可扪及增生呈条索状的乙状结肠。长期腹泻者可有营养不良、贫血、体力差、维生素缺乏等症状。

2. **急性发作型**　有慢性菌痢病史,常因进食生冷食物、受凉或劳累等因素诱发急性菌痢样症状,有腹痛、腹泻和脓血便。

3. **慢性隐匿型**　较少见,1年内有菌痢病史,近2个月以上无明显临床症状,但结肠镜检查见有肠黏膜炎症甚至溃疡等病变,大便培养有志贺菌。

【并发症及后遗症】

1. **志贺菌血行感染**　是志贺菌感染的重要并发症,于发病后1~2日血培养检出志贺菌,多发生于儿童、老年人、HIV感染者等免疫力低下人群,病死率高。

2. **溶血性尿毒综合征**　主要见于A群痢疾志贺菌感染,其发生可能与内毒素血症有关。部分患者早期可有类白血病反应,继而出现溶血性贫血及DIC,甚至出现急性肾衰竭。预后较差。

3. **关节炎**　多发生病后两周后,主要累及大关节,可引起关节红肿、积液,为变态反应所致,激素治疗有效。

4. **Reiter综合征**　多见于青年男性,主要临床表现为关节炎、尿道炎和眼结膜炎,其中关节炎症状可长达数年。

5. **神经系统后遗症**　极少数小儿罹患脑型中毒型菌痢后可有耳聋、失语、肢体瘫痪等后遗症。

【实验室检查】

(一)常规检测

1. **血常规**　急性期血白细胞总数增多,多在$(10\sim20)\times10^9/L$,以中性粒细胞增多为主。慢性患者可有贫血。

2. **粪便检查**　粪便量少,外观多为黏液脓血便,常无粪质。镜检可见满视野散在红细胞以及大量成堆的白细胞(≥15个/高倍视野)和少量巨噬细胞。

(二)病原学检测

大便培养检出志贺菌有助于菌痢的确诊,药敏试验有助于抗菌药物的选用。应在抗菌药物使用前采集新鲜标本,取脓血、黏液部分及时送检及早期多次送检可提高细菌培养阳性率。

(三)免疫学检测

采用免疫学技术检测细菌或抗原,具有早期、快速的优点,但由于粪便中抗原成分复杂,易出现假阳性,目前临床少用。

(四)核酸检测

采用分子杂交或PCR进行志贺菌核酸检测,亦具有敏感性高、特异性强的优点,且能检测标本中已死亡的细菌核酸,尤其适用于抗菌药物使用后患者标本的检测,但由于检测条件要求较高,目前亦未广泛应用。

【诊断与鉴别诊断】

(一)诊断

依据流行病学史,临床各型表现及实验室检查可进行临床诊断。确诊则依赖于病原学检查。对不能自行排便的中毒型菌痢患者可行盐水灌肠或肛拭子作粪便检查,发现红、白细胞、巨噬细胞可助诊断,确诊亦有赖于粪便培养检出志贺菌。对慢性菌痢患者必要时可通过结肠镜检查以助诊断。

(二)鉴别诊断

1. **急性菌痢**　急性菌痢需要与下列疾病相鉴别。

（1）急性阿米巴痢疾：见表4-3。

表4-3　急性菌痢与急性阿米巴痢疾的鉴别

鉴别要点	急性菌痢	急性阿米巴痢疾
病原体和流行病学	志贺菌；散发或流行	阿米巴原虫；散发为主
全身症状	较重，多有发热和毒血症状	轻微，多不发热，毒血症状少见
胃肠道症状	腹痛重，有里急后重，腹泻每日10多次或数10次	腹痛轻，无里急后重，腹泻每日数次
腹部压痛部位	左下腹多见	右下腹多见
血白细胞	急性期白细胞及中性粒细胞增多	早期稍增多
粪便检查	量少，为黏液脓血便，镜检有多数白细胞和红细胞，可见巨噬细胞，培养有志贺菌	量多，暗红色果酱样血便，有腥臭，镜检白细胞少、红细胞多，有夏科-莱登晶体，可见溶组织阿米巴滋养体，志贺菌培养阴性
乙状结肠镜检	肠黏膜弥散性充血、水肿及浅表溃疡	肠黏膜大多正常，有散在溃疡，边缘隆起，周围有红晕

（2）其他细菌引起的肠道感染：多种肠道病原菌如侵袭性大肠埃希菌、空肠弯曲菌、变形杆菌等引起的肠道感染亦可出现痢疾样症状，确诊有赖于粪便培养检出不同的病原菌。

（3）细菌性胃肠型食物中毒：因进食被沙门菌、金黄色葡萄球菌、副溶血弧菌、大肠埃希菌等病原菌或其毒素污染的不洁食物引起。同食者集体发病，潜伏期短，呕吐明显，有腹痛、腹泻，大便多为黄色水样便，里急后重少见，腹部压痛多在脐周。确诊有赖于从可疑食物及患者呕吐物、粪便中检出同一细菌或毒素。

（4）急性出血坏死性肠炎：起病急骤，腹痛剧烈，解暗红色血便，量大伴坏死组织，全身毒血症状严重，易出现贫血、休克、肠麻痹、腹膜炎等。

2. 慢性菌痢　需要与以下疾病相鉴别。

（1）结肠癌及直肠癌：此类患者反复继发肠道感染亦可出现慢性腹痛、腹泻及脓血便，常伴进行性消瘦，行肛诊、结肠镜检和肠黏膜病理活检可以确诊。

（2）慢性血吸虫病：可出现腹泻及脓血便，但有血吸虫疫水接触史，伴肝、脾肿大，外周血嗜酸性粒细胞增多，大便孵化沉淀可找到血吸虫毛蚴，肠黏膜活检发现血吸虫卵可资鉴别。

（3）溃疡性结肠炎：病程长，有腹痛及脓血便，大便培养无致病菌生长，抗菌药物治疗无效，结肠镜检查可见肠黏膜充血、水肿及溃疡形成，黏膜松脆易出血。晚期患者钡剂灌肠可见结肠袋消失，肠管呈铅管样特征性改变。

3. 中毒性菌痢

（1）休克型：应与其他细菌引起的感染性休克鉴别。血和大便培养出致病菌检查有助鉴别。

（2）脑型：须与乙脑鉴别。乙脑亦多发于夏秋季并有高热、惊厥、昏迷，但乙脑起病后进展较缓，循环衰竭少见，意识障碍及脑膜刺激征明显，脑脊液有蛋白及白细胞增高，乙脑特异性IgM阳性，大便检查无异常，可资鉴别。

【预后】

预后与全身免疫状态、感染菌型、临床类型以及治疗是否及时、合理等密切相关。大部分急性患者于1~2周内痊愈，少数可转为慢性或带菌者。中毒型菌痢尤其是脑型和混合型预后差，病死率较高。

【治疗】

（一）急性菌痢

1. 一般治疗　消化道隔离至临床症状消失，大便培养连续2次阴性。全身中毒症状重者须卧床休息。饮食以少渣易消化的流质或半流质食物为宜，忌食生冷、油腻及刺激性食物。注意水、电解质及酸碱平衡，脱水轻且不呕吐者可给口服补液盐冲服，不能进食者可酌情静脉补液。

2. 病原治疗 轻型菌痢在充分休息、对症处理和医学观察的条件下可不用抗菌药物,其他各型菌痢通常应给予病原治疗。目前,志贺菌耐药日趋严重,部分地区耐药菌株已呈多重耐药,故需根据所在地区当前细菌耐药情况和大便培养及药敏试验选用有效抗菌药物。

(1)喹诺酮类:抗菌活性强,口服吸收好,耐药菌株相对较少,毒副作用小,可作为首选药物。环丙沙星:成人 0.5g,每日 2 次,疗程 3~5 天。其他喹诺酮类,如左氧氟沙星、加替沙星等亦可酌情选用,不能口服者可静脉滴注。动物实验显示,喹诺酮类可影响骨骺发育,故儿童、孕妇及哺乳期妇女不宜使用。

(2)磺胺类:复方磺胺甲噁唑(SMZ-TMP):成人每次 2 片,每日 2 次,小儿酌情减量,疗程 3~5 天。对磺胺类药物过敏、白细胞减少及严重肝、肾功能不全者禁用。

(3)其他:阿奇霉素、多西环素、庆大霉素、氨苄西林及三代头孢菌素等药物亦可根据药敏结果选用。

相关链接

志贺菌的耐药性

志贺菌不断发生耐药菌株,常呈多重耐药,而且广泛存在。曾用以治疗本病的磺胺药、四环素类、氨基糖苷类和氨苄西林等的耐药率达 40%~80%。目前,喹诺酮类药物较为敏感,是当前治疗菌痢的主要用药,但已发现有耐药菌株产生。耐药性与胞质中带有耐药因子(resistance factor,R 因子)有关。有些革兰阳性和阴性细菌,除染色体 DNA 外,还存在着一种质粒遗传因子,它是一种环状双股 DNA,在细菌染色体外单独存在,具有自身复制能力,并携带某种特殊的遗传特性。最早发现携带有耐药遗传特性的质粒就是 B 群志贺菌 R 因子。R 因子包括两部分基因,一是耐药转移因子(resistance transfer factor,RTF),另一部分是耐药决定因子(R determinant),后者是决定细菌耐药性的因子,可通过耐药转移因子传递给其他细菌,R 因子可在同种同属和同科细菌之间传递,因此,耐药菌株越来越多,但 R 因子亦可自行消失使细菌又成为敏感菌。R 因子亦可包含几个基因决定子,分别携带对各种抗菌药物的耐药信息,传递多重耐药性。R 因子介导的耐药性,其机制是 R 因子指令志贺菌产生可破坏抗菌药物的酶系统。研究志贺菌的耐药机制,克服细菌耐药是提高防治痢疾水平的重要课题。

3. 对症治疗 高热宜物理降温为主,必要时使用退热药;腹痛剧烈者可用颠茄浸膏片或阿托品;毒血症状严重者可给予小剂量肾上腺皮质激素。

(二)中毒性菌痢

病情凶险、变化迅速,应密切观察病情变化,采取以对症治疗为主的综合抢救措施。

1. 病原治疗 应用有效抗生素静脉滴注,成人可选用环丙沙星、左氧氟沙星及加替沙星等喹诺酮类;儿童可选用头孢曲松、头孢噻肟等三代头孢菌素。

2. 对症治疗

(1)降温止惊:对高热应及时给予物理降温,必要时予以退热药,将体温降至 38.5℃以下;高热伴烦躁、惊厥者,可采用亚冬眠疗法,氯丙嗪和异丙嗪各 1~2mg/kg,肌内注射;反复惊厥者可用地西泮、苯巴比妥肌内注射或水合氯醛灌肠。

(2)休克型相关治疗:①迅速扩充血容量,纠正酸中毒:早期快速滴注葡萄糖盐水、5%碳酸氢钠及低分子右旋糖酐等,补液量及成分视脱水情况而定,休克改善后则继续静脉输注葡萄糖盐水;②改善微循环障碍:本病主要为高阻低排性休克,可予山莨菪碱(654-2),成人每次 20~60mg,儿童 0.5~2mg/kg,每 5~15 分钟静脉注射 1 次。待面色红润、肢体转暖、尿量增多及血压回升,即可减量渐停。如经上述治疗效果不佳,血压不回升,可改用酚妥拉明、多巴胺或间羟胺等,以改善重要脏器的血流灌注;③保护重要器官功能:有心力衰竭者可给予毛花苷丙强心;④其他:短期使用肾上腺皮质激素。有 DIC 早期表现者可予肝素抗凝治疗。

（3）脑型相关治疗：①减轻脑水肿：20%甘露醇每次 1~2g/kg 快速静脉注射，每4~6 小时 1 次。应用东莨菪碱等血管活性药以改善脑部微循环，同时给予肾上腺皮质激素有助改善病情；②防治呼吸衰竭：保持呼吸道通畅、吸氧，如出现呼吸衰竭可使用洛贝林，必要时可应用人工呼吸机。

（三）慢性菌痢

应采用全身与局部相结合的治疗原则。

1. 一般治疗 注意生活节律，进食易消化、吸收的饮食，忌食生冷、油腻及刺激食物，积极治疗并存的慢性消化道疾病或肠道寄生虫病。

2. 病原治疗 根据病原菌药敏结果选用有效抗生素，可联用两种不同类型抗生素，疗程应适当延长，必要时可予多个疗程治疗。

3. 对症治疗 有肠道功能紊乱者可用镇静或解痉药物，如异丙嗪、复方地芬诺酯等。抗菌药物使用后，菌群失调引起的慢性腹泻可予微生态制剂如乳酸杆菌或双歧杆菌制剂进行调整。

【预防】

1. 管理传染源 急、慢性患者和带菌者应隔离或定期进行访视管理，并给予彻底治疗，直至大便培养阴性。对炊管人员、水源管理人员、托幼机构保育人员等重点行业人群中的患者和带菌者应调离工作岗位并给予彻底治疗。

2. 切断传播途径 是最主要预防措施。搞好个人卫生，注意饮食及饮水卫生，加强粪便管理，消灭苍蝇和蟑螂。

3. 保护易感人群 口服含福氏和宋内志贺菌"依链"株的 FS 双价活疫苗，可刺激肠黏膜产生特异性分泌型 IgA。对同型志贺菌攻击保护率约为 80%，保护期可维持 6~12 个月，但与其他菌型间无交叉免疫。

（陈永平）

学习小结

1. 志贺菌属种类较多，分 A 群痢疾志贺菌、B 群福氏志贺菌、C 群鲍氏志贺菌和 D 群宋内志贺菌 4 个血清群及 43 个血清型，目前，我国以 B 群福氏志贺菌流行为主，以 A 群痢疾志贺菌引起的临床表现较重。

2. 患者和带菌者是传染源，志贺菌通过粪-口途径感染人体，病后免疫力短暂。病变主要累及结肠，以乙状结肠和直肠最为显著，急性期肠黏膜的基本病变是弥散性纤维蛋白渗出性炎症、充血水肿和肠上皮细胞坏死。

3. 急性菌痢普通型表现为发热、全身酸痛和腹痛、腹泻、黏液脓血便、次数频繁、里急后重等肠道炎性症状。中毒性菌痢休克型表现为周围循环衰竭，脑型表现为脑水肿甚至脑疝和呼吸衰竭，肠道症状可不典型；中毒性菌痢混合型则预后凶险。慢性菌痢表现为反复发作或迁延不愈的肠道症状和继发性营养不良、贫血等。

4. 临床诊断依据流行病学史、临床各型表现及实验室检查大便黏液脓血状，镜检见有红细胞、大量白细胞和少量巨噬细胞。确诊则有赖于大便培养出志贺菌。对不能自行排便的中毒型菌痢患者可行盐水灌肠或肛拭子作粪便检查，发现红、白细胞、巨噬细胞可助诊断，确诊亦有赖于粪便培养检出志贺菌。对慢性患者必要时可通过结肠镜检查以助诊断。

5. 对各型痢疾应根据细菌耐药情况、大便培养及药敏试验选用有效抗菌药物，并加强支持、对症治疗。针对中毒型菌痢采取相应抢救治疗措施。主要预防措施是搞好个人卫生和环境卫生，注意饮食及饮水卫生，防止病从口入。

第六节　布鲁菌病

布鲁菌病(brucellosis)又称波状热，是布鲁菌(*Brucella*)引起的人畜共患性传染病。临床表现为长期发热、多汗、关节疼痛、肝脾及淋巴结肿大等，病程迁延，易慢性化并累及运动系统。

【病原学】

布鲁菌是球杆状的革兰阴性菌，该菌无鞭毛，无芽胞或荚膜。根据宿主、生化、代谢和免疫学差异，布鲁菌属分为 6 个种 19 个生物型，牛种(流产布鲁菌，*B. abortus*)、猪种(*B. suis*)、羊种(马尔他布鲁菌，*B. melitensis*)、犬种(*B. canis*)、绵羊附睾种(*B. ovis*)及沙林鼠种(*B. neotomae*)，其中前四种对人类致病，其致病力有所差异。羊种菌致病力最强，感染后临床症状重，可有致残性并发症；猪种菌感染有化脓性损害；牛种菌感染呈轻型和散发病例；犬种菌感染呈隐匿发病，易复发及慢性化。

布鲁菌含有 20 余种蛋白抗原和脂多糖，不产生外毒素，其中脂多糖在致病中起重要作用。本菌对常用的物理消毒方法和化学消毒剂均敏感，但在自然环境中其生活力较强，在乳及乳制品、皮毛、冻肉中能长时间存活。在病畜的分泌物、排泄物及死畜的脏器中能生存 4 个月左右，加热 60℃ 或日光下暴晒 10~20 分钟可杀死此菌。

【流行病学】

本病为全球性疾病。我国主要流行于西北、东北、青藏高原及其周围地区。我国流行的布鲁菌属主要为羊种菌和牛种菌。

（一）传染源

目前已知有 60 多种家畜、家禽和野生动物是布鲁菌的宿主。与人类有关的传染源主要是羊、牛及猪，其次是犬、鹿、马、骆驼等。病原菌存在于病畜的皮毛、胎盘、羊水、尿液及乳汁中。染菌动物首先在同种动物间传播，造成带菌或发病，随后波及人类。

（二）传播途径

1. 经皮肤及黏膜接触传播　直接接触病畜或其排泄物、阴道分泌物、娩出物；在饲养、挤奶、剪毛、屠宰以及加工皮、毛、肉等过程中没有注意防护，可经皮肤微伤或眼结膜感染；也可间接接触病畜污染的环境及物品而感染。

2. 经消化道传播　食用被病菌污染的食品、水或食用生乳以及未熟的肉、内脏而感染。

3. **经呼吸道传播** 病菌污染环境后形成气溶胶,可发生呼吸道感染。

4. **其他** 如苍蝇携带,蜱叮咬也可传播本病。

（三）人群易感性

人群普遍易感,病后产生较强的免疫力,因不同种布鲁菌之间存在交叉免疫,因此再次感染者很少。疫区居民可因隐性感染而获免疫。高危人群包括畜牧工作者、屠宰厂工人、畜产品加工者和制造者。

【发病机制与病理解剖】

本病的发病机制较为复杂,细菌、毒素以及变态反应均不同程度地参与疾病的发生和发展过程。

布鲁菌自皮肤或黏膜侵入人体,随淋巴液达淋巴结,细菌在胞内生长繁殖,形成局部原发病灶。该菌在吞噬细胞内大量繁殖导致吞噬细胞破裂,随之大量细菌进入血液循环形成菌血症。在血液里又被单核细胞吞噬,并随血流至全身,在肝、脾、淋巴结、骨髓等处的单核-巨噬细胞系统内繁殖,形成多发性病灶。在机体各因素的作用下,病原菌释放出内毒素及菌体其他成分,可造成临床上的菌血症和毒血症。内毒素在病理损伤、临床症状方面起着重要作用。机体免疫功能正常,通过细胞免疫及体液免疫清除病菌而获痊愈。如果免疫功能不健全,或感染的菌量大、毒力强,则部分细菌被吞噬细胞吞噬带入各组织器官形成新感染灶,感染灶的细菌生长繁殖再次入血,导致疾病复发,如此反复成为慢性感染。此外,变态反应可引起病理损伤。

本病累及组织器官广泛,几乎所有器官组织均可被侵犯,其中以单核-巨噬系统最为常见。急性期常有弥散性细胞增生,组织细胞变性、坏死。亚急性期和慢性期为组织细胞增生和肉芽肿的形成。少数慢性期患者肉芽组织发生纤维硬化性变。其余如心血管系统、运动系统、生殖系统、神经系统等均常有轻重不等的病变。

【临床表现】

潜伏期1~3周,平均两周,可长至数月甚至1年以上。临床上可分为亚临床感染、急性感染、亚急性感染、慢性感染、局限性感染和复发。急性感染,指患病3个月以内;亚急性感染,3个月到1年;慢性感染,1年以上。

（一）亚临床感染

发生在高危人群中,无任何临床症状、体征,但血清学检查有高滴度的抗布鲁菌抗体。不能追及明确的临床感染史。

（二）急性和亚急性感染

病多缓起,少数急性发病,主要有如下表现:

1. **发热** 热型不一,以不规则热多见,5%~20%出现典型的波浪形,其特点为:发热2~3周后,间歇数天至2周,发热再起,反复多次,故又曾称本病为波状热。不同菌种的感染热型不同,羊种菌感染发热明显,牛种菌感染低热多。患者高热时可无明显不适,但体温下降后自觉症状加重,这种发热与其症状的矛盾现象,有一定的诊断意义。

2. **多汗** 亦为本病突出的症状之一,常于夜间或凌晨热退时大汗淋漓,大量出汗后可发生虚脱。

3. **关节疼痛** 多发生在膝、腰、肩、髋等大关节。关节炎分两类:一类为感染性的,常累及一个关节,滑囊液中可分离出布鲁菌;另一类为反应性的,常累及多个关节,疼痛初为游走性、针刺样疼痛,以后固定在某些关节。除关节炎外,可有滑膜炎、腱鞘炎和关节周围软组织炎症等。

4. **神经系统症状** 表现为由神经干病变所致的神经痛,以坐骨神经、腰骶神经和肋间神经受累较多。少数患者发生脑膜炎、脑炎、脊髓炎等。

5. **泌尿生殖系统症状** 有睾丸炎、附睾炎、前列腺炎、卵巢炎、输卵管炎及子宫内膜炎,少数患者发生特异性乳腺炎、肾炎、膀胱炎等。

6. **肝、脾及淋巴结肿大** 淋巴结肿大与感染方式有关,经口感染者以颈部、咽后壁和下颌淋巴结肿大为主;接触感染者多发生在腋下或腹股沟淋巴结,有时腹腔或胸腔淋巴结亦可受累。

(三)慢性感染

可由急性期发展而来,也可无急性期病史直接表现为慢性。本期表现更是多种多样,基本上可分两类:一类是全身性非特异性症状,类似神经官能症和慢性疲劳综合征;另一类是器质性损害,其中以骨骼—肌肉系统最为常见,如大关节损害、肌腱挛缩等,神经系统病变也较常见,如周围神经炎、脑膜炎等。泌尿生殖系统病变也可见到,如睾丸炎、附睾炎、卵巢炎等。

(四)局灶性感染

布鲁菌病可以局限在几乎所有的器官,最常局限在骨、关节、中枢神经系统,表现为相应临床症状和体征。

(五)复发

经系统治疗仍有约10%患者出现复发。复发往往发生在初次治疗结束后3~6个月。复发往往与细菌的耐药性、细菌在细胞内的定位以及不规范治疗有关。

相关链接

家畜感染布鲁菌的临床表现

家畜感染布鲁菌后临床表现轻微,有的几乎不显示任何症状,个别表现为关节炎,公畜多发生睾丸炎,母畜多流产。但其能通过分泌物和排泄物向外排菌,特别是随流产胎仔、胎衣和羊水排出大量病原菌,成为最重要的传染源。排出的病原菌有相当强的抵抗力,生活和生产环境一旦遭病原菌污染,无论人或家畜,在几个月内都有被感染的可能。由于布鲁菌易在动物生殖器官(如子宫和睾丸)中繁殖,家畜布鲁菌病的病变多发生在生殖器官和关节,多不影响其生命,不被人重视,作为传染源有重要意义。

【实验室检查】

(一)外周血象

白细胞数正常或减少,淋巴细胞相对或绝对增多,可出现少数异型淋巴细胞。血沉在急性期加快,慢性期则正常或偏高,持续增速提示有活动性。

(二)病原学检查

取血液、骨髓、组织和脑脊液作细菌培养,急性期培养阳性率高。

(三)免疫学检查

1. **平板凝集试验**　虎红平板(RBPT)或平板凝集实验(PAT)结果为阳性,用于初筛。

2. **试管凝集试验(SAT)**　滴度为1:100(++)及以上,或病程一年以上滴度1:50(++)及以上,或半年内有布鲁菌疫苗接种史,滴度达1:100(++)及以上者。

3. **补体结合试验(CFT)**　滴度1:10(++)及以上。

4. 布鲁菌病抗-人免疫球蛋白试验(Coombs)　滴度1:400(++)及以上。

应注意以上血清学检查均存在与其他细菌(如霍乱弧菌、结核分枝杆菌及耶尔森菌等)感染的交叉反应,判定时应结合临床表现和流行病学史进行分析。

(四)特殊检查

并发骨关节损害者可行X线检查。有心脏损害可做心电图。有肝损伤做肝功能检查。对于肿大的淋巴结必要时可做淋巴结活检。有脑膜或脑病变者可作脑脊液及脑电图检查。

【并发症和后遗症】

布鲁菌病可出现多个系统的并发症和后遗症。可出现贫血,白细胞和血小板减少。也可出现葡萄膜炎、视神经炎、视乳头水肿及角膜损害,多见于慢性布鲁菌病。另外,可累及神经系统,包括脑膜炎、脑膜脑炎、脊髓炎、多发性神经根神经病等。还可出现心血管系统并发症，主要为心内膜炎，病死率较高，偶可见心肌炎、心包炎、主动脉炎等。妊娠妇女患布鲁菌病如不进行抗菌治疗，流产、早产、死产均可发生。此外，肝脓肿、脾脓肿、肺炎、肾小球肾炎、胸膜炎等均有人报道。

【诊断与鉴别诊断】

（一）诊断

急性、亚急性感染通过流行病学史，临床表现和实验室检查作出诊断：①流行病学接触史：有传染源密切接触史或疫区生活接触史；②具有该病临床症状和体征并排除其他疑似疾病；③实验室检查：病原分离、试管凝集试验等检查阳性。凡具备第①、②项和第③项中的任何一项检查阳性即可确诊为布鲁菌病。慢性感染者和局灶性感染者诊断有时相当困难，获得细菌培养结果最为可靠。

（二）鉴别诊断

布鲁菌急性和亚急性感染需与风湿热、伤寒、败血症、结核病等鉴别。布鲁菌慢性感染应与慢性骨关节病、神经官能症、慢性疲劳综合征等鉴别。

【预后】

一般预后良好。大多数患者经正规、足疗程治疗可治愈。少数遗留骨和关节病变，使肢体活动受限。部分病人出现中枢神经系统后遗症。因诊治不及时、不彻底所导致的慢性病例，其治疗较为复杂，部分患者治疗效果较差。死亡病例主要死亡原因是心内膜炎、严重的神经系统并发症等。

【治疗】

（一）急性和亚急性感染

1. **一般治疗和对症治疗**　卧床休息，在补充营养的基础上给予对症治疗。

2. **病原治疗**　应选择能够进入细胞内的抗菌药物，且应采用联合治疗。

（1）成人及8岁以上儿童：WHO首选多西环素（每次100mg，每日2次，口服6周）联合利福平（每次600~900mg，每日1次，口服6周）；或多西环素（每次100mg，每日2次，口服6周）联合链霉素（每次1000mg，每日1次，肌内注射，2~3周）。如果不能使用上述药物或效果不佳，可采用多西环素联合复方磺胺甲噁唑或利福平联合氟喹诺酮类药物。

（2）8岁以下儿童：可采用利福平联合复方磺胺甲噁唑治疗，也可采用利福平联合氨基糖苷类药物治疗，应用氨基糖苷类药物需注意其肾毒性及耳毒性。

（3）孕妇：可采用利福平联合复方磺胺甲噁唑治疗。如果在妊娠12周内发生布鲁菌病，可选用三代头孢菌素类药物联合复方磺胺甲噁唑治疗，可减少妊娠中断的发生；药物治疗对孕妇存在潜在的风险，应权衡利弊使用。

（4）并发症：合并中枢神经系统疾病，必须采取易于渗透血脑屏障的药物，同时疗程应适当延长。应用多西环素、链霉素联合利福平或复方磺胺甲噁唑共6~8周；合并心内膜炎，也可采用上述治疗，但常需同时采用瓣膜置换术，疗程也应适当延长；合并睾丸炎，除采用多西环素联合利福平外，可短期加用小剂量糖皮质激素；合并脊柱炎，应采用多西环素联合利福平，可延长疗程至8周或以上，必要时外科手术治疗。

（二）慢性感染

治疗较为复杂，包括病原治疗、脱敏治疗及对症治疗。

1. **病原治疗**　同急性和亚急性感染，有局部病灶或细菌培养阳性的慢性患者，需延长或重复治疗几个疗程。

2. **脱敏治疗**　对慢性感染者可少量、多次注射布鲁菌抗原，使致敏T细胞少量多次释放细胞因子，避免激烈的组织损伤，从而起到一定的脱敏作用。但对有神经、心肌、肝、肾损害者忌用。

3. **对症治疗**　根据病人的具体情况采取相应的治疗方法，包括理疗和中医中药治疗等。

【预防】

（一）管理传染源

对牧场、乳厂和屠宰场的牲畜定期进行卫生检查,检出的病畜要及时隔离治疗,必要时宰杀。对疫区内的牲畜进行检疫,并行菌苗接种,必要时用药物预防。隔离急性期患者至临床症状消失,血、尿培养阴性。

（二）切断传播途径

做好水源、粪便管理,加强畜产品的消毒和卫生监督,禁食病畜的肉及乳。

（三）保护易感人群

做好高危人群的个人防护,对易感者进行布鲁菌菌苗接种。

（李用国）

学习小结

1. 布鲁菌病是由布鲁菌引起的人畜共患性传染病。 传染源为病畜,包括羊、牛及猪等,主要经皮肤、黏膜直接接触感染和经消化道、呼吸道感染。人群普遍易感。 发病机制中,细菌、毒素及变态反应均参与疾病的发生和发展过程。 累及组织器官广泛,以单核-吞噬细胞系统、骨关节系统、神经系统等病变常见。

2. 布鲁菌病临床上分为亚临床感染、急性和亚急性感染、慢性感染、局灶性感染和复发。 典型急性感染患者主要有如下表现：长期发热、多汗、乏力、肌肉关节疼痛、肝脾及淋巴结肿大和睾丸肿痛。 慢性布鲁菌病易累及心血管系统,常出现心肌炎、心内膜炎、心包炎、动脉炎、静脉炎、血管内膜炎等损害。

3. 急性、亚急性感染可通过流行病学史、临床表现和实验室检查进行综合诊断。 慢性感染者和局灶性感染者诊断有时较为困难,如细菌培养阳性诊断最为可靠。

4. 急性和亚急性感染应选择能够进入细胞内的抗菌药物,且应采用联合治疗,首选利福平和多西环素联用。慢性感染治疗包括病原治疗、脱敏治疗及对症治疗。 预防措施包括对疫区内的牲畜进行检疫、接种,做好水源、粪便管理,加强畜产品的消毒和卫生监督,对易感者接种菌苗。

复习参考题

1. 布鲁菌病的临床分型及主要的临床表现?

2. 布鲁菌急性和亚急性感染的治疗措施有哪些?

第七节　鼠疫

学习目标

掌握	鼠疫的流行病学,临床表现,诊断及预防措施。
熟悉	鼠疫的病原学,发病机制、病理及治疗原则。
了解	鼠疫的预后及鉴别诊断。

鼠疫(plague)是由鼠疫耶尔森菌引起的烈性传染病,主要在啮齿类动物中流行,属自然疫源性疾病。人类主要通过带菌的鼠蚤叮咬而引起鼠疫。临床上主要表现为发热、严重毒血症、淋巴结肿大和出血倾向。本病传染性强,病死率高,是危害人类最严重的传染病之一,属国际检疫传染病,我国已将其列为法定甲类传染病。

【病原学】

鼠疫耶尔森菌(*Yersinia pestis*)为肠杆菌科的耶尔森菌属,亦称鼠疫杆菌。革兰染色阴性,为两端钝圆、两极浓染的椭圆形小杆菌,长 $1 \sim 1.5 \mu m$,宽 $0.5 \sim 0.7 \mu m$,有荚膜,无鞭毛,无芽胞,不活动,兼性需氧,在普通培养基上生长良好。培养的适宜温度为 $28 \sim 30 \text{℃}$,适宜酸碱度为 pH $6.9 \sim 7.2$。

鼠疫耶尔森菌产生内毒素和鼠毒素,内毒素为一种类脂多糖,能引起发热、DIC、组织器官内出血、中毒休克等;鼠毒素为一种可溶性蛋白质,对小鼠和大鼠有很强毒性。

鼠疫耶尔森菌的抗原成分,已证实有 19 种抗原,主要有抗吞噬细胞因子的 FI(fraction I)抗原和与毒力有关的 V、W 抗原,是致病性和致死性的毒素性物质,可引起出血及坏死性病变。

鼠疫耶尔森菌对外界抵抗力较弱,对干燥、热和一般消毒剂均敏感。阳光直射、煮沸及常用化学消毒剂等均可致细菌死亡。但在潮湿、低温与有机物内存活时间则较久,在痰液和脓液中可存活 $10 \sim 20$ 天,在鼠蚤粪便中可存活 1 个月,在尸体中可存活数周至数月。

【流行病学】

(一)传染源

主要是鼠类和其他啮齿类动物。旱獭属和黄鼠属为最主要的储存宿主,因它们是冬眠的啮齿类动物,感染后可越冬至翌春发病,再感染幼鼠,主要引起鼠间鼠疫。褐家鼠、黄胸鼠是次要储存宿主,它们是人间鼠疫的主要传染源。其他动物(如猫、羊、兔、骆驼、狼、狐狸、犬等)也可成为传染源。

鼠疫患者均为传染源,肺鼠疫患者最重要,败血型鼠疫、腺肿发生破溃的腺鼠疫患者等也可作为传染源。无症状感染者不具有传染性。

(二)传播途径

1. 经鼠蚤传播 鼠蚤为传播媒介,构成"啮齿动物→鼠蚤→啮齿动物或人"的传播方式,鼠蚤叮咬是主要的传播途径。

2. 经皮肤传播 剥食患病啮齿类动物的皮、肉或直接接触患者的血或脓痰,均可经破损的皮肤、黏膜感染。鼠蚤上的病菌亦可因搔抓通过皮肤伤口侵入人体。

3. 呼吸道飞沫传播 肺鼠疫患者痰中的病原菌可借助飞沫及尘埃构成"人→人"之间的传播,并可引起人间鼠疫的大流行。

(三)人群易感性

人类对鼠疫耶尔森菌普遍易感,有一定数量的隐性感染存在。病后可获得持久免疫力。

(四)流行特征

1. 流行情况 世界各地尚存在许多鼠疫的自然疫源地,亚洲、非洲、美洲发病最多。我国鼠疫疫源地分布广、面积大,我国目前存在着 12 种类型的鼠疫自然疫源地。

2. 人间鼠疫与鼠间鼠疫的关系 人间鼠疫的流行均发生在鼠间鼠疫之后。首先是野鼠间鼠疫流行,再由野鼠感染家鼠,感染的家鼠大批死亡后,鼠蚤另寻新的宿主,人被叮咬而感染,从而引起人间鼠疫的流行。

3. 季节性 鼠间鼠疫流行,与鼠类活动、蚤类繁殖最盛有关;人间鼠疫流行多在 $6 \sim 9$ 月,肺鼠疫多流行在冬季。

4. 职业性 人间鼠疫首发病例常与职业有关,如狩猎者、农牧民、与野生动物有密切接触的人群等。

鼠疫的流行史和疫情现状

历史上曾发生过数次鼠疫大流行，均给人类带来毁灭性的巨大灾难。历史上明确记载的第一次世界性鼠疫大流行始于公元6世纪，源自中东，流行中心为近东地中海沿岸，持续近60年，流行高峰期每天死亡上万人，死亡总数近一亿人。第二次鼠疫大流行发生于公元14世纪，史称"黑死病"，猖獗了3个世纪，这次大流行因感染而致3000万人丧生，仅在欧洲就造成2500万人死亡，占当时欧洲人口的1/4，意大利和英国死亡者达其人口的半数。第三次鼠疫大流行始于1860年，至20世纪30年代达最高峰，共波及亚洲、欧洲、美洲、非洲和澳洲的60多个国家，死亡达千万人以上。鼠疫也曾多次在中国肆虐。20世纪90年代以来，世界鼠疫疫情开始活跃，局部散发、暴发和流行时有报道，以非洲、亚洲、美洲发病最多。我国疫情主要发生在云南省和青藏高原周围，但近些年来鼠疫新疫源县不断出现，部分鼠疫静息疫源地重新活跃，动物鼠疫流行范围逐渐扩大，鼠疫疫情向城市、人口密集区逼近，随着交通的日益发达，增加了鼠疫远距离传播的机会，应引起高度警惕。

【发病机制与病理解剖】

鼠疫耶尔森菌经皮肤侵入人体后，一般局部皮肤无炎症反应，偶可形成脓疱。病菌经淋巴管至局部淋巴结引起剧烈的出血、坏死性淋巴结炎，感染的腺体极度肿胀，充血坏死，即为"腺鼠疫"。鼠疫耶尔森菌对组织的破坏性和抗吞噬作用使其极易进入血液循环，形成败血症。鼠疫耶尔森菌也可经血液循环进入肺组织引起继发性肺鼠疫。由呼吸道排出的鼠疫耶尔森菌通过飞沫传入其他易感者体内，则可引起原发性肺鼠疫。各型鼠疫均可发生鼠疫败血症。

鼠疫的基本病理改变为淋巴管、血管内皮细胞损害和急性出血、坏死性炎症。腺鼠疫表现为淋巴结的出血性炎症和凝固性坏死；肺鼠疫肺部病变以充血、水肿、出血为主，支气管及肺泡内充满血性渗出物；鼠疫败血症则全身各组织、器官均有充血、水肿、出血及坏死改变，出现多个浆膜腔血性渗出物。

【临床表现】

腺鼠疫潜伏期为2~5天，原发性肺鼠疫为数小时至3天，接受预防接种者可达9~12天。临床上分为腺鼠疫、肺鼠疫、败血症型鼠疫和其他类型鼠疫。鼠疫的全身症状主要表现为发病急剧，高热、寒战、体温突然上升至39~41℃，呈稽留热。剧烈头痛，有时出现中枢性呕吐、呼吸促迫，心动过速，血压下降。重症病人早期即可出现血压下降、意识不清、谵语等。

（一）腺鼠疫

最常见，表现为淋巴结急性出血、坏死性炎症及全身严重的出血。好发部位依次为腹股沟淋巴结、腋下和颈部淋巴结，多为单侧。病初淋巴结肿大、疼痛、变硬，局部皮肤红肿，与周围组织粘连；继之淋巴结疼痛剧烈，以病后第2~3天最为严重，患者常呈被动体位，4~5天后淋巴结化脓、破溃，疼痛减轻，但患者出现寒战、高热、乏力、头痛和全身疼痛。病情发展迅速，还可出现烦躁不安、呼吸急促、血压下降、肝脾大、皮肤黏膜出血点及瘀斑等全身毒血症表现，可进一步发展为败血症型鼠疫或继发性肺鼠疫。

（二）肺鼠疫

较少见，因接触肺鼠疫患者引发原发性肺鼠疫或继发于败血症型鼠疫而引发继发性肺鼠疫。原发性肺鼠疫是临床上最重的病型，肺鼠疫起病急，除全身毒血症症状更为严重外，还表现有胸痛、呼吸急促、发绀、咳嗽、咳痰，为黏液痰或血性泡沫样痰，肺部体征较少，仅可闻及散在湿啰音或轻微的胸膜摩擦音，较少的肺部体征与严重的全身症状常不相称。病情发展迅猛，如未及时有效治疗，患者多于3天内死于呼吸衰竭、出血、休克。继发性肺鼠疫，在发病之前，往往有腺鼠疫或败血型鼠疫的症状。当继发肺鼠疫时，常表现为病情突然加剧，出现原发性肺鼠疫的呼吸系统表现。

（三）败血症型鼠疫

亦称鼠疫败血症,为最凶险的一型,多继发于肺鼠疫或腺鼠疫。原发性败血症型鼠疫亦称暴发型鼠疫,但很少见。继发性败血症型鼠疫病初有肺鼠疫或腺鼠疫的相应表现而病情进一步加重,表现为寒战、高热、谵妄、昏迷、呼吸急促和血压下降,进而发生感染性休克、DIC及广泛皮肤出血和坏死等。肺鼠疫、败血症型鼠疫患者因其皮肤发绀、出血和坏死,死后皮肤呈黑色,故有"黑死病"之称。该临床类型病情发展迅猛,患者可于1~3天内死亡,病死率达75%以上。

（四）轻型鼠疫

轻型鼠疫又称小鼠疫,发热轻,局部淋巴结肿大,轻度压痛,偶见化脓。血培养可阳性,多见于流行初、末期或预防接种者。

（五）其他类型鼠疫

如皮肤鼠疫、肠鼠疫、眼鼠疫、脑膜炎型鼠疫、扁桃体鼠疫等,均少见,多为化脓性改变。

【实验室检查】

（一）常规检查

1. **血常规**　白细胞总数增高,可达$(20\sim30)\times10^9/L$以上,以中性粒细胞增高为主,少数病例呈类白血病样反应。还可见红细胞、血红蛋白和血小板减少。

2. **尿常规**　可见蛋白尿及血尿,尿沉渣中可见红细胞、白细胞和细胞管型。

3. **便常规**　便潜血可阳性。

4. **凝血功能**　肺鼠疫和败血型鼠疫患者在短期即可出现弥散性血管内凝血,表现为纤维蛋白原浓度减少(小于200mg/dl),凝血酶原时间和部分凝血激酶时间明显延长,D-二聚体和纤维蛋白原降解产物明显增加。

5. **脑脊液**　脑膜炎型病例可表现为压力升高,外观混浊,白细胞常大于$4000/mm^3$,中性粒细胞为主,蛋白明显增加,葡萄糖和氯化物明显下降,脑脊液鲎(Limalus)试验阳性。

（二）病原学检查

1. **细菌涂片、培养**　根据不同的临床类型,分别取材于患者的淋巴结穿刺液、脓汁、血、尿、咽部及眼分泌物和脑脊液等涂片,同时做细菌培养均可分离出鼠疫耶尔森菌。

2. **细菌培养**　以前述所取材料,接种于普通琼脂或肉汤培养基可分离出鼠疫尔森菌。

（三）血清学检查

酶联免疫吸附试验(ELISA)、免疫荧光试验(IFA)检测血中FI抗原或抗体,是早期、快速、特异的诊断方法。间接血凝法(PHA)和放射免疫沉淀试验(RIP)常用于人群流行病学调查和回顾性诊断。近年来应用DNA探针和聚合酶链反应(PCR)更具有快速、敏感、特异的优点。

【诊断和鉴别诊断】

（一）诊断

1. 对病前10天内曾到过鼠疫流行疫区,或与可疑鼠疫动物、动物制品或患者有接触史者,如突然发病、高热、病情在24小时内迅猛发展,具有下列综合征之一者,应作出鼠疫的疑似诊断:

（1）突然发病,高热,白细胞剧增,在未用抗菌药物或仅用青霉素族抗菌药物情况下,病情迅速恶化,在48小时内进入休克或更严重的状态。

（2）急性淋巴结炎,淋巴结肿胀,剧烈疼痛并出现强迫体位。

（3）出现重度毒血症、休克综合征而无明显淋巴结肿胀。

（4）咳嗽、胸痛、咳痰带血或咯血。

（5）重症结膜炎并有严重上下眼睑水肿。

（6）剧烈头痛、昏睡、颈部强直、谵语妄动、脑压高、脑脊液浑浊。

（7）未接种过鼠疫菌苗,其血清经PHA检测FI抗体在1:20以上者。

2. 对疑似诊断病例，如从患者的淋巴结穿刺液、脓、血等标本中检出鼠疫耶尔森菌，血清学、分子生物学检测有一项阳性的，就可确诊为鼠疫病例。

问题与思考

患者近日来自鼠疫疫区，突然发病、高热、病情迅速发展，出现哪些综合征之一者应作出鼠疫的疑似诊断？如何确诊鼠疫病例？

（二）鉴别诊断

腺鼠疫应与急性淋巴结炎、丝虫病淋巴结肿大等相鉴别，肺鼠疫应与大叶性肺炎、炭疽、肺结核等相鉴别，败血症型鼠疫应与炭疽败血症、其他细菌引起的败血症相鉴别。

【预后】

既往的病死率高，近年来，由于抗生素的及时应用，病死率降至 10% 左右。

【治疗】

应包括严格的隔离消毒和挽救患者生命的措施，就地治疗，不宜转送，以控制该病流行。

（一）一般处理及对症治疗

①对疑似和确诊患者做好入院卫生处理（更衣、灭蚤及消毒）并应分别严格隔离于单间病房内，病区、病室应定期消毒，做到无鼠、无蚤。患者排泄物、分泌物应严格消毒处理；②急性期应卧床休息，进流质饮食，保证热量供应，补充足量的水及电解质；③烦躁及局部淋巴结疼痛者可用镇静药及止痛药。全身中毒症状严重者可给予肾上腺皮质激素。肺鼠疫、败血症型鼠疫应给予吸氧，出现休克时应按感染性休克治疗。

（二）病原治疗

早期应用有效抗生素治疗是降低鼠疫病死率的关键。采用联合治疗措施可获得较好的效果。

1. **腺鼠疫** 链霉素成人首次 1g，以后 0.5g～0.75g，q4h 或 q6h 肌注（2～4g/d）。治疗过程中可根据体温下降至 37.5℃ 以下，全身症状和局部症状好转逐渐减量。病人体温恢复正常，全身症状和局部症状消失，按常规用量继续用药 3～5 天。疗程一般为 10～20 天，链霉素使用总量一般不超过 60g。腺体局部按外科常规进行对症治疗。

2. **肺鼠疫和败血症型鼠疫** 链霉素成人首次 2g，以后 1g，q4h 或 q6h 肌注（4～6g/d）。直到体温下降至 37.5℃ 以下，全身症状和呼吸道症状显著好转后逐渐减量。疗程一般为 10～20 天，链霉素使用总量一般不超过 90g。儿童参考剂量为 30mg/(kg·d)，q12h。

3. **皮肤鼠疫** 按一般外科疗法处置皮肤溃疡，必要时局部滴注链霉素或敷磺胺软膏。

4. **眼鼠疫** 可用金霉素、四环素、氯霉素眼药水点眼，并用生理盐水冲洗。

5. **有脑膜炎症状的患者** 在特效治疗的同时，辅以氯霉素治疗，成人 50mg/(kg·d)，儿童（>1 岁）50mg/(kg·d)，q6h，静脉滴注，疗程 10 天，但应当注意氯霉素的骨髓毒性等副作用。

6. **其他型鼠疫的治疗** 可参考腺鼠疫治疗方法。

也可选择氨基糖苷类、氟喹诺酮类、四环素类药物等。

（三）对症治疗

发热>38.5℃，或全身酸痛明显者，可使用解热镇痛药。高热者给予冰敷、酒精擦浴等物理降温措施。儿童禁用水杨酸类解热镇痛药。中毒症状重可适当应用肾上腺皮质激素。腺鼠疫肿大的淋巴结切忌挤压，皮肤病灶可予 0.5%～1% 的链霉素软膏涂抹，必要时可在肿大淋巴结周围注射链霉素并施以湿敷，病灶化脓软化后可切开引流。

【预防】

（一）管理传染源

灭鼠、灭蚤和控制鼠间鼠疫，及时监测啮齿类动物鼠疫耶尔森菌感染的密度、范围，加强疫情报告。对患者应早发现、早诊断、早报告、早隔离、早治疗。对确诊患者和疑似患者应分别严格隔离。腺鼠疫患者隔离至肿大淋巴结完全消散后再观察 7 天,肺鼠疫患者隔离至痰培养 6 次阴性。接触者医学观察 9 天,曾接受预防接种者应检疫 12 天。

（二）切断传播途径

加强国际检疫与交通检疫,对来自疫区的运输工具和货物进行严格检疫并灭鼠、灭蚤。对可疑旅客应隔离检疫。可能染菌的物品、患者的分泌物与排泄物应彻底消毒或焚烧,尸体应用尸体袋严密包裹后焚烧。死鼠和捕杀的可疑动物应焚毁。

（三）保护易感人群

1. **加强个人防护**　对参与治疗或进入疫区的医务人员必须采取个人防护。

2. **预防性服药**　与鼠疫患者有接触者可给予磺胺嘧啶口服,每次 10g,每日 2 次,亦口服四环素每次 0.5g,每日 4 次,均连用 6 天。

3. **预防接种**　主要接种对象是疫区及其周围有潜在感染可能的人群、进入疫区的防疫及医务人员。非流行区人员在接种鼠疫菌苗 10 天后方可进入疫区。通常于接种后 10 天产生抗体,1 个月后达高峰,免疫期 1 年,以后需每年加强接种一次。

（赵天宇）

学习小结

1. 鼠疫是由鼠疫耶尔森菌引起的烈性传染病,传染性强,病死率高,属国际检疫传染病,我国将其列为法定甲类传染病。传染源主要是鼠类和其他啮齿类动物,肺鼠疫患者是人间鼠疫的重要传染源。传播途径有经鼠蚤传播,也可经皮肤、呼吸道飞沫传播。人类对鼠疫耶尔森菌普遍易感,病后可获得持久免疫力。

2. 病菌经淋巴管至局部淋巴结引起剧烈的出血、坏死性炎症反应,进入血液循环导致败血症。经血液循环进入肺组织引起继发性肺鼠疫,呼吸道飞沫感染而引起原发性肺鼠疫。鼠疫的基本病理改变为淋巴管、血管内皮细胞损害和急性出血、坏死性炎症。

3. 临床上分为腺鼠疫、肺鼠疫、败血症型鼠疫和其他类型鼠疫。①以腺鼠疫最常见,表现为淋巴结急性出血、坏死性炎症及全身严重的出血;②肺鼠疫较少见,有严重的全身毒血症症状、呼吸道症状和发绀,肺部体征较少。

病情发展迅猛,易死于呼吸衰竭、出血、休克;③败血症型鼠疫最为凶险,多继发于肺鼠疫或腺鼠疫,有败血症表现,迅速死亡;④其他少见类型有皮肤鼠疫、肠鼠疫、眼鼠疫、鼠疫脑膜炎、扁桃体鼠疫等。

4. 诊断根据流行病学资料、临床表现,对可疑患者均需病原学检查。如从患者的淋巴结穿刺液、脓、血等标本中检出鼠疫耶尔森菌,血清学、分子生物学检测,有其中一项阳性的,就可确诊。

5. 治疗包括病原治疗、对症治疗及局部治疗。早期、联合、足量应用敏感的抗菌药物是降低死亡率的关键。通常联合应用庆大霉素、四环素、氯霉素及链霉素,也可选用三代头孢菌素,疗程 7~10 天。

6. 按法定甲类传染病进行管理,预防包括灭鼠、灭蚤,严格隔离患者;加强国际检疫与交通检疫,严格检疫并灭鼠、灭蚤;预防性服药,预防接种。

复习参考题

1. 鼠疫的传播途径有哪些?

2. 鼠疫的诊断标准是什么?

第八节　炭疽

学习目标

掌握	炭疽的流行病学、临床表现、辅助检查、诊断及治疗原则。
熟悉	炭疽的病原学、发病机制、病理及鉴别诊断。
了解	炭疽的预后及预防措施。

炭疽(anthrax)是由炭疽杆菌(*Bacillus anthracis*)引起的动物源性传染病,属于自然疫源性疾病。主要发生在草食动物中,如牛、马和羊。人通过接触染病牲畜及其产品、吸入含有该菌的气溶胶或尘埃、进食染病牲畜肉类等方式发生皮肤炭疽、肺炭疽、肠炭疽,并可导致炭疽败血症和炭疽脑膜炎。

【病原学】

炭疽杆菌是革兰阳性杆菌,长5~10μm,宽1~3μm,无鞭毛,呈竹节状排列。在宿主体内形成荚膜,荚膜具有抗吞噬作用和很强的致病性。炭疽杆菌在普通培养基上,于35~37℃有氧条件下生长良好。该菌的繁殖体对紫外线、热及常用消毒剂均敏感,但当其形成芽胞后则具有很强的抵抗力,在土壤及畜产品中可存活数年,一般消毒方法不能将其杀死。炭疽杆菌能产生毒力很强的外毒素,包括三种毒性蛋白,即保护性抗原(protective antigen, PA)、水肿因子(edema factor, EF)和致死因子(lethal factor, LF)。单一成分无致病性,同时存在可引起组织水肿、出血。

相关链接

炭疽杆菌与生物武器

生物武器是利用微生物的致病特性引起人类、动植物感染各种疾病的一种大规模杀伤破坏性武器。生物战剂有以下三大类:①致病性微生物:包括细菌、病毒、立克次体、螺旋体和真菌等;②微生物所产生的毒素:是细菌生长繁殖过程中的代谢产物,为无生命的有机物质,可经呼吸道、消化道及创口侵入机体,迅速引起中毒;③携带对人、畜致病性微生物的感染媒介昆虫:如蚊、蝇、蚤、虱、蜱及蜘蛛等。

炭疽杆菌就是一种具有强大杀伤力的生物武器。一是因为炭疽是一种严重的感染性疾病,致死率高,极易通过接触和呼吸道传播。二是因为炭疽杆菌是一种芽胞杆菌,几乎是永不死亡,也非常容易培养。三是炭疽杆菌污染环境后,动物很容易吸入细菌芽胞,造成全身性的感染,人再通过与动物接触或吃动物的肉感染炭疽。炭疽杆菌因为这些性质,成为最早被采用的细菌战剂。无疑,这种生物武器会给一个国家造成永久而又无法恢复的伤害。

【流行病学】

(一)传染源

主要为患病的草食类动物,如牛、羊、马和骆驼等,其皮毛、肉及骨粉均可携带炭疽杆菌。患者的痰、粪便及病灶渗出物可检出炭疽杆菌,但人与人之间的传播极少见。

(二)传播途径

直接或间接接触病畜或其排泄物以及染菌的皮、毛、肉等畜产品,可引起皮肤炭疽;吸入含有炭疽杆菌芽胞的粉尘或气溶胶可引起肺炭疽;进食感染炭疽杆菌的食物可引起肠炭疽。

（三）人群易感性

人群普遍易感。感染后可获得较持久的免疫力。

（四）流行特征

北美、西欧等发达国家由于广泛实施包括疫苗接种在内的兽类预防工作,兽类及人类炭疽发病率很低,偶有受芽胞污染畜产品引起的散发病例报道。但在发展中国家尚未广泛进行动物预防接种,对家畜管理也很差,终年都有一定数量的散发病例,而且感染多发生于牧民、农民、兽医、屠宰、皮毛加工等职业人群。

【发病机制与病理解剖】

炭疽杆菌的毒力取决于外毒素和荚膜。炭疽杆菌侵入破损皮肤后,芽胞即刻复苏繁殖,产生外毒素并形成抗吞噬的荚膜。外毒素引起局部组织水肿、出血、坏死,同时引起全身毒血症状。抗吞噬的荚膜使细菌更易于扩散,引起邻近淋巴结炎,甚至侵入血流引发败血症。侵入肺部及肠道的炭疽杆菌,除引起严重的肺炎和肠炎外,同时侵犯相应的局部淋巴结,且易于侵入血流引起炭疽败血症。细菌可进而扩散至全身,引起各组织器官的炎症。其中最严重的为脑膜炎、血源性肺炎、出血性心包炎及胸膜炎等,甚至可发生感染性休克。

炭疽的病理特征为病变组织的出血、坏死和水肿。皮肤炭疽呈痈样肿胀、溃疡,并且血性渗出物与坏死组织在局部形成特征性的焦痂;肺炭疽为小叶出血性肺炎,纵隔淋巴结炎;肠炭疽病变多发生在回盲部,肠壁发生出血性炎症、水肿、溃疡以及肠系膜淋巴结炎,腹腔有血性渗出液。上述病变组织内均可检出炭疽杆菌。

【临床表现】

潜伏期因侵入途径不同而有差异。皮肤炭疽一般为 1~5 天,可短至几个小时,长至 2 周左右;肺炭疽潜伏期较短,一般都在几小时之内。

（一）皮肤炭疽

为最常见的临床类型,占炭疽病例 90% 以上。多发生于面、颈、肩、四肢等暴露的皮肤。开始在皮肤破损处出现丘疹、斑疹,数日内发展为含血性液体的疱疹,疱疹破溃后形成溃疡,血性渗出物在溃疡表面形成硬而黑似炭块状焦痂,痂内有肉芽组织（即炭疽痈）,除感觉微痒外,无疼痛及触痛,周围组织明显水肿。在病变广泛时,因大量水分渗入皮下组织而出现血容量不足。黑痂经 1~2 周后脱落,留下肉芽组织形成瘢痕。可有全身中毒症状,如发热、不适、头痛、肌痛等。重症病例可发生败血症和脑膜炎。

（二）肺炭疽

极为罕见,临床上亦较难诊断,通常为致死性的。起病较急,患者有低热、干咳、乏力、全身肌肉和关节疼痛等"流感样"症状,经 2~4 天后症状加重,出现高热、咯血、胸痛、呼吸困难、发绀和大汗。查体可发现肺部少量湿啰音、哮鸣音和胸膜摩擦音。X 线胸片示纵隔增宽、胸腔积液和支气管肺炎征象。患者常发生败血症、休克、脑膜炎等,多在出现呼吸困难 1~2 天内死亡。

（三）肠炭疽

亦较罕见。病初为剧烈腹痛、水样腹泻、呕吐,继之出现高热、呕血、黑便、腹膜刺激征及腹水。易并发败血症休克而死亡。

（四）口咽部炭疽

表现为严重的咽喉部疼痛,颈部肿胀,颈部、下颌淋巴结肿大。因组织水肿压迫食管、气管,引起吞咽困难和呼吸困难。

（五）炭疽败血症

常合并于肺炭疽、肠炭疽及严重皮肤炭疽。此时除原发病加重外,全身中毒症状严重,因细菌扩散至全身组织器官,易发生 DIC、感染性休克和脑膜炎等严重并发症,病死率极高。

【实验室检查】

(一)血常规

白细胞数明显增高,一般为 $(10\sim20)\times10^9/L$,甚至可高达 $(60\sim80)\times10^9/L$,中性粒细胞比例显著增高。

(二)病原学检查

患者的分泌物、疱疹液、血液和脑脊液培养出炭疽杆菌是确诊依据。上述标本直接涂片染色可见粗大竹节状的革兰阳性杆菌,有助于临床诊断。

(三)血清学检查

主要用于炭疽的流行病学调查。针对炭疽杆菌荚膜抗原的酶联免疫吸附试验(ELISA)或针对外毒素蛋白抗原的免疫印迹试验具有协助诊断价值。

(四)动物接种

将患者的分泌物、疱疹液、血液和脑脊液等标本接种于豚鼠或小白鼠皮下,如局部出现肿胀、出血等阳性反应,接种动物多于 48 小时内死亡,其血与内脏中如分离出炭疽杆菌,则可确诊该患者为炭疽。

【诊断与鉴别诊断】

(一)诊断

1. **流行病学史** 询问患者的职业和新近有无接触病畜及畜产品史。

2. **临床表现** 皮肤炭疽的黑色焦痂对临床诊断有较大的特异性,但肺炭疽及肠炭疽生前确诊极为困难。如临床发现有纵隔增宽、血性胸腔积液、出血性肺炎,或剧烈腹痛、腹泻、血性水样便、血性腹水,应注意追问病史以帮助诊断。

3. **实验室检查** 取患者的分泌物、疱疹液、血液和脑脊液或接种动物的内脏等标本涂片、培养阳性均可确诊。血清学检查有助于炭疽的回顾性诊断。

(二)鉴别诊断

皮肤炭疽应与痈、蜂窝织炎、丹毒、恙虫病相鉴别;肺炭疽应与大叶性肺炎、钩端螺旋体病(弥散性肺出血型)、肺鼠疫等相鉴别,肠炭疽应与出血坏死性肠炎、肠套叠、细菌性痢疾、细菌性食物中毒等相鉴别,炭疽败血症应与其他原因所致败血症相鉴别。

【预后】

预后与就诊的早晚有直接关系。若不及时诊治,炭疽病死率较高。皮肤炭疽的病死率为 $5\%\sim11\%$。如未及时治疗,出现严重并发症时病死率可达 25%。肺炭疽的病死率在 80% 以上,肠炭疽的病死率为 $25\%\sim75\%$。炭疽败血症病死率高达 $80\%\sim100\%$。

【治疗】

(一)一般治疗和对症治疗

严格隔离患者,卧床休息,多饮水或适量补液,根据病情采取支持、吸氧、止血及抗休克等治疗。对严重炭疽病例,可用糖皮质激素缓解其中毒症状。重度颈部肿胀影响呼吸道通畅者,可考虑气管插管或气管切开。皮肤炭疽严禁挤压,不宜切开引流,以免感染扩散发生败血症。可局部用高锰酸钾液湿敷或涂以 1% 甲紫溶液等。

(二)病原治疗

青霉素 G 为治疗炭疽的首选药物。皮肤炭疽给予青霉素 G 每日 240 万 U~320 万 U,静脉注射,疗程 7~10 天;肺炭疽、肠炭疽、口咽部炭疽、炭疽败血症用青霉素 G400 万 U~800 万 U,每 6 小时 1 次,静脉注射,疗程需两周以上。应用青霉素的同时可合用氨基糖苷类,对青霉素过敏者可选用大环内酯类或氯霉素、多西环素、喹诺酮类等药物。

【预防】

采取以控制动物炭疽为主的综合性措施是预防炭疽的关键。

（一）管理传染源

对疫区草食动物采取减毒疫苗接种、动物检疫、病畜及时隔离治疗或宰杀、尸体焚烧深埋等措施。严格隔离患者，皮肤炭疽应隔离至创面痊愈、痂皮脱落、溃疡愈合；肺炭疽等严重病例应隔离至临床症状消失，分泌物或排泄物每隔 5 天做细菌培养一次，连续 2 次阴性为止。接触者医学观察 8 天。

（二）切断传播途径

封锁疫区并严格消毒处理。对患者衣物、用具、敷料、呕吐物、各种排泄物和染菌皮毛等畜产品应给予严格消毒。

（三）保护易感人群

加强卫生宣传教育，职业性接触家畜及畜产品污染物的人群要加强个人卫生防护。对疫区炭疽病例或病畜的间接接触者及疫点周边高危人群、易感的职业人员接种炭疽疫苗。新一代炭疽菌苗尚在研制中。

（李用国）

学习小结

1. 炭疽是由炭疽杆菌引起的动物源性传染病。炭疽的传染源为草食类动物，通过直接或间接接触、呼吸道吸入、进食等感染。炭疽杆菌侵入机体产生外毒素，引起局部组织水肿、出血、坏死，同时引起全身毒血症状甚至炭疽败血症、感染性休克。炭疽的病理特征为病变组织的出血、坏死和水肿。

2. 炭疽有如下临床类型：①皮肤炭疽，最常见。开始在皮肤破损处出现丘疹、斑疹，数日发展为疱疹、溃疡，表面形成硬而黑似炭块状焦痂，痂内有肉芽组织（即炭疽痈），除感觉微痒外，无疼痛及触痛，周围组织明显水肿；②肺炭疽，极为罕见，有毒血症状、支气管肺炎征象，常发生败血症、休克、脑膜炎等；③肠炭疽，亦较罕见。剧烈消化道症状及腹水，常因并发败血症、中毒性休克死亡；④口咽部炭疽，严重咽痛，颈部肿胀，淋巴结肿大；⑤炭疽败血症，易发生 DIC、感染性休克和脑膜炎等，病死率极高。

3. 依据流行病学史，皮肤炭疽的黑色焦痂对临床诊断有较大的特异性。但肺炭疽及肠炭疽罕有生前获得诊断者。从患者的分泌物、疱疹液、血液和脑脊液或接种动物的内脏等标本涂片、培养阳性均可确诊，或行血清学检测抗荚膜抗体、PA 外毒素抗体，可用于炭疽的回顾性诊断。

4. 青霉素 G 为治疗炭疽的首选药物。对严重病例可用糖皮质激素，吸氧、止血、抗休克、气管插管或气管切开等处理。皮肤炭疽严禁挤压，不宜切开引流。预防该病主要是对疫区草食动物进行减毒疫苗接种、动物检疫和管理。严格隔离炭疽患者，接触者医学观察。对易感人员进行炭疽菌苗接种。

复习参考题

1. 炭疽的传染源和传播途径有哪些？

2. 皮肤炭疽的临床特征是什么？

3. 炭疽的主要临床类型有哪几种？

第九节 白喉

白喉(diphtheria)是白喉杆菌(*Bacillus diphtheria*)感染引起的急性呼吸道传染病。其主要临床表现为咽、喉、鼻等处黏膜充血、肿胀并有灰白色假膜形成和全身毒血症状。严重者可并发心肌炎和周围神经麻痹。

【病原学】

白喉杆菌属棒状杆菌属,革兰染色阳性,长 $1\sim8\mu m$,宽 $0.3\sim0.8\mu m$,细长稍弯曲,一端或两端膨大呈棒状,菌体内有浓染颗粒,称异染颗粒,有鉴定意义。在奈瑟染色时菌体呈黄褐色,颗粒呈黑蓝色。在庞氏染色菌体呈淡蓝色,颗粒呈深蓝色。无荚膜,无鞭毛,不产生芽胞。菌体排列极不规则,常呈 L、Y、V 型或栅栏状。需氧或兼性厌氧,在含全血或血清的培养基、$35\sim37\mathrm{℃}$ 生长良好,需或不需要 CO_2。在亚锑酸钾培养基上生长能使锑盐还原,菌落呈灰黑色,可用于与类杆菌相鉴别。

携带产毒基因(tox+)溶原性噬菌体且携带外毒素的白喉杆菌有致病性。白喉杆菌侵袭力弱,仅在局部黏膜或皮肤生长繁殖。产生的外毒素是致病的主要物质,白喉外毒素是一种抗原性很强的蛋白质,毒性强,豚鼠的最小致死量为 $0.1\mu g$。但很不稳定,易被热和酸脱毒,以 $0.3\%\sim0.5\%$ 甲醛处理成为类毒素,可用于预防接种或制备抗毒素血清。

白喉杆菌在外界生存能力较强,耐冷冻和干燥,尤其是随分泌物排出者,可在玩具、衣物上存活数日或更长时间。该菌对一般消毒剂和湿热较敏感,$100\mathrm{℃}$ 1 分钟或 $58\mathrm{℃}$ 10 分钟即可死亡。

相关链接

白喉杆菌分型与白喉外毒素

白喉杆菌在亚碲酸钾培养基上生长良好,能使碲盐还原,菌落变黑,按其在培养基上的菌落形态及生化反应,白喉杆菌可分为轻型、中间型及重型。目前认为,三型菌可产生相同的毒素,患者病情轻重与分型无明确关系。按血清学反应又分 57 个血清型:即轻型 40 个、中间型 4 个、重型 13 个。

白喉外毒素为 535 个氨基酸组成、分子量约 58kDa 的单链多肽。有 A、B 两个片段,A 片段是白喉毒素的毒性功能区,可灭活 tRNA 移位因子及延长因子,抑制蛋白合成导致细胞死亡,B 片段本身无毒性,为跨膜、转位及受体结合区三部分组成;A 片段只有在 B 片段携带下与细胞受体结合、转位到胞质才发挥毒性作用。许多真核细胞(心肌和神经细胞)上都有这种毒素的受体,是造成患者中毒性心肌炎和神经症状的原因。

抗 A 片段的抗体没有中和白喉毒素的作用,但针对 C 末端分子量为 17kDa 的多肽(相当于 B 片段受体结合区)的抗体可阻断白喉毒素的作用。研究发现,猿猴细胞表面的 CD9 抗原可增加白喉毒素的敏感性和白喉毒素受体的亲和力。近年来我国学者以寡核苷酸为引物、棒状噬菌体 DNA 为模板,用 PCR 法从白喉杆菌噬菌体扩增出白喉毒素全基因序列为 1605bp。

【流行病学】

（一）传染源

患者和白喉带菌者是传染源。轻型、不典型患者和健康带菌者在流行病学上更有意义。在潜伏期末即开始从呼吸道分泌物中向外排菌，具有传染性。健康带菌者约占人群1%左右，但在本病流行时可达10%~20%。

（二）传播途径

主要通过呼吸道飞沫传播，也可经食物、玩具及物品间接传播。白喉杆菌也可经破损的皮肤传播。

（三）人群易感性

人群对白喉普遍易感，感染后可产生持久免疫力。新生儿经胎盘及母乳获得免疫力，抗体水平在出生后3个月后明显下降，1岁后基本消失。通过锡克试验（Schick test）有助了解人群免疫水平，方法是在左前臂内侧皮内注射小量白喉外毒素，易感者为阳性反应。也可用间接血凝或ELISA法测人群血清抗毒素水平。

（四）流行特征

本病见于世界各地，散发为主。全年均可发病，冬春季节多发，2~10岁儿童发病率最高，实施计划免疫后发病率明显下降，发病年龄向后推迟。目前，我国较好地开展了白喉的基础免疫和加强免疫，很多地区连续多年无病例，但应警惕外来病例。

【发病机制和病理解剖】

（一）发病机制

白喉杆菌侵袭力较弱，侵入上呼吸道后仅在黏膜表层繁殖，一般不引起菌血症，但当局部黏膜损伤时，如患上呼吸道感染、麻疹、猩红热等疾病时，白喉杆菌的侵袭力增强。白喉杆菌分泌产生毒性强烈的外毒素，使局部黏膜细胞破坏和周围组织坏死，血管充血扩张及纤维蛋白渗出，白细胞浸润，大量渗出的纤维蛋白与坏死组织、炎症细胞、细菌等凝结而形成特征性白喉假膜，覆盖于病变表面，形成急性假膜性炎症。假膜多见于扁桃腺、咽、喉、鼻腔，可下延至气管和支气管，咽部假膜与组织粘连较紧不易脱落，强行剥脱易出血。在喉、气管及支气管形成的假膜与黏膜粘连不紧，易脱落引起窒息。假膜周围及其深部组织水肿明显。

白喉杆菌在局部产生的外毒素经吸收入淋巴系统和血液循环引起全身毒血症状，外毒素与组织细胞迅速结合影响细胞蛋白质合成而导致多脏器中毒性病变，以心肌、肾脏、肾上腺以及周围神经受损最显著。外毒素一旦进入细胞内则不能被抗毒素中和。外毒素吸收量与假膜部位和广泛程度有关，假膜范围大，毒素吸收多，病情也愈重。喉及气管黏膜白喉，毒素吸收较少，全身症状较轻；鼻白喉毒素吸收量大，症状最重。

（二）病理解剖

病理变化以中毒性心肌炎和白喉性神经炎最显著。主要是心脏扩大，心肌常有脂肪变性、玻璃样及颗粒样变性，心肌纤维断裂并可累及传导系统。神经炎以周围运动神经为主，感觉神经和运动神经均可受累，但主要为运动神经，第Ⅸ、Ⅹ对脑神经最易受损，受损神经很少坏死，因此白喉性麻痹几乎均能恢复。还可有肾混浊肿胀、肾小管上皮细胞脱落、肾上腺退行性变、肝细胞脂肪变性和肝小叶中央坏死等。

【临床表现】

本病的潜伏期1~7日，多为2~4日。按假膜所在部位将其分为咽白喉、喉白喉、鼻白喉和其他部位的白喉4种临床类型，成人和年长儿以咽白喉居多，其他类型白喉较多见于幼儿。

（一）咽白喉

最常见，约占白喉的80%左右，毒血症轻重与白喉外毒素吸收量、治疗早晚及人体的免疫状态密切相关。按假膜大小及病情轻重又可分为4型：

1. **普通型** 即典型咽白喉。起病缓慢，常有咽痛、中度发热、食欲缺乏、全身不适等。咽充血，扁桃体充血、肿大，24小时后即可有灰白色片状假膜形成。假膜呈灰白色，边界清楚，不易剥离，强行剥离则基底裸面出血。可有颌下淋巴结肿大压痛。若治疗不及时，可演变成重型或极重型。

2. **轻型** 常见于成人或有一定程度免疫力的儿童。全身症状轻，可仅有轻微发热、咽痛、扁桃体稍红；假膜多局限于扁桃体，呈点状或小片状。也可无明显假膜，而白喉杆菌培养阳性。流行时此型多见，易漏诊或误诊。

3. **重型** 亦称中毒型。全身症状重，高热，体温常超过39℃，明显咽痛，极度乏力，恶心、呕吐，严重者出现面色苍白、血压下降、脉搏增快。假膜广泛而厚，颜色灰黄污秽，可因出血、坏死而变成黑褐色，伴口臭。常有淋巴结周围软组织水肿、心肌炎或周围神经麻痹。

4. **极重型** 假膜较重且范围更广泛，污黑色，扁桃体和咽部高度肿胀，影响呼吸和吞咽，有腐败口臭味。颈部因软组织水肿而似"牛颈"。全身中毒症状极为严重，高热，体温超过40℃或体温不升，呼吸急促，烦躁不安，面色苍白，唇指发绀，脉快细弱，血压下降，有心脏扩大、心律失常等，亦可见出血及血小板减少等危重表现，抢救不及时易死亡。

（二）喉白喉

约20%的白喉表现为喉白喉，其中原发性喉白喉约占25%，其余为咽白喉延续而成。典型表现为"犬吠样"咳嗽，声音嘶哑或失声。由于喉部、气管等处假膜的存在，造成不同程度的呼吸困难，以吸气性呼吸困难为主，重者有鼻翼扇动、发绀及三凹征等。如不及时作气管切开，可因假膜延至气管、支气管或假膜脱落而引起窒息死亡。

（三）鼻白喉

此型较罕见，多见于婴幼儿。原发性鼻白喉较少见，继发性鼻白喉多来自咽白喉。表现为顽固性鼻塞、浆液血性鼻涕，鼻孔周皮肤受累发红、糜烂、结痂。鼻前庭和鼻中隔黏膜可有假膜。全身症状轻，无热或低热，可有张口呼吸、哺乳困难、睡眠不安、体重减轻等。

（四）其他部位白喉

少见。皮肤、眼结膜、耳、口腔、外阴、新生儿脐带等部位白喉常仅有局部炎症和假膜而缺乏全身中毒症状。眼耳及外阴部白喉多为继发性。皮肤白喉常见于创伤之后，往往伴有混合感染，假膜呈黄色或灰色。

【并发症】

（一）中毒性心肌炎

为本病最常见的并发症，也是本病死亡的主要原因。多发生于病程的2~3周，少数发生于第1周和第6周以后，毒血症越重，心肌炎发生越早，也越重，常表现为极度乏力、面色苍白、心律不齐。心电图显示T波或ST改变，或传导阻滞、心律失常。严重者出现心力衰竭。

（二）周围神经麻痹

多见于病程3~4周。以运动神经受损多见，软腭麻痹最为常见，表现为鼻音声重、进食呛咳及腭垂反射消失等症状。其次为颜面肌、眼肌及四肢肌麻痹等，一般在数周内恢复，多不留后遗症。

（三）支气管肺炎

多见于幼儿，常为继发感染。喉白喉患者，特别是假膜向下延伸到气管、支气管时，更易发生肺炎。

（四）中毒性肾病

白喉患者尿中可出现蛋白质、红细胞和管型，但真正急性肾炎很少见，偶有重症患者出现尿毒症，则预后差。

（五）其他细菌继发感染

白喉可继发其他细菌感染,并发急性咽峡炎、化脓性中耳炎、颈部淋巴结炎、败血症等。

【实验室检查】

（一）外周血常规检查

白细胞总数增高,常达(10~20)×10⁹/L,严重者白细胞总数可达30×10⁹/L,中性粒细胞可占80%以上,且可出现中毒颗粒。

（二）细菌学检查

取假膜与正常黏膜交界处标本涂片染色查白喉杆菌,应作培养与非致病的类白喉杆菌鉴别。还可用2%亚锑酸钾液涂于患者假膜上,10~20分钟后,若假膜变为黑色或深灰色则为阳性,阳性率可达92%,但由于棒状杆菌都有此反应,故需结合临床综合考虑而诊断。必要时可做白喉杆菌毒力试验。

（三）血清学检查

荧光标记的特异性抗体染色查白喉杆菌阳性率和特异性均较高,有利于早期诊断。

（四）其他检查

心电图有助于发现中毒性心肌炎,肝、肾功能检查可发现肝和肾脏的损伤。

【诊断】

（一）临床诊断

1. 有白喉流行病学史 秋冬季发病,一周内有白喉患者密切接触史,或当地有本病发生或流行,既往未接种过白喉疫苗。

2. 临床表现 有发热、咽痛、声音嘶哑,鼻、咽、喉部有不易剥离的灰白色假膜,强行剥脱出血等典型临床表现。

（二）确定诊断

若细菌培养白喉杆菌阳性,并且毒力试验阳性,则可确诊。

【鉴别诊断】

咽白喉应与急性化脓性扁桃体炎、传染性单核细胞增多症、鹅口疮及樊尚(Vincent)咽峡炎等相鉴别。喉白喉应与急性喉炎、变态反应性喉水肿及气管内异物相鉴别。鼻白喉应与慢性鼻炎、鼻腔内异物及先天性梅毒相鉴别。

【预后】

预后与年龄、治疗早晚、临床类型、并发症及是否接受预防接种等均有关。年龄越小病死率越高;重症者预后差;有并发症者如中毒性心肌炎,死亡较多。在应用抗毒素和抗生素治疗后,白喉的预后明显改善,病死率已降至5%以下。

【治疗】

（一）一般治疗

严格卧床休息,普通型患者应卧床休息2~4周,重型患者4~6周。合并心肌炎者白喉局部病变好转后仍应卧床休息,过早活动有猝死的可能。注意做好口腔护理,给予高热量流质饮食,保持水、电解质平衡,给予大量维生素B、C等。注意室内通气,相对湿度60%为宜。

（二）病原治疗

早期同时使用抗毒素和抗生素是治疗成功的关键,可有效缩短带菌时间,控制病情,减少并发症。

1. 抗毒素 白喉抗毒素(diphtheria antitoxin,DAT)为本病特异治疗手段,其应用原则是早期、一次足量。白喉抗毒素只能中和血中游离的外毒素而不能中和已进入细胞内的外毒素,故宜于病后3~4日内尽早使用。对不能确诊的患者,不要等待化验结果,应及早给药。给药剂量不按年龄和体重计算,而按假膜部位、中毒程度、治疗早晚而定。咽白喉中轻型、普通型为3万~5万U,重型6万U~10万U;喉白喉适当减量,注意应用DAT后假膜很快脱落可堵塞气道;病后3~4日为治疗早晚分界,治疗晚者加大剂量。注射前应做皮肤试验,皮试阴性者应采取一次足量给予。DAT静脉注射30分钟达到血峰浓度,肌内注射需24小时,故目前认为静脉注射优于肌内注射,可将10 000U的抗毒素溶于5%葡萄糖100ml中静脉点滴,每分钟15滴,无反应则可加到每分钟2ml、3ml,最大可达到4ml。静脉注射成人不得超过40ml(10 000U的抗毒素为5ml血清),儿童不超过0.8ml/kg。如皮试阳性,则需用脱敏注射法。

2. 抗生素 抗生素治疗可抑制白喉杆菌生长,与抗毒素联合使用,可提高疗效、缩短病程、使病原菌更快地阴转,减少带菌时间和带菌率。首选青霉素G每日80万U~160万U,分2~4次肌内注射;青霉素过敏者用红霉素40~50mg/(kg·d),分4次口服。疗程均为7~10日。重症和不能口服者可静脉给药,亦可选用阿奇霉素或头孢菌素治疗。并发其他部位感染者可根据药敏试验选用相应抗生素控制感染。

(三)对症治疗

并发心肌炎或中毒症状重者可用肾上腺皮质激素,泼尼松龙、地塞米松等均可应用,发生心力衰竭时给予去乙酰毛花苷等强心药物;烦躁时用镇静剂;高热时给予退热治疗;喉梗阻或脱落假膜堵塞气道者应及时气管切开或喉镜取膜;神经麻痹者注射大剂量维生素 B_1、B_{12};咽肌麻痹者应鼻饲;呼吸肌麻痹者应用呼吸机。

【预防】

应采取以预防接种为主的综合措施。

(一)管理传染源

患者应隔离治疗,直至全身和局部症状消失、做细菌培养连续2次(隔日1次)阴性为止;密切接触者应医学观察7日,其中未接受过白喉类毒素全程免疫的接触者需肌内注射白喉抗毒素血清1000U~2000U;带菌者隔离7日,并用青霉素或红霉素治疗,且隔离至鼻咽拭子培养3次阴性为止。

(二)切断传播途径

患者住处通风和紫外线照射,呼吸道分泌物用双倍5%煤酚皂(来苏)或苯酚处理1小时,污染衣物或用具煮沸15分钟,不能煮沸的物品用5%煤酚皂浸泡1小时。

(三)保护易感人群

计划免疫是有效的预防措施,按计划免疫程序给儿童免疫接种。新生儿出生后3个月注射"百白破(pertussis-diphtheria-tetanus,PDT)"三联疫苗。7岁以上儿童首次免疫或流行期易感者,接种吸附精制白喉类毒素(diphtheria toxoid,DT)或吸附精制白喉和破伤风类毒素。密切接触的易感者可肌内注射精制白喉抗毒素1000U~2000U(儿童1000U)作被动免疫,有效预防期为2~3周,一个月后再行类毒素全程免疫。

(娄宪芝)

学习小结

1. 白喉是白喉杆菌感染引起的急性呼吸道传染病。其主要临床表现为咽、喉、鼻等处局部灰白色假膜形成和全身毒血症状。传染源是患者和带菌者,主要通过呼吸道传播,冬春季节多发,2~10岁儿童发病率最高。

2. 临床分为咽白喉(又分为普通型、轻型、重型、极重型)、喉白喉、鼻白喉等。白喉杆菌分泌产生毒性强烈的外毒素,使局部黏膜细胞破坏和组织坏死,形成假膜。外毒素经吸收入血液循环引起全身毒血症状和多脏器中毒性病变。并发症以中毒性心肌炎最常见，还可以并发周围神经麻痹、中毒性肾病、中毒性肝病、中毒性脑病、支气管肺炎及其他化脓性感染等。

3. 依据流行病学资料和典型临床表现即可作出临床诊断，细菌学检测阳性为确定诊断。

4. 及早同时使用抗毒素和抗生素是治疗成功的关键。抗菌药物首选青霉素。最有效的预防措施是预防接种。

复习参考题

1. 普通型咽白喉有哪些临床表现？

2. 白喉的病原治疗有哪些？抗毒素应用原则是什么？

第十节　猩红热

学习目标

掌握	猩红热的临床表现与分型、实验室检查、诊断与鉴别诊断、治疗原则。
熟悉	猩红热的病原学、流行病学、发病机制与病理解剖。
了解	猩红热的并发症、预防措施。

猩红热(scarlet fever)是由 A 组 β 型溶血性链球菌引起的急性呼吸道传染病。其主要临床表现为发热、咽峡炎、全身弥散性鲜红色皮疹和疹退后明显脱屑。少数患者病后可出现变态反应性心、肾、关节的损害。

【病原学】

A 组 β 型溶血性链球菌(group Aβ-hemolytic streptococcus, GAS)，直径 0.5~2.0μm，革兰染色阳性。刚从体内检出时常带有荚膜，无鞭毛，无芽胞，易在含血的培养基上生长，并产生完全(β 型)溶血。按其菌体细胞壁上所含多糖类抗原(C 抗原)的不同，可分为 A~V(无 I、J)20 个组，引起猩红热的主要是 A 组溶血性链球菌。A 组又依其表面抗原 M，可分为 100 多个血清型。表面抗原 M 是 GAS 的主要致病因子，对中性粒细胞和血小板都有免疫毒性。而细胞壁的另一种成分脂壁酸(lipoteichoic acid, LTA)对生物膜有较高的亲和力，有助于链球菌黏附于人的上皮细胞。

A 组 β 型溶血性链球菌的致病力来自细菌本身及其产生的毒素和蛋白酶类。链球菌能产生的毒素有：①致热性外毒素，即红疹毒素，链球菌可产生 A、B、C、D 四种抗原性不同的红疹毒素，其抗体无交叉保护力，均能致发热和猩红热皮疹，并能抑制吞噬系统和 T 细胞的功能，触发 Schwartzman 反应；②溶血素，可分为 O 和 S 两种溶血素，有溶解红细胞、杀伤白细胞、血小板及损伤心脏作用。

A 组 β 型溶血性链球菌能产生的蛋白酶有：①链激酶，可溶解血块并阻止血浆凝固；②透明质酸酶，能溶解组织间的透明质酸，有利于细菌在组织内扩散；③链道酶，又名脱氧核糖核酸酶，可裂解有高黏稠度的 DNA，从而破坏宿主的组织和细胞；④烟酰胺腺嘌呤二核苷酸，可损害含有这种成分的组织和细胞；⑤血清混浊因子，是一种 α 脂蛋白酶，可使马血清混浊，对机体产生特异性和非特异性免疫反应有抑制作用，有利于细菌的感染和扩散。

该菌对热以及干燥抵抗力不强,56℃ 30 分钟及一般的消毒剂均能将其杀灭,但在痰和脓液中可生存数周。

【流行病学】

(一)传染源

患者和带菌者是主要传染源。猩红热自发病前 24 小时至疾病高峰时期传染性最强。A 组 β 型溶血性链球菌引起的咽峡炎患者,排菌量大且不易被重视,也是重要的传染源。

(二)传播途径

主要由空气飞沫直接传播,偶可经污染的用具、书籍、饮料等间接传播。也可经破损皮肤或产妇产道而引起"外科型猩红热"或"产科型猩红热"。

(三)人群易感性

普遍易感。感染后人体可产生抗菌免疫和抗毒素免疫。抗菌免疫主要来自抗 M 蛋白抗体,具有型特异性,可抵抗同型菌的侵犯,但对不同型别的链球菌感染无保护作用。抗红疹毒素的免疫力较持久,因此,猩红热很少第二次患病。但由于红疹毒素有 5 种血清型,其间无交叉免疫,若感染另一种红疹毒素的 A 组链球菌可再发病。患猩红热后如早期应用抗生素也可使病后免疫不充分,因此猩红热患病后仍可再患。

(四)流行特点

多见于温带地区,全年均可发生,以冬春季多见。可发生于任何年龄,以 1~15 岁最为多见,特别易发生于托幼单位及小学。近数十年来,猩红热的发病率下降,重症患者少见,病死率下降到 1% 以下。本病流行与机体免疫力、菌种及其毒力变化和社会因素有关。

【发病机制与病理解剖】

猩红热的临床表现主要由化脓性、中毒性和变态反应性病变综合而成,并引起相应的病理改变。

(一)化脓性病变

A 组 β 型溶血性链球菌在脂壁酸的辅助下黏附于黏膜上皮细胞,并进一步侵入组织引起炎症,由于 M 蛋白和细菌荚膜能抵抗机体吞噬细胞的作用,在链激酶、透明质酸酶等作用下,使炎症扩散并引起组织坏死。

(二)中毒性病变

链球菌产生的毒素进入血液循环后,引起全身毒血症表现。红疹毒素使皮肤毛细血管充血、水肿,上皮细胞增殖,白细胞浸润,以毛囊周围最为明显,形成典型的猩红热样皮疹。最后表皮死亡而脱落,形成"脱屑"。黏膜充血,有时呈点状出血,形成"内疹"。肝、脾、淋巴结等间质血管周围有单核细胞浸润,并有不同程度的充血及脂肪变性。心肌可有混浊肿胀和变性,严重者可坏死。肾脏呈间质性炎症。中毒型患者的中枢神经系统可见营养不良变化。

(三)变态反应性病变

个别病例于病程第 2、3 周时,可出现变态反应性变化,主要见于心、肾及关节滑囊浆液性炎症。其原因可能是 A 组链球菌某些型与受感染者心肌、肾小球基底膜或关节滑囊的抗原产生交叉免疫反应,也可能是形成了抗原抗体复合物沉积在上述部位而致免疫损伤。

问题与思考

A 组 β 型溶血性链球菌侵入人体引起的病变与猩红热临床表现有何联系?

【临床表现】

潜伏期为1~7日,一般2~3日。临床分五型。

(一)普通型

在流行期间大多数患者属于此型。典型临床表现为:①发热:多为持续性,可达39℃左右,伴有头痛、全身不适等中毒症状。发热的高低及热程与皮疹的轻重和变化一致,一般持续一周;②咽峡炎:表现为咽痛、吞咽痛,局部充血并可有脓性渗出物。颌下及颈淋巴结肿大,呈非化脓性炎症改变;③皮疹:发热后24小时内开始发疹。始于耳后、颈及上胸部,然后迅速蔓及全身。典型皮疹是在弥散性充血的皮肤上出现分布均匀的针尖大小的丘疹,压之褪色,伴有痒感。少数患者可见有带黄白色脓头且不易破溃的皮疹,称为"粟粒疹",严重者可见出血性皮疹。在皮肤皱褶处,皮疹密集或因摩擦出血而呈紫色线状,称为"线状疹"(亦称Pastia线、帕氏线)。如颜面部位可仅有充血而无皮疹。口鼻周围充血不明显,与面部充血相比之下显得发白,称为"口周苍白圈"。在发疹的同时舌乳头出现肿胀,初期舌被白苔,肿胀的舌乳头凸出覆以白苔的舌面,称为"草莓舌",2~3日后舌苔脱落舌面光滑成绛红色,舌乳头凸起,称为"杨梅舌"。皮疹多于48小时达高峰,继而依出疹顺序开始消退,2~3日内退尽,重者可持续1周。疹退后开始皮肤脱屑,皮疹越多越密脱屑越明显,面部及躯干常为糠屑状,手、足掌、指(趾)处由于角化层较厚,常为片状或手指、足趾状或套状脱皮。

(二)轻型

近年来较多见,与早期应用抗生素及链球菌变异等因素有关。常仅有低热、轻度咽痛等症状。皮疹稀少,消退较快,脱屑较轻,但仍可引起变态反应性并发症。

(三)中毒型

目前很少见。有严重毒血症状,高热、头痛、剧烈呕吐,甚至神志不清、中毒性心肌炎及感染性休克。咽峡炎不重但皮疹很明显,可为出血性。若发生休克,则皮疹常变成隐约可见。还可有肝、肾等器官损伤,病死率高。

(四)脓毒型

罕见,表现为咽部严重的化脓性炎症,渗出物多,往往形成脓性假膜,局部黏膜可坏死形成溃疡。细菌扩散到附近组织,形成化脓性中耳炎、鼻窦炎、乳突炎及颈淋巴结炎,甚至颈部软组织炎,还可引起败血症和迁徙性化脓性病灶。

(五)外科型

外科型包括产科型,病原菌从伤口或产道侵入而致病,故无咽峡炎。皮疹首先出现在伤口周围,然后向全身蔓延。一般症状较轻,预后较好。

相关链接

小儿烧伤与外科型猩红热

外科型猩红热的发病时间多在烧伤1周以后,尤以小儿未感染过猩红热伴有烧伤的病例多见。其发病过程多有发热、体温一般在38~39℃之间,脉搏快,出疹顺序多是从颈部、腋下与腹股沟开始,皮疹为弥散性猩红色小点,点疹间呈红晕,可见正常皮肤。皮疹为细丘疹,为鸡皮样。从发现皮疹到全身皮肤均可见皮疹需要24~48小时。排除烧伤创面感染所致的发热,全身疹子出透后,体温逐渐下降,1周后可见脱屑。凡是在烧伤创面细菌培养出溶血性链球菌,同时伴有猩红热样皮疹,首先考虑外科猩红热的诊断。治疗需在治疗烧伤的同时,选用大剂量青霉素等抗生素,治疗外科型猩红热并防止皮肤感染的发生。同时,小儿往往容易搔抓皮肤瘙痒处,导致皮肤破溃感染,所以,做好皮肤护理,防止皮疹处破溃,是小儿外科型猩红热治疗的另一个关键。烧伤后金黄色葡萄球菌感染也可以出现类猩红热样皮疹,该皮疹是金黄色葡萄球菌Ⅱ型噬菌体分泌的红疹毒素所致,皮疹浅而少,一般在出疹后6~12小时即可消退,无外科型猩红热的其他典型体征。

【并发症】

近年来,由于早期应用抗生素及时控制感染,并发症已少见。初期可发生化脓性和中毒性并发症,如化脓性淋巴结炎、中耳炎及中毒性心肌炎等。病程2~3周,因变态反应可导致风湿病、肾小球肾炎和关节炎等。

【实验室检查】

(一)血常规

白细胞总数升高可达$(10\sim20)\times10^9$/L,中性粒细胞在80%以上,严重患者可出现中毒颗粒。出疹后嗜酸性粒细胞增多,达5%~10%。

(二)尿常规

常规检查一般无明显异常,如发生肾脏中毒和变态反应并发症,则可出现尿蛋白、红细胞、白细胞及管型。

(三)细菌学检查

可采取咽拭子或其他病灶的分泌物培养溶血性链球菌。

(四)血清学检查

可用免疫荧光法检测咽拭子涂片进行快速诊断。

【诊断】

(一)流行病学资料

当地可有本病流行或有与猩红热患者接触史。

(二)临床表现

急性发热、咽峡炎、典型皮疹及退疹后皮肤有脱屑等。

(三)实验室检查

1. 白细胞总数及中性粒细胞分数明显增高。

2. 咽拭子、脓液培养分离出A组β型溶血性链球菌为确诊依据。

【鉴别诊断】

本病应结合流行病学史、临床表现和细菌学检查与其他原因引起的咽峡炎及其他发疹性疾病相鉴别。

(一)其他咽峡炎

在出疹前咽峡炎与一般急性咽峡炎较难鉴别。白喉患者的咽峡炎比猩红热患者轻,假膜较坚韧且不易抹掉,猩红热患者咽部脓性分泌物容易被抹掉。细菌学检查有助诊断。

(二)其他发疹性疾病

1. **麻疹** 上呼吸道卡他症状明显,多于病程第3~4天出疹,呈暗红色斑丘疹,皮疹之间有正常皮肤,口腔黏膜有麻疹黏膜斑。

2. **风疹** 起病第1天即出疹,开始呈麻疹样,第2天躯干部增多且可融合成片,类似猩红热,但无弥散性皮肤潮红,此时四肢皮疹仍为麻疹样,面部皮疹与身上一样多,皮疹于发病后第3天后消退,无脱屑。咽部无炎症,耳后淋巴结常肿大。

3. **药疹** 有用药史,皮疹呈多样化表现,既有猩红热样皮疹,同时也有荨麻疹样皮疹。分布不均匀,无杨梅舌,除因患者咽峡炎服药引起药疹者外,一般无咽峡炎症状。

4. **金黄色葡萄球菌(金葡菌)感染** 有些金葡菌能产生红疹毒素,也可以引起猩红热样皮疹,鉴别主要靠细菌培养。

【治疗】

（一）一般治疗

呼吸道隔离7天,卧床休息,给予足够的水分和热量。

（二）病原治疗

早期病原治疗可缩短病程,减少并发症。目前,多数A组链球菌对青霉素仍较敏感,青霉素仍为首选药物。成人可用青霉素每次80万U~120万U,每日2~4次,儿童2万U~4万U/（kg·d）,分2~4次,根据病情肌内注射或静脉给药,疗程5~7天。80%患者24小时即可退热,4天左右咽峡炎消失,皮疹消退。脓毒型患者应加大剂量到800万U~2000万U/d,儿童20万U/（kg·d）,分两次静脉滴注,连用10天或热退后3天。对青霉素过敏者,可用红霉素,成人1.5~2g/d,分4次静脉滴注,儿童30~50mg/（kg·d）,分4次静脉滴注。也可选用头孢菌素、阿奇霉素、克拉霉素、复方磺胺甲噁唑等。

对带菌者可用常规治疗剂量的青霉素,连续用药7天,一般均可阴转。

（三）对症治疗

对中毒型患者,在加大青霉素用量同时给予肾上腺皮质激素和丙种球蛋白等。若发生感染中毒性休克,要积极补充血容量,纠正酸中毒,给血管活性药等抗休克治疗。对已化脓的病灶,必要时给予切开引流或手术治疗。对风湿病、肾小球肾炎和关节炎等并发症给予相应治疗。

【预防】

（一）管理传染源

隔离治疗患者至咽培养3次阴性且无化脓性并发症出现,可解除隔离（从治疗之日起不少于7日）,收治患者时,应按入院先后进行隔离,咽拭培养持续阳性者应延长隔离期。接触者医学观察7日。儿童机构发生猩红热时,对可疑猩红热、咽峡炎患者及带菌者,都应给予隔离治疗。

（二）切断传播途径

患者的分泌物应随时消毒。接触患者应戴口罩。本病流行时,儿童应避免到公共场所活动。

（三）保护易感者

目前尚无可应用的疫苗。

（娄宪芝）

学习小结

1. 猩红热是由A组β型溶血性链球菌引起的急性呼吸道传染病,猩红热患者和带菌者是主要传染源,主要经空气飞沫传播。人群普遍易感。冬春季多见,儿童易感。病理改变主要为化脓性病变、中毒性病变和变态反应性病变。

2. 临床典型表现为发热、咽峡炎和皮疹,典型皮疹是在弥散性充血的皮肤上出现分布均匀的针尖大小的丘疹,压之褪色,有痒感。伴有头痛、全身不适、食欲缺乏等中毒症状。可有颌下及颈淋巴结肿大、"口周苍白圈"、Pastia线、"草莓舌"和"杨梅舌",疹退后开始皮肤脱屑,面部及躯干常为糠屑状,手、足掌、指（趾）处常为片状或手指、足趾状或套状脱皮。亦可见轻型、中毒型、脓毒型和外科型等类型。可发生化脓性、中毒性及变态反应性并发症,现已少见。

3. 根据流行病学史、临床表现和实验室病原学检查可确诊。鉴别诊断需与其他原因引起的咽峡炎及发疹性疾病相鉴别。

4. 目前治疗首选青霉素,对青霉素过敏者可选用红霉素。

第十一节　流行性脑脊髓膜炎

学习目标	
掌握	流行性脑脊髓膜炎的临床表现与分型、实验室检查、诊断与鉴别诊断、治疗原则。
熟悉	流行性脑脊髓膜炎的流行病学、发病机制与病理解剖、并发症及后遗症。
了解	流行性脑脊髓膜炎的病原学、预防措施。

流行性脑脊髓膜炎(epidemic cerebrospinal meningitis)简称流脑,是由脑膜炎奈瑟菌(*Neisseria meningitidis*,*Nm*)经呼吸道传播而引起的急性化脓性脑膜炎。其主要临床表现为突发高热、剧烈头痛、频繁呕吐、皮肤黏膜瘀点、瘀斑及脑膜刺激征,严重者可出现感染性休克及脑实质损害,可引起死亡。

【病原学】

脑膜炎奈瑟菌又称脑膜炎球菌,属于奈瑟菌属,为革兰染色阴性,呈肾形双球菌,直径$0.6\sim0.8\mu m$,多呈凹面相对成双排列,或四个菌相连。有荚膜,无芽胞,不活动。本菌为专性需氧菌,营养要求高,在普通培养基上不易生长,在巧克力、血培养基或卵黄培养基上生长良好。

本菌的荚膜多糖是分群的依据,分为A、B、C、D、X、Y、Z、E、W135、H、I、K、L共13个血清群,不同时期不同地区流行菌株有所不同,近30年来我国流行菌株90%以上是A群,B及C群为散发菌株,但近年来某些地区B群流行有上升之势。

本菌对干燥、湿热、寒冷、阳光、紫外线及一般消毒剂均极敏感,本菌可产生自溶酶,在体外易自溶而死亡。

【流行病学】

（一）传染源

人是本菌唯一的天然宿主,带菌者和流脑患者是本病的传染源。患者从潜伏期末到发病期均有传染性。本病隐性感染率高,流行期间,50%以上的正常人鼻腔内可检出脑膜炎球菌,带菌者无症状不易被发现,是造成本病流行的重要传染源。

（二）传播途径

主要通过咳嗽、喷嚏等形成的飞沫由呼吸道直接传播。由于本菌在外界生活力极弱,故很少间接传播。但密切接触,如同睡、怀抱、喂奶、接吻等,对2岁以下婴幼儿传染本病有重要意义。

（三）人群易感性

人群对本病普遍易感,以5岁以下儿童多见,尤其是6个月至2岁的婴幼儿发病率最高。6个月以内儿童可从母体获得特异性抗体,6个月至2岁时抗体降到最低水平,成人则多次从流行过程隐性感染获得免疫。本病隐性感染率高,人群感染后仅约1%出现典型临床表现。人感染后可对本菌群产生持久的免疫力,各菌群间有交叉免疫但不持久。

（四）流行特征

本病遍布世界各国,我国各地均有本病发生,其流行具有明显的地区性、季节性与周期性。大城市一散发为主,中小城市及城镇发病率高,偏僻山区农村因人群缺乏免疫力,一旦传染源介入常引起局部的暴发流行。全年均可发生,冬春季节高发,2~4月为高峰。人感染后可获得特异性免疫,但随着人群免疫力下降及新易感者逐渐增加,呈周期性流行。一般每3~5年发生小流行,7~10年发生大流行。近年来普及预防接种后,已打破了这种周期性流行。

【发病机制和病理解剖】

（一）发病机制

病原体侵入人体后是否发病及病情轻重,取决于细菌数量、毒力强弱和人体防御功能。人体免疫力强,入侵鼻咽部的细菌被消灭清除。若免疫力较弱,细菌则在鼻咽部繁殖成为无症状带菌者,或仅有轻微上呼吸道症状。若机体免疫力低下或菌株毒力强,细菌从鼻咽部进入血液循环形成短暂菌血症和化脓性脑膜炎。极少数发生关节炎、心内膜炎等迁徙性病灶。

内毒素是本病致病的重要因素。病菌侵入血管内皮细胞繁殖并释放内毒素引起全身毒血症状,细菌毒素激活吞噬细胞释放大量细胞因子等炎性介质,引起炎症反应及免疫紊乱,Ⅲ型变态反应也可能在细菌的致病中起一定作用。局部小血管和毛细血管发生出血、坏死、细胞浸润和栓塞,临床出现皮肤黏膜瘀点和瘀斑。内毒素也可引起全身的施瓦茨曼反应,使全身小血管痉挛,导致微循环障碍,有效循环血容量减少,引起感染性休克和代谢性酸中毒。广泛血管内皮损伤,胶原暴露及内外凝血系统激活,凝血因子大量消耗引发弥散性血管内凝血(diffuse intravascular coagulation,DIC)和继发纤溶亢进,加重微循环障碍与出血,内脏器官广泛出血,最终发生多器官功能衰竭。

细菌侵犯脑膜,进入脑脊液,释放内毒素等引起脑膜和脊髓膜化脓性炎症及颅内压升高,出现惊厥、昏迷等症状。严重脑水肿时形成脑疝,可迅速致死。

（二）病理解剖

败血症期主要病变是血管内皮损害,血管壁炎症、坏死,血栓形成和血管周围出血。可见皮肤黏膜瘀点或瘀斑,局灶性出血,肺、心、胃肠道及肾上腺皮质等脏器可有广泛出血。

脑膜炎期主要病变位于大脑两半球表面及颅底的软脑膜,呈现化脓性炎症,表现为充血、出血、炎症和水肿,大量纤维蛋白、中性粒细胞及血浆外渗,引起脑脊液混浊。也可因颅底部炎症、粘连,造成视神经、展神经、动眼神经、面神经或听神经等脑神经损害,并出现相应的临床表现。

暴发休克型皮肤内脏血管损害更为严重和广泛,皮肤、心、肺、胃肠道及肾上腺均有广泛出血。

暴发型脑膜脑炎型病变主要在脑实质,脑组织坏死、充血、出血及水肿,颅内压显著增高,严重者可发生脑疝。少数患者可引起脑室孔阻塞,造成脑脊液循环障碍,导致脑积水。

相关链接

全身炎症反应综合征与脓毒症

全身炎症反应综合征(SIRS)由各种严重损害因素引起,典型病理生理学特征为:广泛的炎细胞激活,多种细胞因子、炎性介质的失控性释放,血管内皮损伤与微循环障碍,全身持续高代谢状态,能量代谢障碍。确诊须具备以下四点中的至少两点:①体温>38℃或<36℃;②心率>90次/分;③呼吸>20次/分或$PaCO_2$<4.3kPa;④白细胞计数>$12.0×10^9$/L或<$4.0×10^9$/L或幼稚细胞>10%。进一步发展为多器官功能障碍综合征(MODS)。

脓毒症是指明确或可疑的感染引起的全身炎症反应综合征。诊断标准:①一般临床特征:发热(体温>38.3℃);低体温(体温<36℃);心率>90次/分,或大于不同年龄正常值的2个标准差;气促;精神状态的改变;明显水肿或液体正平衡(24h 超过 20ml/kg);高血糖症(血糖>7.7mmol/L)且无糖尿病史;②炎症反应指标:白细胞增多(白细胞计数>12×10⁹/L);白细胞减少(白细胞计数<4×10⁹/L);白细胞计数正常但幼稚白细胞总数超过 10%;血浆 C-反应蛋白大于正常值的 2 个标准差;血浆降钙素原大于正常值的 2 个标准差;③血流动力学变量:低血压(收缩压<90mmHg),平均动脉压<70mmHg 或成人收缩压下降超过 40mmHg 或低于年龄段正常值的 2 个标准差;④器官功能障碍指标:动脉低氧血症(氧合指数<300mmHg);急性少尿(即使给予足够的液体复苏,尿量仍然<0.5ml/(kg·h)且至少持续 2 小时以上);血肌酐上升>44.2μmol/L;凝血功能异常(国际标准化比值>1.5 或活化部分凝血活酶时间>60s);肠梗阻(肠鸣音消失);血小板减少(血小板计数<100×10⁹/L);高胆红素血症(血浆总胆红素>70μmol/L);⑤组织灌注指标:高乳酸血症(>1μmol/L);毛细血管再灌注能力降低或瘀斑形成。

严重脓毒症是指脓毒症伴由其导致的器官功能障碍和(或)组织灌注不足。诊断标准严重脓毒症诊断标准:严重脓毒症是脓毒症伴由其导致的器官功能障碍和(或)组织灌注不足(以下任意一项):①脓毒症所致低血压;②乳酸水平超过实验室检测正常水平上限;③即使给予足够的液体复苏,尿量仍<0.5ml/(kg·h)至少 2 小时;④非肺炎所致的急性肺损伤且氧合指数<250mmHg;⑤肺炎所致急性肺损伤且氧合指数<200mmHg;⑥血肌酐水平>176.8μmol/L(2.0mg/dl);⑦胆红素>34.2μmol/L(2mg/dl);⑧血小板计数<100×10⁹/L;⑨凝血障碍(国际标准化比值>1.5)。

脓毒性休克是指脓毒症伴由其所致的低血压,虽经液体治疗后仍无法逆转。脓毒性休克诊断标准:脓毒性休克是指脓毒症伴由其所致的低血压,虽经液体治疗后仍无法逆转。

【临床表现】

潜伏期 1~7 日,一般为 2~3 日。流脑病情复杂多变,轻重不一呈多型性,临床上按病情轻重分为四种类型:

(一)普通型

最常见,占全部病例的 90% 以上,按病情发展分为四期:

1. **前驱期(上呼吸道感染期)** 患者主要表现为上呼吸道感染症状,如低热、咽痛、咳嗽、鼻塞等。持续 1~2 天。此期鼻咽拭子培养可发现脑膜炎球菌。但因发病急、进展快,故多数患者并无此期表现。

2. **败血症期** 多数起病后迅速出现此期表现。寒战、高热,体温迅速升高达 40℃以上,伴头痛、呕吐、全身不适及精神萎靡等毒血症症状。幼儿常表现哭闹、拒食、烦躁不安、惊厥等。约 70%~90% 患者有皮肤黏膜瘀点、瘀斑,最早见于眼结膜与口腔黏膜,有早期诊断价值。直径 1~2mm 甚至 1~2cm,开始为鲜红色,以后为紫红色,病情严重者瘀斑迅速增多,扩大,常见于四肢、软腭、眼结膜及臀等部位。持续 1~2 日后进入脑膜炎期。

3. **脑膜炎期** 脑膜炎的症状可以和败血症同时出现,有时则出现稍晚,多数于发病后 24 小时即较明显。除败血症期高热及中毒症状外,主要特征是中枢神经系统症状,表现为剧烈头痛,频繁喷射状呕吐,烦躁不安,重者可有谵妄、抽搐及意识障碍。查体可发现颈项强直、凯尔尼格征及布鲁津斯基征阳性等脑膜刺激征。有些婴儿脑膜刺激征不明显,常见前囟紧张或隆起,对诊断有很大意义,但尚需除外因呕吐、失水等造成的前囟下陷。脑膜炎期患者经有效治疗后通常在 2~5 日内进入恢复期。

4. **恢复期** 体温逐渐下降至正常,意识逐渐好转。皮肤瘀点、瘀斑吸收或结痂愈合,大瘀斑中央坏死部位可形成溃疡,以后结痂而愈。神经系统检查恢复正常。约 10% 患者可出现口周单纯疱疹。一般在 1~3 周内痊愈。

部分患者于病后 7~14 天可出现由免疫复合物反应引起的关节炎,可同时出现发热,亦可伴有心包炎。

（二）暴发型

少数患者起病急骤,病情凶险,进展迅速,如不及时诊治可于24小时内危及生命,病死率高。儿童多见。又分为以下三型:

1. **休克型** 休克是本型的重要表现之一,起病急骤,寒战高热,严重者体温不升,伴头痛、呕吐,意识障碍。短时间内出现全身皮肤、黏膜广泛瘀点及瘀斑,可迅速融合成大片状伴中央坏死。患者面色苍白、四肢厥冷、肢端和口唇发绀,皮肤呈花斑状,脉搏细数甚至触不到,血压下降甚至测不出,可伴有呼吸急促,少尿或无尿,甚至昏迷,易并发DIC。

2. **脑膜脑炎型** 主要表现为脑实质及脑膜严重损害,常于1~2日出现严重中枢神经系统症状。患者高热、头痛、呕吐,意识障碍加深,并迅速进入昏迷状态。颅内压增高,脑膜刺激征阳性,可有惊厥,锥体束征阳性,严重者可发生脑疝。

3. **混合型** 以上两种类型的临床表现同时或先后出现,病情极凶险,病死率高。

（三）轻型

多见于流脑流行后期。临床表现为低热、轻微头痛及咽痛等上呼吸道感染症状,皮肤黏膜可有少数细小出血点。脑脊液多无明显变化,咽拭子培养可有脑膜炎奈瑟菌生长。

（四）慢性型

罕见,多发生于成人,易被误诊及漏诊。病程可持续数周至数月,但一般状况良好。表现为间歇性发冷、发热,每次发热历时12小时后缓解,相隔1~4天再次发作。每次发作后成批出现皮疹,亦可出现瘀点。常伴关节痛、脾大、血液白细胞增多。需反复多次血培养或瘀点涂片检查才可检到病原菌。少数患者发生脑膜炎或心内膜炎导致病情恶化。

【并发症及后遗症】

早期应用抗菌药物治疗,并发症和后遗症均已少见。

（一）并发症

1. **继发感染** 以肺炎最为常见,其他有压疮、角膜溃疡、尿道感染等。

2. **化脓性迁徙性病变** 有化脓性关节炎、全眼炎、肺炎、脓胸、心包炎、心内膜炎、心肌炎、睾丸炎、附睾炎等。

3. **脑及周围组织因炎症或粘连而引起的损害** 有动眼肌麻痹、视神经炎、听神经及面神经损害、肢体运动障碍、失语、大脑功能不全、癫痫、脑脓肿等。慢性患者可发生脑积水或硬膜下积液。

4. **变态反应性疾病** 病程后期可出现血管炎、关节炎及心包炎。

（二）后遗症

常见者有耳聋、失明、动眼肌麻痹、瘫痪、智力和性情改变、精神异常和脑积水。

【实验室检查】

（一）血常规

白细胞计数明显增高,多在$(10\sim20)\times10^9/L$以上,中性粒细胞明显升高在80%~90%以上。并发DIC者血小板减少。

（二）脑脊液检查

是确诊的重要方法。病初或休克型患者脑脊液多无改变,应12~24小时后复查。典型的脑膜炎期可见脑脊液压力升高,外观呈混浊米汤样甚至脓样,白细胞数明显增多,达$1000\times10^6/L$以上,以多核细胞为主。蛋白质明显增高,糖及氯化物明显减低。

（三）细菌学检查

是确诊的重要手段。因本病原菌在体外易自溶,故标本采集后应及时保温送检,最好在床边取样。

1. **涂片** 用消毒针头刺破皮肤瘀点后挤出少量组织液(尽可能不出血)做涂片及染色,细菌阳性率为

60%~80%,有快速早期诊断价值。于应用抗生素治疗 24 小时后,仍可获阳性结果。脑脊液沉淀涂片阳性率约为 50%~70%。

2. 细菌培养 可取血液、皮肤瘀点刺出液或脑脊液作细菌培养,但阳性率较低,应在抗菌药物使用前获取标本。如细菌培养阳性,应做药物敏感试验。

(四)免疫学检查

1. 特异性抗原的检测 多应用于已开始抗菌药物治疗、细菌学检查阴性者,可协助诊断。可采用对流免疫电泳、乳胶凝集试验、协同凝集试验、酶联免疫吸附试验(ELISA)或免疫荧光法检测患者早期血清及脑脊液中的脑膜炎球菌抗原。一般在病程的 3 天以内阳性率高。

2. 特异性抗体的检测 可采用间接血凝试验、ELISA 及放射免疫分析法(RIA)等检测脑膜炎球菌特异性抗体,如恢复期血清效价较急性期升高 4 倍以上,则有诊断价值。

(五)其他

1. 分子生物学检查 脑膜炎奈瑟菌的 DNA 特异性片段检查(PCR 技术)具有灵敏、快速、特异的优点,但易受到抑制因子、污染、实验条件的影响。

2. 鲎试验 检测内毒素敏感度高,但其他革兰阴性菌脑膜炎亦可阳性。

【诊断】

(一)疑似病例

1. 有流脑流行病学史,冬、春季节发病,1 周内有流脑患者密切接触史,或当地有本病发生或流行;既往未接种过流脑疫苗。

2. 临床表现及脑脊液检查符合化脓性脑膜炎的表现。

(二)临床诊断病例

在疑似病例基础上伴有皮肤、黏膜出现瘀点瘀斑,或虽无化脓性脑膜炎表现,但在感染中毒性休克表现的同时伴有迅速增多的皮肤、黏膜瘀点瘀斑。

(三)确诊病例

在临床诊断病例的基础上,有细菌学或免疫学检查的阳性证据。

【鉴别诊断】

(一)败血症及感染性休克

流脑败血症期以及暴发型流脑休克型须与其他细菌引起的败血症及感染性休克相鉴别。后者可有原发病灶,发病无季节性。确诊则有赖于血培养细菌学检查。

(二)其他中枢神经系统感染

有脑膜炎表现的流脑须与流行性乙型脑炎、结核性脑膜炎、隐球菌性脑膜炎以及其他病原菌引起的化脓性脑膜炎进行鉴别。肺炎链球菌脑膜炎、葡萄球菌脑膜炎、流感杆菌脑膜炎、大肠埃希菌脑膜炎等发病均无明显的季节性,可有其他部位的原发感染病灶,瘀点、瘀斑少见。依据血液及脑脊液的病原学检查有助于确诊和鉴别。流脑与流行性乙型脑炎、结核性脑膜炎和隐球菌性脑膜炎主要鉴别要点见表 4-4。

表 4-4 流行性脑脊髓膜炎与其他脑膜炎、脑炎的鉴别

	流行性脑脊髓膜炎	流行性乙型脑炎	结核性脑膜炎	隐球菌性脑膜炎
病原菌	脑膜炎奈瑟菌	乙脑病毒	结核分枝杆菌	新型隐球菌
发病季节	冬春季(2~4月)	夏秋季(7~9月)	无季节性	无季节性
流行病学史	当地可有流行	可有蚊虫叮咬史	可有结核病史或接触史	可有接触鸽粪、鸟粪史
起病	急性	急性	多呈亚急性	多呈慢性、亚急性

	流行性脑脊髓膜炎	流行性乙型脑炎	结核性脑膜炎	隐球菌性脑膜炎
发热	早期出现	早期出现	较早出现	早期不明显
瘀点、瘀斑	有	无	无	无
脑神经受累	少见	多见	多见	可见
脑脊液检查				
外观	浑浊	清亮	毛玻璃样	清亮
细胞数	明显增加	中度增加	中度增加	轻中度增加
主要细胞	中性粒细胞	淋巴细胞	淋巴细胞	淋巴细胞
糖	明显降低	轻度增高	明显增高	中度增高
蛋白质	明显增高	轻度增高	明显增高	明显降低
氯化物	降低	基本正常	明显降低	明显降低
涂片或培养	脑膜炎奈瑟菌	无	结核分枝杆菌	新型隐球菌
其他检查	PCR检测、鲎试验	乙脑病毒分离、特异性IgM抗体	结核分枝杆菌硬脂酸	荚膜多糖抗原

【预后】

本病普通型经及时诊治预后较好,并发症和后遗症少见。暴发型流脑病死率较高,特别是脑膜脑炎型及混合型预后极差。1岁以下的婴幼儿及老年患者常预后不良。

理论与实践

影响流脑患者预后的几个因素

最近实验研究发现,流脑患者的预后与下列因素有关:①脑膜炎双球菌基因突变影响其致病力;②人类脑膜细胞内早期特异性基因表达状态决定细胞保护效应;③宿主的遗传因素(包括基因缺陷、γ干扰素受体基因突变、吞噬细胞 FcyRIIAR131 等位基因缺失等)变化;④免疫功能改变(补体减少、备解素缺乏等)可导致致命的感染。

【治疗】

(一)普通型

1. 一般治疗   早期诊断,就地住院按呼吸道传染病隔离治疗。密切监护和观察病情变化。给予营养支持,维持水、电解质及酸碱平衡。加强护理,预防并发症发生。

2. 病原治疗   尽早、足量应用对病原敏感并能透过血脑屏障的抗菌药物。一旦高度疑似流脑,应在30分钟内给予抗菌治疗。常选用以下抗菌药物:

(1)青霉素 G(penicillin G):目前,青霉素对脑膜炎球菌仍高度敏感,为杀菌药,青霉素虽然不易透过血脑屏障,而且发生脑膜炎也仅有10%~30%药物能透过,但加大药物剂量仍可使脑脊液中药物达到治疗的有效浓度,获得良好疗效,尤其对于败血症患者疗效更佳。是目前治疗流脑最常采用的高效、低毒及价廉之抗菌药物。剂量成人(20~30)万 U/(kg·d),儿童(20~40)万 U/(kg·d),加入5%葡萄糖液内分 2~4次静脉滴注,疗程5~7日。对青霉素过敏者可选用其他抗生素。

(2)氯霉素:对脑膜炎球菌有良好的抗菌活性,且易通过血-脑脊液屏障,脑脊液浓度为血浓度的30%~50%。剂量成人 2~3g/d,儿童 50mg/(kg·d),分次加入葡萄糖液内作静脉滴注,疗程5~7日。因对骨髓造血功能有抑制作用,一般不作为首选药物。儿童不宜应用。

(3)头孢菌素:抗菌活性强,易透过血脑屏障,毒副作用少,对 β 内酰胺酶稳定,常用头孢曲松成人 2g,

小儿 50~100mg/kg，每 12 小时 1 次静脉滴注；也可用头孢噻肟，成人 2g，小儿 50mg/kg，每 6 小时 1 次静脉滴注。疗程 7 日。

（二）暴发型

1. 休克型

（1）病原治疗：尽早应用有效抗菌药物，可联合用药。

（2）抗休克治疗：按感染性休克处理：①扩充血容量：原则为"先盐后糖，先快后慢"。最初 1 小时内成年人 1000ml，儿童 10~20ml/kg，快速静脉滴注。输注液体为 5%碳酸氢钠液 5ml/kg 和低分子右旋糖酐液。此后，酌情使用晶体液和胶体液，24 小时输入液体量为 2000~3000ml 之间，儿童为 50~80ml/kg，其中含钠液体量应占 1/2 左右，补液量应视具体情况而定；②纠正酸中毒：应根据血二氧化碳结合力、pH 值等应用 5%碳酸氢钠纠正酸中毒；③血管活性药物应用：在扩充血容量和纠正酸中毒基础上使用血管活性药物。具有解除血管痉挛，改善微循环的作用。常用药物为莨菪类，首选不良反应较小的山莨菪碱（654-2），每次 0.3~0.5mg/kg，重者可用 1mg/kg，每隔 10~15 分钟静脉推注 1 次，用至颜面潮红、四肢温暖、血压上升后，减少剂量及延长注射间隔时间而逐渐停用。经以上处理后，如休克仍未纠正，可应用多巴胺，剂量为每分钟 2~6μg/kg，根据治疗反应调整速度和浓度。其他还有间羟胺、去甲肾上腺素、酚妥拉明等药物，根据情况适时应用；④保护重要脏器功能：根据心、肺和肾功能状态，给予对症治疗。

（3）DIC 的治疗：高度疑似 DIC 者宜尽早应用肝素治疗，剂量为 0.5~1mg/kg，加入 10%葡萄糖液静滴，每 4~6 小时重复 1 次，多数患者应用 1~2 次即可见效而停用。用药时监测凝血时间，维持在正常值的 2.5~3 倍为宜。高凝状态纠正后，应输入新鲜全血、血浆或纤维蛋白原、凝血酶原复合物、维生素 K，以补充被消耗的凝血因子。

（4）肾上腺皮质激素的使用：毒血症状明显的患者可使用肾上腺皮质激素治疗，减轻毒血症状，稳定溶酶体，解痉、增强心肌收缩力及抑制血小板凝集。氢化可的松，成人 100~500mg/d，儿童 8~10mg/（kg·d），地塞米松，成人每日 10~20mg，儿童 0.2~0.5mg/kg，分 1~2 次静脉滴注，用药一般不超过 3 日。

（5）吸氧：充分供氧对休克患者十分重要，可经鼻导管或面罩给予，必要时应用呼吸机辅助呼吸。

（6）对症治疗：高热时可用物理降温及应用退热药物；头痛酌情使用可待因、阿司匹林等；惊厥时可用水合氯醛，成人每次 5~15ml，儿童每次 20~30mg/kg，镇静剂剂量不宜过大，以免影响观察病情。如有颅内压升高，可用 20%甘露醇 1~2g/kg，儿童每次 0.25g/kg 脱水降颅压，每 4~6 小时 1 次，静脉快速滴入，其间可与高渗葡萄糖注射液交替使用。

2. 脑膜脑炎型

（1）尽早应用有效抗菌药物：用法同休克型。

（2）防治脑水肿及脑疝：本型治疗的关键是早期发现脑水肿，积极脱水治疗，预防脑疝。可用 20%甘露醇脱水治疗，每次 1~2g/kg，静脉推注或快速滴注，每 4~6 小时 1 次，直至呼吸恢复正常、瞳孔两侧大小相等、血压恢复正常及其他颅内高压症状好转为止。甘露醇亦可和高渗葡萄糖交替应用，50%葡萄糖 40~60ml 静脉推注。此外，还可使用白蛋白、甘油果糖、呋塞米、激素等药物治疗。

（3）呼吸衰竭治疗：在积极治疗脑水肿的同时，保持呼吸道通畅，使用呼吸兴奋剂山梗菜碱（洛贝林），尼可刹米交替静脉注射。必要时气管插管，使用呼吸机治疗。

（4）高热及惊厥处理：尽快控制高热，及时采用物理方式及药物降温。必要时应用亚冬眠疗法。用法为氯丙嗪和异丙嗪各 1~2mg/kg，肌注或静注，4~6 小时后重复使用，共用 3~4 次。镇静止痉用地西泮，成人每次 10~20mg，儿童每次 0.2~0.3mg/kg 肌注，或用 10%水合氯醛成人每次 10~20ml，儿童每次 0.6~

0.8ml/kg,稀释后鼻饲或灌肠。

3. 混合型 此型患者病情复杂,在抗感染治疗基础上,既要积极抗休克治疗,同时又要减轻脑水肿,防止脑疝和呼吸衰竭。针对病情两者兼顾,有所侧重。

(三)慢性型

主要是抗菌药物的治疗,用药与普通型相同。

【预防】

(一)管理传染源

及早发现患者,就地隔离治疗。对患者应进行呼吸道隔离至症状消失后3日,一般不少于病后7日,以防止疫情扩散。密切接触者应作医学观察7日。

(二)切断传播途径

保持室内通风。流行期间加强卫生宣传教育,避免大型集会或集体活动,儿童应尽量避免到人多拥挤的公共场所。

(三)保护易感人群

1. 疫苗预防注射 以15岁以下儿童为主要对象,新兵入伍及免疫缺陷者均应注射。国内多年来应用脑膜炎球菌A群多糖体菌苗,保护率达90%以上,剂量为0.5ml皮下注射1次,无明显不良反应。针对B、C群的流行,国内外也分别研制了多价流脑疫苗,安全性稳定性较好。

2. 药物预防 对密切接触者,除作医学观察外,可使用磺胺甲噁唑预防,剂量均为每日2g,儿童50~100mg/kg,连用3日。也可选用头孢曲松、氧氟沙星、利福平、米诺环素作为预防药物。

(娄宪芝)

学习小结

1. 流行性脑脊髓膜炎是由脑膜炎奈瑟菌引起的经呼吸道传播的急性化脓性脑膜炎。人是本菌唯一的天然宿主,带菌者和流脑患者是本病的传染源,主要经呼吸道飞沫直接传播,婴幼儿发病率最高。

2. 主要临床表现为突发高热、剧烈头痛、频繁呕吐、皮肤黏膜瘀点、瘀斑及脑膜刺激征。临床按病情轻重分为四型:普通型、暴发型、轻型和慢性型。

3. 流脑诊断分为疑似病例、临床诊断病例和确诊病例。依据流行病学史、临床特征(尤其皮肤黏膜瘀点、瘀斑)、实验室做脑脊液常规检查呈化脓性改变,瘀点组织液、血液、脑脊液细菌学检查阳性有助确诊。

4. 治疗首选青霉素,也可应用氯霉素、第三代头孢菌素等进行病原治疗。对暴发型流脑给予相应的对症治疗和抢救措施。预防主要是给予易感人群疫苗预防注射,对密切接触者,可使用磺胺甲噁唑预防,也可选用头孢曲松、氧氟沙星、利福平、米诺环素作为预防药物。

复习参考题

1. 流脑普通型临床表现分为几期,有何特点?

2. 暴发型流脑的治疗原则有哪些?

第十二节　结核病

结核病(tuberculosis)由结核分枝杆菌复合群(Mycobacterium tuberculosis complex,简称结核分枝杆菌或结核菌)引起的慢性感染性疾病,可累及全身多器官系统,最常见的患病部位是肺脏,占各器官结核病总数的80%~90%。也可以累及肝、肾、脑、淋巴结、泌尿生殖系统、骨关节等器官。主要的传播途径有呼吸道、消化道、皮肤和子宫,但主要是通过呼吸道。临床多呈慢性过程,表现为长期低热、咳痰、咯血等。一旦发现和确诊后立即给药治疗。

【病原学】

结核分枝杆菌复合群包括结核分枝杆菌、牛分枝杆菌、非洲分枝杆菌和田鼠分枝杆菌,引起人类疾病的主要是结核分枝杆菌。结核分枝杆菌大小为$(0.3~0.6)\mu m×(1~4)\mu m$,细小而略弯,两端略钝,无芽胞、无鞭毛、不能活动,不易染色,但着色后可抵抗酸性乙醇脱色,故又称为抗酸杆菌,抗酸染色是其重要特性,临床上,一旦在标本中发现抗酸染色阳性的细菌绝大多数代表结核分枝杆菌,仍需要培养及进一步的菌种鉴定。结核菌生长缓慢,一般培养4~6周形成菌落。对外界抵抗力较强,能在潮湿处生存20周以上,烈日暴晒2小时、5%~12%来苏接触2~12小时、70%乙醇接触2分钟、煮沸1分钟能被灭活。

结核菌细胞壁富含脂质,约占细胞壁的60%,主要的成分是分枝菌酸和酸化海藻糖。前者是抗酸着色反应的物质基础;后者包括海藻糖双分枝菌酸和硫甘酸,分别具有介导肉芽肿形成和促进细菌在吞噬细胞内存活的作用。细胞壁中尚含有脂多糖,其中脂阿拉伯甘露聚糖具有广泛的免疫原性,生长中的结核菌能大量产生,是血清学诊断中应用较多的一类抗原物质。

在一定条件下,结核菌的形态、致病力、药物敏感性等特性可发生改变,进而产生耐药。耐药的产生主要与基因突变有关。耐药结核一般分为4类:①单耐药:患者感染的结核分枝杆菌经体外证实对1种抗结核药物耐药;②多耐药:患者感染的结核分枝杆菌经体外证实对1种以上抗结核药物耐药,但不包括同时耐异烟肼、利福平;③耐多药(multidrug resistance,MDR):患者感染的结核分枝杆菌经体外证实至少同时对异烟肼、利福平耐药;④广泛耐药:患者感染的结核分枝杆菌经体外证实除至少同时对异烟肼、利福平耐药外,还对任何氟喹诺酮类药物产生耐药,以及3种二线抗结核注射药物(卷曲霉素、卡那霉素和阿米卡星)中的至少1种耐药。

【流行病学】

(一)传染源

排菌的开放性肺结核患者是主要传染源,动物多见于牛。经正规治疗后,随着排菌量减少而传染性降低。

(二)传播途径

以空气传播为主。肺结核患者咳嗽排出的结核分枝杆菌混合在飞沫中,健康人吸入可致感染;饮用带菌的牛奶经消化道感染;患病孕妇母婴传播及经皮肤伤口感染均少见。

（三）易感人群

人群普遍易感。婴幼儿、青春后期及老年人发病率较高。营养不良、人群居住拥挤的人群发病率高。患糖尿病、肺沉着病、恶性肿瘤以及过度劳累、妊娠易诱发结核病,特别是器官移植、艾滋病患者。

（四）流行现状

根据 WHO《2012 年全球结核病报告》,结核病仍然是当今一个主要传染病杀手。在我国,结核病仍是危害人民健康和生命的主要传染病,目前,我国结核病年发病人数约为 130 万,占全球发病人数的 14%,居全球第二位。近年来,我国耐多药结核危害日益凸显,每年新发患者约 12 万,未来数年内可能出现以耐药菌为主的结核病流行态势。尤其是中西部地区和农村地区结核病防治形势严峻。

【发病机制】

结核分枝杆菌进入人体后少量可被巨噬细胞吞噬和灭杀。当结核分枝杆菌数量多或毒力强时,经飞沫吸入的结核菌被巨噬细胞吞噬,因大量繁殖致使巨噬细胞死亡,释放出的结核菌感染其他巨噬细胞或局部组织,形成早期感染病灶。结核菌在巨噬细胞内的最初生长,形成中心呈固态干酪坏死的结核灶,能限制结核菌继续复制。

1. **细胞介导免疫反应**　巨噬细胞吞噬结核菌后经溶酶体酶处理、产生抗原肽片段再与机体自身的 MHC Ⅱ类因子结合形成复合物,至巨噬细胞表面,递呈给辅助 T 淋巴细胞表面受体,致使 $CD4^+$ T 细胞致敏,当再次受到抗原刺激时产生、释放氧化酶和消化酶及多种因子,共同作用杀死病灶中的结核菌。$CD4^+$ T 细胞中不同亚群 T 细胞对结核菌感染的保护性免疫应答,使结核长期不发病。当抑制性淋巴细胞溶解已吞噬结核菌和受抗原作用的巨噬细胞,可导致宿主细胞和组织破坏,同时可有结核菌释放与扩散。

2. **持续感染**　在结核菌持续感染期,吞噬体并不与溶酶体融合,阻碍了吞噬体的正常成熟过程,造成结核菌难以清除。还有研究发现,结核菌也可通过干扰受体介导的鞘氨醇激酶传导途径影响钙离子浓度的增加,并与 LAM 引起钙离子浓度下降有很大程度重叠。在这些途径相互或单独作用下,结核菌与宿主长期共存。

3. **迟发型变态反应**　结核菌核糖体引起机体的免疫应答,在局部聚集抗原量少时,有利于清除结核菌。结核菌素蛋白和蜡质 D 引起迟发型变态反应的作用,可引起细胞坏死及干酪性改变,或形成空洞。

感染 3~8 周后结核菌素(简称结素)皮试转阳,95% 的免疫机制正常的健康感染者的原发综合征自然消退,成为潜伏感染人群,约 5% 在日后因潜在感染复燃而发病。

【病理改变】

1. **基本病变**　渗出、增生和变质三种基本病变,结核结节和干酪性坏死是特征性病变。渗出型病变表现为组织充血、水肿,中性粒细胞、淋巴细胞及单核细胞浸润,纤维蛋白渗出等。结核结节中央为朗格汉斯细胞(Langhans cell),周围是类上皮细胞及淋巴细胞、浆细胞。结核性肉芽肿是增生型病变的另一种表现,多见于空洞壁、窦道及干酪样坏死灶周围。干酪性坏死镜下组织混浊肿胀、脂肪变性、胞核溶解;肉眼可见坏死组织呈黄色乳酪样。三种病变交错存在,常以某种病变为主。

2. **病理演变**　渗出型病变组织结构大体完整。机体免疫力提高可形成纤维化、钙化,纤维化和钙化是机体免疫力增强、病变静止、愈合的表现。空洞久治不愈或严重免疫抑制可引起结核菌扩散。钙化灶或其他静止期结核分枝杆菌可重新活跃。

【临床表现】

（一）症状与体征

1. **全身症状**　发热为结核病最常见的全身症状,常提示结核病的活动和进展。长期低热,多见于午后或傍晚,可伴有疲倦、盗汗、食欲下降、体重减轻等。病变扩展时可出现高热、咳嗽、胸痛或全身衰竭,体温可达 39~40℃,可有多关节肿痛、四肢结节性红斑及环形红斑等结核性风湿病表现。

2. 呼吸系统症状 主要表现为咳嗽、咳痰、咯血和胸痛等。咳嗽是肺结核的常见症状,一般咳嗽轻微、干咳或少量黏痰,继发细菌感染时可有脓痰。肺实变范围广或干酪性肺炎者有胸部叩诊浊音、支气管呼吸音、细湿啰音等体征。支气管结核可有刺激性呛咳、局限性哮鸣音。慢性空洞型可有胸廓畸形。渗出性胸膜炎常有发热、胸痛、咳嗽等;大量积液可有呼吸困难、呼吸运动受限,胸部语颤及呼吸音减弱或消失等。

3. 其他系统 淋巴结结核(tuberculosis of lymph nodes)常出现无痛性淋巴结肿大,可坏死液化、破溃、瘘管形成等;结核性心包炎(tuberculosis pericarditis)表现为心前区疼痛、呼吸困难、心界扩大、颈静脉怒张等表现;结核性脑膜炎(tuberculosis meningitis)多有头痛、呕吐、意识障碍等;结核性腹膜炎常有腹腔积液或腹膜粘连;肠结核以回盲部多见,表现为消瘦、腹泻与便秘交替、腹部肿块等表现。泌尿系、肝脾部结核常有相应局部表现。

(二)临床类型

根据发病过程和临床特点,结核病可分为以下5型:

1. 原发型肺结核(Ⅰ型) 为初次感染后发病的肺结核。包括原发综合征(prinary syndrome)及胸内淋巴结结核。肺内原发灶、引流淋巴管炎及肺门淋巴结肿大,三者合称原发综合征。多见于儿童,近年来,青年和成年人原发肺结核发病呈上升趋势,好发于胸膜下通气良好的肺区(上叶下部和下叶上部)。约4~6周后随免疫力形成,炎症逐渐消退,临床症状轻微,90%以上病灶不治而愈。严重者病灶可成为干酪性肺炎;肿大淋巴结压迫可有肺不张。

2. 血行播散性肺结核(Ⅱ型) 多由原发型肺结核发展而来,常见于儿童。包括急性、亚急性、慢性血行播散性肺结核三种类型。是因机体免疫力降低,肺内原发病灶及肺门淋巴结或纵隔淋巴结内的结核菌进入淋巴-血液系统而引起的。当结核菌短期大量入侵可引起急性血行播散性肺结核常伴结核性脑膜炎等肺外结核。

3. 继发型肺结核(Ⅲ型) 由初染后体内潜伏病灶中的结核菌重新活动和释放而发病,极少数可为外源性再次感染所致,是成年人肺结核的最常见类型。包括渗出性肺结核、增殖性肺结核、干酪性肺炎、结核球或空洞等表现。好发于肺上叶尖后段和下叶尖段。

4. 结核性胸膜炎(Ⅳ型) 常继发于原发性感染后数月,为播散型肺结核的一部分。以结核性渗出性胸膜炎最常见。在发展不同阶段也可表现结核性干性胸膜炎、渗出性胸膜炎及结核性脓胸等。

5. 肺外结核(Ⅴ型) 是结核分枝杆菌感染了肺部以外的脏器而引起的临床结核病。多经淋巴或血行途径播散至肺外某个或多个脏器。如结核性脑膜炎、骨结核、肾结核、结核性腹膜炎、肠结核以及睾丸、女性输卵管等结核病。

【实验室与辅助检查】

(一)一般检查

外周白细胞计数一般正常,可有血红蛋白降低。急性期亦可见白细胞增多或发生类白血病样血象。血沉可增快,但无特异性。

(二)病原体检查

结核菌检查是确诊肺结核最特异的方法。

1. 涂片镜检 痰涂片抗酸染色快速简便,一般涂片阳性肺结核诊断可基本确立。但随着我国非结核分枝杆菌病发病率的增加,需排除非结核分枝杆菌。尿、胸腔积液、粪便等各种分泌物、排泄物以及淋巴结穿刺吸引物涂片亦可镜检,但阳性率低,痰涂片阴性不能排除肺结核,连续检查可提高检出率。

2. **结核菌分离培养** 分离出病菌,同时镜检,除了能了解结核菌有无生长繁殖能力以外,尚可用作药物敏感试验及菌型鉴定,结核菌生长缓慢,使用改良罗氏培养基一般需要 4~8 周才能报告。培养虽然耗时,但精确可靠,培养的菌株进行药敏试验对复治结核病或者怀疑有耐药的结核病尤为重要。

3. **结核菌基因检测及鉴定** 核酸探针应用聚合酶链反应(PCR)及 DNA 印迹杂交等可测结核分枝杆菌 DNA,实时定量 PCR 使所含微量的 DNA 得到扩增,该方法快速简便,并可鉴定菌型,但亦有假阳性。基因芯片技术也已用于结核分枝杆菌鉴定、耐药性检测、基因组分析等。

（三）**免疫学检测**

1. **结核菌素皮肤试验** 结核菌素是结核分枝杆菌的特异代谢产物,是鉴定人体是否感染结核分枝杆菌和感染反应程度的一种生物制剂。结核菌素试验是诊断结核感染的参考指标,我国从人型结核菌制成 PPD(PPD-C)及从卡介苗制成的 BCG-PPD,纯度均较好,已广泛应用于临床,前臂皮内注射 0.1ml(5IU),42~72小时观察硬结平均直径 ≥5mm 为阳性,如果直径 ≥20mm 或局部出现水疱或坏死者为强阳性反应。呈强阳性反应常表示活动性结核病。

2. **血清学诊断** 近年来,采用酶联免疫吸附/酶联免疫斑点方法定量检测全血或外周血单核细胞在结核菌特异性抗原刺激性释放 γ-干扰素的水平,用于诊断潜伏性结核分枝杆菌感染以及结核病,即 γ-干扰素释放试验(iterferon gamm re-lease assay,IGRA)。目前已有两种较为成熟的方法,即 Quanti FERON-TB GOLD 试验(QFT-G)和 T-SPOTTB 试验,该方法具备灵敏、特异、快速的特点;缺点是操作比较复杂,需要特殊仪器设备,试剂费用较贵。

（四）**影像学检查**

胸部 X 线及胸 CT 对发现肺内病灶的部位、范围、性质、有无空洞非常重要,尤其是胸 CT 对发现微小病灶或隐蔽性的病变有重要意义。同时可以观察演变情况和治疗疗效作出判断。X 线胸片可见斑片状、密度较高、边缘清楚的结节影,或云雾状、密度较淡、边缘模糊的渗出灶或环形透光的空洞。CT 显示纵隔肺门淋巴结、肺隐蔽区病灶与结节、空洞、钙化、支气管扩张等。

（五）**其他检查**

严重的结核病患者可伴有贫血,重症结核病可出现白细胞减少或类白血病反应。血沉增快常见于活动性结核病,但无诊断价值。对于痰菌阴性的患者,血清中的特异性抗体具有辅助诊断价值。支气管镜对于发现支气管结核、吸取分泌物或做病原菌或脱落细胞检查及活体组织检查有重要意义。胸腔镜、肠镜、腹腔镜等对于某些结核病可提供病原学和病理学诊断。

【并发症】

不同部位结核可有不同并发症,肺结核可并发气胸、支气管扩张、肺心病等;肠结核可并发肠粘连、肠梗阻及肠出血等;生殖系统结核可并发不孕、不育等。结核性脑膜炎可有脑疝、癫痫、瘫痪等;结核性心包炎可有心包缩窄、循环障碍等。

【诊断】

（一）**肺结核诊断**

肺结核的诊断需要综合临床表现、影像特点、痰结核菌等资料,出现下列情况应考虑本病可能:①反复发作或迁延不愈的咳嗽、咳痰,或呼吸道感染正规抗菌治疗 3 周以上仍无效;②痰中带血或咯血;③长期发热,尤其午后低热,伴盗汗、乏力、体重减轻、月经失调;④肩胛区湿啰音或哮鸣音;⑤结节性红斑、关节疼痛、泡性结膜炎等表现而无免疫性疾病依据;⑥有渗出性胸膜炎、肛瘘或长期淋巴结肿大等病史;⑦密切接触开放性肺结核的婴儿和儿童等。

痰菌阳性者需进一步进行菌种鉴定及药敏试验,痰菌阴性者需要更多的辅助检查,CT,支气管镜,血清抗体,甚至活体组织检查,必要时可进行诊断性治疗。

根据症状、肺部 X 线及痰菌综合判断结核病变活动性。下列情况之一为进展期：新发现活动性病变；病变较前恶化、增多；新出现空洞或空洞增大；痰菌阳性。下列三项之一为好转期：病变较前吸收好转；空洞闭合或缩小；痰菌阴转。稳定期依据：病变无活动，空洞闭合，痰菌连续 6 次阴性，空洞存在则须痰菌连续 1 年以上。

（二）肺外结核的诊断

肺外结核由于发病部位不同，会出现不同的症状和体征，且结核分枝杆菌检出率低，因此，应综合分析临床表现、治疗效果和辅助检查，必要时活检，经病理学证实确诊。

结核性脑膜炎根据亚急性或慢性非化脓性脑膜炎等特点综合分析判断。肠结核者胃肠 X 线及结肠镜检查有助于诊断。骨关节及泌尿系统结核的诊断主要依据临床表现和影像学检查。淋巴结，肝，脾等结核病依赖于活体组织病理检查确诊。各浆膜腔积液主要结合临床表现和渗出性积液化验检查综合分析作出诊断。

【鉴别诊断】

肺结核的临床与 X 线表现与多种非结核疾病相似，容易误诊，痰菌阳性者容易诊断，但需通过菌种鉴定除外非结核分枝杆菌肺病，痰菌阴性者需除外肺癌、肺炎、肺脓肿、支气管扩张等疾病。

1. **肺癌**　肺癌多见于中老年，吸烟史多见，常无明显的结核中毒症状，多有刺激性咳嗽，胸痛，进行性消瘦，肺癌病灶边缘常有切迹、毛刺，X 线上结核病灶多有卫星灶及钙化，胸部 CT 有助于二者鉴别，必要时可做支气管镜及肺活检，临床上难以排除肺癌者必要时可考虑剖胸探查。

2. **肺炎**　支原体、细菌性肺炎的胸部影像学表现可与肺结核相似，病情进展较快的继发性肺结核形成干酪性肺炎易误诊为肺炎球菌所致的大叶性肺炎。肺炎多起病急骤、高热、寒战、胸痛伴铁锈色痰，X 线病变常局限于单个肺叶，抗生素治疗有效。干酪性肺炎多有结核中毒症状，起病慢，黄色黏液痰，X 线病变多位于右上叶，可累及多叶、多段，密度不均，可出现虫蚀样空洞，抗结核治疗有效。

3. **肺脓肿**　结核空洞需与肺脓肿鉴别。肺脓肿的空洞多见肺下叶，脓肿周围的炎症浸润较严重，空洞内常有液平，起病急骤，高热，大量脓痰，痰中无结核菌，血白细胞总数及中性粒细胞显著增多，抗生素治疗有效。肺结核空洞以上叶多见，洞内较少有液平面。

4. **支气管扩张**　慢性纤维性空洞型肺结核应与支气管扩张鉴别。痰查抗酸杆菌阴性、支气管造影或胸部 CT 检查有助于鉴别。

5. **其他疾病**　与发热性疾病相鉴别，如伤寒、淋巴瘤、败血症等。

理论与实践

何谓 XDR-TB？如何预防？

XDR-TB 即为耐多药结核病，2006 年 WHO 将 XDR-TB 定义为结核菌对至少两种强有力的抗结核药物，如异烟肼和利福平具有耐药性时，产生耐多药结核。严重耐药结核是除耐多药结核之外对任何氟喹诺酮类药物以及 3 种二线注射药物（硫酸卷曲霉素、卡那霉素和阿米卡星）中至少 1 种具耐药性的结核。

预防胜于治疗，对诊断明确的结核病人，进行宣传教育，提高其治疗的依从性，防止耐药形成所造成的不良后果，制定标准的治疗方案，并减少与其他病人，尤其是 HIV 感染/AIDS 的接触，嘱病人定期检查评估治疗效果及监测药物毒副作用。

【治疗】

结核病的治疗主要包括抗结核化学药物治疗、对症治疗和手术治疗，其中化疗是治疗和控制疾病、防止传播的主要手段。

（一）治疗原则

临床上有初、复治之分,病人有排菌和不排菌之别,结核菌有处于繁殖生长期和休眠静止期之别。抗结核药物有作用于酸性环境和细胞内酸性环境的药物,还有作用细菌外碱性或中性环境的药物,一个合理正规的化疗方案必然有两种或两种以上的杀菌药,合理的剂量、科学的用药方法,足够的疗程,还要规律、早期用药,才能治愈结核病。缺少哪一个环节都能导致治疗失败。

1. 早期　对任何疾病都强调早诊断、早治疗,特别对结核病一定要早诊断、早治疗、早期治疗以免组织破坏,造成修复困难,肺结核早期、肺泡内有炎症细胞浸润和纤维素渗出,肺泡结构尚保持完整、可逆性大。同时细菌繁殖旺盛,体内吞噬细胞活跃,抗结核药物对代谢活跃生长繁殖,旺盛的细菌最能发挥抑制和杀灭作用。

2. 联合　无论初治还是复治患者均要联合用药、临床上治疗失败的原因往往是单一用药造成。联合用药必须要联合两种或两种以上的药物治疗,这样可避免或延缓耐药性的产生,又能提高杀菌效果。既有细胞内杀菌药物又有细胞外杀菌药物及适合酸性环境内的杀菌药,从而使化疗方案取得最佳疗效。并能缩短疗程,减少不必要的经济浪费。

3. 适量　药物对任何疾病治疗都必须有一个适当的剂量。这样才能达到治疗的目的,又不给人体带来毒副作用,几乎所有的抗结核药物都有毒副作用,如剂量过大,血液的药物浓度过高,对消化系统、神经系统、泌尿系统、特别对肝可产生毒副反应,剂量不足,血液浓度过低,达不到抑菌、杀菌的目的、易产生耐药性。

4. 规律　一定要在专科医生指导下规律用药,因为结核菌是一种分裂周期长,生长繁殖缓慢杀灭困难大的顽固病菌。在治疗上必须规律用药,如果用药不当,症状缓解就停用,必然导致耐药的发生,造成治疗失败。

5. 全程　所谓全程用药就是医生根据患者的病情判定化疗方案,完成化疗方案所需要的时间。

整个化疗分为强化和巩固两个阶段。

(1)初治:指新发病或抗结核化疗正规疗程未满或不规则化疗未满 1 月者。方案为:强化期 2 个月/巩固期 4 个月。药名前数字表示月数,药名右下方数字表示每周用药次数。常用 2S(E)HRZ/4HR;2S(E)HRZ/4H$_3$R$_3$。初治强化期第 2 个月末痰涂片仍阳性,强化方案延长 1 个月,总疗程 6 个月不变(巩固期缩短 1 个月)。若第 5 个月痰涂片仍阳性,第 6 个月阴性,巩固期延长 2 个月,总疗程 8 个月。

(2)复治:指初治失败,正规足够疗程后痰菌复阳、不规律化疗超过 1 个月及慢性排菌者。复治方案:强化期 3 个月/巩固期 5 个月。常用方案为:2SHRZE/1HRZE/5HRE;2SHRZE/1HRZE/5H$_3$R$_3$E$_3$。复治应根据药敏试验进行。慢性排菌者上述方案多无效,必要时可手术治疗。

(3)MDR-TB 的治疗:耐多药结核病主要来源于复治失败或复发的慢性病例。化疗方案的制定需以实验室提供的药敏敏感试验的结果为基础,同时应了解患者既往的治疗经过和用药情况,依据地区耐药监测资料。

对于耐利福平、异烟肼两种或两种以上药物的肺结核主张每天用药,疗程延长至 21 个月。WHO 推荐一线和二线药物可以混合用于治疗 MDR-TB。对于病变范围局限,化疗 4 个月痰菌不阴转,或只对 2~3 种效果较差的药物敏感,有手术适应证者应手术治疗。

（二）化学药物治疗

通用的抗结核药物有十余种,WHO 制定的一线药物为异烟肼(INH)、利福平(RFP)、吡嗪酰胺(PZA)、链霉素(SM)、乙胺丁醇(EMB)其中除乙胺丁醇外均为杀菌剂,是治疗首选。抗结核药物的主要种类、常用剂量及毒副作用见表 4-5、表 4-6。

表 4-5　常用抗结核药物剂量及不良反应（每日疗法）

| 药名 | 每日剂量 | | | 主要不良反应 | 用法 |
| | 成人（g） | | 儿童 | | |
	50kg	>50kg	(mg/kg)		
异烟肼(INH H)	0.3	0.3	10~15	肝毒性	每日 1 次顿服
利福平（RFP R）	0.45	0.6	10~20	肝毒性、胃肠道反应、过敏反应	每日 1 次饭前 2 小时顿服
链霉素（SM S）	0.75	0.75	15~30	听力障碍、眩晕、肾功能障碍、过敏反应	每日 1 次
吡嗪酰胺（PZA Z）	1.5	1.5	20~30	肝毒性、胃肠道反应、过敏反应、高尿酸血症	每日 1 次顿服或分 2~3 次服用
乙胺丁醇（EMB E）	0.75	1.0	15~25	视力障碍、视野缩小	每日 1 次顿服
对氨基水杨酸钠(PAS P)	8.0	8.0	150~250	肝毒性、胃肠道反应、过敏反应	每日分 3 次服用
阿米卡星(AMK)	0.4	0.4	10~20	听力障碍、眩晕、肾功能障碍、过敏反应	每日 1 次肌内注射
卷曲霉素（CPM）	0.75	0.75		听力障碍、眩晕、肾功能障碍、过敏反应、电解质紊乱	每日 1 次肌内注射
丙硫异烟胺（PTH TH）	0.75	1.0	10~20	胃肠道反应、口感金属味	每日分 3 次服用
氧氟沙星（OFLX O）	0.4	0.6		肝肾毒性、胃肠道反应、过敏、光敏反应、中枢神经系统反应、肌腱反应	每日 1 次或分 2~3 次
左氧氟沙星（LEVY V）	0.3	0.3		同氧氟沙星	每日 1 次或分 2~3 次
异烟肼对氨基水杨酸盐（帕星肼 PSNZ）	0.6	0.9		同异烟肼	每日分 2~3 次

表 4-6　常用抗结核药物剂量及不良反应（间歇疗法）

| 药名 | 间歇疗法 | | 主要不良反应 | 用法 |
| | 成人（g） | | | （服用日用法） |
	50kg	>50kg		
异烟肼(INH H)	0.5	0.6	肝毒性	每日 1 次顿服
利福平（RFP R）	0.6	0.6	肝毒性、胃肠道反应、过敏反应	每日 1 次饭前 2 小时顿服
链霉素（SM S）	0.75	0.75	听力障碍、眩晕、肾功能障碍、过敏反应	每日 1 次
吡嗪酰胺（PZA Z）	2.0	2.0	肝毒性、胃肠道反应、过敏反应、高尿酸血症	每日 1 次顿服或分 2~3 次服用
乙胺丁醇（EMB E）	1.0	1.2	视力障碍、视野缩小	每日 1 次顿服
利福喷汀（RFT L）	0.45 每周 2 次	0.6 每周 2 次	同利福平	每日 1 次，饭后或饭前顿服
对氨基水杨酸钠(PAS P)	10	12	肝毒性、胃肠道反应、过敏反应	每日分 3 次服用
阿米卡星(AMK)	0.4	0.4	听力障碍、眩晕、肾功能障碍、过敏反应	每日 1 次肌内注射
卷曲霉素（CPM）	0.75	0.75	听力障碍、眩晕、肾功能障碍、过敏反应电解质紊乱	每日 1 次肌内注射

（三）对症治疗

1. 休息与饮食 中毒症状重者应卧床休息,进食富含营养及多种维生素的食物。禁止吸烟饮酒,注意钙和铁的补充。

2. 对症处理 对高热、咯血、胸痛及盗汗者给予相应处理。对于合并浆膜渗出的,在抗结核治疗同时,应用肾上腺皮质激素有助于改善症状、促进渗出液吸收,减少粘连。

（四）注意事项及药物性肝损害防治

临床治疗要个体化,肺外结核参考肺结核治疗方案,注意痰菌变化,定期复查肝肾功能。对于可能发生药物性肝损害的高危人群,尽量选用肝损害小的药物短程使用,加强肝功能监测。对出现明显肝功能明显损伤的,应及时停用抗结核药物并予以积极护肝治疗。

【预防】

加强本病防治知识宣传,早发现、早诊断、早治疗痰菌阳性肺结核患者。直接督导下短程化疗是控制本病的关键。主要采取下列措施预防:

（一）培养良好的卫生习惯

结核病患者咳嗽时应该以手帕掩口,最好将痰液吐在纸上然后烧掉,痰杯应浸入 2% 煤酚皂或 1% 甲醛溶液中,约两小时即可灭菌。日常消毒采用 70% 的酒精最为有效,牛奶必须经过低温灭菌才可饮用。

1. 定时开窗通风、保持室内空气新鲜。据统计,每十分钟通风换气一次,4~5 次后可以吹掉空气中 99% 的结核分枝杆菌。

2. 培养良好的卫生习惯,如实行分食制、洗漱用具专人专用、勤洗手、勤换衣、定期消毒等。

（二）定期的肺部健康检查

定期的肺部健康检查可以发现早期病例,以便及时治疗,防止播散。健康检查应结合当地的结核病疫情 1~2 年进行一次。

（三）卡介苗接种

新生儿出生时接种卡介苗后可获免疫力,但不提倡复种。

卡介苗是牛型结核菌在特种(含牛胆汁)培养基中多代移种后,成为对人体无害而能产生免疫力的活菌苗。一般均在接种前做结核菌素试验,阴性反应者才接种。接种 6~8 周后结核菌素试验抗体转阳性,则表示人体已经产生免疫力。

（徐莉娜）

学习小结

1. 结核病是由结核分枝杆菌复合群引起的慢性感染性疾病,可累及全身多器官系统,最常见的患病部位是肺脏。也可以累及肝、肾、脑、淋巴结、泌尿生殖系统、骨关节等器官。主要的传播途径有呼吸道、消化道、皮肤和子宫,但主要是通过呼吸道传播。临床多呈慢性过程,表现为长期低热、咳痰、咯血等。一旦发现和确诊后立即给药治疗。人群普遍易感。

2. 结核病分 5 型:原发型肺结核（Ⅰ型）、血行播散性肺结核（Ⅱ型）、继发型肺结核（Ⅲ型）、结核性胸膜炎（Ⅳ型）、肺外结核（Ⅴ型）

3. 诊断依据典型表现结合实验室检查,结核菌检查是确诊肺结核最特异的方法。结核菌素试验是诊断结核感染的参考指标,已广泛应用于临床,前臂皮内注射 0.1ml(5IU),42~72 小时观察硬结平均直径≥5mm 为阳性,如果直径≥20mm 或局部出现水疱或坏死者为强阳性反应。呈强阳性反应常表示活动性结核病。γ-干扰素释放试验灵敏、特异、快速，但操作比较复杂，需要特殊仪器设备，试剂费用较贵。影像学主要是胸部 X 线及胸 CT，可以观察演变情况和治疗疗效作出判断，同时鉴别其他肺部病变。

4. 结核病的治疗主要包括抗结核化学药物治疗、对症治疗和手术治疗，其中化疗是治疗和控制疾病、防止传播的主要手段。治疗原则：早期、适量、联合、全程、规律。WHO 制定的一线药物为异烟肼（INH）、利福平（RFP）、吡嗪酰胺（PZA）、链霉素（SM）、乙胺丁醇（EMB），其中，除乙胺丁醇外均为杀菌剂，是治疗首选。

5. 加强本病防治知识宣传，早发现、早诊断、早治疗痰菌阳性肺结核患者。直接督导下短程化疗是控制本病的关键。定时开窗通风、保持室内空气新鲜。实行分食制、洗漱用具专人专用、勤洗手、勤换衣、定期消毒等。定期的肺部健康检查。新生儿出生时接种卡介苗后可获免疫力，但不提倡复种。

复习参考题

1. 简述结核病的基本病理改变及临床分型？

2. 如何判定结核菌试验结果？

3. 简述肺结核的治疗及预防？

第十三节　脓毒症

学习目标

掌握	脓毒症的概念、临床表现、诊断及治疗要点。
熟悉	脓毒症的病因、鉴别诊断。
了解	脓毒症的发病机制与病理生理。

脓毒症（sepsis）是泛指由感染因子引起的全身炎症反应综合征（systemic inflammatory response syndrome，SIRS），临床上证实有细菌存在或有高度可疑感染灶。虽然脓毒症是由感染引起，但是一旦发生后，其发生发展遵循其自身的病理过程和规律，故从本质上讲，脓毒症是机体对感染性因素的反应。

相关链接

1991 年美国胸科医师协会（ACCP）和危重病医学会（SCCM）在芝加哥举行的会议上首次提出 SIRS 概念，并对脓毒症内涵重新进行了定义。SIRS 实质上相当于毒血症，败血症和脓毒败血症实质上包含于脓毒症范畴。脓毒症发生率高，全球每年有超过 1800 万严重脓毒症病例，美国每年有 75 万例脓毒症患者，并且这一数字还以每年 1.5%~8.0% 的速度上升。脓毒症的病情凶险，病死率高，全球每天约 14 000 人死于其并发症，美国每年约 21.5 万人死亡。据国外流行病学调查显示，脓毒症的病死率已经超过心肌梗死，成为重症监护病房内非心脏病人死亡的主要原因。近年来，尽管抗感染治疗和器官功能支持技术取得了长足的进步，脓毒症的病死率仍高达 30%~70%。脓毒症治疗花费高，医疗资源消耗大，严重影响人类的生活质量,已经对人类健康造成巨大威胁。因此,2001年欧洲重症学会、美国重症学会和国际脓毒症论坛发起"拯救脓毒症战役"(surviving sepsis campaign,SSC),2002年欧美国家多个组织共同发起并签署"巴塞罗那宣言",并且进一步制定基于对脓毒症研究的循证医学证据并不断更新脓毒症治疗指南即SSC指南,以改进脓毒症的治疗措施,降低脓毒症的死亡率。

【病因】

脓毒症可以由任何部位的感染引起,临床上常见于肺炎、腹膜炎、胆管炎、泌尿系统感染、蜂窝织炎、脑膜炎、脓肿等。其病原微生物包括细菌、真菌、病毒及寄生虫等,但并非所有的脓毒症患者都有引起感染的病原微生物的阳性血培养结果,仅约45%的脓毒性休克患者可获得阳性血培养结果。脓毒症亦可由各种非感染因素引起,如严重烧伤、多发伤、外科手术后等患者。脓毒症还可常见于有慢性疾病的患者如糖尿病、慢性阻塞性支气管、白血病、再生障碍型贫血和尿路结石。常见病原菌如下:

1. **葡萄球菌** 金黄色葡萄球菌是引起脓毒症最常见的病原菌,可发生在所有年龄组。原发感染科可来自皮肤或鼻咽部,侵入性静脉内装置或新安装的起搏器、骨关节病或手术及假肢,部分来自生物填充剂或心脏瓣膜受损等。

耐甲氧西林金葡菌(methicillin-resistant *Staphylococcus aureus*,MRSA)感染在不少国家和地区已占金葡菌脓毒症的半数以上。耐万古霉素金葡菌(vancomycin-resistant *Staphylococcus aureus*,VRSA)感染也不少见。凝固酶阴性葡萄球菌(coagulase negative *Staphylococcus*,CNS)包括表皮葡萄球菌、腐生葡萄球菌等十余种。CNS脓毒症约50%是由于深部静脉内置管、安装起搏器、血液透析等引起,也可由于腹膜透析、颅内分流等引起,是常见的医源性感染之一。表皮葡萄球菌感染占脓毒症总数的10%~15%。

2. **链球菌** 肺炎链球菌感染占链球菌脓毒症的半数以上,所致脓毒症病死率达20%以上。原发感染可来自肺部、颅内或脑膜,偶有来自产褥感染或腹膜炎。其中A组链球菌感染占链球菌感染90%以上,其脓毒症大多数继发于皮肤软组织感染,本组链球菌致热外毒素在创伤因素下可引起链球菌中毒性休克综合征。B组链球菌是新生儿及婴幼儿脓毒症最常见的病原菌。

3. **肠球菌** 包括粪肠球菌、屎肠球菌等,约占院内感染病原菌的10%,是仅次于葡萄球菌的院内感染菌群。耐万古霉素肠球菌(vancomycin-resistant *Enterococcus*,VRE)感染近年快速增加。

4. **肠杆菌科** 大肠埃希菌引起脓毒症约占革兰阴性菌感染50%,原发感染源通常为泌尿道定植,亦可来自肠道或胰胆管疾病及侵入性诊疗。

5. **真菌** 以白色假丝酵母菌感染占绝大多数,器官移植及恶性肿瘤患者可发生曲霉菌脓毒症。

其他还可见于厌氧菌、铜绿假单胞菌、嗜麦芽窄食单胞菌、鲍曼不动杆菌、阴沟肠杆菌等。

【发病机制】

脓毒症的根本发病机制尚未明了,涉及复杂的全身炎症网络效应、基因多态性、免疫功能障碍、凝血功能异常、组织损伤以及宿主对不同感染病原微生物及其毒素的异常反应等多个方面,与机体多系统、多器官病理生理改变密切相关,脓毒症的发病机制仍需进一步阐明。

(一)致病的物质基础

1. **细菌内毒素** 内毒素即细菌脂多糖(lipopolysaccharide,LPS),广泛存在于革兰阴性细菌、螺旋体等微生物细胞壁中,在病原菌死亡崩解后释放入血,形成内毒素血症。研究表明,细菌的内毒素可以诱发脓毒症,出现发热、微循环障碍、低血压、酸中毒、弥散性血管内凝血、全身组织器官出现坏死等表现。

2. **炎症介质** 脓毒症中感染因素激活机体单核巨噬细胞系统及其他炎症反应细胞,产生并释放大量炎性介质所致。脓毒症时,内源性炎性介质,包括血管活性物质、细胞因子、趋化因子、氧自由基、急性期反应物质、生物活性脂质、血浆酶系统产物及血纤维蛋白溶解途径等相互作用形成网络效应并引起全身各系统、器官的广泛损伤。同时某些细胞因子,如肿瘤坏死因子(TNF)-α 等可能在脓毒症的发生、发展中起到重要作用。

3. 免疫功能紊乱　脓毒症免疫障碍特征主要为丧失迟发性过敏反应、不能清除病原体、易感医源性感染。脓毒症免疫功能紊乱的机制,一方面是作为免疫系统的重要调节细胞 T 细胞功能失调,炎症介质向抗炎反应漂移,致炎因子减少,抗炎因子增多;另一方面则表现为免疫麻痹,即细胞凋亡与免疫无反应性,T 细胞对特异性抗原刺激不发生反应性增殖或分泌细胞因子。

4. 外毒素　外毒素有多种,化学成分多为蛋白质,一般在活菌体内合成后再分泌至菌体外。主要由金葡菌、链球菌等革兰阳性菌产生。外毒素可充当超抗原,无需经典的抗原处理和呈递过程即可引起剧烈全身炎症反应。

5. 凝血功能紊乱　凝血系统在脓毒症的发病过程中起着重要作用,它与炎症反应相互促进、共同构成脓毒症发生、发展中的关键因素。内毒素和 TNF 通过诱发巨噬细胞和内皮细胞释放组织因子,可激活外源性凝血途径,被内毒素激活的凝血因子Ⅻ也可进一步激活内源性凝血途径,最终导致弥散性血管内凝血(DIC)。

6. 基因多态性　临床上常见受到同一致病菌感染的不同个体的临床表现和预后截然不同,提示基因多态性等遗传因素也是影响人体对应激打击易感性与耐受性、临床表现多样性及药物治疗反应差异性的重要因素。

(二)病原菌侵入途径

病原菌可通过黏附于呼吸道、消化道、泌尿道等处的黏膜上皮细胞再进入血液循环;或从自然定植部位因创伤、炎症等突破入血;或经静脉内置管、蚊虫叮咬、动物咬伤等直接将细菌带入血流等。

(三)发病危险因素

病毒入血后是否演变为脓毒症,取决于病原菌与宿主免疫防御系统的相互作用。病原菌的毒力和数量以及机体的免疫防御应答是决定脓毒症发展的重要因素。

(四)脓毒症休克的机制

1. 微循环障碍　在休克的发生发展过程中,微血管经历痉挛、扩张和麻痹三个阶段:①缺血性缺氧期:通过神经反射、病因的直接作用等引起体内儿茶酚胺增加,肾素-血管紧张素-醛固酮系统被激活,血小板黏附聚集产生的血栓素 A_2(TXA$_2$)和血小板活化因子(PAF)、花生四烯酸代谢产物白三烯(LT)以及内皮素等活性增加。上述因子共同作用使微血管发生强烈痉挛(α 受体兴奋)。内毒素本身亦具拟交感作用,致微循环灌注减少,毛细血管网缺血缺氧;此时,血压可不下降或仅轻微下降,但脉压明显下降;②淤血性缺氧期:微循环血液灌注减少、组织缺血缺氧、无氧代谢酸性产物(乳酸)增加、肥大细胞组胺释放、缓激肽形成增多,致微动脉对儿茶酚胺的敏感性降低而舒张,毛细血管开放,而微静脉端仍持续收缩,加上白细胞附壁黏着,致流出道阻力增大,微循环内血液淤滞,毛细血管流体静压增高,其通透性增加,血浆外渗,造成组织水肿,血液浓缩,有效循环血量减少,回心血量进一步降低,血压明显下降,缺氧和酸中毒更显著,自由基生成增多,通过脂质过氧化而损伤细胞;有效循环血量进一步减少,心排量降低,血压明显下降;③微循环衰竭期:毛细血管网血流停滞,血细胞聚集,加之血管内皮损伤,促进内凝血过程而引起 DIC。组织细胞严重缺氧、大量坏死,进而多器官功能衰竭,致使休克难以逆转。

2. 休克的细胞与分子水平的发病机制　细胞代谢障碍可继发于微循环障碍,但也可由病原微生物及其产物直接引起。如革兰阴性细菌的内毒素、外毒素、蛋白酶,革兰阳性细菌的外毒素与细胞壁成分以及病毒及其产物均可引起全身炎症连锁反应。内毒素可释放入血或直接作用于多种效应细胞(单核-吞噬细胞、中性粒细胞、内皮细胞等),产生各种炎症介质。初始炎症介质为肿瘤坏死因子(TNF-α)和白细胞介素-1(IL-1),TNF-α 与 IL-1 又可进一步引起细胞因子 IL-6、IL-8、IL-12、干扰素(IFN)及其他脂类介质(如血栓素、白三烯、血小板活化因子、前列腺素等)释放,进一步放大炎症反应。内毒素可诱导磷脂酶 A_2,使花生四烯酸生成前列腺素 E(PGE)、前列腺素 F(PGF)、前列腺素 I_2(PGI_2)和血栓素等。机体的炎症反应是一双相反应,炎症反应一旦启动,代偿性抗炎反应也被激活,包括抗炎介质(如 IL-4、IL-10、IL-13)、糖皮质激素、转化生长因子(TGF)、前列腺素 E_2(PGE_2)等。若两者不能平衡,就会引起过度的炎症反应,导致休克和多器官功能衰竭。

近年来,一氧化氮(NO)被确认为导致低血压的重要介质。NO 激活可溶性鸟苷酸环化酶,结果提高细胞内 cGMP 水平,引起血管平滑肌扩张和降低收缩反应性,造成顽固性低血压的发生和心肌收缩性的抑制。并可增加血管通透性,抑制线粒体呼吸,降低血管平滑肌反应性,增加内毒素对内皮细胞的损害。

(五)酸碱代谢失衡

在休克应激情况下,糖原和脂肪代谢亢进,初期血糖、脂肪酸、甘油三酯增加;随着休克的进展,出现糖原耗竭,血糖降低,胰岛素分泌减少,胰高糖素则分泌增多。休克早期,由于细菌毒素对呼吸中枢的直接刺激或有效循环血量降低的反射性刺激,引起呼吸增快、换气过度,导致呼吸性碱中毒。继而因脏器氧合血液不足、生物氧化过程障碍,线粒体三羧酸循环受抑制,乳酸形成增多,导致代谢性酸中毒,呼吸深大而快。休克后期,可因肺、脑等脏器功能损害,导致混合性酸中毒,可出现呼吸幅度和节律的改变。

(六)休克时主要内脏器官的病理变化

1. **肺脏** 休克时肺的微循环灌注不足,肺表面活性物质减少,使肺泡不能维持一定张力,从而发生肺萎缩。当肺部发生 DIC 时,微血栓形成致肺组织淤血、出血,间质水肿,形成透明膜,导致肺实变。

2. **心脏** 休克时心肌纤维变性、坏死或断裂、间质水肿、心肌收缩力减弱,冠状动脉灌注不足,心肌缺血缺氧。亚细胞结构也发生变化,肌浆网摄钙离子能力减弱,Na^+-K^+-ATP 酶失活,代谢紊乱,酸中毒等可致心力衰竭。

3. **肾脏** 休克时肾小动脉收缩,使肾灌注量减少。因此,在休克早期就有少尿甚至无尿。在持续性休克时,可造成肾小管坏死,间质水肿,导致急性肾衰竭。并发 DIC 时,肾小球有广泛血栓形成,造成肾脏皮质坏死。

4. **脑** 休克时脑血液灌注不足,星形细胞发生肿胀而压迫血管,血管内皮细胞亦肿胀,造成微循环障碍而加重脑缺氧,导致脑水肿。

5. **肝脏和胃肠** 休克时易导致缺氧,持久的缺氧使肝脏代谢氨基酸和蛋白质分解产物的功能受损,糖原耗竭。出现肝细胞变性、坏死。胃肠道黏膜也同样存在微循环障碍,缺血的黏膜损伤可以坏死、溃疡、出血。

【临床表现】

(一)基本临床表现

1. **全身表现** 发热、寒战,可为弛张热、间歇热、稽留热、不规则发热表现,严重时可有体温不升;呼吸、脉搏加快,可有恶心、呕吐、腹痛、腹泻,严重时出现中毒性脑病、肠麻痹、DIC、血压降低等;可伴有全身不适、头痛,肌肉酸痛。

2. **皮疹** 瘀点常见,也可为烫伤样皮疹、荨麻疹、脓疱疹等,多见于金葡菌和 A 群链球菌脓毒症。坏死性皮疹可见于铜绿假单胞菌脓毒症。

3. **肝脾肿大** 多为轻度肿大,并发中毒性肝炎或肝脓肿时肝脏可明显肿大、肝区胀痛、叩击痛,同时可出现黄疸等肝功能损害表现。

4. **关节症状** 可有红肿、疼痛、活动受限、关节腔积液或积脓,多见于革兰阳性球菌和产碱杆菌脓毒症。

5. **原发灶/迁徙性感染灶** 原发灶多见于皮肤软组织感染、呼吸道、泌尿生殖道、胆道、肠道等。迁徙性病灶可为皮下和深部软组织脓肿、肺脓肿、骨髓炎、关节炎、心包炎、感染性心内膜炎等。

（二）脓毒性休克表现

1. 休克早期 面色苍白，肢端湿冷。呼吸急促，脉搏细速，心率增快。脉压明显减小，血压正常或稍低于 90mmHg，尿少。烦躁，焦虑，但因脑灌注尚可保证，神志尚清。可有恶心、呕吐。

2. 休克中期 血压进行性下降，收缩压降至 80mmHg 以下，脉压显著减小，皮肤发凉、发绀，可有皮肤花斑。酸中毒明显，出现心率加快，心音低钝，脉搏细速，烦躁不安，嗜睡甚至昏迷。尿量更少或无尿。

3. 休克晚期 出现顽固性低血压，发绀明显，脉搏细弱、频速，中心静脉压降低。虽大量输液和使用血管活性药物而有可能使血压暂时回升，但仍不能恢复毛细血管血流。常并发 DIC、MODS。

（三）特殊脓毒症特点

1. 革兰阳性球菌脓毒症 多由非侵袭性金黄色葡萄球菌产生的外毒素引起。其感染灶以皮肤疖痈、急性蜂窝组织炎、大面积烧伤感染为多，其次为上呼吸道感染。临床表现为急起高热，寒战，多为稽留热或弛张热。体温 39℃ 以上，咽痛，头痛，伴恶心、呕吐、腹痛、腹泻、全身肌肉和关节疼痛等症状。易并发迁徙性化脓性病灶是一大特征，导致感染性心内膜炎、心包炎等。严重者可出现意识障碍、休克、多器官功能损害，恢复期可出现皮肤脱屑。

表皮葡萄球菌脓毒症多为人工瓣膜、人工关节、导管相关的医院内感染，耐药情况严重。肠球菌脓毒症多为机会性感染，主要见于抵抗力低下、消化道肿瘤、腹腔感染者，常见入侵途径为泌尿生殖道，易并发心内膜炎，对头孢菌素等多种药物耐药。

2. 革兰阴性杆菌脓毒症 发病前多有免疫功能严重低下，或使用免疫抑制药物。致病菌常为大肠埃希菌、铜绿假单胞菌、肺炎克雷伯菌等。原发感染有肺炎、泌尿道感染、腹膜炎及胆道感染。临床常见寒战、间歇热，脓毒性休克发生率高，出现早，持续时间长。

3. 厌氧菌脓毒症 占脓毒症 7%~20%，多见于脆弱类杆菌引起常与需氧菌或兼性菌共同引起混合性感染，侵入途径多为消化道、胆道、皮肤坏疽等。临床可有黄疸、感染性血栓性静脉炎、迁徙性脓肿、局部分泌物常有特殊腐败臭味，严重者可有溶血性贫血，以产气荚膜杆菌为明显。

4. 真菌脓毒症 常有严重基础疾病及长期使用抗生素史，或导致免疫屏障受损的诊疗操作史，尤其多见于院内感染。致病菌多为白色假丝酵母菌及热带假丝酵母菌，曲霉菌感染有增加趋势。临床表现类似革兰阴性细菌脓毒症，病情严重，可有寒战、发热、肝脾肿大等。病程进展多缓慢。

5. 新生儿脓毒症 多经母亲产道、吸入羊水、脐带或皮肤感染引起。致病菌以大肠埃希菌、B 组溶血性链球菌为主。因血脑屏障不健全，易并发中枢神经系统感染。

6. 老年脓毒症 多继发于褥疮或肺部感染。主要由肺炎克雷伯菌、大肠埃希菌等引起，易并发心内膜炎、心、肺、脑、肾功能障碍而死亡。

7. 烧伤脓毒症 多发生于烧伤后 2 周，常见于致病菌为金葡菌、铜绿假单胞菌等。临床表现较一般脓毒症为重，严重时可呈低体温，可出现脓毒性休克、中毒性心肌炎等。

8. 医院感染 脓毒症多有严重基础疾病、免疫缺陷病、长期全身应用免疫抑制剂、不合理应用广谱抗生素、血液透析或长期动静脉置管等病史，预后差，病死率高。以耐药菌为主，真菌感染也越来越常见。

【实验室检查】

（一）血常规

白细胞数高达 $(10~30)\times10^9/L$，中性粒细胞比例增高伴核左移现象，血细胞比容和血红蛋白增高，并发 DIC 时血小板进行性减少。

（二）病原学检查

1. 血液和骨髓培养 是诊断感染的最重要依据之一，应尽可能在抗感染药物应用前留取标本。静脉采血每次最好 2~3 份进行培养，成人每份标本至少 10ml 血，婴幼儿每份血 0.5~2ml。骨髓培养抽取骨髓至少2ml,其阳性率多高于血培养。至少两次以上血培养或骨髓培养阳性,且为相同病原菌时可确诊。普通培养阴性时应特别注意进行厌氧菌培养及真菌培养等特殊菌群。培养阳性时应测定最低抑菌浓度和最低杀菌浓度以指导选用抗菌药物。

2. **涂片检查**　快速简便,怀疑有新生隐球菌感染时,应采用墨汁负染。

3. 血液 1,3-βD 葡聚糖含量有助于诊断真菌感染,血液半乳甘露聚糖含量有助于诊断曲霉菌感染。

（三）炎症相关指标

测定血浆 TNF-a、C 反应蛋白、降钙素原等水平有助于判断炎症应答的强度。

（四）血液流变学检查及有关 DIC 的检查

休克时血液黏度增高,初期呈高凝状态,其后纤溶亢进转为低凝阶段。发生 DIC 时,血小板计数进行性降低,凝血酶原时间及凝血活酶时间延长,纤维蛋白原减少,纤维蛋白降解产物增多;血浆鱼精蛋白副凝试验(3P 试验)阳性。纤维蛋白降解产物 D-二聚体是判断继发性纤溶亢进的重要指标。

（五）器官功能检查

尿常规和肾功能检查。发生急性肾衰竭时,尿比重由病初的偏高转为低而固定(1.10 左右),尿/血肌酐比值>15,尿/血毫渗量之比<15,尿钠排泄量>40mmol/L 等。血气分析判定是否存在呼吸衰竭或混合性酸中毒。血钠偏低,血钾高低取决于肾功能情况。血清丙氨酸氨基转移酶(ALT)、肌酸磷酸激酶(CPK),乳酸脱氢酶同工酶测定能反映组织、脏器的损害情况。

（六）其他检查

可按需进行超声、X 线、CT、核磁及心电图检查。按需监测:①中心静脉压(CVP)和肺动脉嵌压(PAWP)。CVP 和 PAWP 分别反映右心室舒张末压和左心室舒张末压,是反映前负荷的压力指标,中心静脉导管应该在严重脓毒症患者中尽早放置,肺动脉漂浮导管则根据病情考虑放置;②中心静脉血氧饱和度(ScvO₂)和混合静脉氧饱和度(SvO₂)。在严重脓毒症和脓毒症休克的早期,即使此时机体的血压、心率、尿量和 CVP 处于正常范围内,此时,全身组织灌注就已经发生灌注不足,而 ScvO₂ 和 SvO₂ 能较早的反映组织这种灌注状态。

【诊断】

临床存在全身炎症反应表现,血常规明显异常,尤其存在局部感染灶、深静脉置管、相关基础疾病时,出现以下指标:

(1)全身情况:发热(>38.3℃)或低体温(<36℃);心率增快(>90 次/分)或>年龄正常值之上 2 标准差;呼吸增快(>30 次/分);意识改变;明显水肿或液体正平衡>20ml/kg,持续时间超过 24 小时;高血糖症(血糖>7.7mmol/L)而既往无糖尿病史。

(2)炎症指标:白细胞增多>12×10⁹/L 或白细胞减少<4×10⁹/L 或白细胞正常但不成熟细胞>10%;血浆 C 反应蛋白>正常值 2 个标准差;血浆降钙素原≥正常值 2 个标准差。

(3)血流动力学指标:低血压(收缩压<90mmHg,平均动脉压<70mmHg 或成人收缩压下降>40mmHg,或低于年龄正常值之下 2 个标准差);混合静脉血氧饱和度(SvO₂)>70%;心脏指数(CI)>3.5L/min/m²。

(4)器官功能障碍参数:氧合指数(PaO₂/FiO₂)<300;急性少尿(尿量<0.5ml/kg/h);肌酐增加≥44.2μmol/L;凝血功能异常(国际标准化比值>1.5 或活化部分凝血活酶时间≥60s);肠麻痹:肠鸣音消失;血小板减少(<100×10⁹/L);高胆红素血症(总胆红素>70mmol/L)。

(5)组织灌注参数:高乳酸血症(>3mmol/L);毛细血管再充盈时间延长或皮肤出现花斑。

有感染基础,加上以上 5 条或其中几条,结合临床具体病情变化做出符合临床实际的脓毒症诊断。但需要注意以下几点:①低血压是休克的重要表现之一,但休克早期血压未必下降;②脉压明显下降(<20% mmHg)对早期判休克比动脉血压更敏感;③微循环障碍往往在血压下降之前即已存在;④DIC、MODS 或 MOF 是休克晚期的重要并发症,但也可发生于非休克状态。

【鉴别诊断】

1. **不同病原体感染的鉴别**　不同感染可有其特点,鉴别不同病原体可针对性治疗。

2. **成人 Still 病（变应性亚败血症）**　主要表现为发热、皮疹、关节痛、咽痛、淋巴结及肝脾肿大,中性粒细胞增高。本病的特点有:①高热病程可达数周或数月,但无明显其他中毒症状,可有缓解期;②皮疹短暂但反复出现;③反复血及骨髓培养均无细菌生长;④抗菌药物治疗无效;⑤糖皮质激素或非甾体消炎药物可使症状缓解。

3. **血液系统疾病和结缔组织病等**　白血病、淋巴瘤、恶性组织细胞病等血液系统恶性肿瘤在临床表现可与脓毒症同时存在,需要通过血液和骨髓涂片及培养、淋巴结或其他组织活检等进行鉴别。

4. **其他类型休克鉴别**　脓毒症休克应与低容量性休克、过敏性休克、心源性休克等鉴别。

【并发症】

脓毒症的并发症实质是脓毒症病理生理各阶段过程中的临床表现,常见的并发症包括休克、急性肺损伤/急性呼吸窘迫综合征、深静脉血栓形成、应激性溃疡、代谢性酸中毒、弥散性血管内凝血(DIC)直至多器官功能不全。掌握其发病机制有助于更好地防治其并发症。

【预后】

脓毒症的预后因体质、原发病、病原菌、并发症、治疗及时性等因素不同有很大差异。经积极抢救治疗后患者休克很快逆转或原发病得以很好控制者,预后较好。反之,有严重的原发基础病,合并严重的酸中毒,并发 DIC 或多器官功能衰竭等预后差,死亡率高。

【治疗】

包括积极控制感染、抗休克治疗和抗内毒素、抗炎症介质治疗。包括引流、清创、组织结构矫正、去除感染导管等。这对及时有效控制脓毒症非常必要。

（一）抗感染治疗

病原学治疗是成功救治脓毒症的根本措施。抗菌药物的早期合理应用能显著提高患者的存活率。在病原菌未确定前,可根据临床表现、原发病灶等推测最可能的致病菌,选用强力的、抗菌谱较广的杀菌药进行治疗,待病原菌确定后,再依据药敏结果调整用药。抗菌药物的剂量宜较大,首次可用加倍量,应静脉内给药,以联合应用两种药为宜。早期经验性抗感染方案应保证覆盖多种可能病原菌;积极寻找病原菌,依据培养针对性抗感染治疗;抗感染必须足量,疗程至少 2 周,应用至体温正常、感染症状及体征消失后 7~10 天;合并感染性心内膜炎时疗程 4~6 周;若为脓毒性休克,静脉联合用药尽可能在诊断后1 小时内开始使用;高度怀疑或确诊真菌感染时,应及早应用广谱抗真菌药,其疗程通常为 1~3 个月或更长。

（二）机制治疗

机制治疗是指清除或抑制毒素和炎症介质、控制全身炎症反应的治疗。

1. **特异性抗内毒素治疗**　包括抗内毒素抗体、高密度脂蛋白等,但尚未取得满意临床效果。

2. **特异性抗感染症介质治疗**　有抗 TNF 抗体、可溶性 TNF 受体融合蛋白等,但具体使用方法即疗效有待改进。

3. **静脉注射用免疫球蛋白**　能中和某些细菌毒素,拮抗细胞因子,阻断 Fc 抗体,加速自身抗体的清除,抑制单核-吞噬细胞的高反应性但不损伤正常细胞免疫效能。

4. **血液净化**　血浆交换、滤过和吸附可在一定程度上减少体内的毒素和炎症介质。

5. 抗氧化剂、免疫调节性营养治疗及其他全内脏复苏治疗,可保护胃肠道黏膜,改善胃肠道血液灌注。

（三）抗休克治疗

主要目标是保证有效组织灌注、纠正微循环障碍、维持细胞正常代谢。努力做好休克初期 6 小时内的紧急"早期达标治疗"将十分有助于脓毒性休克的后续救治。

1. **补充血容量**　是抗休克治疗的基本手段,所选用液体应包括胶体液和晶体液的合理组合。原则上先快后慢,先多后少,先晶后胶(先补充晶体溶液、后补充胶体溶液),先盐(先补充盐溶液、后补充葡萄糖溶液)后糖。

(1)晶体液:晶体溶液是液体复苏的主要手段。成人脓毒性休克第一个 24 小时内常需输入 5000～10 000ml晶体液。晶体液易漏出到血管外,输入 1000ml 等渗晶体液可使血容量增加 200ml。碳酸氢钠或乳酸钠林格液等平衡液所含离子浓度接近于人体血浆水平,应用后可提高功能性细胞外液容量,并可纠正酸中毒,但对有明显肝功能损害者以用碳酸氢钠液为宜。5%～10% 葡萄糖液主要供给水分和能量,25%～50%葡萄糖液尚有短暂扩容和渗透性利尿作用,休克早期不宜应用。

(2)胶体液:胶体液主要作为晶体溶液治疗的补充,必要时可同时或优先输入。获得相同的血容量补充,所需胶体溶液的量约为晶体溶液的 1/3。常用有以下几种:①低分子右旋糖酐:静脉输注后可提高血浆渗透压,拮抗血浆外渗,从而扩充血容量,降低血液黏度,疏通微循环,防止 DIC,且有渗透性利尿作用,宜以较快速度(4 小时内)静脉滴注,每日用量以不超过 1000ml 为宜。有肾功能不全、充血性心力衰竭和出血倾向者慎用,过敏者禁用;②白蛋白、血浆、全血:适用于有低蛋白血症者。有 DIC 者输全血也应谨慎;③羟乙基淀粉(706 代血浆):亦可提高胶体渗透压,且不良反应较小,在 24 小时内能持续维持最大扩容量的 40%。

一般先给低分子右旋糖酐(或平衡盐液),有明显酸中毒者可先输给 5%碳酸氢钠,特殊情况可先输血浆或白蛋白。输液宜先快后慢,先多后少,力争在短时间内改善微循环,逆转休克状态。补液量宜视患者的具体情况和心、肺、肾功能状况而定,补液过程中宜注意有无肺水肿征象出现,必要时可测定中心静脉压和(或)肺动脉楔压,扩容治疗要求达到:①组织灌注良好,口唇红润,肢端温暖,发绀消失;②收缩压>90mmHg,脉压>30mmHg;③脉率<100 次/分;④尿量>30ml/h;⑤血红蛋白恢复至基础水平,血液浓缩现象消失。

2. **纠正酸中毒**　休克时的酸中毒通常为乳酸性酸中毒。适当范围的酸中毒在缺氧时对组织细胞具有代偿性保护作用,可诱导能量节约,因此,在 pH<7.15 时才提倡积极纠正酸中毒。纠正酸中毒可增强心肌收缩力、恢复血管对血管活性药物的反应性,防止 DIC 的发生。常用药物有:①首选 5%碳酸氢钠,轻症休克每日 400ml,重症休克每日 600～800ml;②11.2% 乳酸钠,0.3ml/kg 可使 CO_2CP 提高 0.449mmol/L,高乳酸血症、严重肝功能损害者不宜采用;③三羟甲基氨基甲烷(THAM):适用于需限钠的患者,因易透入细胞内,有利于细胞内酸中毒的纠正。其缺点为滴注溢出静脉外可致局部组织坏死,滴注速度过快可抑制呼吸,甚至引发呼吸停止。

3. **心血管活性药物的应用**　对微血管痉挛而表现为"冷休克"的患者,应在积极扩容、纠酸的基础上选用扩血管药物。

(1)抗胆碱能药:如阿托品、山莨菪碱、东莨菪碱等。山莨菪碱不良反应少,可作为首选,每次 0.3～0.5mg/kg(儿童剂量酌减),阿托品每次 0.03～0.05mg/kg,东莨菪碱每次 0.01～0.03mg/kg,每间隔 10～30 分钟静脉注射 1 次。病情好转后延长给药间隔,连续用药 5～10 次而无效者可改用或加用其他药物。此类药物可抑制交感神经,解除血管痉挛;兴奋呼吸中枢,解除支气管痉挛;调节迷走神经,提高窦性心律,降低后负荷;抑制血小板和中性粒细胞聚集等。不良反应有口干、皮肤潮红、散瞳、兴奋、心跳加快等。青光眼患者忌用。

(2)α 受体阻滞剂:代表药物为酚妥拉明,能非选择性阻断受体,其作用快而短,易于控制。可解除微血管痉挛和微循环淤滞,减轻心脏负荷,促进肺循环血流向体循环回流,适合抢救休克并心功能不全和肺水肿者。剂量为 0.1～0.5mg/kg 或 5～10mg 加入 100～500ml 溶液中静脉滴注,情况紧急时可以 1～5mg 稀释后静脉缓慢注射,余量静脉滴注。不宜用于心肌梗死、心力衰竭者,必要时应与等量去甲肾上腺素同时滴注,以防血压急骤下降而造成不良后果。

(3)β受体兴奋药:以异丙肾上腺素为代表,在增加心肌收缩的同时,增加心肌耗氧量和心室的应激性,易并发心律失常,故应用较少。剂量为 0.1～0.2mg/100ml,滴速成人为 2～4μg/min,儿童每分钟0.05～0.2μg/kg。

(4)多巴胺:具有多受体兴奋作用,视剂量大小而定:小剂量为每分钟2～5μg/kg,主要兴奋多巴胺受体,使内脏和肾血流量增加;中剂量为每分钟6～15μg/kg,主要兴奋β受体,心肌收缩力增强,心输出量增加,心率增快相对不明显;当剂量每分钟>20μg/kg时,则主要兴奋α受体,血管收缩,提升血压。

缩血管药物可提高血液灌注压,使血管管径缩小。在下列情况下可考虑应用:①血压显著,血容量尚未补足,需迅速提升血压以保证心、脑等重要器官血供时;②应用扩血管药病情未见好转者可加用缩血管药;③高排低阻型休克。常用药物为:去甲肾上腺素,0.5～1mg/100ml;间羟胺,剂量为 10～20mg/100ml。滴速均为每分钟20～40滴。

4. 维护重要脏器功能

(1)心脏:重症休克患者、老年人和婴幼儿易发生心功能不全,应及时纠正诱因,降低心脏前后负荷,纠正电解质和酸碱平衡紊乱等。

(2)肺脏:清除气道分泌物,保持气道通畅,经鼻导管或面罩间歇加压吸氧,必要时做气管插管或切开并行辅助呼吸(间歇正压),防治继发感染。及早给予酚妥拉明、山莨菪碱等以降低肺循环阻力。控制入液量,尽量少用晶体液,给予白蛋白和大剂量呋塞米可减轻肺水肿。及早给予大剂量肾上腺皮质激素短程治疗有助于 ARDS 的逆转。补充肺表面活性物质,避免使用神经肌肉阻滞剂。

(3)肾脏:如血容量已补足,血压已基本稳定,而尿仍少时,可行液体负荷与利尿试验:快速给予 20%甘露醇 100～300ml,或用呋塞米 40～200mg,静脉注射。了解肾脏功能,并给予相应处理。

(4)脑:出现神志改变、颅内压增高征象和一过性抽搐时,及早给予头部降温,血管扩张药物(山莨菪碱)、渗透性脱水药及大剂量肾上腺皮质激素等。

(5)胃肠道:防治应激性溃疡,可给予 H_2 受体阻滞剂或质子泵抑制剂及胃黏膜保护剂。

5. 肾上腺皮质激素的应用 糖皮质激素是炎症介质和促炎细胞因子产生的重要抑制体,可抑制炎症的反应,在所有层次上调节宿主的防御反应,稳定内环境,改善微循环,维护机体组织正常功能。脓毒症休克患者约 50%～70%存在肾上腺皮质功能相对不全,部分患者存在外周糖皮质激素抵抗。一般选用氢化可的松 200～300mg/d,分次或持续静滴,休克好转后迅速撤停。

6. DIC 的治疗 DIC 早期,血液处于高凝状态,应尽早给予肝素治疗,剂量 0.5～1mg/kg,静脉注射或静脉滴注,每 4～6 小时 1 次,使凝血时间(试管法)控制在正常 2 倍以内,待 DIC 完全控制后方可停用。在 DIC 后期如继发纤溶,可加用 6-氨基己酸、抗纤溶芳酸等。

(四)对症支持治疗

高热先物理降温,积极维持水、电解质、酸碱及能量平衡。适当补充维生素及微量元素等以改善细胞代谢。适当输给新鲜、冷冻血浆可提高纤维连接蛋白水平;维持血红蛋白不低于 8g/dl。积极治疗原发病。超氧化物歧化酶(SOD)等抗氧化剂有清除自由基作用,在抗休克治疗中有一定作用。抗 TNF 抗体用于治疗血清 TNF 水平增高者的感染性休克患者,可使病死率有所降低。

【预防】

1. 积极治疗原发病 及时治疗各种局部感染和创伤,有严重基础疾病者,抗感染同时警惕脓毒症。

2. 严格无菌操作,合理掌握侵入性诊疗适应证,规范合理应用抗生素,预防各种耐药菌的产生和交叉感染,减少医院性感染。

(徐莉娜)

1. 脓毒症是泛指由感染因子引起的全身炎症反应综合征，临床上证实有细菌存在或有高度可疑感染灶。虽然脓毒症是由感染引起，但是一旦发生后，其发生发展遵循其自身的病理过程和规律，故从本质上讲脓毒症是机体对感染性因素的反应。引起脓毒症的常见病原体主要为葡萄球菌、肠杆菌、链球菌等。

2. 脓毒症表现因感染病原体不同表现不同，发热（>38.3℃）或低体温（<36℃）；心率增快（>90次/分），呼吸增快（>30次/分），意识改变，高血糖症（血糖>7.7mmol/L）而既往无糖尿病史。炎症指标增高（白细胞增多或白细胞减少；血浆C反应蛋白、血浆降钙素原升高。出现低血压、氧饱和度等血流动力学改变；各器官功能障碍，组织灌注异常；血液或骨髓培养出致病菌（至少两次以上血培养或骨髓培养阳性，且为相同病原菌）。

3. 脓毒症的治疗主要包括：①抗感染治疗：病原菌未确定前，可根据临床表现、原发病灶等推测最可能的致病菌，选用强有力的、抗菌谱较广的杀菌剂进行治疗，待病原菌确定后，再依据药敏结果调整用药。抗生素的剂量宜较大，首次可用加倍量，并予静脉给药，以联合两种药为宜；②抗休克治疗：根据病程进展给予扩充血容量、血管活性药物、纠正酸中毒、维持重要脏器功能，力争在短时间内逆转休克状态，保护重要脏器。

1. 引起脓毒症的常见致病菌有哪些？

2. 脓毒症休克的临床表现有哪些？

3. 简述脓毒症休克液体复苏有哪些？

第五章　螺旋体病

5

学习目标	
掌握	钩体病、莱姆病的临床表现、诊断依据、治疗原则和病原治疗药物。
熟悉	钩体病、莱姆病的发病机制与病理解剖、流行病学与预防。
了解	钩体病、莱姆病的病原学、预后。

第一节 钩端螺旋体病

学习目标	
掌握	钩体病的临床表现、诊断依据、治疗原则和病原治疗药物。
熟悉	钩体病的发病机制与病理解剖、流行病学与预防。
了解	钩体病的病原学、预后。

钩端螺旋体病(leptospirosis)简称钩体病,是由致病性钩端螺旋体(*Leptospira*,简称钩体)引起的一种人畜共患的自然疫源性疾病。其主要传染源是鼠类和猪。临床特点:早期为钩端螺旋体败血症,表现为急性发热、全身酸痛、结膜充血、腓肠肌压痛、浅表淋巴结肿大、出血倾向等;中期为各器官损害和功能障碍;后期为各种变态反应后发症。重者可引起肺弥散性出血、肝肾衰竭、脑膜脑炎、心肌炎等,预后差。

【病原学】

钩体属于螺旋体目密螺旋体科钩端螺旋体属。是一种细长、弯曲、两端呈钩状的螺旋体,长约 $6 \sim 20\mu m$,有 $12 \sim 18$ 个螺旋,能做活跃的旋转式运动,有较强的穿透力。钩体由菌体、轴丝及外膜组成。菌体呈圆柱形,由胞壁、胞质膜及胞质内容物组成,由两条轴丝缠绕。轴丝为钩体的运动器官,亦为其支持结构。外膜位于菌体的最外层,具有较强的抗原性。

钩体需氧,营养要求复杂,常用含兔血清培养基培养,生长缓慢,约需 $1 \sim 2$ 周。钩体在湿土或水中可存活数月,在传播上有重要意义,在加热、干燥及寒冷条件下易死亡。一般常用的消毒剂可迅速将其杀灭。

钩体的抗原结构极为复杂。全世界已从人和动物中分离出对人致病的有 24 个血清群,200 多个血清型。国内有 19 个血清群,74 个血清型,波摩那群分布最广,是洪水型和雨水型的主要菌群;黄疸出血群毒力最强,是稻田型的主要菌群。钩体的型别不同,其毒力和致病性也不同。某些钩体的细胞壁含有内毒素样物质,有较强的致病作用。

【流行病学】

(一)传染源

钩体的动物宿主相当广泛,鼠类和猪是最主要传染源。我国危害最大的主要宿主动物是黑线姬鼠和猪,它们带菌率高,带菌期久,排菌量大。黑线姬鼠主要携带黄疸出血群,为稻田型钩体病的重要传染源,猪主要携带波摩那群,为洪水型钩体病的主要传染源。此外,犬、牛等也是重要传染源。人和人直接传染可能性很小。

(二)传播途径

钩体病主要通过直接接触传播。接触带钩体动物排泄物污染的疫水是主要的传播方式,皮肤(尤其是破损皮肤)和黏膜接触易于感染。还可通过直接接触病畜排泄物、血液和脏器而受感染。也有因食用被鼠尿污染的食物和水,经消化道感染者。钩体也可通过胎盘垂直感染胎儿,导致流产。

(三)人群易感性

人群对钩体普遍易感,主要以与疫水有接触的农村青壮年发病为主。感染或预防接种后可获得持久的同型免疫力,但不同型间无交叉免疫。非疫区居民进入疫区,尤易受到感染。钩体以体液免疫为主,型特异性抗体可保持多年。

（四）流行特征

1. **地区性**　本病分布广泛,几乎遍及世界各地,热带、亚热带地区流行较为严重。我国除新疆维吾尔自治区、甘肃省、宁夏回族自治区、青海省外,其他地区均有本病散发或流行,尤以西南和南方各省多见。

2. **季节性**　全年均可发生,主要夏、秋季流行。6~10月的农忙季节发病最多。因而有"打谷黄"、"稻瘟病"之称。

3. **流行性**　青壮年为主,男性高于女性。疫区儿童亦易感染。多发生于农民、渔民、屠宰工人、野外工作者和矿工等。钩体病按流行形式一般分为稻田型、洪水型和雨水型三个主要类型(表5-1)

表5-1　钩体病主要流行类型及特点

	稻田型	雨水型	洪水型
主要菌群	黄疸出血群	波摩那群	波摩那群
主要传染源	鼠类	猪与犬	猪
传播因素	人群参加稻田和野外劳动被鼠尿污染	暴雨积水,人群接触猪粪、鼠粪污染的疫水	洪水泛滥,人群接触猪粪、鼠粪污染的洪水
国内地区	南方	北方、南方	北方、南方
感染地区	稻田、水塘	地势低洼村落	洪水泛滥区
发病形式	较集中,多呈散发或小规模流行	分散,可雨后小规模流行	集中,易流行
临床类型	流感伤寒型、黄疸出血型、肺出血型	流感伤寒型	流感伤寒型,少数脑膜脑炎型

相关链接

影响钩体病发病与流行的因素

钩体病是自然疫源性疾病,动物宿主较多,一旦具备流行条件(洪涝灾害或者降雨量增加)就会发生暴发流行。影响发病与流行的因素有:①宿主因素:钩体病发病与流行受宿主动物的密度及其带菌率高低的联合影响,如流行季节前鼠密度在5%~10%,带菌率在20%以上时,则有可能引起钩体病流行;②气温:钩体的存活时间、生长、繁殖与温度有着密切关系,10℃生长缓慢,28.5~29.5℃最佳;③降水量:钩体随尿或其他途径排出宿主体外后,主要靠水生存。因此,本地区的水体状况、降雨量大小往往是促成钩体病流行的因素,特别是疫区在暴雨后更易流行;④菌群更迭:各地区在一定的时间内都有本地区的主要流行菌群,但在不同时期内,随着环境的变化、自然或人为因素的干扰而致使宿主发生改变;加之长期针对性的预防接种,可使次要菌群上升为主要流行菌群,从而发生菌群更迭现象,并可引起流行;⑤人群免疫因素:人群钩体病特异性抗体及易感人群感染率、预防接种率、抗体阳性率是影响钩体病流行的主要因素;⑥社会经济因素:包括人口迁移、大型农事活动、耕作方式以及家畜因素等。

【发病机制与病理解剖】

（一）发病机制

钩体经皮肤、黏膜侵入人体后,即在局部迅速繁殖,经淋巴系统或直接进入血液繁殖,产生毒素,引起早期的感染中毒症状,成为钩体败血症。随后,钩体可广泛侵入人体几乎所有组织器官,引起中期的特殊器官损害症状。多数患者为单纯的败血症,内脏损害轻;少数患者内脏损害严重,产生肝、肾、肺、脑等组织病变。钩体病后期患者可出现由迟发型变态反应引起的发热、眼及中枢神经系统等并发症。

钩体病病情轻重及临床表现类型与钩体的群型、毒力、数量和人群免疫状况有关。毒力强的钩体常引起黄疸、出血或其他严重表现,而毒力弱者很少引起黄疸和出血。初入疫区而患病者病情较重,久居疫区或接受免疫接种者病情多较轻。同一菌型可引起不同的临床表现,不同菌型也可引起相同的临床表现。本病临床表现复杂,病情轻重不一,临床上因某一器官病变突出而出现不同临床类型。

（二）病理解剖

钩体病的基本病理变化是全身毛细血管感染中毒性损伤。肝脏、肾脏、脑与脑膜、心肌、肺组织以及骨骼肌(特别是腓肠肌)均有肿胀、细胞退行性变、坏死与出血、间质水肿、炎症细胞浸润。电镜观察可见微血管壁与红细胞内偶见钩体。病变严重者可因微循环障碍、凝血机制不正常而发生消化道和肺弥散性大出血,可造成患者休克、窒息死亡。但是,钩体病患者器官功能障碍的严重程度与组织形态病变的程度往往不一致。临床表现极为严重的病例,其组织病变仍相对较轻,为该病病理突出特点。

【临床表现】

潜伏期 7~14 天,短至 2 天,长至 28 天。本病典型临床发展过程分为早期、中期和后期三个阶段。

（一）早期（钩体败血症期）

多在起病后 3 天内,主要表现为全身感染中毒症状。急起发热,多为稽留热或弛张热,可伴有畏寒或寒战。头痛明显,全身乏力,热不高或热退后仍明显乏力,肢体酸软,甚至难以下床站立和行动;全身肌肉酸痛,尤以腓肠肌、腰肌为著。腓肠肌疼痛和压痛可非常明显,犹如刀割,外观无任何红肿迹象,有一定的特征性。眼结膜充血,无疼痛、畏光,也无分泌物,以后迅速加重,可发生结膜下出血。浅表淋巴结肿大触痛,主要为腹股沟淋巴结,其次为腋窝淋巴结,一般为黄豆或蚕豆大,个别可大如鸽蛋。质较软,有压痛,但无红肿和化脓。还可伴有咽部疼痛和充血、扁桃体肿大、软腭小出血点,伴有恶心、呕吐、腹泻及肝脾轻度肿大等。此期缺乏特异性,多无明显器官损害,易被误诊。

（二）中期（器官损伤期）

起病后 3~10 天,为症状明显阶段,各类型临床表现各异,主要分为以下类型:

1. 流感伤寒型　无明显器官损害,是早期临床表现的继续,治疗后热退或自然缓解,病程一般 5~10 天。此型最为多见。

2. 肺出血型　为本病病情最重、病死率最高的一型。在早期感染中毒表现的基础上,于病程 3~4 天病情加重,而出现不同程度的肺出血。

(1)肺出血轻型:痰中带血或咯血,但无明显肺部体征或闻及少量啰音。X 线检查可发现肺纹理增多,散在小片状阴影。经适当治疗常迅速恢复。

(2)肺弥散性出血型:表现为进行性呼吸困难,如不及时抢救,可很快因出血窒息而死亡,是近年无黄疸型钩体病的常见死因。其进展可分为以下三期:①先兆期:患者面色苍白,心慌、烦躁,呼吸、心率进行性增快,肺部呼吸音变粗,有散在而逐渐增多的干啰音或湿啰音,可有血痰或咯血。X 线检查可见散在点片状阴影。此期及时治疗,病情尚可逆转;②出血期:短期内面色转为极度苍白或青灰,口唇发绀,心慌、烦躁迅速加重,呼吸、心率显著增快,第一心音减弱或奔马律,双肺布满湿啰音,多数有不同程度的咯血。X 线检查显示双肺广泛点片状阴影或大片融合,救治难度很大;③垂危期:如病情未得到控制,可在 1~3 小时或稍长时间内迅速恶化,表现为极度烦躁不安,神志模糊转入昏迷,呼吸不规则或缓慢,极度发绀,继而口鼻大量涌血,迅即窒息。心率减慢,最后呼吸、心跳停止。

以上 3 个时期短则数小时,长则 24 小时,有时相互重叠而不能截然分开。偶有暴发起病者,可迅速出现肺弥散性出血而死亡。

3. 黄疸出血型　于病程 4~8 天后,在感染中毒症状的基础上出现进行性加重的黄疸、出血和肾损害。轻型病例仅有黄疸,无明显出血和肾功能损害,能在短期内恢复,而重型病例常因肾衰竭、肝衰竭或大出血而死亡。出血部位以胃肠道最常见,也可表现为全身皮肤及黏膜广泛出血。肾衰竭为本型死亡的主要原因。近年来国内外报道均显示黄疸出血型病例有逐渐减少的趋势,可能与早期获得诊断和及时给予有效治疗有关。

4. 肾衰竭型 各型患者均可出现,主要表现为蛋白尿及少量细胞和管型。仅严重病例可出现氮质血症,少尿或无尿,甚至肾衰竭。此型常与黄疸出血型合并出现,并为其致死的主要原因。单独的肾衰竭型较为少见。

5. 脑膜脑炎型 少见,一般在发病后短期出现。表现为非化脓性脑膜炎或脑炎的症状,如剧烈头痛、呕吐、颈强直等脑膜刺激征;或出现不同程度的意识障碍、抽搐、瘫痪等。重者可发生脑水肿、脑疝、中枢性呼吸衰竭等表现。单纯脑膜炎患者预后较好,脑膜脑炎患者往往病情重,预后较差。

(三)后期(恢复期或后发症期)

少数患者热退后于恢复期可再次出现症状和体征,称钩体后发症。

1. 后发热 后发热发生较早,在经治疗或病情自然缓解1~5日后出现发热,一般在38~38.5℃,无需治疗,1~3天内自行消退。

2. 眼后发症 眼后发症多见于波摩那群钩体感染,常发生于退热后1周至1个月,表现为虹膜睫状体炎、脉络膜炎、巩膜炎、球后视神经炎、玻璃体混浊。

3. 反应性脑膜炎 在后发热同时或稍后出现脑膜炎表现,但脑脊液检查正常,预后良好。

4. 闭塞性脑动脉炎 是神经系统后发症中最常见和最严重的并发症之一,病后半个月至5个月出现,表现为偏瘫、失语、多次反复短暂肢体瘫痪,脑血管造影证实有脑基底部多发性动脉狭窄。

【实验室检查】

(一)一般检查

1. 血象白细胞总数和中性粒细胞轻度增高或正常,血沉增快。

2. 尿常规约70%的患者有轻度蛋白尿,少量白细胞、红细胞或管型。

3. 血生化检查可有相应的肝功能、肾功能改变。

4. 脑脊液检查脑膜脑炎型病例可表现为压力增高,蛋白增加,白细胞一般小于$500×10^6/L$,以淋巴细胞为主,糖正常或略减少,氯化物多正常。

(二)血清学检查

1. 凝集试验 常用的是显微凝集试验(microscopic agglutination test,MAT),简称显凝试验,检测血清中存在的特异性抗体,有较高特异性和敏感性,是国内最常用钩体血清学诊断方法。凝集素一般在病后7~8日出现阳性,逐渐升高,一次抗体效价≥1∶400,或早期及恢复期双份血清抗体效价上升4倍以上有诊断意义。

2. 酶联免疫吸附试验(ELISA) 特异性及敏感性均高于显凝试验,用此法检测钩体IgM抗体,对早期诊断有重要价值。

(三)病原学检查

1. 血培养 发病1周内采血标本接种于柯氏培养基,至少培养一周,阳性率为20%~70%。培养四周无钩体生长即为阴性。由于培养时间长,对急性期患者帮助不大。

2. 分子生物学检测 钩体DNA探针、PCR技术可用于钩体病的早期诊断。

(四)肺部X线检查

不仅肺出血型钩体病可以出现肺部X线改变,而且在其他类型也可见。X线表现可为毛玻璃样、粟粒样、片状影、片状融合影等改变,其分布以中下野为主,外带最多,中带次之,内带较少,肺尖很少累及。其特点为病灶出现早,发展迅速,消散吸收快。

【诊断与鉴别诊断】

(一)诊断

1. 流行病学资料 在钩体病流行季节,发病前一个月内有疫区旅居史,并接触过可疑疫水或动物及其排泄物。

2. 临床表现 急性起病且有三症状(发热、酸痛、全身软)和三体征(眼红、腿痛、淋巴结肿大)早期中毒综合征,以及肺出血、黄疸、肾脏损害等特殊的器官损害表现,或在青霉素治疗过程中出现赫氏反应。

3. **实验室检查** 特异型血清学检查或病原学检查阳性可明确诊断。

（二）鉴别诊断

本病表现复杂,临床不同类型需与引起相应器官损害的其他疾病鉴别。流感伤寒型钩体病需与流行性感冒、伤寒等疾病鉴别;黄疸出血型需与急性黄疸型病毒性肝炎、肾综合征出血热、急性溶血性贫血鉴别;肺出血型需与大叶性肺炎、肺结核或支气管扩张等疾病鉴别;肾衰竭型需与急性肾小球肾炎、肾综合征出血热相鉴别。脑膜脑炎型需与病毒性和结核性脑膜脑炎相鉴别。

病例分析

男,36 岁,四川农民,因急起发热伴全身酸痛 4 天,于 2016 年 9 月 21 日入院。病后轻微头痛,但小腿痛明显,无眼眶痛,食欲欠佳,无呕吐。体格检查:T 39.6℃,P 108 次/分,R 30 次/分,BP 106/70mmHg。神志清,急性病容,两侧腹股沟触及 5 枚肿大淋巴结,腋下可见出血点,眼结膜充血,巩膜黄染,颈无抵抗,肺部呼吸音粗,心无异常发现,肝右肋下 1.5cm,质中,脾未触及,肾区叩痛,腓肠肌压痛。血 WBC 9.0×10^9/L,N 0.74,PLT 12×10^9/L,血清总胆红素为 112μmol/L,ALT 261U/L,尿胆红素(+),尿胆素(+),尿蛋白(+)。

问题:本病最可能的诊断是什么? 如何进一步明确诊断?

【治疗】

各型钩体病的治疗原则为早期发现、早期诊断、早期治疗、就地治疗。治疗方法包括一般治疗、病原治疗、对症治疗及后发症的治疗。

（一）一般治疗

急性期应卧床休息,病情严重者尤其是肺弥散性出血型患者更应强调绝对卧床休息,密切观察病情,加强护理;高热时物理降温为主,中毒症状严重时给予肾上腺皮质激素。给予足够热量的易消化食物。注意维护水、电解质及酸碱平衡,补充 B 族维生素和维生素 C。

（二）病原治疗

病原治疗是钩体病最基本的治疗措施,早期应用有效的抗生素可以缩短病程,阻断器官损害的发生,防止和减轻病情的迅猛发展,降低死亡率。

1. **青霉素** 治疗钩体病首选药物,有直接杀死钩体的作用。常用剂量为 40 万 U,每 6~8 小时肌内注射 1 次,疗程 7 天,或至热退后 3 天。由于钩体病患者在接受首剂青霉素治疗后易出现赫氏反应(Herxheimers reaction),目前多采用小剂量,分次给药方案,或在应用首剂青霉素时加用氢化可的松静脉滴注。

赫氏反应:是一种青霉素治疗后加重反应,发生于钩体病患者首剂青霉素注射治疗 30 分钟至 4 小时内,为大量钩体被青霉素杀灭裂解后释放的钩体毒素所致,发生与青霉素应用剂量较大有关。表现为突发寒战、高热、头痛、全身痛、脉速、呼吸增快等,原有症状加重,部分患者可出现低血压、休克、四肢厥冷等,一般在 1 小时内消失,少数可迅速转为肺弥散性出血,需高度重视。

问题与思考

钩体病患者接受青霉素治疗时如何避免赫氏反应的发生?

2. **庆大霉素** 适用于对青霉素过敏者的治疗,成人剂量 8 万 U,每 8 小时肌内注射一次,疗程为 7 日。

3. **四环素或多西环素** 四环素:成人剂量 2g/d,分 4 次口服,疗程 7 日;多西环素:成人剂量 200mg/d,

分 2 次口服,疗程为 7 日。

（三）对症治疗

1. **流感伤寒型** 除高热者酌情给予物理降温外,无需特殊处理。病情严重者,可在抗菌治疗的同时(尤其首剂注射时)适当给予镇静药和氢化可的松静脉滴注。

2. **黄疸出血型** 患者常有肝肾功能障碍及出血倾向,除抗菌治疗外,可给予维生素 K 静脉注射,并给予足够的热量与液体。加强保肝,必要时输入新鲜血浆或人血白蛋白等加强支持治疗。对于肾功能不全的处理,除注意水、电解质及酸碱平衡外,应及时采用腹膜透析或血液透析以挽救生命。

3. **肺出血型** 肺出血轻型的对症治疗同流感伤寒型。肺弥散性出血型的对症治疗,及早加强镇静剂的使用,及早给予氢化可的松缓慢静脉注射,对严重者每日用量可达 1000 ~ 2000mg。根据心率、心音情况,可给予强心药。应注意慎用升压药和提高血容量的高渗溶液,补液不宜过快过多,以免加重出血。

4. **肾衰竭型** 按急性肾衰竭处理。

5. **脑膜脑炎型** 除支持和病原治疗外,应注意脱水,以防止脑水肿、脑疝的发生。

（四）后发症的治疗

钩体病后发症为迟发型变态反应,故无需抗菌药物。轻症者常可自行缓解,对影响较大的后发症,可酌情应用肾上腺糖皮质激素以缓解病情。

【预防】

1. **控制传染源** 加强田间灭鼠和防鼠,管理好牲畜(主要是猪)粪尿,控制养犬。

2. **切断传播途径** 改造疫源地,保护水源和食物清洁,防止鼠和病畜粪尿的污染。应用个人防护用具,减少和避免接触疫水。被污染的环境,可用 2% ~ 5% 漂白粉溶液等消毒处理。

3. **保护易感人群** 应用钩体疫苗对流行区高危人群预防接种,提高人群免疫力。在流行季节前一个月接种,皮下注射,前后两次,相隔 7 ~ 10 天。对高度怀疑已受钩体感染者,可每日肌内注射青霉素 80 万 ~ 120 万 U,连续 2 ~ 3 日,或口服多西环素 200mg,每周一次。

（李用国）

学习小结

1. 钩体病是一种由致病性钩端螺旋体引起的人畜共患的自然疫源性疾病,鼠和猪是主要传染源,主要通过直接接触传播,以与疫水有接触的农村青壮年发病为主,基本病变为全身毛细血管感染中毒性损伤。

2. 临床特点为:早期钩体败血症期,急性发热、全身酸痛、结膜充血、腓肠肌压痛、浅表淋巴结肿大、出血倾向等。中期可引起各器官损害和功能障碍,后期为各种变态反应后发症。临床上主要分为流感伤寒型、肺出血型、黄疸出血型、肾衰竭型、脑膜炎型。

3. 根据流行病学史、临床表现和血清学、病原学检查可确诊。显凝试验(MAT)是国内最常用的钩体血清学诊断方法。

4. 治疗方法包括:一般治疗、病原治疗、对症治疗及后发症的治疗。早期病原治疗是关键,青霉素是治疗钩体病的首选药物,应注意预防首剂青霉素治疗时出现赫氏反应。

复习参考题

1. 钩端螺旋体病(钩体病)的传播途径有哪些?

2. 对肺弥散性出血型钩体病如何治疗?

第二节 莱姆病

莱姆病(Lyme disease,LD)是由伯氏疏螺旋体(*Bolrrlia burgdorfer*)引起的自然疫源性疾病,又称莱姆疏螺旋体病(Lyme *borreliosis*)。人被携带病原体的蜱叮咬而感染,可引起皮肤、神经、心脏和关节等多器官、多系统的损害,严重者造成终生残疾,甚至死亡。早起以慢性游走性红斑为主,中期表现为神经系统及心脏异常,晚期主要是关节炎。1975年美国东北部康涅狄格州莱姆(Lyme)镇发生此病流行,1980年被命名为莱姆病,并确定其发生与硬蜱叮咬有关。自1985年我国黑龙江省首次发现莱姆病疑诊病例以来,全国各地相继出现此病病例报告。

【病原学】

莱姆病的病原体在1982年由Burgdorferi和Barbour等首先证实是一种新种疏螺旋体,称为伯氏疏螺旋体。伯氏疏螺旋体,革兰染色阴性,长$10\sim40\mu m$,宽$0.2\sim0.4\mu m$,有大而稀疏的螺旋$3\sim10$个以上,两端渐细,电镜下可以看到每端有$2\sim11$根鞭毛。外膜蛋白OspA(分子量为$31\times10^3\sim32\times10^3$),OspB(分子量为$34\times10^3\sim36\times10^3$)及OspC(体外培养不表达,分子量为$21\times10^3$)。外膜蛋白具有很好的免疫原性和免疫保护性,可刺激机体产生IgG抗体,从感染后$2\sim3$个月开始,滴度逐渐增加,并可保持多年。外膜蛋白在疾病过程中可发生抗原性变异。人体感染1周内即可出现针对鞭毛蛋白的IgM抗体,持续数周。伯氏疏螺旋体为发酵型微嗜氧菌,最适生长温度为$33\sim34℃$,在Bsk Ⅱ养基的固体和液体中均可缓慢生长。伯氏疏螺旋体对潮湿、低温抵抗力强,但对高温、干燥和一般消毒剂均敏感。伯氏疏螺旋体对青霉素、氨苄西林、四环素、红霉素等抗生素均敏感,对庆大霉素、卡那霉素等不敏感。

【流行病学】

（一）传染源

鼠类自然感染率高,耐受高水平螺旋体血症,是本病主要的传染源和保存宿主。我国已从黑线姬鼠、大林姬鼠、黄鼠、褐家鼠和白足鼠等鼠类体内分离出病原体。患者仅在感染早期血液中存在伯氏疏螺旋体,故作为本病传染源的意义不大。此外,还发现30余种野生动物(鼠、兔、狼等)、19种鸟类(燕子、喜鹊等)和多种家畜(牛、羊、狗等)可作为莱姆病的保存宿主。

（二）传播途径

传播方式主要是蜱叮咬吸血而在宿主动物间及宿主动物与人间传播,也可因蜱粪中螺旋体污染皮肤伤口而传播。传播媒介蜱的种类因地区而异,我国北方林区主要是全沟硬蜱,南方林区是二棘血蜱和粒形硬蜱。目前,垂直传播方式在蜱、鼠和人体内均已得到证实。患者早期血中存在伯氏疏螺旋体,故输血或皮下注射也可能引起感染。

（三）人群易感性

人群对该病普遍易感,但多见于进入或居住于林区及农村的人群中,以青壮年多发,男性略多于女性。人体感染后可为显性感染而发病或无症状的隐性感染,两者的比例约为1∶1。无论显性感染或隐性感染,血清均可检出高滴度的特异性 IgM 和 IgG 抗体。

（四）流行特征

莱姆病呈世界性流行，特点是分布广泛，疫区相对集中在林区，呈地方性流行。我国大部分林区存在莱姆病流行，主要流行区是东北地区、内蒙古自治区和西北林区，林区人群感染率可达 5%~10%。莱姆病全年均有发生，但多发于 5~8 月间，春夏之交为发病高峰期，以 6 月最为显著。青壮年居多，发病与职业关系密切，室外工作人员患病的危险性较大。

相关链接

莱姆病与其病原体的发现

1975 年 10 月，美国的康涅狄格州莱姆镇附近发生了一种以青少年发病为主的"风湿样"关节炎，伴有特殊的慢性游走性红斑皮肤损伤。Steere 博士在莱姆镇调查时，发现当地流行的关节炎在临床表现和流行病学等方面与风湿性关节炎不同，是一种独立的疾病。当时，在这个不足 12000 人的小镇共发现儿童患者39 例，成人患者 12 例。这些患者不仅有关节炎和皮肤的慢性游走性红斑，而且还有神经、心脏等损害。1977 年，Steere 博士以发病地点及疾病的主要症状，将上述 51 例患者所患的疾病称为"莱姆关节炎（Lyme arthritis）"。后又发现本病还有皮肤、心脏和神经系统受损害的临床表现，命名为莱姆病（Lyme disease）。1982 年，Burgdorfer 等在莱姆病发生地点捕获到一种昆虫——丹敏硬蜱，并从丹敏硬蜱体内成功地分离出一种疏螺旋体。经过反复研究证实，这种疏螺旋体就是莱姆病的病原体。该病以蜱为媒介传播，人和多种动物都可受感染。为了纪念首次分离病原体的这位科学家，医学界 1984 年将这种疏螺旋体正式命名为伯氏疏螺旋体（Borrelia burgdrferi）。

【发病机制与病理解剖】

伯氏疏螺旋体具有高能动性和入侵性，与血中纤维蛋白溶酶结合而促进侵入，在组织中传播且能直接穿过内皮细胞层，并能在特定的组织中定着。它们通过硬蜱叮咬注入皮肤后向外移行产生特征性的移行性红斑，并蔓延至局部淋巴结，经血行播散至其他器官。当病原体入血后可出现全身中毒症状。人类轴突64kD 蛋白与伯氏疏螺旋体鞭毛蛋白可有交叉免疫反应而导致神经系统损害。有学者认为，在患者的关节液里存在针对螺旋体-抗体-补体免疫复合物的酶，如胶原酶、蛋白酶等。这些酶能攻击关节，侵蚀骨和软骨组织，引起类似关节炎的各种症状。最近的研究表明人类白细胞功能相关抗原-1（leukocyte function-associated antigen-1，LFA-1）与伯氏疏螺旋体外膜蛋白 OspA 肽链部分一致，说明莱姆病关节炎也与自身免疫有关。

皮肤红斑组织切片仅见上皮增生，轻度角化伴单核细胞浸润及表层、真皮乳头水肿，无化脓性及肉芽肿反应。关节炎患者滑膜囊液中含淋巴细胞及浆细胞。少数患者可发生滑膜、血管增生及骨、软骨的侵蚀等慢性损害。

【临床表现】

潜伏期为 3~32 日，平均 7 日左右。神经系统受损者，其潜伏期较长，多达 180 日。典型的临床症状可分为以下三期，各期表现可依次单独或重叠出现。

（一）第一期（局部皮肤损害期）

莱姆病皮肤损害的三大特征是游走性红斑、慢性萎缩性肢端皮炎和淋巴细胞瘤。病程第 7~10 日，皮肤的慢性游走性红斑是最主要临床特征。首先在蜱叮咬部位出现红斑或丘疹，逐渐扩大成环状，平均直径15cm，中心变白变硬，外周红色边界不清，病变可为一处或多处。多见于大腿、腹部和腹股沟、腋窝等部位。局部可有灼热及痒、痛感。病初常伴有乏力、畏寒发热、头痛、恶心、呕吐、关节和肌肉疼痛等症状，亦可出现脑膜刺激征。局部和全身淋巴结可肿大。偶有脾肿大、肝炎、咽炎、结膜炎、虹膜炎或睾丸肿胀。皮肤病变一般持续 3~8 周。

（二）第二期（播散感染期）

发病后两周或数月,约 15% 或 8% 的患者分别出现神经系统和心血管系统损害。

1. **神经系统表现** 包括:①脑炎和脑膜炎:有神经系统症状的患者中,约 30% 有轻度脑炎症状,表现为嗜睡或睡眠欠佳、注意力不集中、记忆力差、容易激动或感情易变,症状变化无常,可持续数周或数月不等。脑膜炎多表现为较轻的脑膜刺激症状,如头痛、呕吐、颈项强直等,可反复发作;②外周神经炎:多表现为非对称性运动、感觉障碍,面神经损害最常见,动眼神经、视神经、听神经等亦常见损害;③舞蹈症、小脑共济失调、脊髓炎。

2. **心脏损害** 约 8% 的病例在出现皮肤病变后 3~10 周发生不同程度的心肌炎、心包炎、房室传导阻滞及左室功能障碍等心脏损害。心脏损害一般持续仅数周,有自限性,但可复发。

（三）第三期（持续感染期）

感染后 3 周至 2 年内,约 80% 的患者出现程度不等的关节损害如关节炎或慢性侵蚀性滑膜炎。以膝、肘、髋等大关节多发,小关节周围组织亦可受累。主要症状为关节疼痛、肿胀及活动受限,常反复发作,多为对称性。少数患者的病变可变为慢性,伴有软骨和骨组织的破坏。

【并发症】

1. 神经系统受到损害时,可并发脑脊髓膜炎、脑炎、颅神经炎、运动和感觉神经炎,亦可发生舞蹈病、小脑共济失调、脊髓炎。

2. 心脏广泛受累时,可出现急性心肌心包炎。

3. 关节有时损害侵蚀软骨和骨,可使关节致残。大关节受累时,有血管翳形成及骨与软骨侵蚀。

4. 还可见到闭塞性动脉内膜炎,晚期罕见慢性神经病变还有横贯性脊髓炎（transverse myelitis）、弥散性感觉性轴突神经病和 CNS 髓鞘脱失性损害等。部分患者可发生虹膜炎,甚至全眼炎而导致视力丧失。

【实验室检查】

（一）常规检查

外周血象基本正常,血沉轻度增快,部分有轻度贫血。少数有镜下血尿和轻度蛋白尿。

（二）病原学检查

1. 病原分离与组织学染色莱姆病病原分离困难,可取游走性红斑周围皮肤做培养分离螺旋体,约需 1~2 个月。亦可采取镀银染色法或免疫荧光染色法等对标本直接检查螺旋体。

2. 聚合酶链反应（PCR）检测血液、皮损组织、关节滑液等处的伯氏疏螺旋体 DNA,具有高灵敏性和特异性,快速方便。

（三）血清学检查

1. 间接免疫荧光试验（IFA）和酶联免疫吸附试验（ELISA）检测血或脑脊液中的特异性抗体。部分患者在慢性游走性红斑发生后 2~4 周,可检出特异性的 IgM 抗体,6~8 周达高峰。特异性 IgG 在第二期患者即发病后 6~8 周开始升高,4~6 个月达高峰。

2. 蛋白印迹试验（Western blotting）较上述血清学方法有更好的特异性和灵敏性。适用上述方法检出的阳性血清,再经此法确定。

【诊断与鉴别诊断】

（一）诊断

根据流行病学资料、临床表现和实验室检查结果综合判断。确诊需依赖病原体分离和血清学检查。

1. **流行病学资料** 发病前 30 天左右到过疫区并有疫区暴露史或蜱叮咬史。

2. **临床表现** 早期皮肤出现慢性游走性红斑有诊断价值。对有神经、心血管系统或关节症状的患者,亦应考虑本病的可能。

3. **实验室检查** 从感染组织或体液检测到特异性抗原或分离出伯氏疏螺旋体,或从血清、关节液中检出特异性的 IgM 或 IgM 抗体。

（二）鉴别诊断

1. **风湿病** 该病有发热、环形红斑、关节炎及心脏受累等,可依据血清溶血性链球菌抗体,包括抗链球菌溶血素"O"、抗链激酶、抗透明质酸酶及抗 M 蛋白抗体等增高,C 反应蛋白阳性及病原学检查等有助鉴别。

2. **类风湿关节炎** 该病为慢性自身免疫性疾病,有对称性多关节炎,从小关节开始,以后累及大关节。血清中类风湿因子及抗类风湿协同抗原抗体(抗 RANA 抗体)阳性,关节腔穿刺液找到类风湿细胞(regocyte)及 X 线检查等,一般可以鉴别。

3. **鼠咬热** 该病由小螺菌及念珠状链杆菌所致,有发热、皮疹、游走性关节痛、心肌炎及中枢神经系统症状等易与莱姆病混淆。可根据典型的 ECM、血清学及病原学检查等进行鉴别。

4. **恙虫病** 恙螨幼虫叮咬处之皮肤有焦痂和溃疡的特点,斑丘疹和淋巴结肿大与莱姆病不同,血清外斐反应及间接免疫荧光测定特异抗体有助诊断。

其他尚需与病毒性脑炎、神经炎及真菌感染的皮肤病相鉴别。

【预后】 本病轻者可以自愈,重者及慢性者可能留下残疾甚至死亡。

【治疗】

（一）病原治疗

用抗生素治疗越早越有效。通常情况下口服抗生素即可,但中枢神经系统受影响的患者应静脉用药。首选药物是头孢菌素类和青霉素类,提倡大剂量使用。但在不同疾病阶段选用抗菌药物有所不同,疗程应足够,以彻底杀灭螺旋体。①对第一期患者,成人多采用多西环素每次 0.1g,口服,每日 2 次,或红霉素每次 0.25g,口服,每日 4 次。儿童首选阿莫西林 50mg/(kg·d),分 4 次口服,亦可选用红霉素。疗程均为 10~21 天;②对第二期患者,通常选用大量青霉素(2000 万 U/d),分次静脉给药;或头孢曲松 2g/d,静脉给药,疗程 10 天;③对第三期患者,晚期有严重心脏、神经或关节损害者,选用大量青霉素(2000 万 U/d),分次静脉给药;或头孢曲松 2g/d,静脉给药。疗程 10~21 天;④孕妇患者宜用阿莫西林治疗;⑤为预防赫克斯海默反应,抗生素宜先从小剂量开始,亦可加用肾上腺皮质激素。

（二）一般及对症治疗

患者宜卧床休息,补充液体。对发热、皮损部位疼痛者,可适当应用解热镇痛药。高热及全身症状严重尤其是有心脏损害、神经病变者,可加用糖皮质激素治疗。对有关节损害者应避免关节腔内注射。

【预防】

目前,对莱姆病的预防采用环境防护、个体防护和预防注射相结合的措施。应加强卫生科普宣传,清理周围环境的杂草,消除蜱类孳生的环境,或使用有效的驱蜱剂。进入林区应加强个体防护,防止蜱类侵袭。近来国外已应用重组 OspA 亚单位疫苗,经人群试验观察已证实其有效和安全,首剂注射后第 1 个月和第 12 个月分别加强注射 1 次。流行区人群可接种抗螺旋体的重组 OspA 菌苗预防,其保护有效率为 80%,12 岁以下儿童不能应用。国内根据流行基因型,研制莱姆病的疫苗工作也已经启动。

（丁国锋）

学习小结

1. 莱姆病是由伯氏疏螺旋体引起的自然疫源性疾病,鼠类是本病主要的传染源和保存宿主,传播途径为蜱类叮咬而感染。

2. 临床上典型病例分为第一期（局部皮肤损害期）、第二期（播散感染期）、第三期（持续感染期）。主要表现为皮肤慢性游走性红斑、神经系统表现、心脏损害和关节的损害，其中以皮肤的慢性游走性红斑为主要临床特征。

3. 根据流行病学史、临床表现和血清学、病原学检查可确诊。

4. 抗生素治疗是主要的治疗方法，主要药物有青霉素、红霉素、多西环素，孕妇和儿童可用阿莫西林。

5. 目前，对莱姆病的预防采用环境防护、个体防护和预防注射相结合的措施。

复习参考题

1. 典型莱姆病第一期（局部皮肤损害期）有哪些临床表现？

2. 如何诊断莱姆病？

第六章　原虫病

学习目标	
掌握	阿米巴病、疟疾、黑热病、弓形虫病的临床表现、诊断与鉴别诊断、治疗。
熟悉	阿米巴病、疟疾、黑热病、弓形虫病的病原学、发病机制与病理解剖、并发症。
了解	阿米巴病、疟疾、黑热病、弓形虫病的流行病学、实验室检查、预防。

第一节　阿米巴病

学习目标	
掌握	阿米巴病的临床表现、诊断与鉴别诊断、治疗。
熟悉	阿米巴病的病原学、发病机制与病理解剖、并发症。
了解	肠阿米巴病的流行病学、实验室检查、预防。

由溶组织内阿米巴(*Entamoebahistolytica*)感染所致的疾病统称为阿米巴病(amebiasis)。该类原虫以滋养体形式侵袭机体,按病变部位和表现不同,分为肠阿米巴病(intestinal amebiasis)和肠外阿米巴病(extraintestinal amebiasis),临床上以阿米巴侵害结肠黏膜导致的阿米巴痢疾和扩散至肝脏引起的阿米巴肝脓肿最为常见。

一、肠阿米巴病

肠阿米巴病又称阿米巴痢疾(amebic dysentery),是由溶组织内阿米巴寄生于肠道内引起的传染病,主要病变部位为近段结肠和盲肠,以腹痛、腹泻、果酱样大便等痢疾样症状为主要表现。本病易复发,易转为慢性,也可导致肠外并发症。

【病原学】

溶组织内阿米巴有滋养体和包囊两种存在形式。

（一）滋养体

滋养体(trophozoite)是溶组织内阿米巴的致病形态,有大小两种形态。

1. **小滋养体**　小滋养体亦称肠腔型阿米巴,生活于盲肠和结肠的肠腔或肠壁内,通常不致病。直径为 $6\sim20\mu m$,运动缓慢,内质和外质分界不明,食物泡中不含红细胞只含细菌,其细胞核结构与大滋养体相似。小滋养体随食物残渣向结肠远端运送,因环境改变形成囊壁而成包囊,随粪便排出体外,为该病的传播型。

2. **大滋养体**　当宿主抵抗力下降或者肠壁受损时,小滋养体通过伪足的机械运动和酶的水解作用侵入肠壁,大量增殖并且体积增大,形成大滋养体。大滋养体为致病型,亦称组织型,直径为 $20\sim40\mu m$,运动活泼,形态多变,其胞质分内外两层,内质较浓密呈颗粒状,外质透明,内外质分界明显。运动时外质伸出,形成伪足,能做定向运动,向内陷入则形成吞噬泡。大滋养体从破坏的组织中获取养料,并以血液中的红细胞作为食物。

（二）包囊

随着滋养体的下移,肠道内环境改变,滋养体逐渐团缩,并分泌出一层较硬的外壁,形成包囊。包囊多呈球形,直径为 $10\sim16\mu m$,未染色时为一折光性圆形小体,碘染色后呈黄色,外周包围一层透明的囊壁,内含 $1\sim4$ 个核,每个核具有 1 个位于中央的核仁。未成熟包囊,有 $1\sim2$ 个核,常见含有染成棕色的糖原泡和透明的杆状拟染色体;成熟包囊具有 4 个核,糖原泡和拟染色体不易见到,是感染性包囊,被宿主吞食后,会在组织中继续发育形成滋养体。

包囊对外界环境的抵抗力较强,普通饮水消毒的氯对其无杀灭作用,但加热至 50℃ 数分钟即可被杀死。而滋养体对各种理化因子的抵抗力均较弱。因此,人体感染阿米巴病多是由于吞食包囊所致。

溶组织内阿米巴的致病因子

溶组织内阿米巴的致病因子有 260ku 半乳糖/乙酰氨基半乳糖凝集素、阿米巴穿孔素和半胱氨酸蛋白酶。260ku 半乳糖/乙酰氨基半乳糖凝集素介导滋养体吸附于宿主结肠上皮细胞、中性粒细胞和红细胞等表面后，还可继续对靶细胞产生溶解作用；阿米巴穿孔素是滋养体胞质颗粒中包含的一组小分子蛋白，滋养体在与靶细胞接触时可通过注入穿孔素，使靶细胞形成损伤性离子通道，从而破坏细胞的结构。半胱氨酸蛋白酶是滋养体中最丰富的蛋白酶，分子质量约 30ku，它可使靶细胞溶解，降解补体 C3 为 C3a，从而抵抗补体介导的炎症反应。溶组织内阿米巴还可以产生一种单核细胞移动抑制因子，此因子能抑制单核细胞和多形核白细胞的移动。滋养体通过产生该抗炎症因子，影响宿主体内的细胞因子分泌，限制炎症发展，逃避宿主免疫。

【流行病学】

（一）传染源

凡是从粪便中排出阿米巴包囊的人和动物都可成为传染源。慢性患者、恢复期患者及无症状包囊携带者不断从粪便中排出包囊，是本病的重要传染源。急性期患者只排出滋养体，滋养体在体外容易死亡，故不是主要传染源。

（二）传播途径

阿米巴主要经口传播，摄入被包囊污染的水、食物和蔬菜是重要的传播途径。如水源被污染，可造成地方性流行。苍蝇、蟑螂也可起传播作用。

（三）人群易感性

人群普遍易感，以营养不良和免疫力低下者多见，因感染后产生的特异性抗体对机体无保护作用，故可反复感染。

（四）流行特征

世界各地均有发生，以热带、亚热带及温带地区多见。全年均可发病，夏秋冬季多见。感染率高低和经济条件、卫生状况及生活习惯有关。

问题与思考

急性期肠阿米巴病患者为何不是主要的传染源？

【发病机制与病理解剖】

（一）发病机制

阿米巴成熟包囊被吞食后，未被胃液杀死的包囊进入肠道，被肠液消化，在回肠下部脱囊变成小滋养体，边分裂增殖边随肠内容物到达盲肠、结肠和直肠等部位，以肠腔内细菌和上皮细胞为食。如机体情况良好，滋养体变为包囊，宿主成为无症状排包囊者。如滋养体侵袭力强，或机体营养不良、受寒、感染、肠道功能紊乱及肠黏膜受损时，小滋养体可侵入肠壁转变为大滋养体，吞噬红细胞和组织细胞，损伤肠壁，形成溃疡性病灶。

溶组织内阿米巴对宿主损伤主要通过其接触性杀伤机制，包括变形、活动、黏附、酶溶解、细胞毒和吞噬等作用。大滋养体的伪足运动可主动靠近、侵入肠组织，数秒内滋养体通过分泌蛋白水解酶、细胞毒性物质，使靶细胞于 20 分钟后死亡。此外，滋养体可分泌具有肠毒素样活性的成分，从而引起腹泻。肠道内的滋养体可随血流进入肝、肺、脑等脏器，引起栓塞和梗死，造成脏器的液化和脓肿形成，亦可随坏死组织进入肠腔，随粪便排出体外。

（二）病理解剖

病变部位主要位于盲肠和升结肠,其次为直肠和乙状结肠,严重者也可累及回肠末端。早期在肠黏膜表面出现细小的散在点状坏死、浅表糜烂或溃疡,继而坏死灶增大,形成许多孤立的色泽较浅周围微红的小脓肿,破溃后形成散在的边缘不整、口小底大的烧瓶状溃疡,周围有红晕。溃疡可穿过黏膜肌层达到黏膜下层,内含棕黄色坏死物质,包括溶解的组织碎片、黏液和滋养体。溃疡自针帽大小至 3~4cm,呈圆形或不规则形。溃疡间黏膜正常或仅表现轻度卡他性炎症,但黏膜下组织较疏松,滋养体可延顺肠长轴向两侧扩展,使组织溶解而形成许多有窦道相通的蜂窝状区域。如继发细菌感染,黏膜呈广泛充血水肿。如溃疡深达肌层和浆膜,则可腐蚀血管而引起穿孔与出血。慢性患者组织破坏与修复同时存在,使肠黏膜上皮组织增生,肠壁增厚,肠腔狭窄,息肉形成。肠壁肉芽组织增生则形成"阿米巴瘤",多见于盲肠,亦见于乙状结肠和直肠等处。

【临床表现】

潜伏期一般为 3 周,可短至数天或长达年余。

（一）无症状型（包囊携带者）

临床常无症状,多于粪检时发现包囊。其原因可能为原虫侵袭组织较轻而未出现症状,当被感染者的免疫力低下时此型可转变为急性阿米巴痢疾,还可发生肝脏并发症。

（二）急性阿米巴痢疾

1. **轻型** 临床症状较轻,表现为腹痛、腹泻,粪便中有溶组织内阿米巴滋养体和包囊。肠道病变轻微,有特异性抗体形成。当机体免疫力下降时可发生痢疾症状。

2. **普通型** 起病缓慢,以肠炎症状首发,全身症状轻,无发热或低热。腹痛、腹泻,大便每日 10 次左右,便量中等,为暗红色果酱样,呈糊状,粪质较多、腥臭,内含大量滋养体。病情严重者可出现血便。伴有腹胀或轻、中度腹痛,以右下腹疼痛为主,病变累及直肠时可有里急后重感。症状持续数日至数周后可自行缓解,但如不彻底治疗易复发或转为慢性。

3. **重型** 此型少见,主要见于感染严重、体弱、营养不良、孕妇或接受激素治疗者,死亡率高。急起高热,体温达40℃以上,头痛、乏力、恶心、呕吐、失水、虚脱和谵妄等中毒症状明显。腹痛、腹泻、里急后重,便次多,每日达数次至数十次,甚至失禁,排血水样便,味腐臭。有不同程度的脱水及电解质紊乱,患者烦渴、腹胀,可出现休克,甚至肠出血、肠穿孔。如不积极处理,患者可在 1~2 周内死于败血症或并发症。

（三）慢性阿米巴痢疾

急性阿米巴痢疾临床表现超过 2 个月以上,则转为慢性。表现为持续或者反复间歇的腹痛、腹泻,或腹泻与便秘交替出现,常因疲劳、受寒、饮食不当、情绪变化等引起复发。大便每日 3~5 次,呈黄糊状,内有脓血、黏液、滋养体或包囊,有腐臭。右下腹部疼痛较常见。患者因长期肠道功能紊乱,常伴贫血、消瘦、乏力、维生素缺乏和神经衰弱等症状,且易并发阑尾炎和肝脓肿等并发症。

【并发症】

（一）肠道并发症

1. **肠出血** 病变侵袭肠壁血管或肉芽肿破裂,可造成肠出血,有时为本病的主要症状,如侵袭大血管可致大出血,甚至休克。

2. **肠穿孔** 多见于严重的肠阿米巴患者,是威胁生命的最严重并发症。穿孔多位于盲肠、阑尾和升结肠。穿孔使肠腔内容物进入腹腔,形成局限性或弥散性腹膜炎。慢性穿孔较急性多见,一般无剧烈腹痛,穿孔后全身状况逐渐恶化。有肠粘连时可形成局部脓肿或穿入邻近脏器形成内瘘。

3. **阑尾炎** 盲肠病变蔓延至阑尾,症状类似于一般的阑尾炎,但易发生穿孔或形成脓肿。

4. **结肠病变** 慢性病例由于黏膜增生可形成肉芽肿,极似肿瘤,亦称阿米巴瘤,多位于回盲部、乙状结肠和直肠,易误诊为结肠癌。

5. 直肠-肛周瘘管 直肠病变延伸至肛门周围可形成直肠-肛周瘘管,管口常有粪臭味的脓液流出。单纯手术治疗后易复发。

（二）肠外并发症

阿米巴滋养体可经肠壁静脉、淋巴管或直接蔓延,播散至肝、肺、胸膜、心包、脑、泌尿生殖道或邻近皮肤,形成脓肿或溃疡,发生相应脏器的阿米巴病,其中以阿米巴肝脓肿最常见。

【实验室检查】

（一）血象

重型或普通型阿米巴痢疾继发细菌感染者白细胞总数和中性粒细胞比例增高,慢性患者则可有贫血。

（二）粪便检查

为确诊的重要依据,暗红色果酱样粪便,有特殊的腥臭味,粪质较多,含有血和黏液。见到粪便内有吞噬红细胞的滋养体有确诊意义。此外,还可见到大量红细胞、少量白细胞和夏科-莱登(Charcot-Leyden)晶体。粪便检查时应挑选含血、黏液部分,反复多次送检,以提高阳性率;标本必须新鲜,因为滋养体在被排出后30分钟时就会丧失活动能力,发生形态改变。慢性患者或成形大便中,一般只能找到包囊。粪便标本分离培养阿米巴原虫阳性率不高,目前还不能作为诊断的常规检查。

（三）血清学检查

1. 检测特异性抗体 人感染溶组织内阿米巴后可产生多种抗体,即使肠阿米巴已治愈,阿米巴原虫已从体内消失,抗体还可在血清中存在相当长的一段时间,故阳性结果反映既往或现症感染。血清学检查IgG抗体阴性者,一般可排除本病。特异性IgM抗体阳性提示近期或现症感染,阴性者不能除外本病。

2. 检测特异性抗原 单克隆抗体、多克隆抗体检测患者粪便溶组织内阿米巴滋养体抗原灵敏度高、特异性强,检测阳性可作明确诊断的依据。

（四）分子生物学检查

单克隆抗体、DNA探针杂交技术、PCR可检测患者粪便、脓液或血液中的病原物质和原虫型别,其特异性和灵敏性也很高。

（五）纤维肠镜检查

可见到大小不等的散在溃疡,表面覆盖有黄色脓液,边缘整齐、充血,溃疡间黏膜正常。从溃疡边缘刮取材料涂片或活检可找到滋养体。

（六）影像学检查

最常应用的检查为超声检查,表现为圆形或卵圆形低回声损害。CT表现为界限清楚的低密度损害。X线钡剂灌肠可见病变部位有充盈缺损、痉挛狭窄及壅塞现象。

【诊断与鉴别诊断】

（一）诊断

发病前可能有进食不洁食物或与慢性腹泻患者密切接触史。起病较缓慢,中毒症状轻,主要表现为腹痛、腹泻及特征性果酱样粪便,有特殊的腥臭。镜检在粪便中找到吞噬红细胞的阿米巴滋养体可确诊。慢性腹泻和肠功能紊乱者经抗生素治疗无效也应考虑本病的可能。有典型症状但镜检未找到滋养体时,可依据血清学检查、分子生物学检查以及诊断性治疗间接做出诊断。

（二）鉴别诊断

1. 细菌性痢疾 全身中毒症状较阿米巴痢疾严重,里急后重明显,大便次数较多,以黏液脓血便为主,左下腹压痛为主。主要通过病原学检查相鉴别。

2. 细菌性食物中毒 曾进食不洁食物,一同进者常同时或先后发病,潜伏期较短,多为数小时。急性起病,呕吐常见,脐周压痛,每次排便量较多,中毒症状较重。剩余食物、呕吐物或排泄物培养可有致病菌。

3. 血吸虫病 多有疫水接触史、肝脾肿大、外周血嗜酸性粒细胞增高,粪便中可检出血吸虫卵或孵出毛蚴,肠黏膜活检检出虫卵和血清学试验有助于鉴别。

4. 肠结核 多有结核病史,有结核中毒症状,粪便多为黄色稀糊状,带黏液而少脓血,腹泻与便秘交替,肠道 X 线检查有助于诊断。

5. 结肠癌 患者年龄多较大,有排便习惯改变、粪便带血、进行性贫血和排便不畅等表现。肛门指诊、X 线钡剂灌肠及结肠镜检查等有助于鉴别。

6. 慢性非特异性溃疡性结肠炎 病原体以及血清免疫学检查阴性、抗阿米巴治疗无效需考虑,确诊需纤维结肠镜检查。

【预后】

无并发症和达到有效病原治疗的患者预后良好。重型或有严重并发症及治疗不彻底者容易反复发作,预后不良。

【治疗】

(一)一般治疗

急性期应注意卧床休息,隔离至肠道症状消失或大便连续 3 次找不到滋养体或包囊。各期患者都应以流质、半流质的易消化食物为主,及时补液,保证足够的热量和水分,及时纠正水、电解质紊乱。重型患者应给予输液、输血等支持疗法。慢性患者应加强营养,增强体质。

(二)病原治疗

1. 硝基咪唑类 目前常用的抗溶组织内阿米巴药物仍以硝基咪唑类为主,对阿米巴滋养体有较强的杀灭作用,适用于肠道内、外的各型阿米巴病,疗效佳,为首选药物。该类药物偶有一过性白细胞减少和头晕、眩晕、共济失调等神经系统障碍。妊娠(尤其是最初 3 个月)、哺乳期及有血液病史和神经系统疾病者禁用。常用的有甲硝唑、替硝唑和奥硝唑等。

2. 二氯尼特 又名康酯酰胺是目前最有效的杀包囊药物,口服每次 0.5g,每日 3 次,疗程 10 天。

3. 其他抗菌药物 通过抑制肠道共生菌而抑制阿米巴原虫的生长繁殖,尤其适合肠道阿米巴病伴发细菌感染的患者,如喹诺酮类和四环素类等药物。

(三)并发症的治疗

积极有效的抗阿米巴治疗可缓解肠道并发症。肠出血可用止血剂和输血,肠穿孔和腹膜炎应在病原治疗基础上进行手术治疗。

【预防】

及时治疗患者和排包囊者,特别是饮食业的炊管人员和动物饲养员,做好定期检查和隔离。保持环境和饮食卫生,饮水应煮沸,不吃生菜,平时注意饭前便后洗手等个人卫生,消灭苍蝇和蟑螂,加强水源和粪便管理。

二、阿米巴肝脓肿

阿米巴肝脓肿(amebic liver abscess)又称为阿米巴肝病,是最常见的肠外阿米巴病。由肠腔内的阿米巴滋养体通过门静脉到达肝脏,使肝细胞溶解坏死产生脓肿。以发热、肝脏肿大、肝区疼痛、全身性消耗以及白细胞增多为主要临床表现。

【发病机制与病理解剖】

(一)发病机制

阿米巴滋养体可通过侵入肠壁小静脉,经肠系膜静脉、门静脉而到达肝脏,也可直接侵入肠壁或经淋巴系统到达肝内,引起静脉炎和静脉周围炎。滋养体进入肝脏后大多很快被消灭,少数存活下来开始繁殖,引起微静脉栓塞,使肝组织缺血坏死,阿米巴原虫的溶组织作用进而使坏死组织液化形成小脓肿,逐渐扩大形成临床上的肝脓肿,脓肿的中央为大量巧克力酱样坏死物质。自原虫侵入肝脏到脓肿形成,需要 1

个月以上。肝脓肿可为单个或多个,但以大的单个为多见,且80%位于肝右叶,以右叶顶部为多。其原因可能是由于肠阿米巴病多位于盲肠及升结肠,其血液多流入肝右叶。此外,肝右叶体积大,受侵犯的机会多。脓肿长大后可使肝包膜紧张而产生疼痛,并可穿破肝包膜侵入邻近组织,引起各种并发症。脓肿慢性化后可继发细菌感染,脓液变为黄色或黄绿色,有臭味并有大量脓细胞。坏死物质吸收入血液循环,患者多有毒血症表现。

（二）病理解剖

脓肿中央为大片坏死区,脓液为液化的肝组织、血细胞、脂肪、夏科-莱登结晶及残余的坏死组织,呈棕褐色巧克力酱样,质黏稠或稀薄,有腥臭味。在脓腔壁可找到大滋养体,无包囊。脓肿有明显的薄壁,附着有尚未彻底液化的坏死组织,外观似棉絮样。

【临床表现】

主要为发热和右上腹痛,轻重与脓肿的位置、大小以及是否继发感染有关。起病大多缓慢,常以不规则发热、盗汗等症状开始,偶以寒战、突起高热开始。以间歇热和弛张热为主,清晨体温大多较低,午后上升,傍晚达高峰,多在夜间退热且伴有盗汗,可持续数月。肝区疼痛为本病重要症状,多为持续性钝痛,且伴叩痛和挤压痛。还有食欲缺乏、恶心、呕吐、腹胀和体重下降、肝脏肿大。脓肿向上到达右叶顶部时可刺激膈神经,疼痛向右肩部放射;如病变压迫右肺下部,可出现肺炎、反应性胸膜炎和胸腔积液,引起气促、咳嗽、胸痛、肺底浊音、摩擦音及啰音等症状;脓肿位于肝下部时可出现上腹痛或腰痛,脓肿表浅时可在右侧腋下线下部肋间隙触到最显著的局限性压痛点,甚至出现皮肤凹陷性水肿和局限性隆起;脓肿位于右肝中央时症状不明显,待脓肿增大时才出现肝区下垂样疼痛;脓肿位于肝后面时常无痛感,直到穿破后腹壁向下蔓延至肾周围时才出现肾周围脓肿症状;肝左叶的脓肿,局部疼痛出现早,类似溃疡病穿孔的表现,中、左上腹包块并感疼痛,且疼痛向左肩放射,剑突下肝大,易穿破组织到达心包腔或腹腔。少数多发性脓肿的患者可出现黄疸。慢性型表现为贫血和水肿,进行性消瘦甚至衰竭状态,发热轻微,肝大质硬等,易误诊为肝癌。

【并发症】

主要并发症为脓肿向周围脏器穿破及继发细菌感染。脓肿穿破与病程长、脓肿靠近肝脏边缘、脓肿较大、穿刺次数较多及腹压增高等因素有关。脓肿向肺实质和胸腔穿破最为多见,可穿破膈肌侵入胸膜,形成膈下脓肿和脓胸,进一步发展为肺脓肿,再侵及支气管,形成肝-肺-支气管瘘。少数脓肿破裂可侵及腹膜和心包,引起腹膜炎和心包积液等。亦可穿破胃肠道和肾盂等处,造成各脏器的阿米巴病。这种情况极易继发细菌感染,脓肿破裂及穿刺抽脓也均可引起细菌感染。

【实验室检查】

1. **血常规**　急性感染或疾病早期时外周血白细胞总数和中性粒细胞增高,至后期降至正常以下,继发感染时则更高,慢性时白细胞总数多正常,血红蛋白降低,血沉增快。

2. **粪便检查**　在粪便中可检查滋养体和包囊,滋养体多见于流质和半流质样粪便,或带脓血的痢疾粪便中。

3. **脓肿穿刺液检查**　在局部压痛最明显处或在B超定位下进行,获得典型巧克力酱样脓液,有腥臭味,镜检白细胞不多,即有诊断意义。有时可在脓液中找到阿米巴滋养体。

4. **肝功能检查**　多为轻度肝损害,白蛋白降低,碱性磷酸酶增高,胆碱酯酶活性降低,ALT及其他项目多属正常范围。

5. **影像学检查**　X线检查可见右侧膈肌抬高,活动受限,偶有肺底云雾状阴影或胸腔积液。左叶脓肿可见胃小弯受压,胃体左移。偶可见到肝区有不规则透光液-气影,具有一定特征性。B型超声可见液性病灶,并可定位引导穿刺。

6. **血清学检查**　检查方式和阳性率同肠阿米巴病的血清学检查。

【诊断与鉴别诊断】

（一）诊断

1. **流行病学史** 患者所居住的地区阿米巴病的流行情况,就诊时的季节,有无疫区旅居史、卫生条件,近期有无肠阿米巴病病史等。当然有不少患者肠阿米巴病轻微,甚至为携带滋养体状态而无明显症状。

2. **临床表现** 起病缓慢,长期不规则发热、盗汗、肝脏肿大和局限性压痛等为常见症状和体征。痢疾和腹泻史也对诊断有帮助。

3. **辅助检查** 血常规急性感染或疾病早期时外周血白细胞总数和中性粒细胞增高。病原学检查时,在粪便中可查到滋养体和包囊,组织中检查到滋养体。影像学提示肝脓肿。血清学检查对诊断有一定帮助。

（二）鉴别诊断

1. **细菌性肝脓肿** 见表 6-1。

表 6-1 阿米巴肝脓肿与细菌性肝脓肿的鉴别要点

	阿米巴肝脓肿	细菌性肝脓肿
病史	有肠阿米巴病史或慢性腹泻史	常发生于败血症或腹部化脓性感染后
症状	起病缓慢,病程长,毒血症状轻	起病急,毒血症状显著,如高热、寒战
肝脏	肿大与压痛显著,可局部隆起,脓肿常为大型单个,右叶多见	肿大不明显,局部压痛轻,一般无局部隆起,脓肿常为小型、多发
肝穿刺	脓量多,多呈棕褐色,可找到阿米巴滋养体	脓液少,黄白色,细菌培养阳性,肝组织病理检查化脓性病变
血常规检查	白细胞轻、中度增高,细菌培养阴性	白细胞总数、中性粒细胞显著增多,细菌培养可阳性
阿米巴抗体	阳性	阴性
治疗反应	甲硝唑、氯喹有效	抗生素治疗有效
预后	相对较好	易复发

2. **原发性肝癌** 一般无明显发热,可有慢性肝炎或肝硬化病史,进行性消瘦,肝脏质地坚硬且表面有结节。甲胎蛋白、影像学检查有助于诊断。

3. **胆囊炎、胆石症** 本病起病急骤,右上腹阵发性绞痛,急性发作时可有发热、寒战、恶心呕吐、黄疸,右上腹局部性肌紧张,墨菲征阳性,超声可发现胆道结石或胆囊肿大,抗菌药物治疗有效。

4. **其他** 与肝棘球蚴病、先天性肝囊肿、肝血管瘤、肝结核、继发性肝癌等相鉴别。

> **病例分析**
>
> 患者男性,31 岁,农民,因"低热、肝区钝痛 4 个月,右上腹包块 2 个月"来院就诊。查体见形体消瘦,右上腹部肋缘下方可扪及一拳头大小的较硬肿块,有压痛。B 超显示肝右叶有一直径 9cm 液性暗区。追问病史,近两年来常感右下腹隐痛,间歇性腹泻,大便有时呈暗红色果酱状,有腥臭味,肉眼可见血液及黏液。
>
> **问题:** 该病例初步诊断最有可能是什么?如何进一步明确诊断?

【预后】

与脓肿的大小、部位,患者的体质,治疗的效果及有无并发症有关。早期积极合理治疗预后较好,治疗不彻底则易复发。晚期及并发多处穿孔者预后较差。

【治疗】

阿米巴肝脓肿的治疗多主张以内科治疗为主。

（一）病原治疗

抗阿米巴治疗应以杀灭组织内阿米巴原虫的药物为主,辅以肠内抗阿米巴药物。

1. 硝基咪唑类 首选甲硝唑,重者可用甲硝唑静脉滴注,也可选用替硝唑。

2. 氯喹 少数对硝基咪唑类药物无效者应换用氯喹。口服吸收完全,肝内浓度较血浆高数倍,因此对肝阿米巴脓肿有较好的疗效。副作用有头晕、消化道反应以及心肌损害等症状,偶可导致室颤或阿-斯综合征,故须注意监测。

治疗后可加用一个疗程肠内抗阿米巴药物,如二氯尼特或卤化羟基喹啉类药物以防复发。

（二）肝穿刺引流

B超示脓肿直径>3cm,靠近体表者可行超声引导下肝穿刺引流,应于抗阿米巴治疗2~4天后进行。必要时可在3~5天后重复抽脓,脓液稠厚不易抽出时,注入生理盐水或加用α-糜蛋白酶,使脓液变稀后再抽取,至脓液转稀,脓腔缩小,体温正常即可停止。向脓肿内注射抗阿米巴药物对治疗有一定帮助。

（三）抗生素治疗

如继发细菌感染,根据细菌种类及其对药物的敏感性,选用合适的抗菌药物。

（四）外科治疗

对肝脓肿穿破引起化脓性腹膜炎者、内科治疗疗效欠佳者可作外科手术引流。同时应加强抗阿米巴药物和抗菌药物的应用。

【预防】

本病的预防在于及时彻底治疗肠阿米巴病。余同肠阿米巴病章节。

（李用国）

学习小结

1. 阿米巴病是溶组织内阿米巴感染人体所致的一种寄生虫病,临床分为肠阿米巴病（阿米巴痢疾）及肠外阿米巴病（肝、肺、脑等）,后者以阿米巴肝脓肿最为常见。慢性患者、恢复期患者及无症状包囊携带者排出包囊,是本病的重要传染源。阿米巴主要经消化道传播。

2. 阿米巴痢疾主要病变部位为近段结肠和盲肠,典型症状是腹痛、腹泻、果酱样大便等。阿米巴肝脓肿表现为长期发热、全身性消耗、肝区疼痛、肝脏肿大、有包块和压痛等,患者常有肠阿米巴病史。

3. 粪便检查为确诊的重要依据,粪便镜检可查到滋养体和包囊。阿米巴肝脓肿穿刺液检查可查到阿米巴滋养体。药物诊断性治疗有效也有助于诊断。

4. 常用抗阿米巴治疗的药物有：甲硝唑、替硝唑、二氯尼特等。阿米巴肝脓肿必要时行肝穿刺引流或手术切开引流。

复习参考题

1. 急性阿米巴痢疾普通型的临床表现是什么?

2. 肠阿米巴病的并发症有哪些?

3. 阿米巴肝脓肿表现主要有哪些?

第二节 疟疾

学习目标

掌握	疟疾的临场表现与分型、实验室检查、诊断与鉴别诊断、治疗。
熟悉	疟疾的病原学、发病机制与病理解剖、并发症。
了解	疟疾的流行病学及预防、预后。

疟疾(malaria)是由人类疟原虫经雌性按蚊(Anopheles, anopheline mosquito)叮咬人体而传播的寄生虫病。疟原虫先侵入肝细胞发育繁殖,再侵入红细胞繁殖,引起红细胞成批破裂而发病。临床特点为反复发作的间歇性寒战、高热,继以大汗而缓解,常伴贫血和脾肿大。间日疟及卵形疟常出现复发,恶性疟发热不规则,但可引起脑型疟等凶险发作。疟疾分布广泛,多流行于热带、亚热带和温带地区,是全世界最严重的传染病之一。

【病原学】

疟疾的病原体为寄生于红细胞的疟原虫。感染人类的疟原虫有4种,即间日疟原虫(P. vivax)、恶性疟原虫(P. falciparum)、三日疟原虫(P. malariae)和卵形疟原虫(P. ovale)。

疟原虫的发育过程分两个阶段,即在人体内进行无性增殖、开始有性增殖和在蚊体内进行有性增殖与孢子增殖。4种疟原虫的生活史基本相同。

（一）疟原虫在人体内的发育增殖

疟原虫在人体内发育增殖分为两个时期,即寄生于肝细胞内的红细胞外期和寄生于红细胞的红细胞内期。

1. 红细胞外期 当受染的雌性按蚊吮吸人血时,疟原虫子孢子即随蚊唾液进入人体血液循环,约30分钟侵入肝细胞,速发型子孢子迅即进行裂体增殖,迟发型子孢子则进入休眠状态,被称为休眠子(hypnozoite)。在肝细胞内裂体增殖的疟原虫,经5～40天发育成熟,胀破肝细胞逸出大量裂殖子,裂殖子进入血流,有一部分被吞噬细胞清除,另一部分侵入红细胞,开始在红细胞内惊险无性繁殖周期,发育增殖,称为红细胞内期。迟发型子孢子休眠后在肝细胞内增殖,释放裂殖子入血,成为疟疾复发的根源。恶性疟和三日疟子孢子无休眠期,故无复发。

2. 红细胞内期 裂殖子侵入红细胞内发育成环状体即小滋养体。环状体发育长大,胞质伸出不规则伪足,以摄噬血红蛋白,此为大滋养体。未被利用的血红蛋白分解成正铁血红素颗粒蓄积在原浆内,呈棕褐色,称为疟色素。大滋养体继续发育形成裂殖体,不同类型疟疾裂殖体含有数量不等的裂殖子。成熟的裂殖体破裂,裂殖子逸出,一部分再侵入正常红细胞,一部分被吞噬细胞吞噬。释出的疟色素也被吞噬。在红细胞内经3~6次裂体增殖后,部分裂殖子不再进行无性分裂,而逐渐发育成为或雄配子体。配子体在人体内可生存2~3个月,如被雌性按蚊吸入胃内,则在蚊体内进行有性增殖。在红细胞内期中,间日疟及卵形疟的发育周期约为48小时,三日疟约为72小时,恶性疟为36~48小时。各类型疟疾发育周期不尽一致,所以临床发作无明显规则。

（二）疟原虫在蚊体内的发育

雌性按蚊叮咬吸血时,雌、雄配子体进入蚊胃内,雄配子体的核很快分裂,并由胞质向外伸出4~8条鞭毛状细丝,遇雌配子体即进入结合成偶合子,随后经动合子发育成囊合子,并继续发育成熟为孢子囊。孢子囊内含数千个具感染性的子孢子,囊破裂子孢子逸出,进入唾液腺。当蚊虫再次叮人时,子孢子随同唾液进入人体,继续其无性繁殖周期。

间日疟及卵形疟原虫生活史见图6-1。

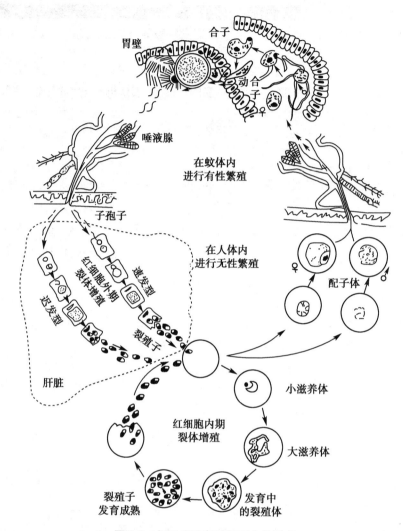

图 6-1　间日疟及卵形疟原虫生活史

【流行病学】

（一）传染源

传染源为疟疾患者和带疟原虫者。只有末梢血中含有成熟的雌、雄配子体时才具传染性。复发者出现症状时血中亦有成熟的配子体。

（二）传播途径

疟疾的自然传播媒介是雌性按蚊。最重要的是中华按蚊,为平原地区间日疟的主要传播媒介;山区传疟媒介以微小按蚊为主;丘陵地区则以雷氏按蚊嗜人血亚种为重要媒介。在海南省山林地区大劣按蚊也是传疟媒介。人被有传染性的雌性按蚊叮咬后即可受染。偶可经输入带疟原虫的血液或经母婴传播后而感染。

（三）人群易感性

人对疟疾普遍易感,病后可获短暂免疫力。但疟疾的免疫具有种和株以及各发育期的特异性。其抗原性可连续变异,致使宿主不能将疟原虫完全清除。原虫持续存在,免疫反应也不断发生,这种情况称带虫免疫或伴随免疫。在疫区，儿童和外来人口发病率较高。各类型疟疾之间无交叉免疫性。

（四）流行特征

疟疾在全球广泛分布，但主要流行在热带和亚热带，其次是温带，这主要是因为疟疾的流行与传播媒介的生态环境因素密切相关。我国除青藏高原外，大部分地区有疟疾分布。流行区以间日疟最广，恶性疟次之，三日疟散在发生。疟疾流行与温度、湿度、雨量以及按蚊生长繁殖情况密切相关，在温带以夏秋季多见，而热带和亚热带则常年发病。

疟疾是由疟原虫所致的虫媒传染病。疟疾在全球致死寄生虫病中居第一位，其次是血吸虫病和阿米巴病。疟疾流行于 102 个国家和地区，据世界卫生组织（WHO）估计，有 20 亿人口居住在流行区，特别是在非洲、东南亚地区和中南美洲的一些国家，恶性疟死亡率极高。在某些疟疾的流行地区，约 10% 的儿童是死于疟疾。且每年约有 3 亿~5 亿例的新发患者。

【发病机制与病理解剖】

红细胞外期不引起临床症状。疟疾发作与疟原虫红细胞内期成熟时间相一致。疟原虫在红细胞内摄噬血红蛋白产生代谢产物及疟色素，裂殖体成熟后胀破红细胞，代谢产物及疟色素随同裂殖子一起进入血流，作用于体温调节中枢引起发热等症状。不同种的疟原虫裂体增殖时间不同，其发作周期也不一样。一般间日疟及卵形疟隔日发作一次；三日疟隔两天发作一次；恶性疟原虫发育周期不规则，遂使发作不规律。

疟疾发病及其严重程度主要取决于疟原虫种类和原虫血症的数量。恶性疟原虫对红细胞破坏迅速而严重，能侵犯任何年龄的红细胞，贫血发生早且显著，且其红细胞内期裂体增殖多在内脏微血管进行，易致内脏损害，引起播散性血管内凝血（DIC）、溶血性黄疸等严重表现。间日疟原虫及卵形疟原虫感染年幼的红细胞，三日疟原虫仅侵犯衰老的红细胞，破坏红细胞较少，贫血较轻。在疟原虫感染过程中，体液免疫和细胞免疫均参与机体清除疟原虫的过程。疟原虫对抗宿主强大吞噬功能主要依靠繁殖周期中产生巨大数量的子代，以及抗原的多样性。

恶性疟原虫在红细胞中大量繁殖，受染红细胞体积增大成为球形，彼此粘连成团，并极易黏附于微血管内皮细胞，直接导致微血管堵塞和局部缺血缺氧。此种病变可见于脑、肺、肾等重要脏器。肿瘤坏死因子（TNF-α）等细胞因子的作用，也加重组织器官的病理损害。脑组织病变严重，则引起脑性疟疾。

疟疾的病理改变主要由于单核-吞噬细胞增生所致。脾肿大，脾内大量吞噬细胞吞噬含原虫的红细胞及红细胞碎片和疟色素，反复发作者网状组织纤维化，因而病愈后脾不缩小。肝细胞可有混浊肿胀与变性，Kupffer 细胞大量增生，内含疟原虫和疟色素。凶险发作可致脑组织、软脑膜显著充血、水肿，毛细血管充血，内含大量染有疟原虫的红细胞及聚集的红细胞阻塞微血管，引起环形出血、局灶性脱鞘和退行性病变。

【临床表现】

潜伏期包括整个红细胞外期和红细胞内期的第一个繁殖周期。间日疟及卵形疟 13~15 日，恶性疟 7~12 日，三日疟 24~30 日。感染疟原虫量和株的不同、人体免疫力和感染方式的差异形成不同的潜伏期。

疟疾的典型症状是突发性寒战、高热、大量出汗。疟疾患者寒战常常持续 20 分钟~1 小时，随后体温骤升，常达 40℃ 以上，伴有头痛、全身酸痛、乏力，但大多数患者神志清楚。高热多持续 2~6 小时，随后出现大汗，体温下降，该过程常常持续 30 分钟~1 小时，患者临床症状稍有缓解。各种疟疾的两次发作之间有不同的间歇期。间日疟的间歇期与卵形疟大致相同，约为 48 小时，三日疟约为 72 小时，恶性疟约为 36~48 小时。疟疾的反复发作造成大量红细胞的破坏，致使出现不同程度的贫血及脾肿大。

（一）间日疟

初次感染者常有前驱症状,如乏力、倦怠、头痛、四肢酸痛、食欲缺乏、腹部不适或腹泻、不规则低热等,持续2~3日,随后转为典型发作。分为三期:

1. 发冷期　骤感畏寒,口唇、指甲发绀,颜面苍白,进而寒战,即使盖厚棉被犹不能制止。持续约10分钟至2小时左右,寒战自行停止,体温上升。

2. 发热期　冷感消失,体温迅速上升,可达40℃以上。全身肌肉及关节酸痛乏力、口渴。可有剧烈头痛,呕吐,发热过高者甚至出现谵妄、抽搐。颜面潮红,皮肤干热,脉洪而速。持续2~6小时。

3. 出汗期　高热后期全身大汗淋漓,约经2~3小时体温降至正常。患者顿觉舒适而困倦,常安然入睡。整个发作过程约6~12小时,之后进入间歇期,无明显症状,可照常工作。典型者间歇48小时又重复上述过程。发作数次后常有鼻唇部疱疹,贫血和肝、脾肿大。初发时发作间期往往不规律。一般发作5~10次,因体内产生免疫力而自然终止。

（二）三日疟

发作时表现与间日疟相似,但3天发作1次,多于晨间发作,持续4~6小时。脾大、贫血较轻,复发率高。

（三）卵形疟

与间日疟相似。我国仅有少数病例报道。

（四）恶性疟

起病急缓不一,症状多变,其特点为:①多仅有冷感而无寒战;②体温高,热型不规则。初起常呈间歇发热,或不规则热,后期持续高热,长达20小时左右,甚至连续发作;③退热出汗不明显或不出汗;④脾大、贫血严重;⑤可致凶险发作;⑥前驱期血中即可检出疟原虫,无复发。

（五）凶险发作

绝大部分由恶性疟引起,偶见于间日疟或三日疟。缺乏免疫力的小儿及初次进入疟区的外来人口,又未及时治疗者,容易发病。

1. 脑型　在恶性疟的凶险发作中最常见,特点是:①常在一般寒热发作2~5日后出现,少数突然起病;②剧烈头痛,恶心、呕吐;③烦躁不安,进而嗜睡、昏迷;④半数可发生抽搐,儿童更多见;⑤如治疗不及时,可出现脑水肿,甚至呼吸、循环衰竭或肾衰竭;⑥大部分肝、脾肿大,出现黄疸、贫血、皮肤出血点;⑦脑膜刺激征阳性,可出现病理反射。

2. 胃肠型　除发冷、发热外,尚有恶心、呕吐、腹痛、腹泻,为水样便或血便,可伴里急后重,类似急性胃肠炎、痢疾或急腹症。吐泻严重者可发生休克和肾衰竭。

3. 过高热型　起病较急,体温迅速上升至41℃以上,持续不退。皮肤灼热、发红而干燥,呼吸急促,烦躁不安,谵妄、抽搐或昏迷,常于短期内死亡。

（六）其他类型

1. 输血疟疾　潜伏期7~10日,症状与蚊传者相似。只有红细胞内期,故治疗后无复发。

2. 婴幼儿疟疾　表现多不典型,可有低热、弛张热或稽留高热,也可不发热。发热前常无寒战,退热也无大汗。多有吐泻、抽搐或微循环障碍,病死率高。

（七）疟疾复发与再燃

迟发型子孢子经休眠期的原虫增殖后进入血流,并侵入红细胞,重又引起发作,称为复发。复发见于间日疟和卵形疟,恶性疟和三日疟子孢子无休眠期,故无复发。再燃是指经治疗发作得以控制,但由于治疗不彻底,血中仍有疟原虫残存,当抵抗力下降时,疟原虫增殖,临床症状再现。再燃多在初发3个月内发生。各种疟疾均有发生再燃的可能。

【并发症】

1. **溶血性尿毒综合征** 亦称黑尿热。骤起寒战、高热、腰痛、呕吐、尿少、酱油色尿(血红蛋白尿),严重贫血、黄疸,尿中有血红蛋白、蛋白、管型,尿胆原阳性。重者发生急性肾衰竭而死亡。其发生是由于大量被疟原虫寄生的红细胞在血管内裂解,引起高血红蛋白血症,也可由抗疟药(如伯氨喹)诱发。

2. **肾脏损害** 部分患者可发生急性肾小球肾炎和肾病综合征,表现为水肿、蛋白尿等,前者抗疟治疗有效,后者则无效。

【实验室检查】

(一)血象

红细胞和血红蛋白在多次发作后下降,恶性疟尤重;白细胞总数初发时可稍增高,之后正常或稍低,分类单核细胞常增多,吞噬有疟色素颗粒。

(二)疟原虫检查

1. **血液涂片(薄片或厚片)** 疟疾诊断的确立,有赖于厚或薄的血液涂片,吉姆萨染色后直接镜检疟原虫。厚血片先行溶血后检查,可使疟原虫受检量增大 10 倍,但无法确定其与红细胞的关系,应与薄血片同时参照检查。

2. **骨髓涂片** 阳性率明显高于外周血。

(三)血清学及 PCR 检查

抗疟抗体一般在感染后 2~3 周出现,4~8 周达高峰,以后逐渐下降。检查方法有间接免疫荧光试验、间接血凝试验与酶联免疫吸附试验等,阳性率可达 90%。一般用于流行病学检查。聚合酶链反应(PCR)更为精确,每毫升血液中含 10 个以上的疟原虫即可检测到,快速而特异。

【诊断与鉴别诊断】

(一)诊断

1. **流行病学资料** 发病前居住或到过疟疾流行区,新近有输血史。

2. **临床表现** 典型的周期性寒战、发热、出汗、脾肿大及贫血,是临床诊断疟疾的有力依据。凶险型多急起,高热、寒战、昏迷、抽搐等。流行区婴幼儿突然高热、寒战、昏迷,也应考虑到疟疾。

3. **实验室检查** 血液的厚、薄涂片查找到疟原虫即可确诊。寒战发作时血片找疟原虫阳性率高。必要时多次厚血涂片查找。如临床高度怀疑而血涂片查疟原虫多次阴性,可做骨髓穿刺涂片检查。

4. **治疗性诊断** 临床表现符合,但多次检查未找到疟原虫,可试用杀灭红细胞内期原虫的药物(如氯喹),治疗 48 小时发热控制者,可能为疟疾。但要注意耐氯喹虫株。

(二)鉴别诊断

根据流行病学资料、临床表现、病原学检查,与败血症、钩端螺旋体病、伤寒副伤寒、急性血吸虫病、粟粒性结核、胆道感染等鉴别。脑型疟疾需与流行性乙型脑炎、中毒性细菌性痢疾等鉴别。

发病地区、季节等流行病学资料在一定程度上可有助于疾病的鉴别。败血病、伤寒、副伤寒等疾病的特殊临床表现及相关的实验室检测对鉴别诊断有一定的帮助。确定病原体是最重要的鉴别依据。凡是有不明原因发热者,尤其是具有发作性、间歇性者,及时完善血液、骨髓涂片的疟原虫检查,大多数患者可获得明确的诊断。

【预后】

患者感染疟原虫的种类不同,其病死率亦不同,恶性疟的病死率较高,其余类型病死率稍低。婴幼儿感染者、延误诊治及耐多种抗疟药虫株感染者的病死率较高。脑型疟疾者病后可出现偏瘫、斜视、失语、小脑共济失调及精神异常等多种后遗症。

【治疗】

（一）抗疟原虫治疗

目的是既要杀灭红细胞内期的疟原虫以控制发作,又要杀灭红细胞外期的疟原虫以防止复发,还要杀灭配子体以防止传播。目前用于杀灭红细胞内裂体增殖疟原虫的常用药物有氯喹、青蒿琥酯等;杀灭红细胞内疟原虫配子体和迟发型子孢子的药物主要是伯氨喹。对间日疟和卵形疟患者必须联合用氯喹、伯氨喹,以防复发。在恶性疟感染后即使无重大器官受累也建议联合两种药物治疗,以免产生耐药。药物的选择需要根据多种因素综合决定,如是否诊断为恶性疟,原虫的密度大小,病情轻重,是否来自耐药流行区,局部地区的耐药类型及当地可供试用的药物等。由于疟原虫对多种抗疟药不断产生耐药,治疗中应注意疟原虫的耐药性及其耐药程度,合理选择药物。

1. 对氯喹敏感的疟疾发作治疗

(1)氯喹(chloroquine):氯喹对红细胞内裂殖体有迅速杀灭作用,吸收快,毒性较小,疗程短,是控制发作的首选药。服药后 24~48 小时退热,48~72 小时血中疟原虫转阴。磷酸氯喹 1g(基质 0.6g)口服;6~8 小时后再服 0.5g(基质 0.3g);第 2、3 日各服 0.5g。3 天总量为 2.5g。部分患者用后有头晕、恶心,过量可引起心脏房室传导阻滞、心律失常、血压下降。禁止不稀释静脉注射及儿童肌内注射。

(2)伯氯喹(primaquine):能杀灭红细胞外期原虫及配子体,故可防止复发和传播。磷酸伯氯喹 39.6mg(基质 22.5mg)紧接控制发作药物后口服,每日 1 次,连服 8 日。恶性疟口服 2~4 日以杀灭配子体防止传播。

2. 耐氯喹的疟疾发作治疗

(1)甲氟喹(mefloquine):有效杀灭红细胞内疟原虫,为长效制剂,半衰期约 14 日。750mg,1 次顿服。

(2)磷酸咯萘啶(pyronaridine phosphate):抗疟新药,能有效杀灭红细胞内期疟原虫。总剂量基质 1.2g。第 1 日 0.4g,分 2 次口服,第 2、3 日各顿服基质 0.4g。

(3)青蒿素(artemisinine)衍生物:双氢青蒿素片首剂 1g,第 2、3 日各服 0.5g;或用蒿甲醚针剂肌内注射,首剂 300mg,第 2、3 日各肌内注射 150mg;或用青蒿琥酯,成人首剂口服 100mg,第 2~5 日 50mg,每日 2 次口服,总量为 600mg。

3. 凶险疟疾发作的治疗

(1)氯喹:基质 10mg/kg,静脉滴注,4 小时内滴完,继以基质 5mg/kg 于 2 小时内滴完。每日总量不超过 25mg/kg。

(2)奎宁(quinine):抗疟作用与氯喹大致相同,除可较迅速杀灭红细胞内期原虫外,还有退热作用。其半衰期短,副作用多,仅用于抗氯喹的恶性疟及重症病例的抢救。二盐酸奎宁 500mg,置等渗葡萄糖溶液中 4 小时内静脉滴注,12 小时后可重复使用。清醒后改口服。静脉滴注过快可引起严重不良反应。

(3)磷酸咯萘啶(pyronaridine phosphate):3~6mg/kg,用生理盐水或葡萄糖溶液稀释后静脉滴注。2~3 日为 1 个疗程。

(4)青蒿素衍生物:用其注射剂,按规定溶解稀释后使用。

（二）基础及对症治疗

卧床休息。寒战时注意保暖,出汗则及时擦干,随时更换湿衣被。注意补给水和电解质,给予易消化、富营养饮食,贫血者可辅以铁剂。发热时行物理降温,高热可药物降温,超高热者可短期应用肾上腺皮质激素。凶险发作者应严密观察病情,详细记录出入量,做好基础护理。对脑型疟脑水肿和昏迷,应及时给予脱水治疗。黑尿热首先停用奎宁及伯氨喹,继之给予激素、碱化尿液及利尿等。严重肾衰竭可行血液透析。循环衰竭者按感染性休克处理。

【预防】

（一）管理传染源

及时发现疟疾患者并给予根治,做好登记、管理和追踪观察。对带疟原虫者进行休止期治疗或抗复发治疗,常用乙胺嘧啶加伯氨喹,可有效清除疟原虫。

（二）切断传播途径

主要是灭蚊和防蚊。清除积水,消除按蚊孳生环境。广泛应用灭蚊剂。使用驱避剂或蚊帐避蚊,在户外时尤应注意采取防蚊措施。

（三）保护易感人群

药物预防是目前常用的预防措施。在疟疾流行期,高疟区易感人群及外来人口可预防性服药,间断预防性治疗是减少高危人群感染的主要措施之一。成人常用氯喹 0.5g,每周 1 次口服。在耐氯喹流行区,可用甲氟喹 0.25g,每周 1 次口服。也可用乙胺嘧啶 25mg,每周 1 次口服。

疟疾疫苗、艾滋病疫苗与结核病疫苗已成为全球优先发展的三大疫苗。我国自主研制的"重组疟疾疫苗"已获得国家食品药品监督管理局及世界卫生组织的批准,进入临床试验。疟疾疫苗接种与药物干预相结合将有望大大减少疟疾的发病率和病死率。但是疟原虫的抗原多种多样,给疫苗研制带来巨大困难。子孢子蛋白和基因疫苗等疟疾疫苗正在开发研制中。

相关链接

我国科学家首次获得诺贝尔自然科学奖

青蒿素——传统中医药献给世界的礼物

屠呦呦,女,1930 年 12 月 30 日生,药学家,中国中医研究院终身研究员兼首席研究员,青蒿素研究开发中心主任。屠呦呦是第一位获得诺贝尔科学奖项的中国本土科学家、第一位获得诺贝尔生理医学奖的华人科学家。1971 年首先从黄花蒿中发现抗疟有效提取物,1972 年分离出新型结构的抗疟有效成分青蒿素。多年从事中药和中西药结合研究,突出贡献是创制新型抗疟药—青蒿素和双氢青蒿素。2011 年 9 月,获得被誉为诺贝尔奖"风向标"的拉斯克奖。2015 年 10 月,因发现青蒿素治疗疟疾的新疗法获诺贝尔生理学或医学奖。2017 年 1 月 2 日,被授予 2016 年度国家最高科学技术奖。这是国家最高科学技术奖首次授予女性科学家。

青蒿素来源主要是从青蒿中直接提取得到的有过氧基团的倍半萜内酯药物,或提取青蒿中含量较高的青蒿酸,然后半合成得到。青蒿素除青蒿外,尚未发现含有青蒿素的其他天然植物资源。青蒿素的发现和研制,是人类防治疟疾史上的一件大事,也是继喹啉类抗疟药后的一次重大突破。青蒿素及其衍生物的化学结构与抗疟作用与以往已知的抗疟药作用完全不同,对各种抗药疟原虫具有高效、速效、低毒的特点,是一个很有发展前途的新药。

(丁国锋)

学习小结

1. 疟疾是由疟原虫经雌性按蚊叮咬人体而传播的寄生虫病。传染源为疟疾患者和带疟原虫者,自然传播媒介是雌性按蚊,最重要的是中华按蚊。疟原虫在红细胞内摄噬血红蛋白产生代谢产物及疟色素,裂殖体成熟后胀破红细胞,代谢产物及疟色素随同裂殖子一起进入血流,作用于体温调节中枢引起发热等症状。

2. 疟疾临床分为间日疟、三日疟、

卵形疟、恶性疟、凶险发作（又包括脑型、胃肠型、过高热型）以及输血疟疾和婴幼儿疟疾。间日疟典型发作分为三期：发冷期、发热期、出汗期。整个发作过程约6~12小时，之后进入间歇期，典型者间歇48小时又重复上述过程。疟疾凶险发作病情危重，预后不良。疟疾并发症主要有溶血性尿毒综合征（黑尿热）、肾脏损害。

3. 诊断依据流行病学资料、临床表现、实验室检查。血液涂片和骨髓涂片查找到疟原虫即可确诊。多次检查未找到疟原虫，可进行诊断性治疗。

4. 目前，用于杀灭红细胞内裂体增殖疟原虫的常用药物有氯喹、青蒿琥酯等；杀灭红细胞内疟原虫配子体和迟发型子孢子的药物主要是伯氨喹。对间日疟和卵形疟患者必须联合用氯喹、伯氨喹，以防复发。预防宜采取综合性预防措施，管理传染源、灭蚊和防蚊，疟疾流行期间，高疟区易感人群及外来人口可预防性服药。

复习参考题

1. 疟疾的常用实验室检查项目有哪些？
2. 试述疟疾的诊断依据。
3. 抗疟原虫治疗目的和要点是什么？

第三节　黑热病

学习目标

掌握	黑热病的临床表现、诊断与病原治疗药物。
熟悉	黑热病的发病机制与病理解剖。
了解	黑热病的病原学、流行病学、预防。

黑热病(Kala-azar)又称内脏利什曼病(visceral Leishmaniasis)，是由杜氏利什曼原虫引起的慢性地方性传染病，主要通过白蛉叮咬传播。杜氏利什曼原虫主要侵犯内脏，寄生于单核-吞噬细胞系统，引起黑热病。临床以长期不规则发热、进行性脾肿大、消瘦、贫血、白细胞减少及血浆球蛋白增高为特征。黑热病仍是危害人类健康的重要寄生虫病。

【病原学】

引起内脏利什曼病的病原体是杜氏利什曼原虫。杜氏利什曼原虫(Leishmania donovani)属锥体科，为细胞内寄生的鞭毛虫。杜氏利什曼原生活史有前鞭毛体和无鞭毛体两个时期。杜氏利什曼原虫的前鞭毛体见于白蛉消化道，在22~25℃培养基中，呈纺锤形，前端一游离鞭毛，约11~16μm。无鞭毛体见于人和哺乳动物单核-吞噬细胞内，在37℃组织培养中呈卵圆形。

当雌白蛉叮咬患者和被感染动物时，血中利杜体被吸入白蛉胃中，2~3天后发育成为成熟前鞭毛体，活动力加强并迅速繁殖，1周后大量聚集于白蛉口腔和喙，此时在叮咬人或其他动物宿主时，成熟前鞭毛体随唾液侵入，在皮下组织鞭毛脱落成为无鞭毛体。有些利杜体被吞噬细胞吞噬，有些则可侵入血流，到达身体各部位如肝、脾、骨髓和淋巴结等的单核-吞噬系统中大量繁殖引起病变。

【流行病学】

（一）传染源

患者和病犬为主要传染源。不同地区传染源可不同,城市平原地区以患者为主要传染源,丘陵山区主要传染源为病犬,在边远荒漠地区,野生动物为主要传染源。

（二）传播途径

中华白蛉是我国黑热病主要传播媒介,通过白蛉叮咬传播,偶可经破损皮肤、黏膜及胎盘或输血传播。

（三）人群易感性

人群普遍易感,但易感性随年龄增长而降低。病后可获较持久的免疫力。

（四）流行特征

本病为地方性传染病,但分布较广,世界上数十个国家内均有发病。我国出现的病例主要分布在长江以北某些地区,农村多发。因起病缓慢,发病无明显季节性。成人患者男性略多于女性,儿童则无明显性别差异。农村较城市多发。

【发病机制与病理解剖】

（一）发病机制

当受染白蛉叮咬人时,利杜体注入皮下组织,被单核-巨噬细胞吞噬,随血流至全身,在单核-巨噬细胞内繁殖,引起巨噬细胞破裂,利杜体逸出又被其他巨噬细胞吞噬。如此反复,导致大量巨噬细胞破坏并增生,造成肝、脾及淋巴结肿大,骨髓增生。细胞增生和继发的阻塞性充血是肝脾、淋巴结肿大的基本原因。

（二）病理解剖

基本病理变化为巨噬细胞及浆细胞增生,主要病变在脾、肝、骨髓与淋巴结。脾脏因血流受阻而显著充血、肿大,巨噬细胞极度增生,内含大量利杜体,偶可因小动脉受压发生脾梗死。肝脏呈轻、中度肿大,Kupffer 细胞、肝窦内皮细胞及汇管区巨噬细胞内充满大量利杜体;肝细胞因受压缺血而发生萎缩或脂肪变。骨髓显著增生,巨噬细胞内可见大量利杜体;中性粒细胞、嗜酸性粒细胞及血小板生成明显减少。淋巴结肿大,皮质、髓质及窦道内可找到含利杜体的巨噬细胞,浆细胞增多。此外,扁桃体、肺、肾、胰腺、睾丸等组织内亦有巨噬细胞增生,内含利杜体。

【临床表现】

潜伏期长短不一,平均3~5个月(可短至10天长至9年)。

（一）典型临床表现

1. **发热**　起病缓慢,长期不规则发热,约1/2~1/3 病例呈双峰热型,即 1 日内有 2 次体温升高,升降幅度超过 1℃。发热虽持续较久,但全身症状不明显,尚能参加一般劳动,是其特征。

2. **脾、肝及淋巴结肿大**　脾脏呈进行性肿大,起病两周左右即可触及,质软,半年可平脐,年余可达盆腔,随病期延长逐渐变硬,极度肿大者可出现脾功能亢进。若脾内栓塞或出血,可引起脾区疼痛和压痛。肝大稍晚,较脾肿大轻,偶见黄疸和腹水。淋巴结呈轻、中度肿大,无明显压痛。

3. **贫血及营养不良**　晚期患者(发病1~2 年后)可出现贫血和营养不良,表现为消瘦、精神萎靡、头发稀疏、心悸气短、面色苍白、水肿及皮肤粗糙、皮肤颜色加深,故称之为黑热病。因血小板减少亦可出现鼻出血、牙龈出血及皮肤出血点等。

病程中症状缓解与加重可交替出现。一般病后 1 个月进入缓解期,体温下降,症状减轻,脾脏缩小,血象好转,持续数周后又出现反复发作,病程迁延不愈。

（二）特殊临床类型

1. **皮肤型黑热病**　多有黑热病史,皮损主要是结节、丘疹和红斑,可见于各部位,但面颊部为多,结节可连成片状如瘤型麻风。可于病变部位找到利杜体。患者一般状态良好,大多数能照常工作及劳动,病程可长达数年之久。

2. **淋巴结型黑热病**　较少见,多无黑热病病史,亦可与黑热病同时发生。浅表淋巴结肿大如花生米大小,尤以腹股沟部多见,亦可融合成大块状,较浅可移动,局部无红肿热痛。全身情况良好,肝脾多不大或轻度增大。

【并发症】

常见有细菌性感染(如肺炎、齿龈溃烂、坏疽性口炎)、急性粒细胞缺乏症等。

【实验室检查】

（一）血象

全血细胞减少,其中白细胞减少最明显,多在$(1.5 \sim 3.0) \times 10^9/L$,甚至中性粒细胞缺乏。常有中度贫血,晚期可有严重贫血。血小板明显减少,一般为$(40 \sim 60) \times 10^9/L$。

（二）血浆蛋白

血浆球蛋白显著增高,白蛋白减少,A/G 可倒置。球蛋白沉淀试验(水试验、醛凝试验)多呈阳性。

（三）病原学检查

1. **涂片检查**　常用骨髓涂片检查利杜体,阳性率80%~90%。脾穿刺涂片阳性率高达90%~99%,但因有一定危险很少采用。其他尚有血液沉淀法涂片、淋巴结穿刺涂片、周围血厚涂片。

2. **原虫培养**　如原虫少,涂片检查阴性,可将穿刺物接种于含兔血的培养基或鸡胚培养,7~10天可得阳性结果。

（四）血清免疫学检测

用间接免疫荧光抗体试验(IFA)、酶联免疫吸附试验(ELISA)等方法检测特异性抗体,阳性率及特异性均较高。还可用单克隆抗体抗原斑点试验(McAb-AST)等方法检测循环抗原。

（五）分子生物学技术

用聚合酶链反应(PCR)及 DNA 探针技术检测利杜体 DNA,敏感性、特异性高。

【诊断与鉴别诊断】

（一）诊断

1. **流行病学资料**　白蛉活动季节,有流行区居住或逗留史。

2. **临床表现**　起病缓慢,长期、反复不规则发热,进行性脾肿大、贫血、消瘦、白细胞减少等,而全身中毒症状相对较轻。

3. **实验室检查**　全血细胞减少,贫血,血小板减少;血浆球蛋白显著增高,白蛋白减少,A/G 可倒置;血清特异性抗原抗体检测阳性有助诊断。黑热病确诊依赖于淋巴结、骨髓或脾、肝组织等穿刺物涂片找到利杜体或穿刺物培养查见前鞭毛体。尽早行骨髓涂片检测是避免黑热病误诊的关键。

4. **治疗性诊断**　可用葡萄糖酸锑钠试验治疗,若疗效显著有助于本病诊断。

（二）鉴别诊断

需与其他长期不规则发热、脾大及白细胞减少的疾病鉴别,如白血病、结核病、伤寒、疟疾、布氏杆菌病、恶性组织细胞病、霍奇金病、慢性血吸虫病。

【治疗】

（一）一般治疗

患者应卧床休息,增强营养,保持液体和电解质的平衡,预防和治疗继发感染,以及高热时的对症处理如物理降温等。严重贫血者在应用锑剂治疗前须先用铁剂和输血,以改善贫血。

（二）病原治疗

1. 锑剂　首选 5 价锑制剂葡萄糖酸锑钠（sodium stibogluconate）。

（1）6 日疗法：总剂量成人 100mg/kg（90～130mg/kg），儿童 150～200mg/kg，分 6 次，每日 1 次，肌内注射或稀释后缓慢静脉注射。疗效迅速而显著，副作用少。

（2）3 周疗法：病情危重或有心脏、肝脏疾患时可改用 3 周疗法。总剂量成人 150mg/kg，儿童 200mg/kg，分 6 次，每周 2 次，肌内注射或稀释后缓慢静脉注射。

（3）重复治疗：未愈或复发者可重复治疗，有时需要在 6 日疗法剂量基础上加大 1/3 量。

2. 非锑剂　仅适用于锑剂过敏者、"抗锑剂"患者或有白细胞缺乏者。

（1）喷他脒（pentamidine）：每次 4mg/kg，新鲜配制成 10% 溶液肌内注射，每日或间日 1 次，10～15 次为 1 个疗程。治愈率 70% 左右。

（2）米替福新（miltefosine）：成人口服 100mg/d，相当于 25mg/kg，28 天为 1 个疗程。可作为葡萄糖酸锑钠的替代治疗。

（3）两性霉素 B：每次 1mg/kg，每 2 天用药 1 次，静脉滴注，15 天为 1 个疗程。对黑热病有良好疗效，但不良反应多，临床上较少应用。

（4）巴龙霉素（paromomycin）：在印度及一些国家经过三级临床试验已经批准用于黑热病的治疗。成人按 15mg/（kg·d），21 天为一个疗程，可达到与葡萄糖酸锑钠剂相似的效果，且安全、便宜。

（三）脾切除

有巨脾或伴脾功能亢进，或多种治疗无效时应考虑脾切除。术后再给予病原治疗，治疗 1 年后无复发者视为治愈。

为了缩短治疗时间，增强难治性病例的临床治愈率，有研究者提出联合治疗方案。一项联合治疗的效价比研究显示米替福新联合巴龙霉素优于两性霉素 B 脂质体与巴龙霉素。两性霉素 B 脂质体与巴龙霉素、两性霉素 B 脂质体与米替福新或米替福新联合巴龙霉素均可达到 97% 的治愈率。

治愈标准：体温正常，症状消失，一般情况改善；增大的肝脾回缩；血象恢复正常；原虫消失；治疗结束随访半年以上无复发。患者经特效药物治疗后，痊愈率较高，一般不会再次感染，可获得终生免疫。

【预防】

（一）管理传染源

在流行区要定期对犬类进行利什曼原虫普查，发现病犬及时捕杀，对健康犬给予药物预防性治疗，并可对家犬进行药浴以防止白蛉的叮咬。流行区白蛉繁殖季节前，普查并根治患者。山区丘陵地带及时查出病犬。

（二）消灭传播媒介

消灭传播媒介、切断传播途径，是防制黑热病流行的根本措施。白蛉活动季节喷洒敌敌畏、美曲膦酯等药物以杀灭白蛉，防止其孳生。

（三）加强个人防护

防止被白蛉叮咬是保护健康人群感染黑热病的重要措施。居住和进入黑热病流行区的人群，对身体裸露部位要做好防护。睡觉时要有细孔纱门纱窗或蚊帐。用邻苯二甲酸二甲酯涂皮肤，以防白蛉叮咬。

（丁国锋）

1. 黑热病是由杜氏利什曼原虫引起的慢性地方性传染病，患者和病犬为主要传染源，主要通过白蛉叮咬传播利杜体。基本病理变化为巨噬细胞及浆细胞增生，主要病变在脾、肝、骨髓与淋巴结。

2. 典型临床表现为长期不规则发热，脾、肝及淋巴结肿大，消瘦、贫血及营养不良，皮肤粗糙、皮肤颜色加深，故称之为黑热病。

3. 诊断依据流行区居住或逗留史、临床表现、实验室检查。确诊依赖于淋巴结、骨髓或脾、肝组织等穿刺物涂片找到利杜体或穿刺物培养查见前鞭毛体。

4. 病原治疗首选 5 价锑制剂葡萄糖酸锑钠。非锑剂仅适用于锑剂过敏者、"抗锑剂"患者或有白细胞缺乏者，有喷他脒、米替福新等。有巨脾或伴脾功能亢进，或多种治疗无效时应考虑脾切除。

试述黑热病的诊断。

第四节　弓形虫病

掌握	弓形虫病的流行病学、临床表现、诊断、预防。
熟悉	弓形虫病的发病机制与病理解剖。
了解	弓形虫病的病原学、治疗。

弓形虫病(Toxoplasmosis)是由刚地弓形虫(Toxoplasma gondii)引起的人畜共患病。本病为全身性疾病，呈世界性分布，人群普遍易感，但多为隐性感染。人通过先天性或获得性途径感染，免疫功能低下者可致全身性播散感染。对人类危害最大的是先天性弓形虫病，胎儿受到感染后可引起各种畸形，并造成流产、死产、早产或增加妊娠并发症。本病呈世界性分布，是艾滋病患者重要的机会性感染之一。

【病原学】

刚地弓形虫是专性细胞内寄生的原虫，因其滋养体呈弓形而得名。弓形虫属孢子虫纲，真球虫目，弓形虫科，弓形虫属。其生活史中出现 5 种形态，即滋养体(速殖子)、包囊(缓殖子)、裂殖体、配子体及卵囊。前 3 期为无性生殖，后 2 期为有性生殖。根据其发育阶段的不同有五种形态，包括滋养体、包囊、裂殖体、配子体和卵囊。其中滋养体、包囊、卵囊与传播及致病有关。中间宿主体内只有滋养体和包囊，终宿主体内 5 种形态共存。

弓形虫生活史的完成需双宿主。在终宿主(猫及其他猫科动物)体内上述 5 种形态俱存；在中间宿主(禽类、哺乳动物和人)体内则仅有无性生殖。卵囊发育成熟后含 2 个孢子囊，囊内各含 4 个子孢子。卵囊被猫或猫科动物吞食后，在肠道内子孢子逸出，侵入回肠末端黏膜上皮细胞进行裂体增殖，细胞破裂后裂殖子逸出,侵入附近的细胞继续裂体增殖,部分则发育为雌雄配子体,由配子增殖形成卵囊,进入肠腔,经粪便排出。感染性卵囊若被中间宿主吞入,进入小肠后子孢子穿过肠壁,随血液或淋巴循环播散至全身,在组织细胞内以快速的内芽增殖法繁殖。在细胞内可形成多个虫体的集合体,称假包囊,假囊内的个体即滋养体,为急性感染期的常见形态。宿主细胞破裂后,滋养体散出再侵犯其他组织细胞,如此反复增殖,宿主逐渐产生免疫力,使原虫繁殖减慢,囊壁形成,称为包囊,包囊内原虫称缓殖子。包囊在中间宿主体内可存在数月、数年甚至终生。

滋养体对温度和各种消毒剂都较敏感,加热54℃能存活10分钟,但对寒冷有抵抗力,在1%甲酚皂溶液(来苏)或盐酸溶液中1分钟即可死亡。而包囊对酸、碱和常用消毒剂抵抗力很强,在4℃环境中可存活68天,胃液内可生存3小时,但不耐干燥和高温,56℃、10~15分钟可杀灭包囊,80℃时1分钟即死亡。卵囊对酸、碱和常用消毒剂的抵抗力较强,但对热的抵抗力较弱。因此,加热是防止卵囊传播最有效的方法。

相关链接

弓形虫的发现与命名

1908年法国学者Nicolle及其同事研究野生动物利什曼原虫感染时,在刚地梳趾鼠的肝、脾单核细胞中发现了一种形态类似利什曼原虫的寄生物,于1909年命名为刚地弓形体(Toxoplasma gondii)。1909年意大利细菌学家Spledore在巴西的死于寄生虫病的兔体内也发现了弓形虫,称之为兔弓形体(Toxoplasma cuniculi)。1908—1939年的30多年间,至少有16位研究者在鼠、鸡、兔、猫、狗等18种脊椎动物体内发现弓形虫并随即给予一个新命名。1922年捷克眼科医师Janku报道了1例弓形虫病,这是人类弓形虫病例的首次报道。1969年英国学者Hutchison在猫粪中发现了卵囊,至此,对弓形虫的生活史才开始有比较全面的认识。

弓形虫属于原生动物门,孢子虫纲,球虫亚纲,真球虫目,弓形虫属,刚地种。国内早期文献的汉译名有:弓浆体、弓浆虫、毒浆体、毒浆虫、毒浆弓形原虫、弓形体、弓形原虫等。"Toxo"一词来源于希腊"Tosov",乃弓形之意而非毒,Plasma即形体之意而非浆,故译为弓形体比较合适,但滋养体只是此原虫全部生活史中的一部分,并不能代表此虫的全貌或全部生活周期相,故称之为弓形虫更恰当,对此,国内学者的认识已趋于一致。

【流行病学】

(一)传染源

弓形虫是一种多宿主原虫,对中间宿主的选择不严。众多哺乳类动物和禽类均可作为弓形虫的储存宿主,猫和猫科动物因其粪便中排卵数量多,且持续时间长,是本病最重要的传染源。其次为猪、羊、狗、鼠等。猫及猫科动物初次感染弓形虫后3到5天后开始排除卵囊,平均持续8天,也有的可以长达3周。犬类作为弓形虫的中间宿主,可先天性和获得性感染弓形虫。病畜和带虫动物是传染源。其脏器、肉、血液、乳汁、粪便、尿液及其他分泌物、排泄物、流产胎儿体内、胎盘及其他流产物中都含有大量的滋养体、速殖子、缓殖子;尤其是随猫粪排除的卵囊污染的饲料、饮水和土壤,都可作为传染源。急性期患者的尿、粪、唾液和痰内存在弓形虫,但其不能在外界久存,除孕妇可经胎盘传染给胎儿外,患者作为传染源的意义甚小。

(二)传播途径

可分为先天性和获得性两种,前者指胎儿在子宫内从母体获得感染,后者指出生后从周围环境获得感染。人体感染弓形虫的途径有多种,其中经口感染是最常见的方式。经输血、器官移植可在人与人之间传播弓形虫病。节肢动物携带卵囊也具有一定的传播意义。

1. **先天性传播**　孕期急性感染后,无论为显性或隐性感染,均可能通过胎盘传给胎儿。孕早期 3 个月内胎儿受染率低,一旦感染可致严重的先天性弓形虫病;后期感染胎儿受染率可高达 65%。现在我国有很多医院已在开展对孕妇普遍进行弓形虫抗体检查。

2. **获得性传播**　主要经口感染,进食被卵囊污染的食物、未煮熟的含有包囊和假包囊的肉、蛋或未经消毒的奶,饮用被污染的水,均可能受染。猫、狗等动物的唾液或呼吸道分泌物中的弓形虫,可通过与其密切接触经黏膜及破损的皮肤侵入人体。此外,尚可通过实验室污染、输血及器官移植传播。

(三)人群易感性

人类普遍易感。胎儿、婴幼儿、肿瘤、艾滋病患者及长期接受免疫抑制剂等免疫功能低下人群尤易感染,且多呈显性感染。免疫缺陷者可使隐性感染复燃而出现急性症状。职业、生活方式、饮食习惯与弓形虫感染密切相关。动物饲养员、屠宰场工作人员及医务人员等受染机会较多。

(四)流行特征

弓形虫病呈全球性分布,其发生与气候、地理等自然因素关系不大,而与生活习惯、生活条件、接触犬类及猫科动物等因素有关。人群抗体阳性率 25%~50%。动物和人的感染均极普遍,但多为隐性感染或原虫携带者,农村高于城镇,成人多于儿童。我国为流行地区,人群感染率较高,少数民族地区及农村感染率更高,其分布无明显季节差异,一般为散发,偶有家庭积聚现象。

弓形虫病在 20 世纪 60~70 年代在我国发生和流行时,多以暴发型和急性型为主,给养殖业造成极大损失。近年来虽然仍有了零星散发或局部小范围暴发,但以隐性感染为主要流行形式,受感染者一般无可见临床症状,但血清学检测阳性率较高。

【发病机制与病理解剖】

弓形虫主要经消化道进入人体,经局部淋巴结或直接进入血液循环,造成虫血症。弓形虫从入侵部位进入血液后散布全身,并迅速进入单核-吞噬细胞及宿主各脏器或组织细胞内繁殖,直至细胞胀破,原虫逸出,滋养体(速殖子)再侵入邻近细胞。如此反复不已,造成局部组织灶性坏死和周围组织炎性反应,此为急性期的基本病变。如患者免疫功能正常,可迅速产生特异性免疫从而清除弓形虫,形成隐性感染。宿主感染弓形虫后,在正常情况下,可产生有效的保护性免疫,多数无明显症状,当宿主免疫缺陷或免疫功能低下时才引起弓形虫病,即使隐性感染,也可导致复发或致死的传播感染。

弓形虫可侵袭各种脏器或组织,病变好发部位为中枢神经系统、眼、淋巴结、心、肺、肝和肌肉等,以淋巴结、眼和脑的病变最具特征性。淋巴结有高度滤泡增生,生发中心边缘细胞的细胞质呈嗜酸性变,组织巨噬细胞不规则聚集。眼可产生单一或多发坏死性病灶,有单核细胞、淋巴细胞和浆细胞浸润,病灶中可查见滋养体或包囊。可出现坏死性视网膜炎等。脑可表现为局灶性或弥散性脑膜脑炎,伴有坏死和小神经胶质细胞结节。病灶及其附近血管周围有单核细胞、淋巴细胞和浆细胞浸润,其周边可查到弓形虫。

【临床表现】

多数是无症状的带虫者,仅少数人发病。临床上轻型多为隐性感染,重者可出现多器官功能损害。

(一)先天性弓形虫病

主要发生在初次感染的孕妇,呈急性经过。孕期母体初次感染的时间越早,胎儿的受染率越低,但一旦感染胎儿受损越严重。胎儿受到感染后,可发生早产、流产和死产,并可引起各种先天性畸形,如小脑畸形、脑积水、无脑儿、脊椎裂、癫痫、视网膜脉络膜炎、白内障、失明、近视、斜视、耳聋、单眼或无眼、多囊肾、生殖器官缺陷等,尤以脑和眼病最多。也可产下先天愚型儿、弱智儿和发生婴儿肝炎综合征。

（二）获得性弓形虫病

因虫体侵袭部位和机体反应性不同而呈现不同的临床表现。轻者多为隐性感染,主要表现为淋巴结肿大。重症可并发心肌炎、肺炎,也可出现中枢神经系统症状。在免疫力低下者,常表现为脑炎、脑膜脑炎、癫痫和精神异常。眼病表现以脉络膜视网膜炎为多见。

【并发症】

主要并发症为继发细菌感染。胎儿、婴幼儿、肿瘤、艾滋病患者及长期使用免疫抑制剂者患弓形虫病后,极易继发细菌感染,出现寒战、高热、毒血症状。

【实验室检查】

（一）病原体检查

1. **直接镜检** 取脑脊液、痰液、胸腹水、骨髓等涂片,胎盘、淋巴结等组织的印片或切片,染色后镜检,可发现滋养体、包囊。用直接荧光标记抗体或直接酶标抗体查找病原体,可提高阳性率。

2. **弓形虫分离与鉴定** 取患者血液、骨髓、脑脊液、眼前房水、渗出物、痰或活检组织如淋巴结、肌肉、扁桃体、肝、脾,接种动物或组织培养,以分离、鉴定弓形虫。

（二）免疫学检查

是协助诊断及流行病学调查的重要检测方法。

1. **弓形虫素皮内试验** 感染后阳性出现较晚,但持续时间很久,适用于流行病学调查。

2. **染色试验** 是最早使用的检测抗体的免疫诊断方法。抗体一般于发病后 10~14 日出现,且能持续多年。

3. **血清学检查** 间接荧光抗体技术(IFAT)、酶联免疫吸附试验(ELISA)、间接血凝试验(IHA)可检测特异性 IgM 和 IgG 抗体。因 IgM 不能通过胎盘传给胎儿,故婴儿阳性表示其已受感染。血清和体液中的弓形虫循环抗原(C-Ag)与免疫复合物(CIC)检测,是急性感染的可靠指标。

（三）分子生物学技术

近年来用核酸原位杂交或 PCR 检测弓形虫 DNA,快速、敏感而又特异,有助于弓形虫感染的诊断。

（四）其他

包括血常规、眼底检查、脑脊液常规与生化检查、头部 CT 及 MRI 等影像学检查、组织病理学检查等。

【诊断与鉴别诊断】

应综合流行病学资料、临床表现、病原学及免疫学检测结果进行诊断。对先天性畸形及艾滋病合并脑炎者均应考虑到弓形虫感染,确诊有待病原学或血清学证实。

先天性弓形虫病应与 TORCH 综合征(风疹、巨细胞病毒感染、单纯疱疹和弓形虫病)的其他疾病相鉴别。此外,弓形虫病尚需与梅毒、李斯特菌、传染性单核细胞增多症、淋巴瘤、病毒性脑膜脑炎、新型隐球菌及结核性脑膜炎等鉴别。病原体应与利杜体和荚膜组织胞浆菌病相鉴别。

【预后】

弓形虫病的预后取决于宿主的免疫功能状态以及受累的器官。孕期感染可导致妊娠异常或胎儿先天性畸形。先天性弓形虫病的预后较差,未治疗者病死率约 12%。免疫功能低下者患弓形虫病易发生全身播散,有相当高的病死率。单纯淋巴结肿大型预后良好。

【治疗】

成人弓形虫感染多呈无症状带虫状态,一般不需要抗虫治疗。以下几种情况需要抗弓形虫治疗:①免疫功能正常的获得性感染者出现重要器官受累,如眼及脑弓形虫病等;②免疫功能缺陷者急性和隐性弓形虫感染;③先天性弓形虫病患儿;④血清学试验从阴性转为阳性的孕妇(近期弓形虫感染)。弓形虫病治疗药物的选择和持续时间取决于弓形虫病的临床表现和免疫状态。目前公认的药物有乙胺嘧啶、磺胺嘧啶、阿奇霉素、乙酰螺旋霉素、克林霉素等。乙胺嘧啶和磺胺嘧啶联合治疗有协同作用,免疫功能正常的急性感染者疗程1个月,免疫功能低下者应适当延长疗程,伴艾滋病的患者应给予维持量长期服用。因乙胺嘧啶有致畸的可能,孕妇在妊娠4个月内可选用乙酰螺旋霉素。

(一)常用抗弓形虫药物及治疗方案

常用抗弓形虫药物有乙胺嘧啶、磺胺嘧啶(或磺胺吡嗪、磺胺二甲嘧啶、复方磺胺甲噁唑)、乙酰螺旋霉素、克林霉素、阿奇霉素、罗红霉素及青蒿素、喷他脒等。抗弓形虫滋养体疗效肯定,但对其包囊疗效不佳,故易于复发。乙胺嘧啶与磺胺嘧啶联合治疗有协同作用。乙胺嘧啶有致畸作用,孕妇在妊娠4个月内可选用乙酰螺旋霉素。

可采用诱导维持疗法,即先用4~6周多种抗弓形虫药大剂量联合治疗(诱导强化治疗),再减少种类、减小剂量(强化治疗的1/2量)长期维持。首选的联合治疗方案:①乙胺嘧啶成人首剂200mg,随后50~75mg/d,口服;儿童1mg/(kg·d),分2次口服;②亚叶酸10~20mg/d,可加至50mg/d,口服或静脉注射、肌内注射;③磺胺嘧啶成人4~6g/d,分4次口服;儿童150mg/(kg·d),分4次口服。也可不用磺胺嘧啶而用克林霉素,成人每次600mg(剂量可加至每次1200mg),每6小时1次,口服或静脉滴注;儿童10~25mg/d,分4次口服或静脉滴注。可替代的联合治疗方案有复方磺胺甲噁唑、乙胺嘧啶和亚叶酸,联合克拉霉素或阿奇霉素等。

(二)孕妇抗弓形虫治疗

一旦确诊应尽早进行抗弓形虫治疗。可用乙酰螺旋霉素,亦可用克林霉素,3周为1个疗程,间隔1周再重复治疗。忌用乙胺嘧啶。

【预防】

普及弓形虫病知识,切实提高对弓形虫病的认识。搞好环境卫生,加强水源、粪便及禽畜管理。动物性食品弓形虫含有率高,不吃不熟的肉。不要与猫、狗等动物密切接触。孕期不要养猫,不要与猫密切接触。对患者和有病动物的胎盘或流产死胎要严格消毒处理。对屠宰场及肉类加工厂工作人员要定期检测血清抗体,以便及时发现弓形虫感染并治疗。血清抗体阴性的孕妇对弓形虫易感,最需要加强预防避免感染,以防止先天性弓形虫病的发生。对孕妇进行治疗可以降低新生儿出生时的亚临床感染率。

鉴于宠物犬、猫弓形虫病关系到公共卫生安全,宠物弓形虫病的预防就显得尤为重要。需要注意以下几点:让猫固定居所,而不是放养,任其在外游荡,应给犬、猫吃熟食或成品粮,不让其在外自由捕食,以免吃了感染的鼠或鸟类而把弓形虫带回家;及时清除犬、猫粪便,因为在其粪便中的卵囊需要在外界发育2~5天才感染性。所以,及时处理宠物粪便非常重要。避免宠物抓伤、咬伤,不要与宠物过分亲密接触,如让宠物舔手、脸、同桌共餐、同床共眠。经常给宠物洗澡。通过以上措施减少宠物感染弓形虫,也可以减少人经宠物感染弓形虫的概率。

(丁国锋)

学习小结

1. 弓形虫病是由刚地弓形虫引起的人畜共患病。众多哺乳类动物和禽类均可作为储存宿主,猫是最重要的传染源。人通过先天性或获得性途径感染,免疫功能低下者可致全身性播散感染。

2. 弓形虫可侵袭各种脏器或组织,病变好发部位为中枢神经系统、眼、淋巴结、心、肺、肝和肌肉等,以淋巴结、眼和脑的病变最具特征性。

3. 临床上,胎儿受到刚地弓形虫感染后,可发生早产、流产和死产,并可引起各种先天性畸形，为先天性弓形虫病。获得性弓形虫病多数无症状或仅有发热、全身淋巴结肿大及肝、脾肿大。免疫功能缺损者的获得性弓形虫病可出现广泛散播和多器官致命感染。

4. 诊断应综合流行病学资料、临床表现、病原学及免疫学检测结果进行诊断。对先天性畸形及艾滋病合并脑炎者均应考虑到弓形虫感染，确诊有待病原学或血清学证实。

5. 成人弓形虫感染如需抗弓形虫治疗可选用乙胺嘧啶、磺胺嘧啶、乙酰螺旋霉素、克林霉素、阿奇霉素、罗红霉素及青蒿素、喷他脒等。

6. 预防采取加强水源、食品、粪便及禽畜管理，不与猫、狗等动物密切接触。

复习参考题

1. 弓形虫病的传播途径有哪些？

2. 免疫功能缺损者的获得性弓形虫病都有哪些临床表现？

3. 成人弓形虫感染有哪些情况需要抗弓形虫治疗？

第七章　蠕虫病

7

学习目标

掌握　日本血吸虫病、并殖吸虫、华支睾吸虫病、姜片虫病、丝虫病、钩虫病、蛔虫病、蛲虫病、旋毛虫病、肠绦虫病、囊尾蚴病、棘球蚴病的主要临床表现和预防治疗。

熟悉　日本血吸虫病、并殖吸虫、华支睾吸虫病、姜片虫病、丝虫病、钩虫病、蛔虫病、蛲虫病、旋毛虫病、肠绦虫病、囊尾蚴病、棘球蚴病的生活史和传播途径。

了解　日本血吸虫病、并殖吸虫、华支睾吸虫病、姜片虫病、丝虫病、钩虫病、蛔虫病、蛲虫病、旋毛虫病、肠绦虫病、囊尾蚴病、棘球蚴病的发病机制。

第一节 日本血吸虫病

学习目标

掌握	日本血吸虫病的主要临床表现和预防治疗。
熟悉	日本血吸虫病的生活史和传播途径。
了解	日本血吸虫病的发病机制。

日本血吸虫病(schistosomiasis japonica)是寄生在门静脉系统的血吸虫及虫卵所致的一种急性和慢性疾病。由皮肤或黏膜接触含尾蚴的疫水感染,主要病变为虫卵沉积于肠道和肝脏等组织引起的虫卵肉芽肿。

血吸虫病主要在热带和亚热带地区流行,尤其是无法获得安全饮用水和适当卫生设施的贫穷地区。目前公认寄生于人体的血吸虫主要有5种,分别是日本血吸虫、曼氏血吸虫、湄公河血吸虫、间插血吸虫和埃及血吸虫。日本血吸虫是其中之一,在日本首先发现,分布于中国、日本、菲律宾、印度尼西亚、泰国等亚洲地区。据世界卫生组织估计,截至2015年,全球至少有2.18亿人需要得到血吸虫病预防性治疗,有超过6650万人在进行血吸虫病治疗,每年大约有2万人死于血吸虫病。我国从20世纪50年代起就已开展了三个阶段的血吸虫病的综合防治工作,取得了很大的成就,疫情业已得到了基本控制。

【病原学】

日本血吸虫雌雄异体合抱,主要寄生于肠系膜下静脉内。成虫寿命一般2~5年,长者可达20年。一条雌虫每日可产数千枚虫卵。大部分虫卵随门静脉血流进入并滞留于宿主肝小叶周边,部分虫卵沉积于肠壁内并溃入肠腔,随粪便排至体外。排出的虫卵需入淡水并在适宜条件(最适温度25~30℃,最适pH 7.4~7.8)下孵出毛蚴,毛蚴必须在2~3天侵入中间宿主钉螺体内,经过母胞蚴和子胞蚴二代发育繁殖,约6~8周后即有尾蚴不断逸出,并随水流在水面漂浮游动。当人、畜接触含尾蚴的疫水时,尾蚴在数秒内即能从皮肤或黏膜侵入,然后随血液循环经肺而终达肝脏,约30天在肝门静脉内发育为成虫,又逆血流移行至肠系膜下静脉中产卵,完成其生活史。日本血吸虫在钉螺体内进行无性繁殖,在人或动物体内进行有性生殖。

在日本血吸虫生活史中,人是终末宿主,钉螺是必备的唯一中间宿主。日本血吸虫在自然界除人以外,还有牛、猪、羊等40多种家养及野生哺乳动物可作为它的保虫宿主。

【流行病学】

在我国仅流行日本血吸虫病(简称血吸虫病)。日本血吸虫病在我国流行至少有2000年以上的历史,当前分布在长江中下游的湖南省、湖北省、安徽省、江西省、江苏省、浙江省、云南省等部分地区,流行区可分为湖沼、水网和山丘三种类型。经过对血吸虫病进行了大规模的群众性防治工作,灭螺面积占有螺面积的80%以上,基本控制了疫情。在2008年,我国各流行省份的人血吸虫病患病率已降至5%以下,四川省、云南省和江苏省在2008年、2009年和2010年均达到了控制传播水平(<1%)。截至2011年底,共有454个县(市、区)有血吸虫病流行,其中103个县(市、区)达到了控制传播水平,274个县(市、区)达到了切断传播水平。

(一)传染源

患者和病牛是重要的传染源(人畜共患病)。患者是水网地区的主要传染源;在湖沼地区,除患者外血吸虫感染的牛与猪也是重要传染源。而山丘地区野生动物如鼠类也是本病的传染源。

(二)传播途径

造成日本血吸虫传播必须具备下述三个条件:即虫卵入水;存在钉螺孳生;人、畜接触疫水。

1. 虫卵入水　含虫卵的粪便可以各种方式污染水,例如河、湖旁设置厕所,河边洗刷马桶,粪渗漏,用新鲜粪施肥,随地排粪等。

2. 钉螺孳生　钉螺是血吸虫必需的唯一中间宿主,水陆两栖,生活在水线上下,孳生在土质肥沃、杂草丛生,潮湿的环境中。

3. 接触疫水　水中存在血吸虫尾蚴方称为疫水。因生产(捕鱼、种田、割湖草等)或生活(游泳戏水、饮用、洗漱、洗衣服等)接触疫水,导致尾蚴感染。饮用生水时尾蚴也可自口腔黏膜侵入。

(三)易感人群

人群普遍易感,青壮年居多。感染后有部分免疫力,可多次感染。儿童及非流行区人群感染易发生急性血吸虫病。

【发病机制与病理改变】

(一)发病机制

血吸虫发育的不同阶段,包括尾蚴、幼虫、成虫、虫卵对宿主均可引起一系列免疫反应。虫卵是引起宿主免疫反应和病理变化的主要因素。卵壳上微孔释放可溶性虫卵抗原,使 T 淋巴细胞致敏,释放多种淋巴细胞因子,吸引大量巨噬细胞、单核细胞和嗜酸性粒细胞等聚集于虫卵周围,形成虫卵肉芽肿(虫卵结节)。血吸虫病引起肝纤维化是在肉芽肿基础上产生的。虫卵释放的可溶性虫卵抗原、巨噬细胞与 T 淋巴细胞产生的成纤维细胞刺激因子,均可促使成纤维细胞增殖与胶原合成。

人体感染血吸虫后可获得部分免疫力。这种免疫力对再感染的童虫有一定杀伤作用,但不破坏体内的成虫。这种原发感染继续存在而对再感染获得一定免疫力的现象称为伴随免疫。血吸虫能逃避宿主的免疫(免疫逃逸),其机制很复杂。

(二)病理改变

虫卵肉芽肿反应是本病的基本病理改变。但自尾蚴钻入皮肤至成虫产卵,每个发育阶段均可造成人体损害。

1. 第一阶段　尾蚴钻入皮肤部位,其头腺分泌的溶组织酶和其死亡后的崩解产物可引起组织局部周围水肿,毛细血管扩张、充血、中性粒细胞和单核细胞浸润、局部发生红色丘疹,称"尾蚴性皮炎",持续 1～3 天消失。

2. 第二阶段　幼虫随血流达肺,部分经肺毛细血管可穿破血管引起组织点状出血及白细胞浸润,严重时可发生"出血性肺炎"。

3. 第三阶段　成虫及其代谢产物仅产生局部轻微静脉内膜炎,轻度贫血,嗜酸性粒细胞增多。虫体死后可引起血管壁坏死和肝内门静脉分支栓塞性脉管炎,较轻微,不造成严重病理损害。而虫卵引起本病主要病理损害,形成典型的虫卵肉芽肿和纤维化病变。

【临床表现】

从尾蚴侵入至出现临床症状(潜伏期)时间长短不一,80% 患者为 30～60 天,平均 40 天。感染重则潜伏期短,感染轻则潜伏期长。血吸虫病临床表现复杂多样,轻重不一。根据患者感染的程度、时间、免疫状态、治疗是否及时等不同,临床表现各异。我国将血吸虫病分以下四型。

(一)急性血吸虫病

发生于夏秋季,以 7～9 月为常见。男性青壮年与儿童居多。患者常有明确疫水接触史,如捕鱼、摸蟹、游泳等,常为初次重度感染。约半数患者在尾蚴侵入部位出现蚤咬样红色皮损,2～3 天内自行消退。

1. 发热　患者均有发热。热度高低及期限与感染程度成正比,轻症发热数天,一般 2～3 周,重可迁延数月。热型以间歇型、弛张型为多见，早晚波动可很大。一般发热前少有寒战。高热时偶有烦躁不安等中毒症状，热退后自觉症状良好。重症可有缓脉，出现消瘦、贫血、营养不良和恶病质，甚至死亡。

2. 过敏反应 除皮炎外还可出现荨麻疹、血管神经性水肿、淋巴结肿大、出血性紫癜、支气管哮喘等。血中嗜酸性粒细胞显著增多，对诊断具有重要参考价值。

3. 消化系统症状 发热期间，多伴有食欲缺乏，腹部不适，轻微腹痛、腹泻、呕吐等。腹泻一般每日3~5次，个别可达10余次，初为稀水便，继则出现脓血、黏液。热退后腹泻次数减少。危重患者可出现高度腹胀、腹水、腹膜刺激征。经治疗退热后6~8周，上述症状可显著改善或消失。

4. 肝脾大 90%以上患者肝大伴压痛，左叶肝大较显著。半数患者轻度脾大。

5. 其他 半数以上患者有咳嗽、气喘、胸痛。危重患者咳嗽较重、咳血痰，并有胸闷、气促等。呼吸系统症状多在感染后两周内出现。另外，重症患者可出现神志淡漠、心肌受损、重度贫血、消瘦及恶病质等，亦可迅速发展为肝硬化。

急性血吸虫病病程一般不超过6个月，经杀虫治疗后，患者常迅速痊愈。如不治疗，则可发展为慢性甚至晚期血吸虫病。

（二）慢性血吸虫病

在流行区占绝大多数。在急性症状消退而未经治疗或疫区反复轻度感染而获得部分免疫力者，病程半年以上，称慢性血吸虫病。病程可长达10~20年甚至更长。临床表现以隐匿型间质性肝炎或慢性血吸虫性结肠炎为主。

1. 无症状型 轻度感染者大多无症状，仅粪便检查中发现虫卵，或体检时发现肝大，B超检查可呈网格样改变。

2. 有症状型 主要表现为血吸虫性肉芽肿肝病和结肠炎。两者可出现在同一患者身上，亦可仅以一种表现为主。最常见症状为慢性腹泻，黏液脓血便，这些症状时轻时重，时发时愈，病程长者可出现肠梗阻、贫血、消瘦、体力下降等。重者可有内分泌紊乱，性欲减退，女性有月经紊乱，不孕等。早期肝大、表面光滑，质中等硬。随病程延长进入肝硬化阶段，肝脏质硬、表面不平，有结节。脾脏逐渐增大。下腹部可触及大小不等的肿块，系增厚的结肠系膜，大网膜和肿大的淋巴结，因虫卵沉积引起的纤维化粘连缠结所致。

（三）晚期血吸虫病

反复或大量感染血吸虫尾蚴后，未经及时抗病原治疗，发展成肝硬化、门静脉高压，脾显著肿大等相关并发症。病程多在5~15年以上。儿童常有生长发育障碍。根据晚期主要临床表现，又可分为以下四型。同一患者可具有两个或三个型的主要表现。

1. 巨脾型 最为常见，在晚期血吸虫病中占绝大多数。脾脏进行性肿大，下缘可达盆腔，光滑，质坚硬，可有压痛，经常伴有脾功能亢进征。肝因硬化逐渐缩小，有时尚可触及。因门脉高压，可发生上消化道出血，易诱发腹水。

2. 腹水型 是严重肝硬化的重要标志，约占25%。腹水可长期停留在中等量以下，但多数为进行性加剧，以致腹部极度膨隆，下肢高度水肿，呼吸困难，难以进食，腹壁静脉怒张，脐疝和巨脾。每因上消化道出血，促使肝衰竭，肝性脑病或感染败血症死亡。

3. 结肠肉芽肿型 以结肠病变为突出表现。病程3~6年以上，亦有10年者。患者经常腹痛、腹泻、便秘，或腹泻与便秘交替出现，有时水样便、血便、黏液脓血便，有时出现腹胀、肠梗阻。左下腹可触及肿块，有压痛。纤维结肠镜下可见黏膜苍白、增厚、充血水肿、溃疡或息肉、肠狭窄，较易癌变。

4. 侏儒型 极少见。为幼年慢性反复感染引起体内各内分泌腺出现不同程度的萎缩，功能减退，以腺垂体和性腺功能不全最常见。患者除有慢性或晚期血吸虫病的其他表现外，尚有身材矮小，面容苍老，生长发育低于同龄人，性器官与第二性征发育不良，但智力多正常。

（四）异位血吸虫病

见于门脉系统以外的器官或组织的血吸虫虫卵肉芽肿称为异位损害（ectopic lesion）或异位血吸虫病。人体常见的异位损害在肺和脑。

1. **肺型血吸虫病** 为虫卵沉积引起的肺间质性病变。呼吸道症状大多轻微，且常被全身症状所遮盖，表现为轻度咳嗽与胸部隐痛、痰少，咯血罕见。肺部体征也不明显，有时可闻干、湿啰音，但重型患者肺部有广泛病变时，胸部 X 线检查可见肺部有弥漫云雾状、点片状、粟粒样浸润阴影，边缘模糊，以位于中下肺野为多，肺部病变经病原学治疗后 3~6 个月内逐渐消失。

2. **脑型血吸虫病** 临床上可分为急性与慢性两型，均以青壮年患者多见，发病率约 1.7%~4.3%。临床表现酷似脑膜脑炎，常与肺部病变同时发生，出现意识障碍、脑膜刺激征、瘫痪、抽搐、腱反射亢进和锥体束征等。脑脊液嗜酸性粒细胞可增高或有蛋白质与白细胞轻度增多。慢性型的主要症状为癫痫发作，尤以局限性癫痫为多见。颅脑 CT 扫描显示病变常位于顶叶，亦可见于枕叶，为单侧多发性高密度结节阴影。

3. **其他** 机体其他部位也可发生血吸虫病，如胃、胆囊、肾、睾丸、子宫、心包、甲状腺、皮肤等，实属罕见，临床上出现相应症状。

【实验室检查】

（一）血常规

血吸虫病患者在急性期外周血象以嗜酸性粒细胞显著增多为其主要特点。白细胞总数在 $10×10^9/L$ 以上；嗜酸性粒细胞一般占 20%~40%，最多者可高达 90% 以上。嗜酸性粒细胞在慢性血吸虫病患者一般轻度增多，在 20% 以内，而极重型急性血吸虫病患者常不增多，甚至消失。晚期患者常因脾功能亢进引起红细胞、白细胞及血小板减少。

（二）粪便检查

粪便内检查虫卵和孵出毛蚴是确诊血吸虫病的直接依据。一般急性期检出率较高，而慢性和晚期患者的阳性率不高。常用改良加藤厚涂片法或虫卵透明法检查虫卵。

（三）肝功能试验

急性血吸虫病患者血清中球蛋白增高，血清 ALT、AST 轻度增高。晚期患者出现血清白蛋白减少，球蛋白增高，常出现白蛋白与球蛋白比例倒置现象。慢性血吸虫病尤其是无症状患者肝功能试验大多正常。

（四）免疫学检查

免疫学检查方法较多，而且敏感性与特异性较高，采血量少，操作简便。但由于患者血清中抗体在治愈后持续时间很长，不能区别既往感染与现症患者，并有假阳性、假阴性等缺点。近年来采用单克隆抗体检测患者循环抗原的微量法有可能作为诊断和考核疗效的参考。

1. **皮内试验（IDT）** 若受试者曾感染过血吸虫，则有相应抗体。此法简便、快速，通常用于现场筛查可疑病例，阳性者需作进一步检查。

2. **环卵沉淀试验（COPT）** 当成熟虫卵内毛蚴的分泌、排出物质与血吸虫患者血清内相应抗体结合后，在虫卵周围形成特异性沉淀物，当环卵沉淀率大于 3%~5% 时，即为阳性反应。可作为综合查病的方法之一。

3. **间接血凝试验（IHA）** 将可溶性血吸虫卵抗原吸附于红细胞表面，使其成为致敏红细胞，这种红细胞与患者血清相遇时，由于细胞表面吸附的抗原和特异抗体结合，红细胞被动凝集起来，肉眼可见凝集现象称阳性反应。在流行区，该法可作为过筛或综合查病的方法之一。

4. **酶联免疫吸附试验（ELISA）** 检测患者血清中的特异性抗体，使之成为抗原-抗体复合物，经与特殊的酶结合后显色。此法有较高的敏感性和特异性，可用作综合查病方法之一。

5. **循环抗原酶免疫法（EIA）** 从理论上讲，循环抗原的存在表明有活动性感染，血清和尿中循环抗原水平与粪虫卵计数有较好的相关性。本方法敏感、特异、简便、快速，对血吸虫病的诊断、疗效考核都有参考价值。但是,影响循环抗原检测的因素较多,有待研究和解决。

（五）直肠黏膜活检

是血吸虫病原诊断方法之一。通过直肠或乙状结肠镜,自病变处取米粒大小黏膜,置于光镜下压片检查有无虫卵。以距肛门8~10cm背侧黏膜处取材阳性率最高。这种方法能检获的虫卵一般大部分是远期变性虫卵。

（六）肝影像学检查

1. **B型超声波检查** 可判断肝纤维化的程度,肝内纤维化呈网格状。可见肝、脾体积大小改变,门脉血管增粗。

2. **CT扫描** 晚期血吸虫病患者肝包膜与肝内门静脉区常有钙化现象,CT扫描可显示肝包膜增厚钙化等特异图像。重度肝纤维化可表现为龟背样图像。

【并发症】

（一）上消化道出血

为晚期患者重要并发症,发生率10%左右。出血部位多为食管下端和胃底冠状静脉。多由机械损伤、用力过度等而诱发。表现为呕血和黑便。出血量一般较大。

（二）肝性脑病

晚期患者并发肝性脑病多为腹水型。多由于大出血、大量放腹水、过度利尿等诱发。

（三）感染

由于患者免疫功能减退、低蛋白血症、门静脉高压等,极易并发感染,如病毒性肝炎、伤寒、腹膜炎、沙门菌感染、阑尾炎等。

（四）肠道并发症

血吸虫病引起严重结肠病变所致肠腔狭窄,可并发不完全性肠梗阻,以乙状结肠与直肠为多。血吸虫病患者结肠肉芽肿可并发结肠癌。

【诊断与鉴别诊断】

（一）诊断

1. **流行病史** 有血吸虫疫水接触史是诊断的必要条件,应仔细追问。

2. **临床特点** 具有急性或慢性、晚期血吸虫病的症状和体征,如发热、皮炎、荨麻疹、腹痛、腹泻、肝脾大等。

3. **实验室检查** 结合寄生虫学与免疫学检查指标进行诊断。粪便检出活卵或孵出毛蚴即可确诊。一般粪便检查的诊断方法有一定局限性。轻型患者排出虫卵较少,而且间歇出现,需反复多次检查。晚期血吸虫病由于肠壁纤维化,虫卵不易从肠壁中排出,故阳性率低。免疫学方法特异性、敏感性较高,血液循环抗原检测阳性均提示体内有活的成虫寄生。其他血清免疫学检查阳性均表示患者已感染过血吸虫,但应注意假阳性与假阴性。

（二）鉴别诊断

急性血吸虫病可误诊为伤寒、阿米巴肝脓肿、粟粒性结核等。血象中嗜酸性粒细胞显著增多有重要鉴别价值。慢性血吸虫病肝脾大型应与无黄疸型病毒性肝炎鉴别,后者食欲缺乏、乏力,肝区疼痛与肝功能损害均较明显。血吸虫病患者有腹泻、便血、粪便孵化阳性,易与阿米巴痢疾、慢性菌痢鉴别。晚期血吸虫病与门脉性及坏死后肝硬化的鉴别,前者常有慢性腹泻、便血史,门静脉高压引起巨脾与食管下段静脉曲张较多见,肝功能损害较轻、黄疸、蜘蛛痣与肝掌较少见,但仍需多次病原学检查与免疫学检查才能鉴别。此外,在流行区的癫痫患者均应除外脑血吸虫病的可能。

【预后】

本病预后与感染程度、病程长短、年龄、有无并发症、异位损害及治疗是否及时彻底有明显关系。急性患者经及时有效抗病原治疗多可痊愈。慢性早期患者接受抗病原治疗后绝大多数患者症状消失,体力改善,粪及血清学检查转阴,并可长期保持健康状态。晚期患者虽经抗病原治疗,但肝硬化难以恢复,预后较差。

【治疗】

(一)病原治疗

动物及临床实验证明吡喹酮(praziquantel)的毒性小、疗效好、给药方便、适应证广,可用于各期各型血吸虫病患者。

1. 原理 吡喹酮对血吸虫各个发育阶段均有不同程度的杀虫效果,特别是杀成虫作用大。对成虫虫体有兴奋、挛缩作用,此种作用有赖于钙离子的参与,同时使虫体皮质呈空泡变性,影响虫体蛋白和糖代谢等。对发育成熟的虫卵有效,含毛蚴的虫卵治疗后呈空泡样变性。对水中尾蚴有强杀伤作用,作用相当于成虫的数百倍。

吡喹酮口服后吸收迅速,1~2小时后血药浓度达到峰值。经肝脏代谢,主要分解成羟基代谢产物,门静脉血浓度较外周血高数倍至数十倍以上,主要分布在肝,其次为肾、肺、脑、垂体等。半衰期为1~1.5小时。80%药物在4天内以代谢产物形式由肾脏排出,其中90%是在24小时内排出的。

2. 毒副反应 吡喹酮毒性较低,治疗量对人心血管、神经、造血系统及肝肾功能无明显影响,无致畸、致癌变发生。

少数患者出现心脏期前收缩,偶有室上性心动过速,房颤等。神经肌肉反应以头昏、头痛、乏力较常见。消化道反应轻微,可有轻度腹痛与恶心,偶有食欲缺乏、呕吐等。少数患者可见胸闷、心悸、黄疸。主要不良反应一般于用药后0.5~1小时出现,不需处理,数小时内消失。

3. 用法和疗效

(1)急性血吸虫病:总量按120mg/kg,6天分次服完,其中50%必须在前两天服完,体重超过60kg者仍按60kg计。

(2)慢性血吸虫病:成人总量按60mg/kg,2天内分4次服完。儿童体重在30kg以内者总量可按70mg/kg,30kg以上者与成人相同剂量。

(3)晚期血吸虫病:如患者一般情况较好,肝功能代偿尚佳,总量可按40~60mg/kg,2天分次服完。年老、体弱、有其他并发症者可按总量60mg/kg,3天内分次服完。感染严重者可按总量90mg/kg,分6天内服完。

(4)预防性服药:在重疫区特定人群进行预防性服药,能有效预防血吸虫感染。青蒿素衍生物蒿甲醚(artemether)和青蒿琥酯(artesunate)能杀灭5~21天的血吸虫童虫。在接触疫水后15天口服蒿甲醚,按6mg/kg,以后每15天1次,连服4~10次;或者在接触疫水后7天口服青蒿琥酯,剂量为6mg/kg,顿服,以后每7天1次,连服8~15次。

吡喹酮正规用药治疗后,3~6个月粪检虫卵阴转率达85%,虫卵孵化阴转率为90%~100%。血清免疫诊断转阴时间有时需1~3年。

(二)对症治疗

1. 急性期血吸虫病 高热、中毒症状严重者给以补液、保证水和电解质平衡,加强营养及全身支持疗法。合并其他寄生虫者应先驱虫治疗,合并伤寒、痢疾、败血症、脑膜炎者均应先抗感染,后用吡喹酮治疗。

2. 慢性和晚期血吸虫病 除一般治疗外,应及时治疗并发症,改善体质,加强营养,巨脾、门脉高压、上消化道出血等患者可选择适当时机考虑手术治疗。有侏儒症时可短期、间隙、小量给以性激素和甲状腺素制剂。

【预防】

我国于2006年5月1日实施的《血吸虫病防治条例》,除了联防联控、药物灭螺和积极治疗患者患畜外,强调当前我国血吸虫病防治重点是对人、畜粪便的管理。

（一）控制传染源

在流行区每年对患者、病畜进行普查普治。

（二）切断传播途径

消灭钉螺是预防本病的关键,可采取改变钉螺孳生环境的物理灭螺法(如土埋法等),同时可结合化学灭螺法,采用氯硝柳胺等药物杀灭钉螺。粪便须经无害处理后方可使用。保护水源,改善用水。

（三）保护易感人群

严禁在疫水中游泳,戏水。接触疫水时应穿着防护衣裤和使用防尾蚴剂及预防服药等。

（胡 鹏）

学习小结

1. 日本血吸虫病存在于钉螺地区,是人畜共患疾病。

2. 血吸虫卵经粪便排入水,钉螺体内孵化成感染性幼虫（尾蚴）,人或牲畜皮肤或黏膜接触含尾蚴的疫水感染。

3. 病原学诊断包括粪便查虫卵、肠黏膜活检虫卵及血吸虫血清学检查。

4. 病原治疗药物为吡喹酮。接触疫水后 1 周顿服青蒿琥酯杀童虫或吡喹酮可用于预防。

复习参考题

1. 简述血吸虫病的主要临床表现。

2. 简述血吸虫病的预防要点。

第二节　并殖吸虫病

学习目标

掌握	并殖吸虫的致病作用及基本病理变化、临床表现和实验诊断方法。
熟悉	并殖吸虫童虫在人体内移行特点。
了解	并殖吸虫病的危害性,在我国主要虫种及分布。

并殖吸虫病(paragonimasis)又称肺吸虫病,是并殖吸虫寄生于人体各脏器所致的一种慢性人畜共患寄生虫疾病。在我国以卫氏并殖吸虫和斯氏狸殖吸虫感染所致为主。卫氏并殖吸虫寄生于犬、猫和人的肺组织内引起病变,偶见寄生于脑、脊髓和其他器官。在我国华北、华南和西南地区均有分布。主要表现为咳嗽、咳铁锈色或烂桃样痰、咯血等。斯氏狸殖吸虫也称四川并殖吸虫,同样可寄生于上述器官或组织,但不能发育成熟,其童虫、幼虫在人体各处游走,引起皮下组织器官的炎症性、坏死性、过敏性、囊肿性病变,临床表现主要是一系列过敏反应和游走性皮下包块,而肺部症状轻微,包块内无成虫,痰中也无虫卵。

【病原学】

（一）形态学

并殖吸虫成虫雌雄同体,生殖器官并列为其特征。卫氏并殖吸虫成虫呈椭圆形外形,体形肥厚,背部稍隆起,似半粒花生米,长(8.1~12.8)mm,宽(3.8~7.7)mm,厚(3.5~5.0)mm,长宽之比约为2:1。虫体活时呈橙红色,死后呈灰白色。虫卵为卵圆形,大小为(80~118)μm×(48~60)μm,呈淡黄色。卵内含一个半透明的卵细胞及10~20个卵黄细胞颗粒。斯氏狸殖吸虫虫体狭长,前宽后窄,大小约为(12.1~15.5)mm×(3.8~7.7)mm,长:宽约为2.8:1左右。

(二)生活史

卫氏并殖吸虫成虫通常寄生在人或动物的肺部,产出的虫卵随痰排出或痰液吞入化道后由粪便排出入水后发育孵出毛蚴。毛蚴即可钻入第一中间宿主螺类(卫氏并殖吸虫为淡水川卷螺,斯氏狸殖吸虫为拟钉螺)的体内,经胞蚴、母雷蚴及子雷蚴的发育和无性增殖阶段,历经约12周发育为尾蚴,并从螺体内逸出。尾蚴在水中侵入第二中间宿主(溪蟹或蝲蛄),在其体内形成囊蚴,人如生吃溪蟹或蝲蛄,囊蚴经胃到十二指肠,脱囊并逸出后尾蚴,穿过肠壁进入腹腔,发育成为童虫。童虫在腹腔各脏器间游走,穿过膈肌到达胸腔侵入肺脏,移行到小支气管附近,逐步形成虫囊并在囊内发育为成虫。自囊蚴进入感染终宿主到发育为成虫成熟产卵约需2~3个月。成虫在宿主体内一般可活5~6年,长者可达20年。未侵入肺组织而侵入其他组织或器官的童虫,可引起异位寄生,如皮下、脑、肝等处,多不能发育为成虫。斯氏狸殖吸虫成虫主要的童虫可引起异位寄生,如皮下、脑、肝等处,多不能发育为成虫。斯氏狸殖吸虫成虫主要寄生于果子狸、犬、猫等哺乳动物(为保虫宿主),人并非其适宜的终末宿主,一般不能发育成熟,多数以童虫阶段寄生于人体,偶见成虫寄生于人肺脏。

【流行病学】

(一)传染源

凡能够排出并殖吸虫虫卵的人及肉食哺乳类动物,均为传染源。患者是卫氏并殖吸虫的主要传染源及终宿主。斯氏狸殖吸虫主要传染源是病猫、病犬。

(二)传播途径

因煮食不当如生吃、腌吃、醉吃含有并殖吸虫囊蚴的溪蟹和蝲蛄而得此病,亦可因饮用含有囊蚴的生水而引起感染可能。

(三)易感人群

无论性别、年龄均普遍易感,以儿童,尤其学龄儿童的感染率较高。流行区人群感染率平均约20%,其中30%为隐性感染者。

(四)流行特征

本病流行于世界各国,主要在亚洲、美洲。我国有24个省、市、自治区的农村均有病例报告。在直接捕食溪蟹的地方,感染季节以夏秋季为主。在有食醉蟹习惯的地区,四季均可流行。

【发病机制与病理改变】

(一)发病机制

并殖吸虫无论童虫游走或成虫定居均可造成机械性损伤,虫体代谢产物等抗原物质可引起机体免疫病理反应。

1. 童虫引起的病变 童虫在肠壁移行及进入腹腔可引起肠壁浆膜及腹膜的纤维素性炎症,产生广泛的炎症和脓血黏液、积液,内含大量嗜酸性粒细胞。虫体进入腹壁可致出血性或化脓性肌炎。并殖吸虫童虫可穿过膈肌进入胸腔,引起渗出性胸膜炎或胸腔积液。斯氏狸殖吸虫的童虫引起游走性皮下包块与渗出性胸膜炎及肝损害。

2. 成虫引起的病变 成虫导致的病变范围较大,可固定于某一部位,也可游走于多脏器。卫氏并殖吸虫常固定于肺部,也可游走窜扰各疏松组织间,导致病变波及多脏器。虫体沿颈内动脉经破裂孔进入颅内,侵犯脑组织。产生互相沟通的囊肿,其周围因纤维包膜形成和神经胶质细胞增生形成结节性肿块。虫体多侵犯脑基底结、内囊和视丘,也可侵犯侧脑室引起偏瘫或脑疝。

（二）病理改变

基本病理改变可分三期：

（1）脓肿期：为虫体移行引起组织破坏、出血及继发感染。病变处呈窟穴状或隧道状，内有血液，并出现炎性渗出，伴有单核细胞、嗜酸性粒细胞和中性粒细胞浸润形成脓肿。病灶四周产生肉芽组织而形成薄膜状囊肿壁。

（2）囊肿期：由于渗出性炎症，大鼠细胞浸润、聚集、死亡、崩解、液化，脓肿内赤褐色果酱样液体。镜下检查可见坏死组织、夏科-莱登结晶和大量虫卵。脓肿周围有肉芽组织增生，并逐渐形成纤维状囊壁，囊内含有棕褐色黏稠液体，常为多房性囊肿，相互间有隧道或空穴相通。

（3）纤维瘢痕期：囊内虫体游走或死亡后，囊内容物排出或被吸收后，周围肉芽组织和纤维组织不断增生向中心发展，使整个囊肿完全由纤维组织代替，形成瘢痕。

【临床表现】

并殖吸虫病是一种全身性疾病，临床表现复杂多样，起病多较缓慢，潜伏期2天至3个月。病变过程可分为急性期和慢性期。大量感染并殖吸虫的患者可出现急性并殖吸虫病。

（一）急性并殖吸虫病

急性期症状多出现在食入囊蚴后2天至1个月左右。急性并殖吸虫病起病急骤，全身症状较明显。其初发症状为腹痛、腹泻、稀便或黏液便。伴有食欲缺乏，低热，稍后出现胸痛、胸闷、气短、咳嗽等呼吸系统症状。血白细胞总数增高，嗜酸性粒细胞占20%~40%。

（二）慢性并殖吸虫病

绝大多数并殖吸虫病患者的早期症状并不明显，发现时已进入慢性期。卫氏并殖吸虫病主要表现为咳嗽、胸痛、咯血及咳铁锈色或烂桃样痰，偶可出现肺外症状。斯氏狸殖吸虫病，以"幼虫移行症"为主要临床表现，引起游走性皮下结节。按被主要侵及的器官分为以下几型：

（1）胸肺型：最常见，以咳嗽、咳痰、胸痛、气短为主要症状，痰中混有血丝，并逐渐转为铁锈色或烂桃样血痰，痰中可找到虫卵及夏科-莱登晶体，胸膜受累时可见到渗出性胸膜炎、胸腔积液、胸膜肥厚或粘连。

（2）腹型：约占1/3的病例，多见于感染早期。虫体穿过肠壁，在腹腔及各脏器间游窜，出现腹痛、腹泻、大便带血等症状。腹痛部位为全腹或右下腹部，多为隐痛。也可引起腹部器官广泛炎症、粘连，偶可引致腹膜炎，出现腹水。尤其是当虫体侵及肝脏时可致肝损害或肝大。腹泻为黄色或黄绿色稀便，每日2~4次。尤以儿童多见。

（3）皮肤型：约10%病例可出现皮下结节和包块。以斯氏狸殖吸虫病多见，以游走性为主要特征。包块大小不一，大多为1~3cm。表面皮肤正常，肿块触之可动，常呈单个散发，偶可见多个成串。一处包块消失后，间隔一些时日又在附近或其他部位出现。常发部位为腹壁、胸背、头颈等。几乎所有人体表面各处都有出现肿块的可能。卫氏并殖吸虫所致的皮下包块少部分呈游走性，活检有时可在包块内检出童虫。

（4）脑脊髓型：以卫氏并殖吸虫病患者多见，尤以儿童受染较多，其临床表现视侵犯脑组织的部位及程度而异。脑型常有颅内压增高，伴颅内占位性病变，可反复癫痫发作，视觉、幻觉及肢体感觉异常，或变现为瘫痪、失语、偏盲等。卫氏并殖吸虫病可表现为蛛网膜下腔出血。脊髓型可有下肢麻木感或刺痛，或肢体瘫痪、大小便失禁等。

（5）其他类型：因人体几乎所有器官均可受到侵犯，故除上述常见的几种类型外尚可有其他受损类型，如有的患者阴囊出现肿块，肿块内可检查出并殖吸虫卵或成虫。有的感染者无明显症状和器官损害，而仅有皮试及血清免疫学试验阳性，嗜酸性粒细胞增高，这类感染者为亚临床型或虫体已消失的感染者。

【实验室检查】

（一）一般常规检查

急性并殖吸虫病患者外周血液中白细胞总数增多，（10~20）×10⁹/L，嗜酸性粒细胞比例明显增高，在30%~40%以上；脑脊液、胸腔积液、腹水及痰中嗜酸性粒细胞也可以增高；血沉增快。

（二）病原学检查

1. **痰液** 卫氏并殖吸虫病患者清晨的痰涂片或经10%氢氧化钾溶液浓集后，镜检可见虫卵以及夏科-莱登晶体。

2. **粪便** 约15%~40%患者的粪便中可找到并殖吸虫虫卵。

3. **体液** 脑脊液、胸腔积液、腹水、心包积液检查可找到虫卵，嗜酸性粒细胞增多和夏科-莱登晶体。

4. **活组织检查** 皮下结节或包块病理检查可见虫卵、童虫或成虫。由斯氏狸殖吸虫所致的皮下包块病理学检查可见典型的嗜酸性肉芽肿。

（三）免疫学检查

对早期或轻度感染的亚临床型患者及异位损伤病例，常依赖特异的免疫学诊断方法。包括皮内试验、后尾蚴膜反应、酶联免疫吸附试验等。皮内试验常用于普查初筛，但假阳性和假阴性均较高。应用酶联免疫吸附试验测定并殖吸虫病患者的抗体，阳性符合率90%~100%，具有考核疗效和诊断现症患者的意义。

（四）影像学检查

胸部 X 线摄片对胸肺型并殖吸虫病具有重要价值。早期肺部病变为中下肺野大小不等，边缘不清的类圆形浸润性阴影，病程后期可见囊肿及胸腔积液，同时伴胸膜粘连，增厚较普通。CT 或 MRI 检查可显示胸膜肺、腹部、脑、脊髓等部位病变状态，或阻塞病变部位等。采用荧光脱氧葡萄糖正电子发射体层摄影/计算机扫描（FDG-PET/CT）对肝、肺等并殖吸虫病变的诊断有一定的参考意义。

【诊断与鉴别诊断】

（一）诊断

1. **流行病学资料** 注意流行地区分布或进入流行地区的人群，有无生食或半生食溪蟹、蝲蛄或用溪流生水史。

2. **临床表现** 早期有腹泻、腹痛，继而咳嗽、咯铁锈色痰伴胸腔积液。或有游走性皮下结节或包块，均应考虑本病。

3. **实验室检查** 痰、粪及各种体液中找到虫卵或在皮下结节中找到虫体，是确诊本病的依据。血清学、免疫学有辅助诊断价值。

（二）鉴别诊断

1. **结核病** 肺型并殖吸虫病早期表现与肺结核相似，囊肿期肺部病变与肺结核球相似，并殖吸虫病侵犯胸膜引起胸腔积液时又常与结核性胸膜炎相混淆，并殖吸虫侵犯腹膜引起腹腔积液时又与结核性腹膜炎相似。但结核病患者低热、盗汗等症状常较明显，结核菌素试验阳性，胸片显示病变多位于上肺，可见空洞，痰找抗酸杆菌等有助于鉴别。

2. **颅内肿瘤** 脑型并殖吸虫病可有头疼、呕吐、颈强直等症状，与颅内肿瘤表现相似，并殖吸虫感染史、发热、肺部病变、痰查虫卵以及脑脊液嗜酸性粒细胞与免疫检查等有助于鉴别。

3. **原发性癫痫** 脑型并殖吸虫病癫痫发作时与原发性癫痫表现相似，但前者无癫痫史，癫痫发作后头疼及肢体无力等可持续数日，原发性癫痫发作后症状常于数小时内消失。痰查并殖吸虫虫卵、脑脊液免疫学检查阳性等是鉴别诊断的依据。

4. **其他疾病** 腹型并殖吸虫病出现发热、腹泻、肝肿大等表现，与肝脓肿相似。腹型并殖吸虫病也可出现食欲缺乏、乏力、球蛋白升高、白蛋白与球蛋白比例降低，与病毒性肝炎相似。但并殖吸虫病患者肝区压疼常不明显,血嗜酸性粒细胞显著升高,肝炎标志物阴性,驱虫治疗后症状、体征及肝功能迅速改善等有助于诊断。此外,个别胸肺型病例可表现为肺部占位性病变,应与肺癌等相区别。

【治疗】

（一）病原治疗

1. 吡喹酮 对卫氏并殖吸虫和斯氏狸殖吸虫均有较好的疗效,不良反应少而轻,疗程短,服用方便,是目前首选的药物。常用剂量和疗程为 25~30mg/kg,每日 3 次,2~3 天为 1 疗程。脑型患者宜一个疗程后,间隔一周,再给予一个疗程。如对本品过敏者,可采用脱敏疗法。

2. 三氯苯达唑 对并殖吸虫有明显杀虫作用,剂量为每次 5mg/kg,1 次/日,3 天为 1 疗程,疗效与吡喹酮相似,但副作用轻微。

（二）对症支持治疗

颅内高压者使用脱水剂。咳嗽、胸疼者酌情给予镇咳、镇疼剂。癫痫发作者可用苯妥英钠或地西泮(安定)等治疗。

（三）手术治疗

皮下包块可手术摘除。脑脊髓型有压迫症状,如内科治疗无效者,可手术治疗。

【预防】

（一）控制传染源

彻底治疗患者、隐性感染者,以及病猫、病犬等牲畜。调查、管理动物传染源,捕杀对人有害或为保虫宿主的动物。不用生溪蟹、生蝲蛄喂猫和犬等,以防动物感染。

（二）切断传播途径

教育当地群众特别是儿童不要吃生的或不熟的溪蟹和蝲蛄等,也不饮用生水。

（三）保护易感人群

在流行区广泛开展对本病危害的防治知识宣传,加强猫和犬的管理,加强粪便和水源的管理。

(胡 鹏)

学习小结

1. 卫氏并殖吸虫（肺吸虫）病是一种人畜共患的蠕虫病。 患者是卫氏并殖吸虫的主要传染源及终宿主。

2. 急性卫氏并殖吸虫病的临床表现有发热、胸痛、气短、咳嗽等呼吸系统症状。 血白细胞总数增高,嗜酸性粒细胞占 20%~40%。 慢性卫氏并殖吸虫病主要表现为咳嗽、胸痛、咯血及咳铁锈色或棕褐色果酱样血痰,偶可出现肺外症状。

3. 斯氏狸殖吸虫病,以游走性皮下结节等 "幼虫移行症" 为主要临床表现。

4. 吡喹酮是抗病原治疗首选药物。

复习参考题

1. 并殖吸虫引起的主要病变有哪些?

2. 并殖吸虫病的传染源是哪些? 传播途径是什么?

3. 慢性并殖吸虫病的临床表现可分为哪些类型?

第三节 华支睾吸虫病

学习目标

掌握	华支睾吸虫病的临床表现、实验室检查、诊断依据和病原治疗。
熟悉	华支睾吸虫病的发病机制、流行病学特点。
了解	华支睾吸虫的生活史、并发症和预防措施。

华支睾吸虫病(clonorchiasissinensis)是由于华支睾吸虫寄生于人体肝内胆管引起胆汁淤滞、肝脏损害的寄生虫病。临床主要表现为食欲缺乏、疲乏、上腹隐痛、肝大及肝功能异常等,可并发胆管炎、胆囊炎、胆石症,少数患者甚至发展至肝硬化,感染严重的儿童常有营养不良和发育障碍。

【病原学】

（一）形态

华支睾吸虫成虫外形似葵花籽仁,虫体扁平狭长,前端狭窄,后端钝圆,大小约为$(10\sim25)$mm×$(3\sim5)$mm,色褐红,雌雄同体,卵巢、睾丸前后排列,有口、腹吸盘各一个。虫卵形状略似灯泡,大小约为$(27.3\sim35.1)\mu m\times(11.7\sim19.5)\mu m$,是常见人体寄生虫卵中最小的一种,顶端有盖,盖的两旁可见小的突起,底端也有一小的疣状突起,虫卵内有一成熟毛蚴。

（二）生活史

华支睾吸虫成虫主要寄生在人或哺乳动物的肝内的中、小胆管内,有时移居较大胆管或胆总管。成虫产卵后,虫卵随胆汁经小肠大肠后随粪便排出体外进入水中。虫卵入水后被纹沼螺、赤豆螺、长角涵螺等淡水螺(第一中间宿主)吞食,在螺体内发育为尾蚴逸出,尾蚴在水中钻入白鲩、黑鲩、麦穗鱼、米虾和沼虾等淡水鱼虾(第二中间宿主)的体内发育成囊蚴。人们因生食或半生食含有活囊蚴的鱼、虾而感染。囊蚴在人或哺乳动物胃肠内经消化液作用后,幼虫在十二指肠内脱囊逸出,由总胆管或穿透肠壁经腹腔进入肝脏,在肝内的中、小胆管内发育为成虫而后产卵,虫卵又经胆管入肠,随粪便排出。从感染囊蚴至成虫成熟排卵约需1个月,成虫以吸盘吸着于黏膜上,以黏膜分泌物为营养,成虫寿命可长达$10\sim30$年。

【流行病学】

本病主要分布在东亚和东南亚,如中国、朝鲜半岛、越南等,约85%病例在中国。我国除西北地区尚未见报道外,大部分省区均有本病发生或流行,尤其是广东省、广西壮族自治区及东北地区各省多见。根据调查报道,我国流行区华支睾吸虫感染率为2.40%,推算流行区感染华支睾吸虫人数为1249万人。部分高发区域,综合感染率可高达$13\%\sim20\%$。

（一）传染源

感染了华支睾吸虫的人和哺乳类动物(如猫、狗、鼠、猪等)为主要传染源。

（二）传播途径

通过进食未经煮熟含有活的华支睾吸虫囊蚴的淡水鱼虾而经消化道感染。生食鱼肉或虾是主要的感染方式。

（三）人群易感性

对本病普遍易感。感染率的高低与居民的生活方式、卫生习惯及饮食嗜好有密切关系,而与年龄、性别、种族无关。

【发病机制与病理改变】

成虫活动的机械刺激及其分泌物的化学刺激作用,致使胆管上皮细胞脱落继而增生,感染时间越长,胆管壁增厚越明显,管腔逐渐变窄而阻塞致胆汁淤积。胆管及门静脉周围纤维增生,淋巴细胞与嗜酸性粒细胞浸润,并向肝实质侵入,导致肝纤维化。胆总管或胆囊内的成虫,可引起肝外梗阻。继发细菌感染则发生胆管炎、胆囊炎。虫体进入胰管可引致胰管炎或胰腺炎。虫卵在胆道沉积后,可以其为核心形成胆道结石。长期的华支睾吸虫感染与胆管细胞癌的发生密切相关。

【临床表现】

本病一般起病缓慢,潜伏期1~2月左右。华支睾吸虫病的临床差异很大。

轻度感染者不出现症状或仅在食后上腹部有重压感、饱胀、食欲缺乏或轻度腹疼,容易疲劳或精神欠佳。

普通感染者有不同程度的乏力、食欲缺乏、腹部不适,肝区隐疼、腹疼、腹泻较常见。24%~96.3%的病例有肝脏肿大,以左叶明显,表面似有不平,有压疼和叩击疼,部分患者伴有贫血、营养不良和水肿等全身症状。

较重感染者出普通感染者的症状外,可伴有头晕、失眠、疲乏、精神不振、心悸、记忆力减退等神经衰弱症状。个别患者因大量成虫堵塞胆总管而出现梗阻性黄疸。

严重感染者常可呈急性起病。潜伏期短,仅15~26天。患者突发寒战及高热,体温高达39℃以上,呈弛张热。食欲缺乏、厌油腻食物、肝大伴压痛,有轻度黄疸,少数出现脾大。数周后急性症状消失而进入慢性期,表现疲乏、消化不良等。

慢性重复感染的严重病例发展为肝硬化时,可出现黄疸及门脉高压的表现,如腹壁静脉曲张、脾大、腹水等。严重的儿童感染可出现营养不良和生长发育障碍,甚至可引起侏儒症。

【并发症】

(一)急性胆管炎和胆囊炎

急性胆管炎和胆囊炎是本病最常见的并发症。有疫区居住、旅游史且生食鱼虾史的患者,粪检即使阴性,也不能排除华支睾吸虫感染导致的胆管炎。

(二)胆结石

华支睾吸虫与胆结石的形成两者有明显的关系。虫卵、死亡的虫体、脱落的胆管上皮细胞可成为结石的核心或诱发结石的形成。

(三)胰腺炎及糖尿病

成虫阻塞胰管可引起胰腺炎,少数患者伴有糖尿病。

(四)肝癌及胆管癌

长期成虫寄生可诱发肝胆管癌。原发性肝癌尸检,其中约23%有肝吸虫寄生,并确定由肝吸虫引起的原发性肝癌。

【实验室检查】

(一)血常规

白细胞总数及嗜酸性粒细胞轻、中度增多,嗜酸性粒细胞一般在10%~40%之间。个别病例出现粒细胞类白血病反应。可有轻度贫血。

(二)肝功能检查

慢性轻度感染可无肝功能异常。中重度感染可有轻至中度转氨酶和胆红素升高,血清球蛋白可增高。

(三)虫卵检查

粪便和十二指肠引流胆汁检查,发现虫卵对于确诊华支睾吸虫病有重要意义。十二指肠引流胆汁发现虫卵机会多于粪检。但前者操作较为困难，临床多不使用。因虫卵小，直接粪便镜检阳性率较低，临床多用集卵法检查，并多次检查，至少每日一次，连续三天检查粪便。并可同时做虫卵计数。虫卵计数有助于了解感染程度及治疗效果。

（四）免疫学检查

酶联免疫吸附试验（ELISA）等方法可用于检查患者血清中的特异性抗体或血清循环抗原和粪便抗原，但与其他吸虫有交叉免疫，可用于患者的初筛及流行病学调查。

（五）其他

B超探查肝脏，肝内光点不均匀，可有"小等号"状回声。有斑片状回声，提示肝内胆管可能有扩张。但影像学改变多为非特异性，不能作为明确诊断的依据。

【诊断与鉴别诊断】

（一）诊断

1. **流行病学资料**　如有进食未经煮熟的淡水鱼或虾的病史有助于诊断。

2. **临床表现**　在本病的流行区如有食欲缺乏等消化道症状、神经衰弱症状、肝区隐痛、肝大或有胆管炎、胆石症者应考虑本病的可能。

3. **实验室检查**　血嗜酸性粒细胞增多、血清特异性抗体阳性或肝脏B超斑片状回声有助于诊断，但确诊有赖粪便或十二指肠引流液中发现虫卵。

（二）鉴别诊断

根据虫卵的形态学不同与其他肝胆及肠道寄生虫病鉴别。有消化道症状和肝功能异常者病原学检查检出相关病毒标志阳性可与病毒性肝炎及肝炎后肝硬化鉴别。

1. **异形吸虫病**　由异性吸虫或横川后殖吸虫等引起。这些吸虫也是通过生食或未煮熟的淡水鱼感染，虫卵与华支睾吸虫卵极相似，可通过粪检虫卵鉴别。临床上，当反复投以驱虫药后，虫卵仍不转阴时，可考虑进行十二指肠液引流检查，如未获得虫卵，应考虑异性吸虫感染。

2. **病毒性肝炎、肝炎后肝硬化**　消化道症状及肝功能损害明显，病毒性肝炎血清抗原抗体阳性，粪检找不到华支睾吸虫卵可鉴别。

3. **单纯性消化不良**　单纯性消化不良患者，无生食或食未煮熟鱼虾史，食后胃部不适，亦伴有腹泻，但多无肝大，粪中无虫卵，但可见未消化的食物残渣。

4. **胆囊炎、胆石症**　华支睾吸虫所引起的胆囊炎　胆石症与胆石症合并细菌感染引起的胆囊炎相鉴别，它们的临床症状相似，但后者感染中毒症状多较为明显。粪便检查是否发现虫卵是最重要的区别。

【预后】

一般患者经驱虫治疗后，预后良好。并发胆管胆囊炎甚至胆管阻塞者，如经及时治疗预后也良好。病情如已发展至肝硬化，则预后较差。

【治疗】

（一）一般治疗和对症治疗

对重症感染并伴有较重的营养不良和肝硬化患者，应先给予支持疗法，如加强营养、保护肝脏、纠正贫血等，待全身情况好转后，再进行驱虫治疗。

（二）病原治疗

1. **吡喹酮（praziquantel）**　是治疗本病的首选药物，具有疗效高，毒性低，反应轻，在体内吸收、代谢、排泄快等优点。治疗剂量每次20mg/kg，3次/天，连服2~3天。此药的副作用轻而短暂，但当胆管内华支睾吸虫被大量驱除时。有时可引起胆绞痛或慢性胆囊炎急性发作。虫卵转阴率几乎达100%。

2. **阿苯达唑（albendazole）**　又名肠虫清，对本病也有较好的驱虫效果，且不良反应较吡喹酮轻。治疗剂量每日10~20mg/kg，分2次服，7天为1疗程。虫卵转阴率可达95%以上。

3. 外科治疗　患者并发急性或慢性胆囊炎、胆石症或肠道梗阻时,即予以手术治疗。继发细菌性感染者,同时加用抗菌药物,术后应继续对病原治疗。

【预防】

(一)控制传染源

对本病进行流行病学调查,及时治疗患者及病畜,以控制或消灭传染源。

(二)切断传播途径

加强粪便及水源管理,不用未经处理的新鲜粪便施肥,不在鱼塘上或河旁建厕所,避免水源、鱼塘受粪便污染。

(三)保护易感人群

开展卫生宣传教育,加强饮食卫生的管理,改变不良饮食习惯,不吃生的或未经煮熟的鱼虾。

(胡　鹏)

学习小结

　　1. 华支睾吸虫病是因食含活的华支睾吸虫囊蚴的淡水鱼虾致华支睾吸虫寄生于人体肝内胆管,引起胆汁淤滞、肝脏损害的寄生虫病。

　　2. 诊断依据:①有进食未经煮熟的淡水鱼或虾的病史;②有食欲缺乏、腹痛、腹泻等消化道症状,肝大或有胆管炎、胆囊炎及胆石症者应考虑本病的可能;③外周血象嗜酸性粒细胞增多,血清中华支睾吸虫抗体阳性、B超发现肝内胆管回声增强、胆管壁增厚等;④粪便或十二指肠引流液中发现华支睾吸虫卵可确诊。

　　3. 驱虫药物治疗首选吡喹酮,次选阿苯达唑。

　　4. 不吃未经煮熟的鱼虾是最重要的预防措施。

复习参考题

1. 华支睾吸虫病的传染源是什么?

2. 华支睾吸虫病是通过什么途径传播?

3. 华支睾吸虫病的病情轻重主要与什么有关?

第四节　姜片虫病

学习目标

掌握	姜片虫病的临床表现、实验室检查、诊断和鉴别诊断、治疗原则。
熟悉	姜片虫病的流行病学、发病机制与病理改变、预防。
了解	姜片虫病的生活史。

　　姜片虫病(fasciolopsiasis)是由布氏姜片吸虫(*fasciolopsisbusik*)寄生于人和猪小肠内所致的人畜共患性寄生虫病。因生食受姜片虫囊蚴污染的水生植物而感染。主要临床表现为腹痛、腹泻、消化功能紊乱、营

养不良等。

【病原学】

（一）形态

布氏姜片吸虫属于片形科片形属。虫体呈椭圆形、扁平似生姜片，雌雄同体，是寄生于人体最大的吸虫，虫体长约 20～75mm，宽 8～20mm，厚 0.5～3mm，肉红色，肌肉丰富，口、腹部各有一个吸盘，相距较近，腹吸盘较口吸盘大，咽和食管短，肠支呈波浪状弯曲。成虫每天产卵较多，约 25 000 个，随粪便排出。虫卵呈黄色椭圆形，是人体蠕虫卵中最大者，约 $130\mu m \times 80\mu m$ 大小，内含一个卵细胞和 20～40 个卵黄细胞，有薄卵壳及端侧卵盖。尾蚴呈蝌蚪状，尾长大于体长。囊蚴呈扁圆形，有壁两层，外壁脆弱易破，内壁坚韧。囊内后尾蚴与尾蚴结构基本相似。

（二）生活史

姜片虫需有两个宿主（扁卷螺和人或猪）才能完成其发育、繁殖的生活史。扁卷螺是中间宿主，水生植物是传播媒介，人和猪是姜片虫的终宿主。虫卵随粪便入水，在适宜温度（26～32℃）和湿度下，经 3～7 周发育成毛蚴孵出。毛蚴侵入中间宿主扁卷螺中，经胞蚴、母雷蚴、子雷蚴等阶段，发育成尾蚴不断从螺体逸出。尾蚴附着水生植物如菱角、荸荠、藕节的表面，脱落尾部终成囊蚴。人和猪吞食囊蚴被感染，囊壁在胃肠液和胆汁作用下破裂，逸出后为尾蚴，其吸附于小肠黏膜，1～3 个月渐发育为成虫并产卵。成虫在人体内寿命为 7 个月至 4 年，在猪体内约 10～20 个月。

【流行病学】

姜片虫病是地方性传染病，主要流行于亚洲的温带与热带地区，如东南亚各国，国内除东北地区、内蒙古自治区、新疆维吾尔自治区、西藏自治区、青海省和宁夏回族自治区外，其余各省（市、区）均有人或猪姜片虫病流行，以南部及中部的水乡为主要流行区，并取决于居民是否有生食水生植物的习惯。姜片虫感染有明显的季节性，一般发生在夏秋季。

（一）传染源

受感染的人和猪是本病的主要传染源，猪的感染率高于人群感染，且为姜片虫的保虫宿主。

（二）传播途径

粪便污染水源是造成本病流行的主要因素。流行区人群生食含有姜片虫囊蚴的水生植物而被感染，也可因饮用带有尾蚴的水而被感染。常见的水生植物有大红菱、大菱、四角菱、荸荠和茭白。流行区多以水浮莲等喂猪，故猪的感染率很高。

（三）人群易感性

人对姜片虫普遍易感，感染后无保护性免疫，故可重复感染。感染率最高的为儿童和 20 岁以下的青少年，随着年龄的增长，感染率呈递减趋势，无性别差异。但在重流行区，60 岁以上的人群感染率也很高。种植菱角、荸荠等水生植物的农业人口感染率远高于非农业人口。

【发病机制与病理改变】

姜片虫成虫寄生于小肠的上段，通过机械性损伤、虫体代谢产物引起变态反应和毒性反应、感染后肠梗阻三个方面致病。成虫吸附力强，被吸附的小肠黏膜有水肿、点状出血、炎症及溃疡或脓肿形成，黏膜与黏膜下层可见淋巴细胞、中性粒细胞及嗜酸性粒细胞浸润，肠黏膜分泌增加，病变广泛者可累及胃幽门部和结肠。大量虫体覆盖肠壁，妨碍吸收和消化，并夺取肠道内营养，导致患者出现营养不良、肠道功能失调。虫体代谢产物则引起宿主的过敏反应，血中嗜酸性粒细胞增多。大量感染时，虫体可成团堵塞肠腔，形成机械性肠梗阻。

【临床表现】

潜伏期 1～3 个月，根据感染虫数多少、人体健康状况及对感染的反应不同可分为轻、中、重型患者。

（一）轻型

大多数无自觉症状和体征,部分有食欲缺乏、偶有上腹隐痛,大便化验多无异常,虫卵数较少。

（二）中型

以间隙性腹痛、恶心、呕吐、腹泻等消化道症状为主。腹痛较轻,位于上腹部或右季肋部、脐周部,发生于早晨空腹或饭后,偶有剧痛或绞痛。腹泻每日数次、量多、有腥臭,内含未消化食物,可与便秘交替发生,经数月可自愈。长期反复感染者有全身乏力、精神萎靡、消瘦、贫血,面部、下肢轻度水肿,儿童常有睡眠不安、咬牙、抽搐、发育障碍等。粪便中可查见较多虫卵。

（三）重型

上述症状更为严重,患者全身无力、精神萎靡、贫血、营养不良、消瘦、水肿明显。长期反复严重感染的儿童,不仅有发育障碍,智力也可减退,虽经驱虫治疗,发育障碍短期内不能恢复。由于长期腹泻,引起严重营养不良,继发肠道和肺部感染而发热,并可发展至全身器官衰竭而死亡。少数因大量虫体结成团块引起肠梗阻。如虫体侵入胆道,可继发胆囊炎、胆管炎和胆结石。

【实验室检查】

（一）血常规

呈轻度贫血,白细胞总数正常或略高,嗜酸性粒细胞增高,可高达40%。

（二）大便常规

确诊有赖于粪便中检出姜片虫卵。采用3张涂片法检出率高,粪检方法有直接涂片法、定量透明厚涂片法、沉淀集卵法。每克粪便虫卵数低于2000个为轻度感染,2000~10 000个为中度感染,10 000个以上者为重度感染。

（三）成虫鉴别

患者可从粪便中排出成虫或呕吐出成虫,根据成虫的形态特征也可进行诊断。

【诊断与鉴别诊断】

（一）诊断

在姜片虫流行区,有生食水生植物者,出现慢性腹痛、腹泻、营养不良、贫血、水肿等症状应考虑本病的可能。粪便内找到姜片虫卵或在吐、泻物中发现成虫可确诊此病。

（二）鉴别诊断

姜片虫病应与其他寄生虫病及肠道疾病鉴别。轻度感染者需多次粪检才能确诊。粪检虫卵时,应与肝吸虫卵和棘口吸虫卵鉴别。

【治疗】

（一）一般治疗

本病一般预后良好。重症病例应先支持治疗,改善营养状况、纠正贫血后再行驱虫治疗。如有肠梗阻、胆系感染须对症治疗。

（二）病原治疗

1. 吡喹酮（praziquantel） 为首选药物,优点是用量小、副作用轻、疗效高、服用简便。治疗剂量为10~20mg/kg,分3次口服,1日服完。治后1个月虫卵阴转率达97.5%~100%。

2. 硫氯酚（bithionol sulfoxide） 成人剂量3g,儿童50mg/kg,晚间顿服,连服2日,便秘者可给轻泻药,一次服药后疗效可达70%以上。

3. 槟榔 主要成分为槟榔素,能麻痹虫体的神经系统,增加肠蠕动。有轻度头晕、恶心、呕吐、腹痛等副作用。煎剂用量成人每日50g;儿童每岁2~3g,每日总量不超过30g,水煎煮1小时后,浓缩成100ml,连服3日;粉剂用量为16岁以上30g,11~15岁22.5g,用温开水调成稀糊状,早晨空腹顿服,粉剂疗效比煎剂好。

【预防】　针对本病的流行环节提出预防措施,加强卫生宣传教育工作。

（一）管理传染源

普查普治患者及病猪,流行区的猪应圈养并定期给予药物如吡喹酮等进行治疗。

（二）切断传播途径

开展卫生宣传教育,普及防病知识。教育群众不用生食水生植物,不喝生水。猪食的青饲料或其他水生植物应煮熟后喂食。加强粪便管理和灭螺工作。

（胡　鹏）

学习小结

1. 姜片虫病是由布鲁姜片吸虫寄生于人和猪体内所致的人畜共患疾病。

2. 受感染的人和猪是传染源,因生食受姜片虫囊蚴污染的水生植物而感染和饮用生水感染,人群普遍易感。

3. 姜片虫成虫通过机械性损伤小肠黏膜致消化和吸收障碍、虫体代谢产物引起变态反应和毒性反应、大量虫体致肠梗阻三个方面致病。

4. 确诊需粪便中找到姜片虫卵或吐泻物中发现成虫。

5. 首选吡喹酮杀虫治疗。

复习参考题

1. 简述姜片虫病的临床表现。

2. 简述姜片虫病的驱虫药物。

第五节　丝虫病

学习目标

掌握	丝虫病的临床表现、诊断及治疗。
熟悉	丝虫病的流行病学、实验室检查、预防。
了解	丝虫病的病原学、发病机制与病理解剖。

丝虫病(filariasis)是指丝虫寄生于淋巴系统、皮下组织、腹腔、胸腔、心血管等部位所致的慢性寄生虫病。通过蚊虫传播。丝虫流行面广,在我国流行的有班氏丝虫及马来丝虫,临床特征在早期主要为淋巴管炎与淋巴结炎,晚期为淋巴管阻塞及其产生的系列症状。

【病原学】

目前已知寄生于人体的丝虫共有8种:班氏丝虫(wuchereria bancrofti)、马来丝虫(brugia malayi)、帝纹丝虫(brugia timori)寄生于人体的淋巴系统;盘尾丝虫(onchocerca volvulus)、罗阿丝虫(loa)、链尾丝虫(mansonella streptocerca)寄生于人体皮下组织;常现丝虫(mansonellaperstans)、奥氏丝虫(mansonella ozzardi)寄生于人体腔。我国目前仅有班氏丝虫和马来丝虫,两者可混合感染。

（一）形态

班氏丝虫和马来丝虫成虫形态相似,呈线状,乳白色,两端稍尖,表面光滑,雌雄异体,但常缠结在一起。班氏雄虫长28~42mm,宽约0.1mm,雌虫的长度和宽度约为雄虫的一倍,马来丝虫较班氏丝虫短小。

（二）生活史

雌雄交配后胎生微丝蚴,微丝蚴多数立即进入血液循环,白天丛集在肺毛细血管内,夜间在人体周围血液中出现,班氏微丝蚴在晚上10时至次晨2时达高峰;马来微丝蚴在夜晚8时至次晨4时达高峰。根据夜现周期性可将班氏丝虫分为夜现周期型、无周期型和夜现亚周期型。马来丝虫分夜现周期型和夜现亚周期型两种。

两种丝虫的生活史基本相似,可分两个发育阶段:一个阶段是在蚊虫(中间宿主)体内,另一阶段在人(终宿主)体内。

1. 幼虫在蚊体内发育 当蚊虫吸吮丝虫患者血液时,微丝蚴被吸入蚊胃内,脱鞘后穿过胃壁进入胸肌,再经两次蜕皮,发育成为感染性幼虫,离开胸肌移行至蚊喙的下唇,在蚊吸血时进入人体。

2. 成虫在人体内发育 感染性幼虫进入人体后,部分在组织内移行和继续发育过程中死亡,部分进入淋巴管及淋巴结发育为成虫,雌雄交配胎生微丝蚴。班氏丝虫主要寄生在浅表淋巴结系统以及下肢、阴囊、精索、腹股沟、腹腔等处的深部淋巴结系统。马来丝虫多寄生于上、下肢浅表淋巴系统。自感染期幼虫侵入人体至微丝蚴出现于周围血液,一般需8~12个月。成虫可活10~15年;微丝蚴仅为2~3个月。

【流行病学】

（一）传染源

主要为血内含微丝蚴的人。马来丝虫还可寄生在猫、犬、猴等哺乳动物体内,这些动物可作为其主要的储存宿主并成为本病可能的传染源。

（二）传播途径

通过蚊虫叮咬传播。班氏丝虫病的传播媒介主要是淡色库蚊、致乏库蚊,其次是中华按蚊,马来丝虫病以中华按蚊为主要媒介。东乡伊蚊在某些沿海地区是传播班氏和马来丝虫病的主要传染源。微小按蚊是我国海南省班氏丝虫病流行区主要的传染病媒介蚊种之一。

（三）易感人群

人群普遍易感。男女发病率无显著差异,以20~25岁的感染率与发病率最高。病后可产生一定免疫力,但不能阻止再次感染。

（四）流行特征

丝虫病呈世界分布,班氏丝虫病分布极广,主要流行于亚洲、非洲、大洋洲及美洲的一些地区。马来丝虫病仅流行于亚洲。帝纹丝虫病流行于印度尼西亚东南部的一些岛屿。我国有16个省、市、自治区流行本病,除山东省和台湾地区仅有班氏丝虫病流行外,其他省、市、自治区同时流行两种丝虫病。本病5~10月份发病率较高,此时系蚊虫孳生季节,气候也最有利于微丝蚴在蚊体内发育。但在南方,一年四季气候都较温暖,终年都可有本病流行。

相关链接

我国丝虫病的防治成就

新中国成立以来,党和政府十分重视丝虫病防治,将其列入优先防治的疾病之一,各流行区开展了大规模的调查和防治工作。针对丝虫病传播与流行的重要环节,寄生虫病防治研究以丝虫病的病原与媒介生物学、流行病学特点与传播规律的研究为基础,深入现场,防治结合,在阻断丝虫病传播的策略和技术的研究中取得了一系列有理论和实际意义的成果,经大规模推广应用,取得了十分显著的防治效果。

1997年,第50届世界卫生大会通过了全球消灭淋巴丝虫病的决议。其后,我国所采用的防治丝虫病的策略,即乙胺嗪普服群体防治方案,以及阻断丝虫病传播的指征和监测系统等均已被世界卫生组织采纳,并写入有关的文件和技术方案。我国实施的基本消灭丝虫病的标准是:以行政村为单位,经防治后微丝蚴率降至1%以下。这一标准已低于班氏和马来丝虫病的传播阈值,可以保证在我国全面阻断丝虫病的传播,基本消除丝虫病。至1994年,全国864个流行县、市均已达到基本消灭丝虫病的标准。至2001年,已累计有近800个县、市的监测结果达到完全消灭丝虫病标准的各项技术指标,约占流行县市的92%;广西壮族自治区、贵州省、上海市、四川省、重庆市、湖南省、江苏省、湖北省、广东省及浙江省10个省、自治区和直辖市通过省级消灭丝虫病审评,消除了丝虫病的危害。

中国在消灭丝虫病过程中,形成了著名的"传播阈值理论"。该理论是指消除丝虫病并不是把病原、蚊虫完全消灭,而是把病原控制到一个临界水平,就可以阻断传播,这个临界水平就是"阈值"。当人群微丝蚴感染率约1%时,丝虫病传播已无流行病学意义。在这种情况下,微丝蚴血症可于数年内陆续转阴,在未转阴前虽然仍可使蚊虫感染,但感染率和感染度都相当低,不足以形成丝虫病传播。

2008年11月初,原卫生部部长陈竺郑重宣布:经世界卫生组织审核认可,我国率先在全球83个丝虫病流行国家和地区中消除了丝虫病,为全球消除丝虫病树立了典范。这是我国继宣布消灭天花和实现无脊髓灰质炎目标以来,在公共卫生领域取得的又一项重大成就。但在原丝虫病流行区,目前仍有数十万慢性丝虫病患者。

【发病机制与病理解剖】

丝虫病的病变主要由成虫的免疫反应和虫体对淋巴组织的直接损害所引起,以淋巴系统病变为主,与血中微丝蚴关系不大。病变的发生发展取决于丝虫种类、机体免疫反应、感染频度、感染期幼虫进入人体数量、成虫寄生部位以及是否合并继发感染等因素。在幼虫进入机体发育为成虫过程中,幼虫与成虫的代谢产物、幼虫蜕皮液、虫体子宫内排泄物以及死虫的裂解物均可引起局部淋巴系统的组织反应及全身过敏反应,表现为周期性发作的淋巴管炎、淋巴结炎及丝虫热等。晚期表现则为淋巴组织病理改变及继发细菌感染。

目前认为,免疫机制是产生病理改变的主要原因。早期以渗出性炎症为主,淋巴结充血,淋巴管壁水肿,管腔内充满粉红色蛋白质液体和嗜酸性粒细胞。继之,淋巴结和淋巴管内出现肉芽肿性反应。由于淋巴管内皮细胞增生,内膜增厚和纤维化,管腔中形成息肉或纤维性栓子,最后淋巴管形成纤维索状物,即为闭塞性淋巴管内膜炎。淋巴系统发生阻塞导致远端淋巴管内压力增高,形成淋巴管曲张,甚至破裂。淋巴液长期滞留在组织内,因其蛋白含量较高,不断刺激纤维组织增生,使皮下组织增厚、变硬而形成象皮肿。由于局部血液循环障碍,皮肤抵抗力降低,易引起继发性细菌感染,使象皮肿加重及恶化,甚至出现局部溃疡。

班氏丝虫除四肢淋巴系统外,还能寄生于深部淋巴系统,如泌尿、生殖系统,引起精索、附睾、睾丸及阴囊等处的炎症和结节。马来丝虫主要寄生于浅表淋巴系统,故以四肢淋巴结炎或淋巴管炎及象皮肿最为常见,丝虫热少于班氏丝虫病,发生乳糜尿、鞘膜积液机会亦较班氏丝虫少。

【临床表现】

本病的临床表现轻重不一,无症状感染者约占半数。班氏及马来丝虫病潜伏期为4个月至1年不等,帝纹丝虫病潜伏期为3个月。

（一）急性期

1. **淋巴结炎和淋巴管炎** 好发于四肢,以下肢多见。淋巴结炎可单独发生,淋巴管炎一般都伴有淋巴结炎。临床表现为不定时周期性发作的腹股沟和腹部淋巴结肿大、疼痛,继之淋巴管肿胀、疼痛,沿大腿内侧向下蔓延,形成离心性发展的红线,称"逆行性淋巴管炎",每月或数月发作一次,一般持续1~3天。发作时伴有畏寒、发热、全身乏力。当炎症波及皮内微细淋巴管时,局部皮肤出现弥散性红肿、发亮,有灼热压痛,类似丹毒,称"丹毒样性皮炎",俗称"流火",持续约1周消退。

2. **丝虫热** 周期性发热,伴畏寒、寒战,体温可达40℃,部分患者仅发热无寒战,2~3天消退。班氏丝虫病流行区多见丝虫热发作。

3. 精囊炎、附睾炎、睾丸炎 主要见于班氏丝虫病。表现为一侧腹股沟疼痛,向下蔓延至阴囊,可向大腿内侧放射。睾丸及附睾肿大,有压痛,精索上可触及一个或多个结节,压痛明显,炎症消退后缩小变硬,反复发作后肿块可逐渐增大。

4. 肺嗜酸性粒细胞浸润综合征 又称"丝虫性嗜酸性粒细胞增多症(filarial hypereosino-philia)"。表现为畏寒、发热、咳嗽、哮喘、淋巴结肿大等。肺部有游走性浸润灶,胸片可见肺纹理增粗和广泛粟粒样斑点状阴影,痰中有嗜酸性粒细胞和夏科-莱登晶体。外周血嗜酸性粒细胞增多,占白细胞总数 20%~80%。在患者血中偶可找到微丝蚴,极少数可出现荨麻疹及血管神经性水肿等表现。如果不给予治疗,微丝蚴血症可持续 10 年左右。

(二)慢性期

以淋巴系统增生和阻塞引起的表现为主。

1. 淋巴结肿大和淋巴管曲张肿大 淋巴结内淋巴窦扩张,其周围的淋巴管向心性曲张形成肿块,见于一侧或两侧腹股沟和股部,触诊似海绵状包囊,中心发硬,穿刺可抽出淋巴液,有时可找到微丝蚴。淋巴管曲张常见于精索、阴囊及大腿内侧。精索淋巴管曲张常相互粘连成索状,易与精索静脉曲张混淆,且两者可并存。

2. 鞘膜腔积液 多见于班氏丝虫病。系精索及睾丸淋巴管阻塞,淋巴液淤滞于鞘膜腔内所致。积液少时无症状;积液多时,患者可有重垂或下坠感,阴囊体积增大,皱褶消失,透光试验阳性,积液常呈草绿色,也可为乳白色,穿刺液离心沉淀可找到微丝蚴。

3. 乳糜尿 为班氏丝虫病晚期的主要表现之一。乳糜尿患者淋巴管破裂部位多在肾盂及输尿管,很少在膀胱。临床上常突然出现,发作时可无症状,也可伴有畏寒、发热、腰部、盆腔及腹股沟处疼痛,继之出现乳糜尿。乳糜尿易凝固,可堵塞尿道,致排尿困难,甚至出现肾绞痛。乳糜尿呈乳白色,混有血液时呈粉红色,静置可分三层:上层为脂肪,中层为较清的液体,混有小凝块,下层为粉红色沉淀物,含红细胞、淋巴细胞及白细胞等,有时能找到微丝蚴。

4. 淋巴水肿与象皮肿 两者常同时存在,临床上难以鉴别。淋巴水肿可因淋巴液回流改善后自行消退。若淋巴回流持续不畅,则发展为象皮肿,表现为凹陷性坚实性水肿,皮肤变粗增厚、皮皱加深,有苔藓样、疣状结节,易继发细菌感染,形成慢性溃疡。象皮肿常发生于下肢,少数见于阴囊、阴茎、阴唇、上肢和乳房。

【并发症】

主要并发症为继发细菌感染。长期应用免疫抑制剂者患丝虫病后,极易继发细菌感染,出现寒战、高热、毒血症状。

【实验室检查】

1. 血常规检查 丝虫病早期有过敏反应的患者,白细胞总数常为(10~20)×10⁹/L,以嗜酸性粒细胞增加为主,伴有细菌感染者中性粒细胞显著增高。慢性期多正常。

2. 病原学检查 血液及体液中检出微丝蚴是诊断早期丝虫病的唯一可靠方法。一般在夜间 10 时至次晨 3 时,自耳垂或手指取血 3 滴,制成厚(薄)血片,直接或染色后镜检。或取静脉血 1~2ml,加蒸馏水至 10ml,离心后将沉淀物直接或染色后镜检。血液中微丝蚴常在疾病的中期出现,早期和晚期不易查见,故血中未查到微丝蚴并不能排除丝虫病。对血中反复检查阴性,但有可疑的症状和体征者,可取淋巴穿刺液、鞘膜积液、乳糜尿或乳糜积液,直接或浓缩后涂片查找微丝蚴。

3. 免疫学检查 皮内试验简便易行,但有一定假阳性反应。间接荧光抗体试验(IFA)、酶联免疫吸附试验(ELISA)等检测抗体,多用于丝虫病的流行病学调查及监测。用对流免疫电泳法或 ELISA 双抗体夹心法等测定血中循环抗原,有实用诊断价值。

4. 分子生物学检查 DNA 杂交试验和聚合酶链反应(PCR)可用于微丝蚴血症检查,血中微丝蚴量少和需进行虫种鉴定者尤为适用。

5. 病理检查　必要时对身体浅表部位的淋巴结或精索结节进行活组织检查,可以见到成虫肉芽肿病变。

【诊断与鉴别诊断】

1. 诊断　有蚊虫叮咬史,结合典型的周期性发热、离心性淋巴管炎、淋巴结肿痛、乳糜尿、精索炎、象皮肿等症状和体征,应考虑为丝虫病。外周血中找到微丝蚴即可确诊。对于疑似丝虫病而血中找不到微丝蚴者,可试服乙胺嗪,药物作用于丝虫成虫,部分患者可在2~14天后出现淋巴系统反应和淋巴结结节,有助于丝虫病的诊断。

2. 鉴别诊断　丝虫病所致的淋巴管炎及淋巴结炎症应与细菌感染相鉴别。丝虫性附睾炎、鞘膜积液应与结核病相鉴别。丝虫病晚期出现的腹股沟肿块要与腹股沟疝相鉴别。淋巴象皮肿应与局部损伤、肿瘤压迫、手术切除淋巴组织后引起的象皮肿相鉴别。丝虫性乳糜尿需与结核、肿瘤等引起者鉴别。

【预后】

本病早期一般不危及生命,及时诊断,早期治疗,预后良好。晚期对患者的劳动力影响较大,易合并感染而危及生命,预后相对较差。

【治疗】

(一)病原治疗

1. 乙胺嗪(diethylcarbamazine)　又名海群生(hetrazan),对微丝蚴和成虫均有杀灭作用,为目前治疗丝虫病的首选药物。对马来丝虫病疗效好而迅速。其剂量和疗程取决于丝虫种类、患者的具体情况及感染程度。治疗方案有以下几种:①短程疗法:适用于马来丝虫病患者。成人15g,一次顿服,或0.75g,每日2次,连服2天;②中程疗法:常用于班氏丝虫病。0.6g/d,分2~3次口服,疗程7天;③间歇疗法:成人每次0.5g,每周1次,连服7周,疗效可靠,不良反应小;④流行区全身食用乙胺嗪药盐;药盐为每千克食盐中加3g乙胺嗪,食用6个月,可取得一定疗效。

乙胺嗪无明显不良反应,主要是在治疗过程中大量微丝蚴或成虫死亡可能出现过敏反应。对严重心、肝、肾疾患,活动性肺结核、急性传染病、妊娠3个月内或8个月以上、月经期妇女应缓用或禁用。

2. 伊维菌素(ivermectin)　对微丝蚴与乙胺嗪有相同的效果,但不良反应更轻,成人100~200μg/kg,单剂或连服2天。

3. 呋喃嘧酮(furapyrimidone)　对班氏丝虫成虫和微丝蚴均有杀灭作用。20mg/(kg·d),分2~3次,连服7天。不良反应与乙胺嗪相仿。

4. 左旋咪唑(levamisole)　对微丝蚴有疗效,4~8mg/(kg·d),疗程3日,10日后用第2个疗程,但复发率高,现已少用。

(二)对症治疗

1. 淋巴管炎及淋巴结炎　可口服泼尼松、保泰松、阿司匹林,疗程2~3天。有细菌感染者加用抗菌药物。

2. 乳糜尿　卧床休息时加腹带、抬高骨盆部,多饮开水,多食淡菜,限制脂肪及高蛋白饮食。必要时可用1%硝酸银或12.5%碘化钠溶液作肾盂冲洗,或采用外科手术治疗。对乳糜血尿者,可酌情用止血药。

3. 象皮肿　保持患肢皮肤清洁,避免挤压摩擦,可采用辐射法或微波热疗法。下肢严重的象皮肿可施行皮肤移植术,阴囊象皮肿可施行整形术。

【预防】

(一)控制传染源

微丝蚴阳性或微丝蚴阴性但有典型丝虫病病史和体征者皆应列为普治对象。在流行地区全民服用乙胺嗪,每次3mg/kg,每周或每月1次,共服12次;亦可每年顿服乙胺嗪0.25~0.5g(儿童、老人酌减),共服3次。

(二)切断传播途径

搞好环境卫生,开展群众性防蚊灭蚊工作,加强个人防蚊措施,切断丝虫病传播途径。

（三）保护易感人群

在流行地区可全民食用乙胺嗪食盐（每公斤食盐中掺拌乙胺嗪3g），连用半年,能显著降低微丝蚴阳性率。

（丁国锋）

学习小结

1. 丝虫病是由丝虫寄生于人体淋巴组织、皮下组织及浆膜腔所致的寄生虫病。传染源主要为血内含微丝蚴的人,以蚊虫为传播媒介。

2. 患者可出现不同的临床表现：①急性期表现为过敏和炎症反应,包括淋巴结炎和淋巴管炎、丝虫热、精囊炎、附睾炎、睾丸炎和肺嗜酸性粒细胞浸润综合征等；②慢性期阻塞性病变,如淋巴结肿大和淋巴管曲张、象皮肿、睾丸鞘膜积液、乳糜尿等。

3. 有蚊虫叮咬史,结合以上典型症状和体征,可考虑为丝虫病。外周血中找到微丝蚴即可确诊。

4. 治疗首选乙胺嗪。普治传染源、防蚊灭蚊工作,在流行地区可全民食用乙胺嗪食盐预防。

复习参考题

1. 丝虫病急性期有哪些临床表现?

2. 简述如何诊断丝虫病。

第六节　钩虫病

学习目标

掌握	钩虫病的诊断、鉴别诊断和治疗。
熟悉	钩虫病的临床表现、实验室检查和预防措施。
了解	钩虫病的病原学、流行病学、发病机制与病理解剖。

钩虫病(ancylostomiasis,hookworm disease)是由十二指肠钩口线虫(ancylostoma duodenale,简称十二指肠钩虫)和(或)美洲板口线虫(necator americanus,简称美洲钩虫)寄生于人体小肠所致的疾病。临床上以贫血、营养不良及胃肠功能失调为主要表现;严重者可引起心功能不全及儿童发育障碍;轻者可无症状,称钩虫感染。

【病原学】

（一）形态

成虫虫体细长,约1cm,半透明,肉红色,死后呈灰白色,雌雄异体。十二指肠钩虫呈C形,美洲钩虫头部后仰,呈S形。虫卵呈椭圆形,内含2~8个卵细胞。幼虫通称钩蚴,包括杆状蚴和丝状蚴,后者为感染期幼虫。

（二）生活史

两种钩虫的生活史基本相似。成虫寄生于小肠上段,借助口囊内钩齿(或板齿)吸附在肠黏膜上,以宿主的血液、淋巴液、肠黏膜和脱落上皮细胞为营养食物。虫卵随宿主粪便排到外界,在适宜的温度、湿度和疏松土壤中,24~48小时可孵出杆状蚴,再经5~6日发育为丝状蚴,也称感染期蚴。与人体皮肤或黏膜接触时钻入皮肤,进入毛细血管或淋巴管,随血液经右心至肺部,穿破肺部微血管进入肺泡,沿支气管上行达会厌,随吞咽经食管、胃到达小肠。再经3~4周发育为成虫。自幼虫侵入至发育成熟、交配产卵,一般需5~7周。

【流行病学】

(一)传染源

主要是钩虫感染者和钩虫病患者。含有钩虫卵的人粪便未经处理就作为肥料应用,使农田广泛被钩虫卵污染,传染疾病作用最大。

(二)传播途径

人体感染钩虫主要是钩蚴经皮肤而感染,当赤手裸足下地劳动与污染的地面接触,极易受到感染。亦可通过生食含钩蚴的蔬菜和经口腔黏膜侵入。

(三)易感人群

普遍易感,农村青壮年感染率高,且易多次重复感染。儿童感染率高于成人,夏秋季为感染高峰。

(四)流行特征

钩虫病感染呈全球分布,尤以热带和亚热带地区普遍,农村感染率明显高于城市,一般感染率为5%~30%,高度流行区高达80%。国内除青海省、西藏自治区、黑龙江省等少数地区外,均有流行,尤以四川省、浙江省、湖南省、广西壮族自治区等较重。

【发病机制与病理解剖】

钩虫的丝状蚴经皮肤侵入人体后,数分钟内侵入处出现充血斑点和丘疹,1~2日出现炎症反应。当钩虫幼虫移行至肺,可引起肺间质和肺泡点状出血和炎症。钩虫的成虫利用其口囊咬附在肠黏膜上,以摄取血液、黏膜上皮与肠液为食。且每日更换吸附部位,并分泌抗凝血物质,引起黏膜伤口渗血,渗血量远较钩虫吸血量为多,同时在小肠黏膜上产生散在的出血点和极小溃疡,有时为大块出血性瘀斑,偶可引起消化道大出血。慢性失血是钩虫病贫血的主要原因,长期小量失血可消耗体内铁质储存,产生低色素性小细胞性贫血。长期严重的贫血与缺氧,可引起心、肝、肾及脾有不同程度的脂肪变性及退行性变。儿童严重感染可引起生长发育障碍。

【临床表现】

临床症状取决于感染轻重程度和病程长短。轻度感染大多数无临床症状;感染较重者可出现明显的临床表现。临床表现可分为幼虫和成虫所引起的两个不同阶段。

(一)幼虫引起的临床表现

1. 钩蚴皮炎 丝状蚴在皮肤入侵处形成充血斑点或丘疹,继而出现疱疹,奇痒无比,俗称"粪毒"或"地痒疹"。搔破后常有继发细菌感染,成为脓疱,最后结痂、脱皮而愈。常见于足趾间或手指间皮肤轻薄处,也可见于手足背部。一般3~4日后炎症消退,7~10日后皮损自行愈合。炎症较重者可引起"皮肤幼虫移行病"。

2. 呼吸道症状 感染后1周左右,当幼虫移行至肺时,患者可出现咳嗽、痰中带血,夜间尤甚,并常伴有发热、畏寒等全身症状。重者可有剧烈干咳、阵发性哮喘、咽喉发痒及声音嘶哑等呼吸道症状。

(二)成虫所致的临床表现

1. 消化道症状 患者大多于感染后1~2个月开始出现临床症状。初期表现多为上腹部不适或隐痛感,继之出现消化功能紊乱。有些患者喜食生米、豆类、茶叶,甚或泥土、瓦片、煤渣、破布及碎纸之类,称为"异嗜症"。

2. 贫血及相关临床表现 贫血是钩虫病的主要症状,严重时出现心慌气促、面部及下肢水肿、心功能不全等贫血性心脏病表现。重症患者常有眼睑、足部、全身水肿,有时可有腹水;水肿与贫血程度相平行。

3. 婴儿和孕妇钩虫病 婴儿钩虫病多见于1岁内,所致贫血多较严重,可导致生长发育弛缓及营养不良等。孕妇钩虫病可引起流产、早产及死胎,新生儿病死率也可增高,较易并发妊娠高血压综合征。

【实验室及其他检查】

(一)血常规

常有不同程度贫血,属低色素小细胞性贫血。白细胞总数多正常,嗜酸性粒细胞增多,重症患者血浆白蛋白及血清铁蛋白含量均明显降低。

(二)骨髓象检查

可见造血旺盛现象,中幼红细胞显著增多;骨髓因储铁减少,游离含铁血黄素与铁粒细胞减少或消失。

(三)粪便检查

隐血试验可呈阳性。可采用直接涂片法、浮聚法检出钩虫卵,采用钩蚴培养法检出钩蚴,采用细箩筛滤水冲洗法或水洗沉淀收集虫体,是确诊的依据。

(四)免疫学检查

应用成虫抗原检测钩虫感染者血清中的相关抗体具有较高的敏感性和特异性,ELISA 可作为诊断钩虫感染的一种方法。

(五)胃、肠镜、胶囊内镜等物理检查

应用胃、肠镜、胶囊内镜检查时可在十二指肠、盲肠等发现活的虫体。胃肠道钡餐 X 线检查有时可见十二指肠下段和空场上段黏膜纹理紊乱、增厚、蠕动增加,被激惹而呈节段性收缩等现象。

【诊断】

在流行区,有赤手裸足下田劳动史,临床上有"粪毒"史、贫血及"异嗜症"等临床症状,实验室检查粪便中发现钩虫卵者即可确诊。

【诊断与鉴别诊断】

钩虫病患者上腹部痛,尤其伴柏油便时需与十二指肠溃疡鉴别,做钡餐造影和胃镜检查,前者可见十二指肠球部龛影,后者可直接见到溃疡,并可做活检病理检查。其他原因引起的缺铁性贫血需与食物中铁不足、妊娠生理性铁需要量增加、溃疡病和痔疮等引起的缺铁性贫血鉴别。

【预后】

钩虫病患者经驱虫治疗均可治愈。重度感染经补充营养、纠正贫血及驱虫治疗,预后仍属良好。

【治疗】

(一)病原治疗

在钩蚴感染后 24 小时内可用左旋咪唑涂擦剂或阿苯达唑软膏涂擦患处,每日 3 次,连用 2 日。对一般情况较差的重度感染者,应首先加强综合治疗,纠正心功能不全后再服驱虫药,以减少副作用。

1. **阿苯达唑(albendazole)** 本药为新型广谱驱虫药。成人及 2 岁以上钩虫病患者顿服 400mg,每日 1 次,连服 2~3 日。1~2 岁儿童剂量减半,服法同成人。少数病例可发生头痛、头昏及胃肠道不适等,停药后可自行消失。孕妇及哺乳妇女不宜服用。

2. **复方阿苯达唑(compound albendazole)** 每片含阿苯达唑 67mg,赛嘧啶 250mg。成人和 7 岁以上儿童 2 片,顿服,治疗 2 周后复查钩虫卵转阴率 69.91%。

3. **复方甲苯达唑(compound mebendazole)** 每片含甲苯达唑 100mg,盐酸左旋咪唑 25mg。成人每日 2 片,连服 2 日。4 岁以下儿童剂量减半。治疗 15 日后复查,钩虫卵转阴率 93%。少数病例有短暂头昏、乏力和腹痛等。本药有致畸作用,故孕妇及哺乳期妇女禁用。

(二)对症治疗

纠正贫血是重要的治疗措施。给予富含铁质、蛋白质和维生素的饮食,注意补充铁剂,可用硫酸亚铁。如有重度贫血(血红蛋白 30g/L 以下),心肌缺氧劳损较重,心力衰竭,体力特别衰弱或临产孕妇等,应少量多次输血。

【预防】

（一）控制传染源

在钩虫病感染率高的地区开展集体驱虫治疗，如对中小学生用复方甲苯达唑或阿苯达唑每年进行驱虫，效果较好，有利于阻断钩虫病的传播。

（二）切断传播途径

加强粪便管理，推广粪便无害化处理。不吃生的蔬菜可防止钩虫幼虫经口感染。

（三）保护易感人群

加强宣传教育，在感染作物区劳动时提倡穿鞋下地、下矿。个人防护局部可用25%白矾水、2%碘液及左旋咪唑涂肤剂等，以防止钩蚴进入皮肤。疫苗仍处于研究阶段。

（盛云建）

学习小结

1. 钩虫病是由十二指肠钩虫和（或）美洲钩虫寄生于人体小肠所致的疾病。传染源主要是钩虫感染者和钩虫患者，人体感染钩虫主要是钩蚴经皮肤而感染。钩虫的丝状蚴引起皮肤损害和肺部病变，成虫导致肠黏膜慢性失血，引起贫血。

2. 感染早期丝状蚴在皮肤入侵处引起钩蚴皮炎，亦称"粪毒"。成虫寄生感染时临床上主要表现为贫血、营养不良及胃肠功能失调；严重者可引起心功能不全及儿童发育障碍。轻者可无症状，称钩虫感染。

3. 在流行区，有赤手裸足下田劳动史，临床上有"粪毒"史、贫血及"异嗜症"等临床症状，实验室检查粪便中发现钩虫卵者即可确诊。

4. 病原治疗选用阿苯达唑、甲苯咪唑等。预防采取对患者驱虫治疗，防止钩虫幼虫经口感染。做好个人防护，防止钩蚴进入皮肤。

复习参考题

1. 试述钩虫病的临床表现。

2. 钩虫病病原治疗药物有哪些？

第七节　蛔虫病

学习目标

掌握	蛔虫病的临床表现、并发症、诊断及治疗。
熟悉	蛔虫病的发病机制与病理解剖、实验室检查。
了解	蛔虫病的病原学、流行病学及预防。

蛔虫病（ascariasis）是由似蚓蛔线虫（ascaris lumbricoides，简称蛔虫）寄生于人体小肠或其他器官所引起的慢性传染病，本病患者以儿童居多。临床多数患者常无明显症状，部分患者有腹痛和肠道功能紊乱表现。除肠蛔虫症外，还可引起胆道蛔虫症、蛔虫性肠梗阻和蛔虫性肠穿孔等严重并发症。

【病原学】

（一）形态

蛔虫为寄生人体最大线虫之一,雌雄异体。成虫为长圆柱形,形似蚯蚓,体形向头尾两端逐渐变细,尾部钝圆锥形,乳白色或粉红色,两侧缘有明显的白色侧线。雄虫长约15~30cm,雌虫长约20~35cm。雌虫每天产卵13万~30万个,未受精卵较狭长,长椭圆形,受精卵为宽卵圆形。未受精卵无发育的能力,亦无感染致病的能力。

（二）生活史

蛔虫生活史中不需要中间宿主,蛔虫寄生于小肠上段,受精卵随粪便排出,在温度和湿度适宜环境里先后发育为杆状蚴卵(感染性虫卵)。感染性虫卵被正常宿主(人)经口吞食,大部分于胃中被胃酸杀灭,少数进入小肠。卵壳在肠内溶解,幼虫在小肠孵出,经第一次蜕皮后,先后侵入小肠黏膜、黏膜下层和肠壁小静脉,经门静脉至肝、下腔静脉,再经右心到肺。在肺泡及支气管经第2次、第3次蜕皮逐渐发育成长。感染后8~10天幼虫沿支气管、气管移行到咽部,被吞入胃、小肠。在小肠,幼虫进行第4次蜕皮(约感染后21~29天),发育成童虫,再经数周发育为成虫,以吸取食糜为主,也能分泌消化酶,消化和溶解肠黏膜为营养来源。整个发育过程约需10~11周。宿主体内一般有成虫一条至数十条,多者达1000条以上。蛔虫寿命约为1年左右,一般雌虫多于雄虫,虫体大小与宿主营养状态及虫数有关。

蛔虫卵对一般化学消毒剂不敏感,抵抗力较强;但对高温、干燥及日光抵抗力较弱,阳光暴晒或60℃热水中5分钟很快死亡。

【流行病学】

（一）传染源

人是蛔虫的唯一终宿主,蛔虫感染者和患者是传染源。

（二）传播途径

感染期虫卵经口进入人体,污染的土壤、蔬菜、瓜果等是主要媒介。

（三）易感人群

人对蛔虫普遍易感。使用未无害化处理的人粪施肥的农村,人口感染率达50%。生食蔬菜习惯者易感染。儿童在地上爬行,吸吮手指等生活行为导致易感染。儿童感染率高于成人,一般农村感染率高于城市。多次感染蛔虫后,体内可产生一定的免疫力,这是成人比儿童感染率低的原因之一。

（四）流行特征

本病是最常见的蠕虫病,世界各地温带、亚热带及热带均有流行。在气候适宜、环境卫生和个人卫生差的地方尤为常见,因此以发展中国家发病率高。常为散发,也可发生集体性感染。发病无明显性别差异及季节性。

【发病机制与病理解剖】

蛔蚴在体内移行时,其代谢产物和(或)幼虫死亡可分泌抗原物质,宿主可产生IgE和IgM型抗体,使机体产生强烈的变态反应。幼虫损伤肺毛细血管导致出血及嗜酸性和中性粒细胞浸润,严重感染者肺病变可融合成片状,支气管黏膜也有嗜酸性粒细胞浸润、炎性渗出与分泌物增多,导致支气管痉挛与哮喘。成虫寄生在空肠及回肠上段,以小肠乳糜液为营养,导致人体营养不良,损害肠黏膜,引起肠功能紊乱。并可使小肠黏膜损伤,皱襞粗糙,出现小肠痉挛性收缩和局部缺血。大量成虫可缠结成团引起不完全性肠梗阻、肠套叠、肠扭转等。蛔虫有钻孔习性,当受刺激时,如高热、驱虫不当等,可导致胆道蛔虫症、胰管蛔虫症、阑尾蛔虫症等,胆道蛔虫症可并发急性胰腺炎或慢性胰腺炎。蛔虫卵和蛔虫碎片可能与胆石成因有关。

【临床表现】

人体感染蛔虫后,症状的有无、病情的轻重与虫数和人体的反应性有关。多数患者可不产生症状,称为蛔虫感染。但儿童、体弱或营养不良者症状出现的机会较多。

（一）幼虫所致的临床表现（蛔蚴移行症）

短期内吞食大量感染性虫卵时,约1周后出现咳嗽、哮喘、气急、发热、血丝痰等症状,少数伴有荨麻疹或皮疹。重者有咯血、胸痛、呼吸困难伴发绀,两肺有干啰音。胸部X线检查可见两侧肺阴影加深,肺纹理增多,可呈点状、片状、絮状阴影,以中下叶为主,阴影不固定,呈"游走性"。以上症状一般在1~2周内可自行消退。

（二）成虫所致的临床表现

腹痛较为常见,位于上腹部或脐周,呈阵发性疼痛,按之无压痛,也无腹肌抵抗,尤以儿童患者明显。有时伴食欲缺乏、恶心、呕吐、腹泻及便秘。严重感染者,尚可引起营养不良、智力迟钝和发育障碍。儿童患者较常见精神不宁、夜惊、烦躁、磨牙、瘙痒、惊厥等。部分患者可出现过敏反应,如荨麻疹、气喘等,偶有血管神经性水肿、顽固性荨麻疹。

（三）并发症

1. 胆道蛔虫病　本症是最常见的并发症,以中青年居多。常突然腹痛,以剑突偏右侧阵发性钻顶样绞痛为特点,可放射至右肩及背部,同时常伴有呕吐,有时可吐出蛔虫。患者常坐卧不安伴全身冷汗、面色苍白。腹痛缓解期局部压痛不明显或无压痛。绝大多数因蛔虫自行退出胆道而疼痛自行缓解。若虫体完全钻入胆道,甚至进入胆囊,疼痛反而减轻,但炎症进一步发展,表现为明显的固定压痛、发热、血白细胞计数增多,或可出现黄疸。蛔虫深入肝内胆小管时则可引起肝脓肿、出血或虫体钙化。

2. 蛔虫性肠梗阻　多见于6~8岁学龄儿童。急起中腹部阵发性绞痛、呕吐、腹胀、便秘。半数患者可吐出蛔虫。腹部触诊可触及条索状物,按之有活动感,系缠绕成团的蛔虫。部分患者有腹肌紧张、压痛并出现肠型、肠鸣音亢进。晚期患者可出现不同程度的脱水与酸中毒,甚至休克。蛔虫性肠梗阻可并发肠扭转或肠套叠。

3. 其他　其他并发症尚有急性胰腺炎、急性胆管炎、急性胆囊炎、蛔虫性阑尾炎、肝脓肿、肠穿孔、腹膜炎及腹腔内各器官肉芽肿等。蛔虫性脑病多见于幼儿,经治疗后病情多迅速好转。

【实验室检查】

（一）血常规

大量蛔蚴移行、异位蛔虫症及并发感染时血白细胞和嗜酸性粒细胞增多。成虫感染者嗜酸性粒细胞可轻度增加。

（二）病原学检查

粪生理盐水直接涂片法或饱和盐水漂浮法可查到虫卵。改良加藤法（Katokatz）虫卵查出率较高。B超及内镜逆行胰胆管造影可有助于胆、胰、阑尾蛔虫症的诊断。

【诊断】

根据流行病学史,有咳嗽、哮喘样发作、肺部炎症、嗜酸性细胞增高、腹痛等表现,应注意蛔虫病可能性。粪便查见蛔虫卵,或粪便排出或呕出蛔虫者均可确诊。出现胆绞痛、胆管炎、胰腺炎、腹膜炎、肠梗阻时应注意异位蛔虫症的可能,B超及内镜逆行胰胆管造影有助于诊断。

【鉴别诊断】

主要是与其他原因导致的化脓性胆管炎、肠梗阻并穿孔、肠扭转或肠坏死及出血性坏死性胰腺炎等疾病相鉴别。

【预后】

蛔虫病预后一般良好,但有严重并发症者,如化脓性胆管炎伴中毒性休克、肠梗阻并穿孔、肠扭转或肠坏死及出血性坏死性胰腺炎与蛔虫性肝脓肿者,预后严重,应及早诊断与治疗。

【治疗】

（一）驱虫治疗

苯咪唑类药物谱广、高效、低毒,常用阿苯达唑（albendazole）。成人及2岁以上儿童治疗剂量阿苯达唑400mg,一次顿服,虫卵阴转率达90%,2岁以下儿童、孕妇和哺乳期妇女、急性疾病、肾脏病、有癫痫病史及其他药物过敏史者不宜服用。治疗中偶可出现蛔虫躁动甚至发生胆道蛔虫症。广谱驱虫药伊维菌素（ivermectin）每日服用100μg/kg，连续2天，治愈率近100%。

（二）异位蛔虫症及并发症的治疗

胆道蛔虫症以解痉止痛、驱虫、抗炎治疗为主；蛔虫性肠梗阻可服豆油或花生油80~150ml（儿童用量为60ml），蛔虫团松解后再驱虫治疗，上述措施无效应及时手术治疗。阑尾蛔虫病、急性化脓胆管炎、肝脓肿、出血性坏死性胰腺炎均需及早外科治疗。

【预防】

（一）控制传染源

积极查治患者和感染者，在感染流行区开展集体驱虫治疗。驱出的蛔虫和粪便及时处理，避免污染环境。

（二）切断传播途径

改善环境卫生，不随地大便，对粪便进行无害化处理，减少传播。

（三）保护易感人群

养成良好卫生习惯，尤其在儿童、托幼机构、学校应广泛开展卫生知识宣传。做到饭前、便后洗手，不吃未洗净的蔬菜、瓜果。

（盛云建）

学习小结

1. 蛔虫病是由蚯蚓蛔线虫寄生于小肠或其他器官所致的疾病，是人体最常见的寄生虫病之一。蛔虫感染者和患者是传染源，粪-口是主要的传播途径。

2. 多数感染者无明显症状。幼虫可导致出现咳嗽、哮喘、气急、发热、血丝痰等症状。成虫所致的症状以腹痛较为常见，位于上腹部或脐周，常反复发作。严重感染者，可引起营养不良、短能和发育障碍。可并发胆道蛔虫病、蛔虫性肠梗阻、肠穿孔及腹膜炎等。

3. 根据流行病学史，有咳嗽、哮喘样发作、肺部炎症、嗜酸性细胞增高、腹痛等表现，应注意蛔虫病可能性。粪便查见蛔虫卵，或粪便排出或呕出蛔虫者均可确诊。

4. 苯咪唑类驱虫药物是根本治疗措施。常用阿苯达唑和甲苯咪唑预防本病，要养成良好卫生习惯，注意个人卫生，防止病从口入。

复习参考题

1. 蛔蚴移行症发生的原因是什么？

2. 肠道蛔虫病的并发症有哪些？

第八节　蛲虫病

学习目标

掌握	蛲虫病的临床表现、诊断及治疗。
熟悉	蛲虫病的发病机制与病理解剖、实验室检查。
了解	蛲虫病的病原学、流行病学及预防。

蛲虫病（enterobiasis）是由蠕形住肠线虫（enterobius vermicularis，蛲虫）寄生于人体结肠和回盲而引起

的传染病。该病分布于世界各地,患者和感染人群主要是以儿童为主。本病主要症状是肛门周围和会阴部瘙痒。

【病原学】

(一)形态

成虫细小呈乳白色。雄虫微小,长约2~5mm,宽0.1~0.2mm,尾部向腹部卷曲,有一交合刺。雌虫长约8~13mm,宽0.3~0.5mm,体直,尾部细小,虫体中部膨大,略呈纺锤形。虫卵为椭圆形,无色透明,不对称,一侧略扁平,另一侧略突出。在刚排出的虫卵内常有蝌蚪形胚胎,在适宜环境下发育为含幼虫的虫卵,即为感染形虫卵。

(二)生活史

蛲虫的生活史简单,不需要中间宿主,无外界土壤发育阶段。成虫主要寄生于人体回盲部,有时也可见于阑尾和回肠下端。雌雄成虫交配后,雄虫死亡,雌虫在盲肠发育成熟后向下移动,在宿主入睡后爬出肛门产卵,每次产卵约$1×10^4$个,产卵后多数雌虫死亡,但有时可再返回肛门甚至阴道膀胱处。刚排出的虫卵在宿主体温条件下,6小时发育为杆状蚴的感染性虫卵。当患者用手抓肛门附近皮肤,虫卵随污染的手指并经口再自身感染于人体肠道发育为成虫。感染期虫卵也可通过室内用具、食物经口吞食等方式使人感染。这种自身感染是蛲虫病的特征,也是需多次治疗才能治愈的原因。虫卵在肛门附近孵化,幼虫经肛门进入肠内并可发育为成虫,这种感染方式为逆行感染。

(三)理化特性

蛲虫虫卵对外界抵抗力较强,一般消毒剂不易将其杀灭。在阴湿环境下可存活2~3周以上。煮沸、5%苯酚、10%甲酚皂溶液可杀灭虫卵。

【流行病学】

(一)传染源

人体是蛲虫唯一的终宿主,患者是唯一的传染源,排出体外的虫卵具有传染性。儿童是主要的感染人群,流行病学调查,幼儿园儿童的感染率为40%左右,有的高达60%。

(二)传播途径

蛲虫主要经消化道传播。虫卵可经手从肛门至口而直接感染,为自身感染的一种类型,也可通过生活用品及受污染的食品而间接感染,少部分可因鼻吸入飘浮于空气中的虫卵而呼吸道感染,另外,幼虫可从肛门进入肠内逆行感染。

(三)易感人群

人体对本病普遍易感,尤以儿童感染率高。可呈家庭聚集性。

(四)流行特征

蛲虫病世界广泛流行,发展中国家发病率高于发达国家;温湿带地区高于热带地区,尤以居住拥挤、卫生条件差的地区多见。儿童是主要的感染人群。

【发病机制与病理解剖】

蛲虫头部可刺入肠黏膜,偶可深入黏膜下层,引起炎症及微小溃疡。蛲虫偶尔可穿破肠壁,侵入腹腔或阑尾,诱发急性或亚急性炎症反应。极少数女性患者可发生异位寄生,如侵入阴道、子宫、输卵管等。雌蛲虫在肛门周围和会阴部产卵的刺激作用,可引起局部皮肤的炎症反应、湿疹,严重的可继发细菌感染。

【临床表现】

蛲虫病的主要症状为肛门周围和会阴部瘙痒,夜间更甚。因病人熟睡时不自觉的瘙痒,以致皮肤被抓破、出血及继发细菌感染。儿童患者常出现睡眠不安、夜惊、烦躁易怒等表现。有时可出现食欲下降、腹痛、恶心及呕吐等消化道症状。侵入尿道可引起尿频、尿急和尿痛。蛲虫异位寄生可引起阑尾炎、急性腹膜炎,部分可形成肉芽肿病变。轻度感染者一般无症状,卫生习惯良好者可自愈。

【实验室检查】

（一）成虫检查

雌蛲虫成虫夜间爬出肛门产卵,可于患者入睡后,在其肛门、会阴、内衣等处找到成虫,反复检查多可确诊。这种方法简便易行,不需特殊设备。

（二）虫卵检查

最常用透明胶纸粘卵法和棉签拭子法。一般于清晨便前检查,反复多次检查可提高检出率。由于蛲虫并不每晚产卵,故 1 次检出率约 60%,连续检查 3~6 次,检出率可达 100%。

【诊断】

蛲虫病的诊断并不困难,凡有肛门周围及会阴部瘙痒者均需考虑蛲虫病,查到成虫或虫卵即可确诊。

【鉴别诊断】

当蛲虫异位寄生或出现并发症时应与其他疾病相鉴别。临床上对于久治不愈的泌尿生殖系统感染、盆腔炎等,应考虑到本病的可能。

【预后】

无并发症的蛲虫感染,驱虫治疗预后良好。出现急性阑尾炎、急性腹膜炎应及时对症治疗,以免产生不良后果。

【治疗】

（一）病原治疗

阿苯达唑(albendazole)100mg 或 200mg 顿服,2 周后重复一次,虫卵转阴率 100%。甲苯达唑(mebendazole)主要是抑制虫体摄入葡萄糖,成人与儿童剂量相同,剂量为 100mg/d,连服 3 日,治愈率达 95% 以上。此外,还可服用复方甲苯达唑、双萘羟酸噻嘧啶、伊维菌素治疗。

（二）外用药物

对于肛门周围可采用蛲虫膏、2% 氧化氨基汞软膏涂抹,有杀虫和止痒双重作用。

【预防】

（一）控制传染源

及时对患者进行治疗。发现集体性儿童、幼托机构或家庭内感染者,应进行蛲虫普查,7~10 日重复检查一次,以消除传染源。

（二）切断传播途径

加强卫生宣传教育,提高卫生知识水平。养成良好卫生习惯及提高个人防护,对污染环境及物品进行彻底消毒。

(盛云建)

学习小结

1. 蛲虫病是是由蠕形住肠线虫寄生于人体结肠和回盲而引起的传染病。人体是蛲虫唯一的终宿主,患者是唯一的传染源。

2. 蛲虫病的主要症状为肛门周围和会阴部瘙痒,蛲虫异位寄生可引起阑尾炎、急性腹膜炎,部分可形成肉芽肿病变。轻度感染者一般无症状,卫生习惯良好者可自愈。

3. 凡有肛门周围及会阴部瘙痒者均需考虑蛲虫病,查到成虫或虫卵即可确诊。

4. 苯咪唑类驱虫药物是根本治疗措施。预防本病要养成良好卫生习惯,注意个人卫生,防止病从口入。

复习参考题

蛲虫病的传播途径?

第九节　旋毛虫病

旋毛虫病(trichinosis)是旋毛线虫(trichinella spiralis)所致的动物源性人畜共患寄生虫病,因生食或半生食含旋毛虫幼虫的肉类而感染。临床主要特征为胃肠道症状、发热、肌肉剧烈疼痛和外周血嗜酸性粒细胞明显增高。当幼虫移行至心、肺、脑时,可引起心肌炎、肺炎或脑炎等。

【病原学】

旋毛虫成虫虫体细小,雌雄异体。雄虫较小,长约1.5mm;雌虫较大,长约3~4mm,在宿主体内发育经过成虫、脱囊期幼虫、移行期幼虫和成囊期幼虫四个阶段。成虫和幼虫可在同一宿主体内寄生,故人既是终宿主,又是中间宿主,但完成生活史必须更换宿主。人和猪、猫、狗、鼠等均易感,吞食了含有活的幼虫包囊的肉类后受到感染,包囊被胃液消化,幼虫脱囊而出。成虫常寄生于十二指肠及空肠上部,经5~7天4次蜕皮发育为成虫。雌雄交配后,雄虫死亡自肠腔排出。雌虫则潜入肠黏膜或肠系膜淋巴结不断胎生出幼虫,约1500~2000条,少数产于黏膜表面的幼虫随粪便排出体外,绝大多数幼虫则产于黏膜内。多数幼虫经淋巴管或血管随血液循环到达全身各组织器官,此谓移行期幼虫。幼虫只能在横纹肌继续发育成长。横纹肌中的幼虫穿破微血管侵入肌纤维内,逐渐长大并呈螺旋状蜷曲,约5周形成长轴与肌纤维平行的梭形包囊,6个月至2年内从包囊两极钙化,幼虫死亡。有时钙化包囊内的幼虫可存活5年以上。成熟的包囊被人或动物吞食后,幼虫在小肠上段自包囊内逸出,发育为成虫而重复其生活周期。成虫与幼虫寄生于同一宿主体内。旋毛虫包囊对外界抵抗能力强,猪肉中的包囊-15℃环境存活20天,熏烤、腌制等加工不能杀死旋毛虫幼虫。

【流行病学】

（一）传染源

猪为人旋毛虫的主要传染源,鼠也是重要的传染源。其他家畜与逾百种野生动物,如猫、狗、野猪、熊、狐、狼、羊等哺乳动物亦可作为传染源。

（二）传播途径

人因生食或半生食含有旋毛虫包囊的猪肉、其他肉食动物肉类及其制品而感染。旋毛虫幼虫或包囊污染食物或水,被食入后亦可导致感染。

（三）易感人群

人对旋毛虫普遍易感,但以男性青壮年较多,与食生肉类的饮食习惯有关。人被感染后可产生一定的免疫力,再感染可无或仅有轻度症状。

（四）流行特征

旋毛虫病广泛分布于世界各地,与饮食习惯密切相关。西欧与北美发病率较高,我国云南、西藏等有吃生猪肉习惯的地区均有发生,暴发流行与集体进食生肉和半生肉有关。

【发病机制与病理解剖】

旋毛虫的致病作用及病情轻重与感染数量、发育阶段、人体免疫反应状态有关。吞食10~20个包囊者可不发病,吞食数千个包囊可发生严重感染,甚至致命。主要发病机制是移行期幼虫侵入血液至内脏器官,其机械及代谢产物刺激所致器官组织病变。幼虫移行阶段,其毒性代谢产物可引起全身中毒及过敏反应症状,幼虫的机械性穿透作用可穿破所经之处毛细血管,导致各脏器产生急性炎症与间质水肿。如横纹肌炎、心肌炎、心包积液、肺炎、脑膜脑炎等。心肌炎并发心力衰竭是本病死亡的主要原因。旋毛虫寄生在十二指肠和空肠,引起黏膜充血、水肿、灶性出血,但病变常较轻。

感染2~3周后幼虫定居于骨骼肌引起旋毛虫病肌炎,常侵犯膈肌、舌肌、咀嚼肌、肋间肌、颈肌、肱二头肌与腓肠肌等。主要病变依次为:肌肉纤维变性,肌横纹消失,嗜酸性颗粒和肌浆溶解;幼虫死亡后引起肉芽肿反应;在心、肺、肝、肾、视网膜、胰腺、胎盘、胆囊、乳腺、骨髓及淋巴结等组织内偶可发现旋毛虫幼虫,并造成充血、水肿、变性、灶性坏死及炎细胞浸润等病变。

【临床表现】

潜伏期多为2~45日,多为10~15日。临床症状轻重与感染虫量成正比。临床病程分为以下三期:

（一）小肠侵入期（早期）

相当于成虫在小肠阶段,持续约1周。本期症状轻而短暂,主要为腹泻水样便、腹痛、恶心等胃肠道症状。腹痛以上腹部和脐周为主,呈隐痛或烧灼感;腹泻一日数次,无里急后重及脓血。

（二）幼虫移行期（急性期）

持续约2~6周。

1. **发热**　多急起发热,以弛张热或不规则热为常见,多在38~40℃之间,伴畏寒、头痛、出汗、极度乏力等。持续2周,重者最长可达6周。

2. **肌痛**　全身剧烈肌肉疼痛,为本病最突出症状。多与发热同时或继发热、水肿之后出现,患者自觉肌肉疼痛或压痛,尤以腓肠肌与四肢肌为甚。患者可因疼痛而呈强迫屈曲位,不敢活动而呈瘫痪样。常伴肌肉肿胀,皮肤呈肿胀硬结感,压痛与触痛显著。重症患者常感咀嚼、吞咽、说话困难,呼吸和眼球转动时均感疼痛。

3. **水肿**　发热同时,约80%的患者出现水肿,主要发生在眼睑、颜面、眼结合膜,部分患者尚有眼结膜充血、出血及视网膜出血,重者有下肢或全身水肿。

4. **皮疹**　约20%患者出现皮疹,多与发热同时出现,好发于背、胸、四肢等部位。疹型可为斑丘疹、猩红热样疹、荨麻疹或出血疹等。

重症患者病变累及心肌时可出现心音低钝、心律失常、奔马律和心功能不全等,患者可因心力衰竭突然死亡;侵及中枢神经系统常表现为头痛、脑膜刺激征,甚而抽搐、昏迷、瘫痪等;肺部病变可导致咳嗽和肺部啰音;眼部症状常有失明、视力模糊和复视等。

（三）包囊形成期（恢复期）

病程第3~4周,随着肌肉包囊形成,急性期症状好转,但乏力、肌痛、消瘦等症状可持续数月。少数患者仍可并发心衰与神经系统后遗症。

【实验室检查】

（一）血象及生化检查

白细胞总数达$(10~20)×10^9/L$,嗜酸性粒细胞增多,可达20%~40%或以上,部分重症患者可因免疫功能低下或伴细菌感染而嗜酸性粒细胞可不增多。血清肌酸磷酸激酶（CKP）及醛缩酶活性明显增高。

（二）病原学检查

在发病10日后可取患者三角肌或腓肠肌压片,于低倍镜下检查到旋毛虫包囊即可确诊。镜检阴性者,可用1%胃蛋白酶和1%盐酸消化肌肉组织,离心取沉淀检查幼虫,可提高阳性率。肌活检准确,但阳性率仅50%。查见钙化的包囊或幼虫,提示陈旧性感染。

（三）免疫学检查

1. 特异性抗原检测　单抗体与多抗体双抗体夹心 ELISA 法检测患者血清循环抗原,可用于早期诊断、有无活虫及治疗效果的评估。

2. 特异性抗体检测　皮内试验采用旋毛虫幼虫可溶性抗原皮内注射,常于感染后 2 周即可阳性并可持续 20 年。一般用于流行病学调查。病程早期 IgM 抗体阳性,后期或恢复期 IgG 抗体阳性。IgG 抗体不能区分现症患者和既往感染。

（四）核酸检测

利用聚合酶链反应（PCR）检测血或肌肉中的旋毛虫 DNA,有较高的特异性和敏感性,有助于早期诊断和监测。

【诊断】

病前 1~2 周有生食或半生食猪肉、狗肉或其他动物肉流行病学史。初期有胃肠道症状,后出现典型发热、肌痛、水肿、皮疹。结合流行病学,可疑诊本病。结合病原学检查或免疫学检查结果阳性可确诊。

【鉴别诊断】

早期应与食物中毒、菌痢、伤寒、钩端螺旋体病等鉴别;肌肉疼痛剧烈者需与血管神经性水肿、皮肌炎鉴别。

【预后】

主要取决于感染程度与个体反应程度。及时治疗者预后好,常与 1~2 月恢复。重度感染并发心肌炎、脑膜炎者预后不良。

【治疗】

（一）一般及对症治疗

急性期应卧床休息,改善营养,补充水分,保持内环境稳定。对于烦躁不安、肌肉疼痛明显者可予镇静等对症治疗。对高热及中毒症状严重者,或发生心肌炎、脑炎、肺水肿及类赫氏反应的患者,可应用肾上腺皮质激素,开始使用地塞米松 5mg/d 或氢化可的松 100~500mg/d 静脉滴注,症状改善后口服泼尼松 30mg/d,症状控制后逐渐减量至停用。注意预防和处理心力衰竭。

（二）病原治疗

阿苯达唑（albendazole）为病原治疗首选药物,对各期旋毛虫均有较好的杀灭作用。成人剂量为 400~500mg,每日 2~3 次,儿童按 20mmg/（kg·d）计算,每日 2 次口服,疗程 5~7 天。必要时可间隔两周重复 1~2 个疗程。一般于用药后 2~3 日体温下降,水肿消失,肌痛减轻。少数患者于用药第 2~3 日体温反而升高,发生类赫氏反应,为虫体大量死亡引起过敏反应所致。必要时可以小剂量药物开始应用或与糖皮质激素合用。

【预防】

（一）控制传染源

提倡生猪圈养,饲料加热防猪感染;隔离治疗病猪。灭鼠,防鼠污染猪圈。

（二）切断传播途径

严格肉类检验,对屠宰场及私宰猪肉等进行严格的检验,未经检验的肉类不得出售。肉类保存无害化。

（三）保护易感人群

加强卫生宣传,不食生或半生熟猪肉或其他动物肉类及其制品。

（盛云建）

1. 旋毛虫病是由旋毛线虫寄生于人体骨骼肌所引起的人畜共患性寄生虫病。

2. 人因生食或未煮熟含有活的旋毛虫幼虫的猪肉等动物肉制品而感染。

3. 主要临床表现为胃肠道症状、发热、水肿和肌肉疼痛、皮疹等。 部分严重患者发生心肌炎、脑炎、肺炎和全身毒血症,甚至可因出现心力衰竭突然死亡。

4. 外周血象以嗜酸性粒细胞显著升高为主要特征。

5. 病原治疗以阿苯达唑为首选药物。

旋毛虫病幼虫移行期的临床表现有哪些?

第十节 肠绦虫病

掌握	肠绦虫病与囊尾蚴病的临床表现、诊断及治疗。
熟悉	肠绦虫病与囊虫病的流行病学、发病机制与病理解剖、预防。
了解	绦虫感染的病原学、实验室检查。

肠绦虫病(intestinal cestodiasis)是各种肠绦虫(cestode)成虫寄生于人体小肠所引起的一类肠道寄生虫病的总称。在我国,常见的肠绦虫有猪带绦虫、牛带绦虫,其次为短膜壳绦虫和长膜壳绦虫,偶见阔节裂头绦虫与犬复孔绦虫。故我国猪带绦虫病和牛带绦虫病最为常见,系因进食含有活囊蚴的猪肉或牛肉而感染。临床表现以轻微的胃肠症状及大便中排出白色带状节片为特征。

一、猪带绦虫病

猪带绦虫病(taeniasis suis)是由猪带绦虫(taenia solium)的成虫寄生于人体小肠内引起的疾病,又称猪肉绦虫病。

【病原学】

(一)形态

猪带绦虫成虫虫体长达2~4米,乳白色、扁平如带状,分为头节、颈节和体节三部分组成。头节较细,为其吸附器官,上有四个吸盘,猪带绦虫还有两排小钩。颈节为其生长部分,由此产生节片形成链体。体节分为未成熟、成熟和妊娠三种节片。绦虫为雌雄同体。人为猪带绦虫的终宿主。虫卵圆形或近圆形,子宫内的虫卵较大。虫卵自妊娠节片散出后,成为不完整虫卵。新鲜虫卵内含六钩蚴。

(二)生活史

猪带绦虫妊娠节片内充满虫卵,虫卵和妊娠节片经常随粪便排出体外。虫卵被猪吞食后,在十二指肠内卵壳被肠液消化,卵内六钩蚴逸出,钻入肠壁随血液循环和淋巴循环到达全身各处,主要在骨骼肌内发育为囊尾蚴。人食用含有活囊尾蚴的猪肉("米猪肉")后,囊尾蚴在人体胃酸、胃蛋白酶作用下囊壁被消化,囊尾蚴头节伸出吸附在肠黏膜上,经 10~12 周发育为成虫。人体也可成为猪带绦虫的中间宿主,人误食虫卵后,孵出和发育的囊尾蚴可侵入人体皮下组织、肌肉、脑、眼、心脏等器官引起囊尾蚴病。猪带绦虫成虫在人体内可活 25 年以上。囊尾蚴在-10℃储藏 5 日即可死亡。

短膜壳绦虫则不需中间宿主,虫卵从粪便排出时即有感染性,可直接构成人与人之间传播;亦可由于肠管逆蠕动,虫卵反流入胃后再回到小肠而构成内源性自体感染。自吞入虫卵至虫体发育成熟仅需 2~4 周。长膜壳绦虫成虫主要寄生于鼠,偶亦可寄生于人,蚤、甲虫、蟑螂等倍足类及鳞翅目昆虫为其中间宿主。其中以面粉甲虫和蚤类最为重要。人因误食寄生有囊尾蚴的节肢动物而感染。

【流行病学】

猪带绦虫病和囊尾蚴病的传播与流行与居民食肉方法、人粪的处理及猪的饲养方式有关。

(一)传染源

人是猪带绦虫的终末宿主,故猪带绦虫病患者是猪带绦虫病的传染源。从粪便中排出猪带绦虫卵,使猪感染而患囊尾蚴病。鼠是短膜壳绦虫的保虫宿主,因此,鼠和人是短膜壳绦虫病的传染源。

(二)传播途径

猪带绦虫病是因食生或未熟的含有囊尾蚴的猪肉而受感染。亦可因尝生肉馅或生肉与熟食用同一砧板与炊具,熟食被污染而被感染。短膜壳绦虫病是由于手或食物被污染而传播。

(三)人群易感性

人类普遍易感。猪带绦虫病以青壮年为多,男多于女。短膜壳绦虫病则以儿童居多。

(四)流行特征

猪带绦虫病和猪囊尾蚴病呈世界分布,尤以发展中国家多见,猪带绦虫病在东北地区、华北地区、河南省、云南省、内蒙古自治区、上海市等地多见,多为散发。短膜壳绦虫病主要见于华北和东北地区。

【发病机制与病理解剖】

猪带绦虫以吸盘吸附在小肠黏膜上,头节有小钩,可引起肠黏膜损伤和炎症,甚至穿透肠壁引起腹膜炎。成虫移行可致异位寄生。虫体本身多不引起病变,但能干扰小肠运动,引起腹部不适、腹胀、腹泻和腹痛。多条绦虫扭转成团寄生偶可导致不全性肠梗阻。由于虫体的机械作用和吸取大量营养并分泌毒素,可引起胃肠功能紊乱、营养不良、贫血及神经过敏。

【临床表现】

自吞食猪的囊尾蚴至粪便中出现虫体节片需 2~3 个月,长者半年。临床症状轻重与感染虫数有关。猪带绦虫病的症状多轻微,患者不自觉发现粪便中白色带状节片常为最初和唯一症状。患者常有上腹隐痛,少数可有消瘦、乏力、食欲亢进、肛门瘙痒等,偶有神经过敏、磨牙、失眠等神经系统症状。儿童可表现为发育弛缓,甚至贫血。猪带绦虫患者因自体感染而同时患有囊尾蚴病者可占 2.3%~25%,感染期越长危险性也越大。个别病例出现肠梗阻和阑尾炎的症状。短膜壳绦虫病症状较轻。

【实验室检查】

(一)血常规

病程早期血嗜酸性粒细胞可轻度增高,白细胞总数多无变化。

(二)虫卵检查

可用直接涂片或集卵法查粪便中绦虫卵,查获虫卵可确诊为绦虫病,但不能鉴别虫种,因为猪带绦虫和牛带绦虫的虫卵极相似,镜下亦难以区分。

(三)妊娠节片检查

采用压片法检查,可见猪带绦虫妊娠节片内,子宫分支为 7~13 个,呈树枝状。

（四）头节检查

驱虫治疗24小时后,留取全部粪便检查头节可帮助考核疗效及鉴别虫种,头节被驱出表明治疗彻底。

（五）免疫学检查

用虫体匀浆或虫体蛋白作为抗原进行皮内试验、环状沉淀实验等可检测出体内抗体,阳性率最高可达99.2%;用酶联免疫吸附试验可检测宿主粪便中特异性抗原,敏感性达100%,且与蛔虫、钩虫无交叉反应。

（六）分子生物学检查

DNA-DNA斑点印迹法可用于检测虫卵,聚合酶链反应(PCR)可扩增粪便中虫卵或虫体的特异性DNA序列,用于检测猪带绦虫成虫。

【诊断】

有进食生或未熟的猪肉史,粪便中有白色带状节片排出者,或在肛门、内裤上发现白色节片史,即可临床诊断。粪便中找到猪带绦虫卵可确诊,但猪带绦虫虫卵检出率低。妊娠节片检查不但可以确诊绦虫病,还可用来鉴别绦虫种类。

【鉴别诊断】

主要为各型绦虫病间的鉴别,通过头节、免疫学和分子生物学检查可协助诊断。对于有肠梗阻、阑尾炎并发症的患者,需与其他病因导致该临床表现的疾病相鉴别。

【预后】

猪带绦虫病一般预后良好,但有严重并发症者,如肠梗阻等预后严重,应及早诊断与治疗。

【治疗】

主要是驱虫治疗,驱虫后应留24小时内全部粪便,以便寻找头节。如治疗后6个月无节片排出,虫卵转阴,则认为痊愈,否则应复治。

（一）吡喹酮

吡喹酮(praziquantel)是广谱驱虫药物,对各种绦虫病疗效均好。为首选药物,无需导泻,疗效可达95%以上。药物主要作用在绦虫颈部表皮,出现空泡、继而破溃,使虫体肌肉发生痉挛,致虫体随肠蠕动从粪便排出体外。剂量为15~20mg/kg,顿服。

（二）苯咪唑类

甲苯达唑(mebendazole)每次300mg,每日2次,疗程3日。疗效亦佳,肠道内很少吸收,不良反应少。阿苯达唑(albendazole)疗效优于甲苯达唑,剂量8mg/kg,疗程3日,不良反应轻,孕妇不宜使用。

（三）肠梗阻与阑尾炎并发症

如有这类并发症的出现,内科治疗无效,及时外科治疗。

【预防】

（一）控制传染源

普查普治患者,在流行区,做好卫生宣传教育,避免人粪便污染牧场;防止猪感染,变养猪放牧为圈养,饲料不被污染。灭鼠对预防短、长膜壳绦虫也有重要作用。

（二）切断传播途径

加强肉类检疫,禁止出售含囊尾蚴的肉类。讲究个人卫生,饭前便后洗手,不吃生肉及未熟肉,饮食器具应生熟分开。囊尾蚴在-10℃储藏5日即可死亡。加强屠宰卫生管理。

二、牛带绦虫病

牛带绦虫病(taeniasis bovis)是由牛带绦虫(Taenia saginata)的成虫寄生于人体小肠内引起的疾病,又称牛肉绦虫病。其临床症状轻微,而以大便排出带状节片为特征。

【病原学】

（一）形态

牛带绦虫成虫虫体长达4~8米,乳白色、扁平如带状,分为头节、颈节和体节三部分组成。头节略呈方形,为其吸附器官,上有四个吸盘,无小钩。颈节为其生长部分。体节同样分为未成熟、成熟和妊娠三种节片。牛带绦虫亦为雌雄同体。虫卵圆形或近圆形,与猪带绦虫虫卵形态上难以区别。

（二）生活史

牛带绦虫妊娠节片内充满虫卵随粪便排出体外。虫卵被牛吞食后,在十二指肠内经消化液作用24~72小时后孵出六钩蚴,其钻入肠壁随血液循环和淋巴循环到达全身各处,主要在骨骼肌内经60~72小时发育为囊尾蚴。人食用含有活囊尾蚴的牛肉后,囊尾蚴在人体在体内经10~12周发育为成虫。人为牛带绦虫的唯一终宿主,一般不能成为中间宿主。牛带绦虫成虫在人体内可活30~60年以上。囊尾蚴在-10℃储藏5日即可死亡。

【流行病学】

（一）传染源

感染牛带绦虫病的患者是该病的传染源。

（二）传播途径

人若生食或半生食含或囊尾蚴的牛肉而被感染,或因生尝肉馅、火锅肉片和未熟透烤肉而感染。生、熟炊具不分也可致熟食被污染活囊尾蚴而使人感染。

（三）人群易感性

人类普遍易感,任何年龄组均可感染牛带绦虫,但以青壮年为多。

（四）流行特征

牛带绦虫病呈世界分布,在喜食牛肉,尤其是有吃生或半生食牛肉习惯的地区和民族中可流行,一般地区仅有散在感染。牛带绦虫病在西南各省及西藏自治区、内蒙古自治区、新疆维吾尔自治区等地均有流行。

【发病机制与病理解剖】

牛带绦虫仅以吸盘吸附于小肠黏膜上,吸盘可压迫并损伤肠黏膜,局部有轻度亚急性炎症反应。牛带绦虫依其体表微绒毛吸收营养,很少产生病例变化。但因牛带绦虫成虫寿命长,虫体较大,易形成多虫感染,因虫体扭转成团、链体或节片阻塞导致不全性肠梗阻。寄生长久、感染虫数多者还可引起小肠消化吸收功能障碍,致营养不良。

【临床表现】

人吞食牛带绦虫囊尾蚴至粪便中出现虫体节片或虫卵约需3个月。寄生人体的牛带绦虫多为1条,但在地方流行区,成虫数量可增加。临床症状病的症状多轻微,一般以粪便中出现白色带状妊娠节片为最初的唯一症状。牛带绦虫妊娠节片蠕动能力强,常自患者肛门自行爬出,在肛周短时间蠕动,几乎所有患者都有肛门瘙痒不适感。患者有脐周隐痛、恶心、腹泻等消化道症状,少数可出现贫血、营养不良,偶有神经精神系统症状。牛带绦虫病重要的并发症有肠梗阻与阑尾炎,多因链体或节片阻塞所致。

【实验室检查】

（一）血常规

白细胞总数大多数正常,血嗜酸性粒细胞可轻度增高,多出现于病程早期。

（二）虫卵检查

同猪带绦虫病。

（三）妊娠节片检查

采用压片法检查,可见牛带绦虫妊娠节片内,子宫分支为15~30个,呈对分枝状。

（四）头节检查

同猪带绦虫病。

（五）免疫学检查

同猪带绦虫病。

（六）分子生物学检查

同猪带绦虫病。

【诊断】

询问病史对发现牛带绦虫病人比猪带绦虫病人更有价值，这是因为牛带绦虫妊娠节片活动力甚强，患者更易重视肛门、内裤上发现白色节片。粪便中找到牛带绦虫卵可确诊。妊娠节片检查，根据子宫分支的数目特征，可将牛带绦虫与猪带绦虫区别。

【鉴别诊断】

主要为各型绦虫病间鉴别出牛带绦虫。因牛带绦虫病相对猪带绦虫病更易有肠梗阻、阑尾炎并发症，需及时警惕发现并与其他病因导致该临床表现的疾病相鉴别。

【预后】

牛带绦虫病一般预后良好，但有严重并发症者，如肠梗阻等预后严重，应及早诊断与治疗。

【治疗】

主要是驱虫治疗，驱虫后应留24小时内全部粪便，以便寻找头节。治疗用药同猪带绦虫病。

【预防】

（一）控制传染源

普查普治患者，在流行区，做好卫生宣传教育，建设虫卵或妊娠节片污染外界环境；注意牧草清洁，管理好人粪便，以免污染牧草，避免牛受感染。

（二）切断传播途径

加强肉类检疫，禁止出售含囊尾蚴的肉类。讲究个人卫生，饭前便后洗手，不吃生肉及未熟肉，饮食器具应生熟分开。加强屠宰卫生管理。

（盛云建）

学习小结

1. 肠绦虫病是各种肠绦虫成虫寄生于人体小肠所引起的一类肠道寄生虫病的总称。我国猪带绦虫病和牛带绦虫病最为常见，是因进食含有活囊蚴的猪肉或牛肉而感染。临床表现以轻微的胃肠症状及大便中排出白色带状节片为特征。

2. 猪带或牛带绦虫病患者分别是猪带或牛带绦虫病的传染源。猪带或牛带绦虫病是因食生或未熟的含有囊尾蚴的猪肉或牛肉而受感染。

3. 临床症状轻重与感染虫数有关。肠带绦虫病常有上腹隐痛，少数可有消瘦、乏力、食欲亢进、肛门瘙痒等，偶有神经过敏、磨牙、失眠等神经系统症状。儿童可表现为发育弛缓，甚至贫血。个别病例出现肠梗阻和阑尾炎的症状。

4. 采用压片法检查，可见猪带绦虫妊娠节片内，子宫分支为7~13个，呈树枝状，牛带绦虫妊娠节片内，子宫分支为15~30个，呈对分枝状。驱虫治疗24小时后，留取全部粪便检查头节可帮助考核疗效及鉴别虫种，头节被驱出表明治疗彻底。

5. 主要是驱虫治疗，药物包括吡喹酮、甲苯达唑等。驱虫后应留24小时内全部粪便，以便寻找头节。如治疗后6个月无节片排出，虫卵转阴，则认为痊愈，否则应复治。

第十一节　囊尾蚴病

学习目标	
掌握	囊尾蚴病的临床表现、临床分型、诊断及治疗。
熟悉	囊尾蚴病的病原学、流行病学及预防。
了解	囊尾蚴病的发病机制与病理解剖。

囊尾蚴病（cysticercosis），又称囊虫病、猪囊尾蚴病，是由猪带绦虫幼虫（即囊尾蚴，cysticerci）寄生于人体各组织器官所致的疾病，为较常见的人畜共患病。人因吞食猪带绦虫卵而被感染。囊尾蚴可侵入人体皮下组织、肌肉、脑、眼、心脏等部位而引起病变，其临床症状与其寄生部位及数量不同而异，其中以脑囊尾蚴病危害最大。含囊尾蚴的猪肉被俗称为"米肉"或"豆肉"。

【病原学】

猪囊尾蚴（Cysticercus cellulosae）又称猪囊虫，囊泡状，乳白色，半透明，里面含有清亮液体与内凹呈白色点状的头节，位于一侧。囊尾蚴大小、形态可因寄生部位、营养条件和组织反应的差异而不同。囊尾蚴按照其形态和大小可分为纤维素型（cysticercus cellulose）、葡萄状型（cysticercus racemosus）和中间型（intermediate form cysticercus）。其中纤维素型最常见，脑囊尾蚴病患者中以该型多见。猪带绦虫卵经口感染，由于胃肠消化液的作用，六钩蚴从卵内逸出，经肠壁入血，随血液循环散布至全身，约3周后在组织内发育至1~6mm大小，并出现节头，约9~10周发育为囊尾蚴。囊尾蚴可寄生于人体多种组织器官，常见有脑、皮下组织和肌肉，眼、心脏、肝脏等器官也可累及。囊尾蚴寿命3~10年，最长可达20年，虫体死亡后发生纤维化与钙化。人类既是猪带绦虫的唯一终宿主，绦虫在体内发育为成虫，致人患猪绦虫病；又是猪带绦虫的中间宿主，可患猪囊尾蚴病。人不是牛带绦虫的适宜中间宿主，故牛带绦虫不引起人的囊尾蚴病。

【流行病学】

1. **传染源**　猪带绦虫患者是囊尾蚴病的唯一传染源。随患者粪便排出的虫卵或妊娠节对患者及周围人群均有传染性。猪带绦虫在人体寄生时间越长，患囊尾蚴病的可能性越大，作为传染源的危害也越大。

2. **传播途径**　主要通过吞食了污染猪带绦虫卵的蔬菜、生水、食物而被感染，称外源性异体感染，为最重要的传播方式；或由于患者自己粪便中的虫卵污染手、食物而被经口受感染，称外源性自体感染；或因呕吐反胃，虫卵随肠内容物返入胃或十二指肠中，经消化液消化后，孵出六钩蚴随血流侵入组织，称内源性自体感染。

3. **人群易感性**　人类普遍易感。以男性青壮年农民为多，近年来儿童与城市居民患病率有所增加，男女比为（2~5）∶1。与环境卫生和个人卫生习惯有关。

4. **流行特征**　本病呈世界性分布，特别是在有吃生猪肉习惯的地区或民族发病率高。也是我国北方主要的人畜共患寄生虫疾病，以东北地区、内蒙古自治区、华北地区、河南省等地较多。猪带绦虫流行地区均有囊尾蚴病的散发病例。农村发病率高于城市。

【发病机制与病理解剖】

囊尾蚴病的病理变化和临床表现因囊尾蚴寄生的部位、数目、死活及局部组织的反应程度而不同。囊尾蚴寄生于人体的部位很广，病变部位以脑、皮下组织、肌肉为多，但也可累及其他脏器。囊尾蚴寄生人体引起的损害远较成虫为重。猪带绦虫虫卵通过自体感染或异体感染进入宿主的胃、十二指肠，在胃肠消化液的作用下，六钩蚴从卵内逸出，经肠壁入血，随血液循环散布至全身各组织器官。囊尾蚴病引起的病理变化主要是由于虫体的机械性刺激和毒素的作用。囊尾蚴病可引起以下三个阶段的病变：第一阶段激惹组织产生中性粒细胞、嗜酸性粒细胞、淋巴细胞和浆细胞等细胞侵润和炎症介质释放，引起局部炎症反应；第二阶段在炎性细胞外层开始出现结缔组织增生；第三阶段由于细胞引子及内源性炎症介质同时进入虫体囊壁，虫体进一步胀大、死亡，被纤维膜包裹，形成肉芽肿或液化为脓肿，最终形成肉芽肿，钙盐沉着形成钙化灶。整个病程约为 10~20 年。同一患者反复感染可同时出现不同的感染阶段。脑囊尾蚴病变以大脑皮层为多，是临床上癫痫发作的病理基础。亦可从脉络膜丛进入脑室及蛛网膜下腔，使脑脊液循环阻塞产生脑积水，甚至形成脑疝。寄生在软脑膜者可引起蛛网膜炎，炎症引起脑膜粘连，阻塞脑底池引起脑积水。寄生在椎管压迫脊髓可致截瘫、感觉障碍、大小便潴留等。大量囊尾蚴在脑组织中可引起炎症改变，充血、水肿、脑膜肥厚及粘连等。颅内有囊尾蚴寄生，破坏了脑组织防御功能的完整性，对乙型脑炎病毒易感。囊尾蚴在皮下和肌肉表现为囊尾蚴结节，在眼部常寄生于视网膜、玻璃体、眼肌及眼结膜，引起视力障碍。

【临床表现】

潜伏期约为 3 个月至数年，5 年内居多。大多数被感染者在临床上无明显症状。临床表现视囊尾蚴寄生部位、数量及人体组织局部反应而不同。根据寄生部位不同可分为脑囊尾蚴病、眼囊尾蚴病以及皮下组织和肌肉囊尾蚴病。

（一）脑囊尾蚴病

占囊尾蚴病总数的 60%~90%，临床表现轻重不一，以癫痫发作最为常见，根据临床表现不同可分为 4 型。

1. **皮质型**　最常见，占脑囊尾蚴病的 84%~100%，多寄生于运动中枢的灰质与白质交界处，多无症状。若寄生于运动区，以反复发作各种类型的癫痫为特征，可为唯一首发症状，多表现为单纯大发作，也可表现为失神、幻视、幻嗅、精神运动性兴奋及各种局限性抽搐和感觉异常。癫痫大发作出现频率较低，常在 3 个月以上甚至若干年才发作一次。

2. **脑室型**　约占囊尾蚴病的 10%，以第四脑室多见。由于脑室孔被囊尾蚴阻塞，早期出现颅内压升高，患者有头痛、头晕，常伴恶心、呕吐、视乳头水肿或继发性视神经萎缩、听力下降，严重者可突发脑疝。第四脑室内囊尾蚴病可出现活瓣综合征（又称布伦斯综合征，Brun 征或体位改变综合征），即囊尾蚴悬于脑室壁，呈活瓣状，当患者头位急速改变时，囊尾蚴突然阻塞脑脊液通道而致颅内压骤增，患者出现突发眩晕、头痛、呕吐，甚至因突然循环呼吸障碍而猝死。

3. **蛛网膜下隙型或颅底型**　主要病变为囊尾蚴脑膜炎，以急性或亚急性脑膜刺激征为特点，常伴有发热、头痛以及眩晕、听力减退、耳鸣、共济失调、面神经麻痹等。长期持续或反复发作，脑脊液检查呈炎性改变。易误诊为结核性脑膜炎、隐球菌性脑膜炎和病毒性脑膜炎。

4. **混合型**　以上三型混合存在，其中以皮质型和脑室型混合存在的症状最为严重。

此外，脑囊尾蚴病还可引起进行性加剧的精神异常及痴呆，可能与囊尾蚴引起广泛脑组织破坏和脑皮质萎缩有关，不一定有颅内压增高症状，极少数患者可因幻觉、迫害妄想而自杀。极少部分患者因囊尾蚴侵入椎管压迫脊髓而导致截瘫、感觉障碍、大小便潴留等。

（二）眼囊尾蚴病

占囊尾蚴病的 1.8%~15%，囊尾蚴可寄生在眼内的任何部位，以玻璃体及视网膜下多见，常为单侧感染。位于视网膜者可引起视力减退乃至失明，常为视网膜脱离原因之一。症状可表现为视力下降、视野改变、结膜损害、虹膜炎、角膜炎等，重者可致失明，裂隙灯或 B 超检查可见视网膜下或玻璃体内的囊尾蚴蠕动。眼囊尾蚴寿命 1~2 年，囊尾蚴存活时症状轻微，若虫体死亡则产生强烈刺激，引起视网膜炎、脉络膜炎、化脓性全眼炎等。

（三）皮下组织和肌肉囊尾蚴病

近 2/3 的囊尾蚴患者有皮下囊尾蚴结节，多呈圆形或卵圆形，直径 0.5~1.0cm，质地较硬有弹性，数目多少不一，从几个至成百上千个，以头颈和躯干较多，四肢较少，手足罕见，常分批出现，可自行消失。结节及周围组织不粘连，无压痛，无色素沉着及炎症反应。少数严重感染者可感觉肌肉酸痛、发胀，并引起假性肌肥大。

问题与思考

囊尾蚴寄生于颅内和大脑会引起哪些病变？临床上会出现哪些表现？

【实验室检查】

（一）血象

多数患者外周血正常，少数患者嗜酸性粒细胞轻度增高。

（二）脑脊液

软脑膜病变及颅内弥散性病变者脑脊液压力可增高，脑脊液细胞数和蛋白质可轻度增加，糖和氯化物正常或略低。

（三）免疫学检查

用酶联免疫吸附试验（ELISA）或间接血凝法（IHA）检测血清或脑脊液中的特异性 IgG 抗体，有较高的特异性和敏感性。对脑囊尾蚴病的临床诊断和流行病学调查均有实用价值。检测血与脑脊液中循环抗原鉴定囊尾蚴死活则更有考核疗效的价值。但上述免疫学检查可有假阳性或假阴性，故临床诊断应慎重。

（四）影像学检查

1. **X 线检查** 囊尾蚴病患者病程在 10 年以上者，X 线平片检查可发现头部及肢体软组织内椭圆形囊尾蚴钙化阴影。脑室造影可协助脑室内囊尾蚴病的诊断。

2. **颅脑 CT** 阳性率高达 90% 以上。脑囊尾蚴的影像学特征为直径<1cm 的囊性低密度区，注射增强剂后，其周围可见环形增强带（炎症性水肿），亦可见脑室扩大，钙化灶等。

3. **颅脑 MRI** 可清楚显示脑内囊尾蚴影像，而在下述两方面较 CT 更具优点：①活囊尾蚴结节周围水肿带影像更清楚，死虫不清楚，可用于鉴别囊尾蚴死活，有助于疗效考核；②脑室内及脑室孔部位的病变更易查获。

（五）病原检查

取皮下结节做活体组织检查，对脑囊尾蚴病具有确诊意义。

【诊断】

（一）流行病学资料

应询问患者是否来自流行区，有否进食生的或未熟透猪肉或"米猪肉"史，既往有无肠绦虫病史，曾否在粪便中发现带状节片等。

（二）临床表现

皮下组织和肌肉囊尾蚴病及眼囊尾蚴病较易诊断。脑囊尾蚴病临床表现多样且无特异性，诊断较困难，凡有癫痫发作、颅内压增高表现及其他神经精神系统症状者，特别是有在流行区逗留和生活史者应考虑本病。

（三）实验室及影像学检查

皮下组织和肌肉囊尾蚴病通过皮下结节活组织病理切片检查即可确诊。用检眼镜、裂隙灯或 B 超检查可以发现眼囊尾蚴病。头颅 CT 或 MRI 检查及各项免疫学检查的辅助可有利于脑囊尾蚴病的确诊和疗效考核指标。

【诊断与鉴别诊断】

脑囊尾蚴病应与原发性癫痫、结核性脑膜炎、隐球菌性脑膜炎、病毒性脑膜炎、脑血管疾病、神经性头痛等相鉴别。皮下组织和肌肉囊尾蚴病应与皮脂囊肿、多发性神经纤维瘤、风湿结节、肺吸虫病皮下结节等鉴别。眼囊尾蚴病应与眼内肿瘤、眼内异物、葡萄膜炎、视网膜炎等鉴别。

【预后】

预后与囊尾蚴寄生的部位、数量、大小等密切相关，一般囊尾蚴病经治疗后预后较好，但少数脑囊尾蚴病患者颅内病灶呈弥散性分布，并伴有痴呆、严重精神异常时预后较差，病原治疗效果也不满意，且常发生严重不良反应。

【治疗】

囊尾蚴病的治疗需根据疾病的不同分期和不同类型囊尾蚴病制定不同的治疗方案。驱虫治疗适用于活动期及部分退化死亡的囊尾蚴，在非活动期及部分退变期的囊尾蚴无需治疗。眼囊尾蚴病不应采取药物治疗，以免虫体被药物杀死后引起全眼球炎而失明，宜采用手术摘除。在驱虫治疗前，应除外眼囊尾蚴病，并行头颅 CT 或 MRI 明确脑内囊尾蚴的数量、部位。患者须住院治疗并密切监测下进行杀虫治疗。

（一）病原治疗

1. **阿苯达唑（albendazole）** 为目前治疗囊尾蚴病的首选药物，对于皮下组织和肌肉、脑囊尾蚴病均有良好疗效，有效率达 85% 以上。常用剂量为 $15\sim20mg/(kg\cdot d)$，2 次分服，10 日为一个疗程，脑型患者需间隔 $2\sim3$ 周后重复一个疗程，一般需要 $2\sim3$ 疗程。不良反应主要有头痛、低热，少数可有视力障碍、癫痫等，原有癫痫发作者尤应注意。个别人反应较重，可发生过敏性休克或脑疝，主要是虫体死亡后产生炎症性脑水肿，引起颅内压增高以及过敏反应所致。这些反应多发生于服药后 $2\sim7$ 日，持续 $2\sim3$ 日。第二疗程不良反应发生率明显减少且减轻。

2. **吡喹酮（praziquantel）** 该药主要可穿过囊尾蚴的囊壁，具有强烈杀灭囊尾蚴的作用，疗效较阿苯达唑强而迅速，但不良反应发生率高且严重。血中游离吡喹酮可自由通过血-脑脊液屏障，脑脊液中浓度为血浓度的 $1/7\sim1/5$，可达到有效的杀虫作用。治疗皮下肌肉型患者常用量每次 10mg/kg，每日 3 次，$3\sim5$ 日为一个疗程，成人总剂量 120mg/kg，重者可重复 $1\sim2$ 个疗程。皮下节结一般 $1\sim2$ 个月内消失。脑囊尾蚴病患者的治疗剂量与脑囊尾蚴的部位及数量有关。通常治疗脑型患者，总剂量 200mg/kg，每日 3 次口服，连用 10 天为一疗程。对颅内压升高者，在降压后运用吡喹酮小剂量治疗，间隔 $3\sim4$ 个月重复一疗程，通常需治疗 $2\sim3$ 个疗程。因该药副作用较多，目前多应用阿苯达唑。

目前有研究显示以上两药可联合治疗脑囊尾蚴病，可显著提高治愈率。

（二）对症治疗

对颅内压增高者，可先给予 20% 甘露醇 250ml 静脉滴注，加用地塞米松 $5\sim10mg$，每日 1 次，连用 3 日后再行病原治疗，药物治疗期间应常规使用地塞米松和降颅内压药物，必要时手术治疗降低颅内压。发生过敏性休克时可用 0.1% 肾上腺素 1mg 皮下注射，儿童酌减，同时用氢化可的松 $200\sim300mg$ 加入葡萄糖液中静脉滴注。对癫痫发作频繁者，可酌量使用地西泮、异戊巴比妥钠及苯妥英钠等药物。

（三）外科手术治疗

脑囊尾蚴病患者颅内压过高或有脑室通道梗阻时，药物治疗前应行颅脑开窗减压术或脑室分流术。眼囊尾蚴病患者应予手术摘除眼内囊尾蚴，皮下组织和肌肉囊尾蚴病发生部位表浅且数量不多时，也可采用手术摘除。

【预防】

（一）控制传染源

在流行区开展普查普治,彻底治疗猪带绦虫病患者,并对感染绦虫病的猪进行驱虫治疗。

（二）切断传播途径

大力开展健康教育宣传工作,改变不良的卫生习惯,不吃生的或未熟透的猪肉,加强屠宰场的管理及卫生检疫制度,防止"米猪肉"流入市场,同时还应加强粪便的无害化处理、改善生猪的饲养方法,以彻底切断本病的传播途径。

（盛云建）

学习小结

1. 绦虫感染包括肠绦虫病和囊尾蚴病。

2. 肠绦虫病是各种绦虫成虫寄生于人体小肠所引起的疾病总称。常见的有猪带绦虫病和牛带绦虫病。系因进食含有活囊蚴的猪肉或牛肉而感染。患者症状多较轻微,粪便中发现白色节片常为最初症状。部分患者可伴有消化道功能失调症状。

3. 囊尾蚴病是猪带绦虫的囊尾蚴寄生于人体所致,因误食猪带绦虫卵而感染,亦可因身体内有猪带绦虫寄生而产生自体感染。囊尾蚴主要寄生于肌肉、皮下、中枢神经系统。绦虫幼虫在人体寄生造成的危害远较成虫为大,可表现为癫痫、脑膜炎、颅内压增高、视力下降,甚至失明、脑疝等严重症状。

4. 治疗肠绦虫病首选吡喹酮;治疗囊尾蚴病首选阿苯达唑。

复习参考题

1. 肠绦虫病的传染源和传播途径是什么?

2. 囊尾蚴病如何诊断?

3. 尽管患猪带绦虫病的患者症状多较轻微,但为何仍需要进行及时治疗?

第十二节　棘球蚴病

学习目标

掌握	棘球蚴病的临床表现、诊断及治疗。
熟悉	棘球蚴病的病原学、流行病学及预防。
了解	棘球蚴病的发病机制与病理解剖。

棘球蚴病(echinococcosis)也称包虫病(hydatidosis,hydatid disease),是棘球绦虫的蚴虫寄生于人体组织引起的人畜共患寄生虫病。棘球绦虫有16种,目前确认的棘球绦虫有细粒棘球绦虫(Echinococcus granulosus)、泡型棘球绦虫(E. alveolaris)、伏氏棘球绦虫(E. Vogeli Rausch)和少节棘球绦虫(E. oligarthrus)4种,分别引起细粒棘球蚴病、泡型棘球蚴病、伏氏棘球蚴病和少节棘球蚴病。棘球蚴病在全球主要分布于牧区,

可在人与动物之间传播。伏氏棘球蚴病和少节棘球蚴病主要分布于中美洲及南美洲。我国主要为细粒棘球蚴病(又称囊型棘球蚴病)和泡型棘球蚴病。

一、囊型棘球蚴病

【病原学】

囊型棘球蚴病(cystic hydatidosis)的病原体是细粒棘球绦虫。细粒棘球绦虫寄生于犬、狼等动物小肠内,虫体长 3~6mm,由头节、颈节、幼节、成节与孕节组成。头节有顶突与四个吸盘,顶突上有两圈小钩。孕节的子宫内充满虫卵,约 100~1500 个,虫卵呈圆形,棕黄色,有辐射纹,内含六钩蚴。成熟后孕节自宿主肠道排出前或后,其子宫破裂,排出虫卵。虫卵在外界抵抗力较强,在室温水中存活 7~16 日,干燥环境中11~12日,在蔬菜、水果中不易被化学消毒剂杀死,煮沸或阳光直射 1 小时有杀死虫卵的作用。

细粒棘球绦虫的终宿主与中间宿主的范围很广,在我国终宿主主要是犬。中间宿主主要是羊、牛、骆驼等。人若误食其虫卵也可成为中间宿主,即患棘球蚴病。虫卵随犬粪排出体外,污染其皮毛、牧场、畜舍、蔬菜、土壤、水源等,被羊或人摄入后,经消化液作用,在十二指肠内孵出六钩蚴。六钩蚴侵入肠壁末梢静脉,随门静脉血流侵入肝脏或其他脏器,约经 5 个月发育为棘球蚴。受感染羊的内脏被犬吞食后,其中的头节在犬小肠内约 3~10 周发育为成虫,完成犬与羊之间的家畜生活循环。

棘球蚴呈囊状,圆形或椭圆形,囊壁由外层透明的角质层和内层生发层所组成,其外为宿主组织反应所形成的纤维包膜。囊壁的生发层为具有生殖能力的胚膜组织,生发层的内壁可芽生许多小突起,并逐渐发育为生发囊,脱落即为子囊,子囊内又可产生几个头节,称为原头蚴;原头蚴从囊壁破入囊液中,称为囊砂;子囊内又可产生孙囊,囊内充满囊液。棘球蚴的大小受寄生部位组织的影响,一般直径在 5cm 左右,也可达 15~20cm。在体内可存活数年至 20 年。能够产生原头节的囊称为能育囊。有的包虫囊无子囊与原头蚴,称为不育囊。

【流行病学】

1. **传染源**　主要是感染细粒棘球绦虫的犬,其也是最适终宿主,流行区犬感染率为 30%~50%。其次有狼、狐狸等,是野生动物中间的传染源。牧区绵羊是主要的中间宿主,绵羊感染率达 50%~90%。因羊群放牧需养犬防狼,故犬羊循环株是主要的病原。

2. **传播途径**　人与犬密切接触,虫卵污染手经口感染;犬粪中虫卵污染蔬菜、水源,以及虫卵随风飘扬吸入也可造成感染。

3. **易感性**　人群普遍易感,与个人不良卫生习惯和环境卫生有关。牧区感染率高,多在儿童期感染,至青壮年发病。患者以牧民或农民为多,少数民族较汉族为多。男女发病率无差异。

4. **流行特征**　本病呈世界性分布,尤以澳大利亚、阿根廷、法国、土耳其、意大利等畜牧业为主的国家多见,发展中国家流行强度较高。我国以新疆维吾尔自治区、青海省、西藏自治区、宁夏回族自治区、内蒙古自治区、甘肃省及四川省等地多见,河北省及东北各省也有散发病例报道。

【发病机制与病理解剖】

虫卵经口进入胃肠经消化液的作用,在十二指肠内孵出六钩蚴,六钩蚴随门静脉血流侵入肝脏,大多数在肝脏内形成包虫囊;少数六钩蚴通过肝静脉、右心侵入肺脏,再通过肺微血管、左心进入体循环到全身各器官,故可寄生于人体任何部位。包虫囊在体内分布以肝脏为主,其次为肺、脑、脾、肾、骨骼、肌肉、皮肤、脊髓、腹腔与女性盆腔等。肝包虫囊一般较大,囊液达数百至数千毫升。肺包虫囊在人体生长速度较快。棘球蚴所产生的损害主要是机械性压迫周围的组织和细胞,引起病变;其次是其囊破坏引起异蛋白过敏反应。因棘球蚴的发展非常缓慢,从感染到出现症状常在 10 年或以上。

病理变化主要因囊肿占位性生长压迫邻近器官所引起。肝包虫囊逐渐增长时,肝内胆小管受压迫,并被包入外囊壁中,有时胆小管因压迫性坏死破入囊腔,使子囊与囊液染成黄色,并易引起继发性细菌感染。肺包虫囊可破入支气管、角皮层旋转收缩,使内面向外翻出,偶尔使生发层与头节及囊液一起咳出,易并发感染。如果包虫囊破入细支气管,由于空气进入内外囊之间,则可呈新月状气带。如果大量囊液与头节破入体腔可引起过敏性休克与继发性包虫囊肿。

【临床表现】

细粒棘球蚴病的潜伏期长,10~20年或以上。早期可无明显症状。主要症状是因棘球蚴压迫局部组织或邻近脏器而产生的。

(一)肝囊型棘球蚴病

约占棘球蚴病的75%,肝右叶占80%~85%。主要症状为肝区不适,隐痛或胀痛,肝大,肝表面隆起,并可触及无痛性囊性肿块。若肝囊型棘球蚴向下生长,位于肝门附近可压迫胆总管引起黄疸,或压迫门静脉引起门脉高压症,表现为食管下段静脉曲张、脾脏肿大、腹水等。若位于肝右叶顶部的棘球蚴向上长,引起膈肌升高,使运动受限,产生反射性肺不张及胸腔积液。细菌感染大多来自胆管,或因外伤、穿刺而引起,临床上有发热、肝区疼痛、肝大、白细胞及中性粒细胞升高,酷似肝脓肿或膈下脓肿。肝下部的棘球蚴可破入腹腔而引起弥散性腹膜炎及过敏反应,重者可发生过敏性休克,并使其囊液中头节播散移植至腹腔或胸腔内产生多发性继发腹腔或胸腔棘球蚴病。

(二)肺囊型棘球蚴病

肺囊型棘球蚴生长较快,约占棘球蚴病的8.5%~14.5%。以右肺多见,好发于下中肺叶。常无明显的自觉症状,而在体检或胸透时发现,可出现胸部隐痛、刺激性咳嗽。棘球蚴可穿破支气管,引起突然咳嗽、呼吸困难、咯出大量水样囊液与粉皮样角皮膜及咯血,偶可引起窒息。继发感染时可有高热,胸痛,咳嗽及咳脓痰。

(三)脑囊型棘球蚴病

约占棘球蚴病的1%左右,多见于儿童。以顶叶为常见,大多伴有肝与肺棘球蚴病,常有头痛、视乳头水肿等颅内高压症状,常有癫痫发作。

(四)其他部位囊型棘球蚴病

脾脏、心肌、心包、肾脏、骨骼等处也偶可寄生棘球蚴,主要表现为占位性囊肿引起的压迫症状,几乎均伴有肝、肺棘球蚴病。

【实验室检查】

(一)一般检查

白细胞数多在正常范围内,嗜酸性粒细胞轻度增高,有继发感染时白细胞总数及中性粒细胞比例增高。

(二)免疫学检查

1. 皮内试验(Casoni试验) 用人或羊棘球蚴囊液为抗原,取0.1~0.2ml皮内注射,15分钟后局部呈红色皮疹,周围有伪足出现为速发反应。本试验简便、快速、阳性率在90%左右,可作为临床初筛,但应注意与结核病、猪囊尾蚴病、并殖吸虫病有交叉免疫反应。

2. 血清免疫学试验 包括琼脂双向扩散、对流免疫电泳和酶联免疫吸附试验(ELISA)等,用已知抗原检测患者血清中的抗体,灵敏度和特异性较高,但与猪囊尾蚴病可呈交叉反应。

(三)影像学检查

超声检查对肝棘球蚴病的诊断具有重要价值,可见到边界明确的液性暗区,其内可见到散在的光点或小光圈。肝和肺棘球蚴病CT扫描可见圆形或卵圆形边缘光滑、均质的低密度阴影。此外,腹部X线平片上囊壁的圆形钙化阴影及骨X线片上囊性阴影对诊断也很有意义。

【诊断】

流行区而肝、肺、肾或颅内有占位病变者,应高度疑诊而进行相关的检查。在细粒棘球蚴病流行区有居住史,且与狗有密切接触史,棘球蚴皮试及血清学试验阳性者提示有棘球蚴感染。肝脏超声检查与CT扫描发现囊肿,有助于诊断。如肺囊型棘球蚴病破入支气管,患者咯出粉皮样物质,显微镜下查到粉皮样膜状物、头节或小钩可确定诊断。

【鉴别诊断】

肝囊型棘球蚴病需与先天性肝囊肿、胆管囊肿、肝血管瘤等鉴别。肺囊型棘球蚴病应与结核瘤、肺囊肿等鉴别。肾囊型棘球蚴病需与肾囊肿相鉴别。脑囊型棘球蚴病需与脑囊尾蚴病、脑转移瘤相鉴别。

问题与思考

肺囊型棘球蚴病患者为何能咳出粉皮样物质?

【预后】

本病一般预后较好,但如棘球蚴破裂而发生休克者则较差。

【治疗】

(一)手术治疗

目前仍以手术摘除囊型棘球蚴病变为主,尤其是巨大囊型棘球蚴病患者。术中可以先以0.1%西替溴铵(cetrimide)杀原头蚴,然后切开囊腔,取尽子囊,并将内囊切除。手术时抽尽囊液,严防囊液外溢。手术前两周服用阿苯达唑(albendazole)治疗以杀死原头蚴,可减少术中并发症,防止播散与复发。

(二)药物治疗

因有手术禁忌证或术后复发而无法手术者,可进行药物疗法。首选阿苯达唑,有杀死原头蚴的作用,并可破坏生发层。剂量为6.0~7.5mg/kg或0.4g,分2次口服,4周为1个疗程,间歇两周后再服1个疗程,共6~10个疗程,有效率80%。本药不良反应少而轻,偶可引起可逆性白细胞减少及一过性ALT升高。本药有致畸作用,孕妇禁用。

(三)对症治疗

肝、肺、脑、肾囊型棘球蚴病出现相应器官损害时,可酌情治疗,维护器官功能;继发细菌感染时抗菌治疗;过敏反应时对症处理。

【预防】

1. **控制传染源**　关键是预防犬类感染。广泛宣传养狗的危害性,牧羊狗、警犬应予以登记,野狗应予以捕杀,以吡喹酮驱除犬的细粒棘球绦虫,以控制传染源。

2. **切断传播途径**　加强屠宰场的管理改善环境卫生,深埋病畜内脏,避免虫卵污染水源,防止犬类吞食受感染。

3. **保护易感人群**　加强健康知识宣传,注意饮食卫生和个人防护,避免与犬类的密切接触。

二、泡型棘球蚴病

泡型棘球蚴病(alveolar hydatid disease)是泡型棘球绦虫(E. alveolaris),即多房棘球绦虫(E. *multilocularis*)的蚴虫泡型棘球蚴(泡球蚴)寄生于人体所致的疾病,故又称多房棘球蚴病(multilocular hydatid disease)、泡球蚴病(alveococcosis)。泡型棘球绦虫常寄生在肝,产生浸润增殖性病变,并可通过血液循环,转移至肺、脑等器官。泡型与囊型棘球蚴病在生物学、流行病学、病理学和临床表现等方面有明显不同。

【病原学】

泡型棘球绦虫较细粒棘球绦虫略小,形态相似,体节常比细粒棘球绦虫多一节,是由许多小囊泡组成,埋在致密结缔组织内,无纤维性包膜。囊泡内含黏液性基质。囊壁由内层的生发膜与外层的匀质层组成。生发膜富含细胞,增生活跃,产生胚芽和原头节。生发层细胞可向内或向外芽殖,但以向外芽殖为主。匀质层内无细胞,不含角蛋白,与细粒棘球蚴角质层不同。生发层未分细胞繁殖时向外突出,呈浸润性生长,而无包膜形成。泡球蚴为管状结构。光镜下可见许多微泡内含大量原头节。从泡球蚴脱落的生发膜细胞可通过淋巴管或血运,从肝转移至肺、脑等远处器官。本虫在自然界以野狗、红狐、狼和猫等为终宿主,被其捕食的啮齿动物如田鼠等为中间宿主,人因摄入泡型棘球绦虫虫卵而感染成为中间宿主。

【流行病学】

1. **传染源** 野犬、狐、狼、獾和猫等为终末宿主,被其捕食的田鼠等啮齿动物为中间宿主,是一种自然疫源性人畜共患的疾病。传染源视各流行区的终末宿主而异。

2. **传播途径** 人可通过接触犬、狐等而直接感染,或因误食被虫卵污染的食物或水而间接感染,感染后也可成为中间宿主。

3. **人群易感性** 发病以农牧民与野外狩猎人员为多,男性青壮年为主。

4. **流行特征** 本病多为散发,主要分布于海拔高的寒冷国家和地区,如北美地区、俄罗斯、加拿大等。我国西北各省份及内蒙古自治区、黑龙江省等地均有病例发生。

【发病机制与病理解剖】

当人进食污染虫卵的食物后,在小肠内孵出六钩蚴,穿过肠黏膜而进入门静脉,到肝脏后发育为泡球蚴。泡球蚴病原发病灶在肝脏,不仅在肝实质内广泛浸润,且可继发淋巴转移和肺、脑血行转移,故又称恶性棘球蚴病。肝的病变表现为一个或几个坚硬的肿块,周围界限不清,肝表面可见多数散在的灰白色大小结节,切片可见到坏死组织和空腔,光镜下为大小不等且形状不规则的囊泡,呈串珠状。囊泡间及周围均有肉芽组织增生。由于人并非本虫的适宜宿主,因此在人体内的生长发育极为缓慢,可以在感染后30年才出现症状。病变可向邻近器官或组织扩散,而侵及下腔静脉、门脉及胆总管。少数患者虫体生发层的片块可转移至远处器官如脑、肺等,产生转移性病灶。

【临床表现】

潜伏期长,一般可达10~20年以上。

（一）肝泡型棘球蚴病

肝泡型棘球蚴病早期无症状,病程进展缓慢。单纯肝肿大型主要症状为上腹隐痛、肿块。或食欲下降、腹胀、肝脏肿大。肝右叶顶部为好发部位,向上增大。病变位于肝左叶者,早期即出现上腹部肿块。梗阻黄疸型以梗阻性黄疸为特点,可有腹水、脾大等门脉高压征象。巨肝结节型,也称类肝癌型,上腹局部隆起,表面不平,常误诊为肝癌。当肝脏病变广泛波及左右叶时,血清球蛋白增高,白蛋白降低。肝衰竭是患者死亡的主要原因。

（二）肺泡型棘球蚴病

肺泡棘球蚴病可由肝右叶病变侵蚀横膈后至肺,或经血液循环引起。临床表现可以有少量咯血,少数患者可并发胸腔积液。胸部影像学可发现双肺大小不等的结节性病灶。

（三）脑泡型棘球蚴病

脑泡型棘球蚴病临床主要表现为颅内占位性病变,常出现局限性癫痫或偏瘫。多伴有肝或肺泡型棘球蚴病。脑泡型棘球蚴病也是导致患者死亡的常见原因。

【实验室检查】

1. **一般检查** 患者可有轻度至中度贫血,部分患者外周血嗜酸性细胞轻度增高。血沉常明显增快。约30%患者有肝功能受损,碱性磷酸酶、ALT升高,严重者有 A/G 倒置。

2. 免疫学检查 皮内试验常为阳性,间接血凝试验及酶联免疫吸附试验(ELISA)检测泡型棘球蚴的抗原 Em2(泡球蚴角质层的一种抗原成分),具有高度敏感性和特异性,但对细粒棘球蚴病与猪囊尾蚴病患者血清有 10%~20% 交叉反应率。

3. 其他 肝脏超声可见大块占位病变,边缘不规则,内部结构紊乱,其中心有液化坏死。X 线腹部平片可见到肝区有局限性或弥散性无定形点状或多数细小环状钙化影。CT 检查价值更大。

【诊断】

流行病学史包括在流行区的居住史、猎狐史或野外有饮生水、生食蔬菜瓜果等。根据流行病学史、临床特点及免疫学检查阳性,结合肝脏超声检查,一般诊断并不困难。

【鉴别诊断】

临床上常需与原发性肝癌、结节性肝硬化相鉴别。

【预后】

本病及时治疗,一般预后良好。若病情较重,或发生肝衰竭、脑泡型棘球蚴病则预后较差。

【治疗】

如病变局限,可考虑手术治疗,切除病灶及周围肝组织或肝叶切除。但手术不易完全根除,故常需用阿苯达唑(albendazole)长期连续治疗,剂量为 5mg/kg,每日 2 次口服,疗程视肝病范围大小而异,一般为 2~3 年或更长。少数患者可出现不良反应,如皮疹、蛋白尿、黄疸及白细胞减少等,停药后可恢复正常。

【预防】

1. 控制传染源 关键是预防犬类感染。广泛宣传养狗的危害性,牧羊狗、警犬应予以登记,用吡喹酮对流行区的犬进行普治,以控制传染源。

2. 切断传播途径 加强对流行区人群的宣传教育,加强健康知识宣传,注意饮食卫生和个人防护,避免与犬的密切接触。

(盛云建)

学习小结

1. 棘球蚴病俗称包虫病,是由棘球绦虫的幼虫寄生于人体组织而引起的人畜共患性寄生虫病,主要分布于畜牧区。

2. 病犬是主要传染源,主要通过密切接触和消化道传播。

3. 在我国常见细粒棘球蚴病和泡型棘球蚴病。细粒棘球蚴病常位于肝、肺及脑,主要症状是因棘球蚴压迫周围和局部脏器而产生的,有时可有穿破器官引起的继发表现。泡型棘球蚴病主要表现为肝脏病变,主要症状为上腹隐痛、肿块,晚期患者肝脏极度肿大,可有黄疸、脾大和门脉高压。

4. 治疗以手术摘除囊肿为主。

复习参考题

1. 简要回答细粒棘球蚴病的诊断。

2. 泡型棘球蚴病的主要临床表现有哪些?

第八章   朊粒病

8

学习目标	
掌握	朊粒感染的流行病学、临床表现、诊断、鉴别诊断。
熟悉	朊粒感染的病原学、发病机制与病理解剖。
了解	朊粒感染的实验室检查、治疗、预防、预后。

朊粒(prion)是一类特殊的传染性蛋白粒子,曾称之为朊病毒。朊粒的主要成分是蛋白酶抗性蛋白(prion protein,PrP),不含核酸、不需要核酸复制而能自行增殖。由朊粒所致的疾病称之为朊粒病(prion disease)。目前已知的人类朊粒病:库鲁病(Kuru)、克雅病(Creutzfeldt-Jakob disease,CJD)、新型克雅病(new variant Creutzfeldt-Jakob disease, vCJD)、格斯特曼综合征(Grestmann- Straussler-ScheinkerSyndrome,GSS)和致死性家族性失眠症(fatal familial insomnia,FFI)。动物的朊粒病主要包括牛海绵状脑病(Bovine spongiform encephalopathy,BSE,又称疯牛病)和羊瘙痒症等一类被称为"传染性海绵状脑病"(Transmissible spongiform encephalopathies,TSE)的中枢神经系统退行性变性疾病,这类疾病可呈传染性、散发性或遗传性发生。朊粒感染者多在经历较长的潜伏期后,病情持续进展并最终死亡。

【病原学】

朊粒是一种缺乏核酸的蛋白质感染性粒子,它不同于至今发现的以核酸复制为遗传基础的任何病原微生物。朊粒蛋白(PrP)是这种病原体的关键且是唯一的组分。PrP 有两种一级结构相同的异构体,即存在于人类和动物正常组织内的 PrPC 和仅见于朊粒病病变组织内的 PrPSc。应用分子探针技术证实,正常人 PrP 基因位于第 20 对染色体的短臂上,人类正常的 PrPC 是由正常细胞染色体基因编码,对蛋白酶敏感,不致病,在神经元、淋巴细胞等多种正常细胞都有表达,可能具有神经信号传导和金属离子转运作用。PrPSc 是仅存在于患病组织中的致病蛋白质,与 PrPC 具有相同的氨基酸序列,但立体构象却有不同,朊粒的致病性就是由于此种构象的变化所致。PrPC 的 α 螺旋高达 42%,β 折叠仅 3%,而 PrPSc 的蛋白骨架却完全伸展,形成的 β 折叠高达 43%,α 螺旋仅 30%,多个折叠使之溶解性降低,抗蛋白酶水解能力增强,蛋白酶 K 消化只能切去其 N 端的 67 个氨基酸,产生的相对分子质量为 27~30kDa 的产物(PrP[27~30])仍具有一定感染性。朊粒有多种不同的株型,引起不同的朊粒病。

朊粒的复制增殖方式可能是 PrPSc 与正常组织中存在的 PrPC 结合形成二聚体,然后 PrPSc 起构象模板作用诱导 PrPC 的立体构象转变成 PrPSc,由此产生的 2 个 PrPSc 又可作为模板再结合 2 个新的 PrPC,生成 4 个 PrPSc,如此反复,反应类似瀑布状,促使 PrPC 转变成 PrPSc 呈指数倍数增长。

朊粒的理化性质极其稳定,对乙醇、甲醛、戊二醛等化学消毒剂均不敏感,对煮沸和高压蒸汽也有抵抗力,能耐受核酸酶消化、紫外线照射及电离辐射等处理,但一些消化、变性或化学修饰蛋白质的方法,如用尿酸、苯酚以及胰蛋白酶等处理,易使其灭活或减低其感染性。有效杀灭朊粒的方法包括焚化、高压蒸汽消毒 132℃持续 1 小时、5%次氯酸钙或 1mol/L 氢氧化钠 60 分钟浸泡等。

相关链接

朊粒的发现

位于巴布亚新几内亚东部高原的一个叫 Fore 的土著部落,过去一直沿袭着一种宗教性食尸习俗,食尸者在若干年后当中有不少人会出现震颤病并渐进性发展成失语,直至完全不能运动,一年内即告死亡,这种震颤病在当地土语称之为"Kuru",直至 20 世纪 50 年代后期至 60 年代,这种食尸陋习被禁止后,该病发病率才逐渐下降并最终得到控制。20 世纪 50 年代初,美国国立卫生研究院的 Daniel Carleton Gajdusek 和 Gibbs 与澳大利亚 Zigas 等开始合作研究这种震颤病,证实与羊瘙痒症、人早老性痴呆属于同一病原感染,Gajdusek 因此与在乙型肝炎病原学与传播方面做出贡献的 Baruch Samuel Blumberg 共同获得 1976 年诺贝尔生理学或医学奖。各国科学家经大量研究发现,这种震颤病是一种神经系统慢性退化性疾病,其病理变化与动物的海绵状脑病很相似,并成功地构建了动物模型。1960 年,TikvahAlper 和 John Stanley Griffith 提出了羊瘙痒症(scrapie)和感染性海绵状脑病(TSE)可能是由于只有蛋白质组成的感染因子所导致。1982 年,美国 Stanley B. Prusiner 在研究羊瘙痒病时发现一种新型亚病毒粒子,他纯化了这种只由蛋白质组成的感染粒子,发现它是一种特殊、小型的蛋白质颗粒,有很强的致病性和传染性,主要引起人畜的脑组织等神经组织发生病变,Stanley 遂将这种感染粒子命名为"prion",并发现 PrPSc 和 PrPC 具有相同的一级结构(氨基酸序列)而具有不同的二级和三级结构(构象),打破了以往蛋白质的一级结构决定高级结构(一条序列一种结构)的定律,因此,Stanley获得了1997年的诺贝尔生理学或医学奖。与正常的病毒最大的不同之处在于它是一种不含核酸(DNA或RNA)的病毒粒子,不仅与人类健康、家畜饲养关系密切,而且可为研究与痴呆有关的其他疾病提供重要信息。就生物理论而言,prion的复制并非以核酸为模板,而是以蛋白质为模板,这必将对探索生命的起源与生命现象的本质产生重大的影响。

【流行病学】

目前已知的人类朊粒病,部分是传染性疾病,如库鲁病及医源性CJD;有些是遗传性疾病,如家族性CJD、GSS及FFI;还有些是发病机制不明的散发性朊粒病,如大多数CJD。对于人类及动物的传染性朊粒病而言,其流行的三个环节如下:

(一)传染源

感染朊粒病的动物和人是本病的传染源。

(二)传播途径

本病的传播途径尚未十分明了,但业内已证明的途径有:

1. **消化道传播** 进食朊粒感染宿主的组织或加工物可导致感染本病。如库鲁病就是由于巴布亚新几内亚东部高原的一个土著部落一直沿袭着一种宗教性食尸习俗,而致该病在当地传播;疯牛病则是因食用加工不当的动物内脏作饲料而致该病在动物中传播。

2. **医源性传播** 器官移植、注射尸体来源的人体激素、从事病理解剖和外科手术过程接触等已被证明可引起CJD的医源性传播。

(三)人群易感性

人对本病普遍易感,尚未发现保护性免疫的产生。

(四)流行特征

1. **库鲁病** 是第一种被发现并详细研究的传染性神经系统退行性病变的疾病,也是人朊粒病研究的模型。本病曾流行于巴布亚新几内亚的原始部落,当地有食用已故亲人脑组织以示对死者尊敬的习俗。一般认为本病通过这种食人习俗在人间传播。19世纪50年代这种习俗被禁止后,库鲁病曾一度销声匿迹,但在1996年和2004年发现11例新发病例,提示其潜伏期可长达50余年。

2. **格斯特曼综合征** 为少见的人朊粒病,发病率为每年1~10例/1亿人。好发年龄集中于中年(年龄43~48岁),老年病例可见报道。

3. **致死性家族性失眠症** 最早发现于意大利家庭,目前全世界均有报道。是一种迅速致死性的疾病,平均病程13个月,多见于中年人(年龄35~61岁)。

4. **克雅病** 是最常见的人朊粒病,包括散发性、家族性、医源性和新型克雅病。绝大部分为散发性病例,少数为家族性克雅病,医源性病例不足1%。世界范围内散发性克雅病发病率为每年1例/1百万人,发病年龄57~62岁。性别构成无明显差异。

5. **新型克雅病** 1996年因为与牛海绵状脑病有关,vCJD的相关报道引起广泛社会关注。绝大多数病例发生在已知发生牛海绵状脑病的国家,其发病率尚无报道。

【发病机制与病理解剖】

朊粒病的发病机制尚不十分清楚,目前认为朊粒本身可自体外进入或因遗传变异自发产生。对于传染性朊粒病而言,朊粒可经消化道或医源性传播途径进入人体,再从感染部位直接经神经传递,或先在单核-吞噬细胞系统复制,然后经神经脊髓扩散以及血源性扩散等不同途径侵入脑组织。朊粒致病的始动环节是PrPSc发挥构象模板作用诱导PrPC转变成PrPSc,大量PrPSc在中枢神经系统聚集。PrPSc导致神经细胞损伤的具体环节有待阐明。有关研究提示,PrPC转化为不可溶的可耐受蛋白酶的PrPSc在溶酶体中沉积,有神经细胞毒性,可引起神经细胞的凋亡,于脑组织内大量蓄积沉淀形成淀粉样斑块,大脑中填满PrPSc及伴随的杆状淀粉样颗粒的溶酶体会突然爆破并导致细胞损伤。PrPC与铜原子结合形成的复合物具有类似超氧化物歧化酶(SOD)的活性,当PrPC变构成PrPSc后导致PrPC缺乏,使神经细胞SOD活性下降,从而对超氧化物等所造成的氧化损伤的敏感性增加,并可使神经细胞对高谷氨酸和高铜毒性的敏感性增加,最终导致神经细胞变性死亡。释出的PrPSc则又会袭击另外的细胞。

所有朊粒病的病理改变相当类似,主要是神经系统的病理损害,尸解见大脑皮质及小脑萎缩,镜下可见弥散性神经细胞丧失、反应性胶质细胞增生、淀粉样斑块形成和神经细胞空泡样变性,但白细胞浸润等炎症及免疫反应不明显。病理损伤可出现在大脑皮质、豆状核、尾状核、丘脑、海马、脑干和脊髓等多个部位,当神经细胞死亡后,在脑组织中留下许多小孔如海绵状,因而朊粒病亦称"传染性海绵状脑病"。

问题与思考

朊粒是如何复制的? 朊粒病神经系统病理变化特征和原因是什么?

【临床表现】

目前已知的人类朊粒病,潜伏期可长达数年至数十年,表现出渐进性的神经精神症状,病情持续进展并最终致死。各病的临床特点如下:

1. **库鲁病** 起病隐匿,初期患者仅感头痛及关节疼痛。早期或行走期的特征症状有颤抖、共济失调和姿势不稳。随着疾病发展,患者逐渐失去行为能力,进入久坐期。非随意运动包括肌阵挛、舞蹈手足徐动症和肌束颤也在该期出现。疾病后期出现进行性加重的痴呆症状。与克雅病相反,先有震颤及共济失调后有痴呆是本病的临床特征。患者多在起病9个月至2年内死亡。

2. **格斯特曼综合征** 本病罕见,是由于人朊粒蛋白基因突变所致,绝大多数为家族性,通过常染色体显性遗传,平均病程约5年。特征是小脑退行性症症状伴有不同程度的痴呆。以小脑病变表现为主,如共济失调、步履蹒跚和行走障碍等,可同时伴有辨距障碍、构音障碍、肢体及眼球震颤等,少见肌阵挛。痴呆仅在晚期出现,甚至极少出现。因人朊粒蛋白基因突变不同致其表型差异,故本病可有不同类型的临床表现。

3. **致死性家族性失眠症** 本病非常罕见,是一种家族性常染色体遗传性朊粒病,多在中晚年起病,平均病程约13个月。早期出现注意力障碍、记忆缺失、幻觉及思绪混乱,继而出现进行性加重的失眠,常伴自主神经功能失调,如多汗、低热、心动过速及血压增高等。此外,尚可出现共济失调、肌阵挛、肌张力过高、神经反射亢进及构音障碍等表现,多数患者伴肾上腺皮质激素分泌减少等内分泌异常,而痴呆则少见。

4. **克雅病** 快速进行性智力退化和肌阵挛是其最重要的两个临床特征。多数患者以痴呆、行为异常起病,且进展迅速。另一突出表现是肌阵挛,常由惊吓引发,并渐进性加重。随病情发展多会出现锥体外系及小脑损害表现,包括行动弛缓、肢体僵直、眼球及肢体震颤和共济失调。典型表现往往是先出现痴呆后有共济失调。约半数患者尚可出现皮质脊髓通路的功能异常,包括神经反射亢进、身体强直等。部分患者可有视觉异常,如视野缺损、皮质盲和视觉丧失等。患者大多在起病7~9个月后死亡。

5. **新型克雅病** 近年被发现报道的可能是疯牛病传播于人的朊粒病,其特点是:主要发生于青年;病程较长,平均14个月左右;临床表现以抑郁、焦虑及精神分裂等精神症状为主,半数有感觉异常(如疼痛、感觉迟钝或麻木)以及共济失调、步行困难、不能随意运动等。与散发性克雅病不同,新型克雅病患者的肌电图及脑电图大多正常;神经病理表现为围绕以海绵状病变的、中心嗜酸性而周边苍白的广泛淀粉样斑块形成。

【实验室检查】

1. **组织病理学检查** 病变脑组织可见海绵状空泡、淀粉样斑块、神经细胞丢失伴胶质细胞增生,极少白细胞浸润等炎症反应。电镜下可见切片中存在着一种异常丝状结构物质,称之为羊瘙痒病相关纤维,为朊粒感染所特有,可作为特异性诊断标志。

2. 免疫学检查 通过免疫组织化学检测脑组织抗蛋白酶的 PrPSc 的存在,目前被认为是诊断朊粒病的金标准。

3. 脑脊液检查 脑脊液常规和生化检查无特殊意义。一种异常蛋白 14-3-3 是一种能维持其他蛋白构型稳定的神经元蛋白,正常脑组织中含量丰富但并不出现于脑脊液中,当感染朊粒时大量脑组织破坏,使脑蛋白 14-3-3 泄漏于脑脊液中,其含量与脑组织破坏程度成正比,故可利用抗脑蛋白 14-3-3 的单克隆抗体对患者的脑脊液进行免疫学筛选及初步诊断。

4. 脑电图 脑电图检查可有特征性的周期性尖锐复合波,具有辅助诊断价值。

5. 影像学 CT 及 MRI 检查存在尾状核和(或)壳核异常高信号,有助于朊粒与其他中枢神经系统疾病鉴别。

6. 分子生物学检查 从患者外周血白细胞提取 DNA,对 PrP 基因(PRNP)进行 PCR 扩增及序列测定,可发现家族遗传性朊粒病的 PRNP 特征性突变。

【诊断与鉴别诊断】

(一)诊断

朊粒病的生前诊断较为困难,绝大部分病例是经死后脑组织的病理检查才获确诊。

1. 流行病学资料 进食过疯牛病可疑动物来源的食品,接受过来自可能感染朊粒供体的器官移植或可能被朊粒污染的电极植入手术,使用过器官来源的人体激素以及有朊粒病家族史等,均有助于本病诊断。

2. 临床表现 朊粒病本质上为中枢神经系统的退行性疾病,具有相似又独特的临床表现,例如:渐进性的痴呆、共济失调、肌阵挛、锥体系或锥体外系阳性征等。

3. 实验室检查 特征性的脑电图改变和病理学检查有重要的辅助诊断价值。结合临床表现,如有脑组织的海绵状改变,可作出朊粒病的临床诊断;若通过免疫组织化学或分子生物学检验证实患者脑组织中 PrPSc 的存在,则能确立朊粒病的诊断。

(二)鉴别诊断

本病主要与其他渐进性的中枢神经系统疾病,如阿尔茨海默病、多发性硬化、帕金森病、橄榄体脑桥小脑萎缩、进行性核上性麻痹等鉴别。还需注意与肌阵挛性癫痫、急性代谢性疾病导致精神改变和肌阵挛、脑囊虫病等鉴别,这类非朊粒感染所致的中枢神经系统疾病脑组织无海绵样改变,也无 PrPSc 阳性。

【预后】

本病预后极差,已知病例无一例外均死亡,90%的患者于病后 1 年内死亡。

【治疗】

至今尚无有效的病原治疗,主要采取对症及支持治疗以减轻症状,改善生活质量。阿糖腺苷、干扰素、金刚烷胺等抗病毒药物已被试用,但显效甚微。有报道认为二甲基亚砜、吩噻嗪、氯丙嗪、分支多胺、磷脂酶 C、抗朊粒抗体及寡肽等对改善病情可能有一定作用。通过寻找针对 PrP 表型变化的调控因子,有可能研究出治疗新制剂。

【预防】

鉴于朊粒病尚无有效治疗,做好预防极为重要。目前尚无疫苗保护易感人群。

1. 控制传染源 屠宰朊粒病病畜及可疑病畜,妥善处理动物尸体。限制或禁止在疫区从事血制品以及动物材料来源的医用品的生产。朊粒病及任何神经系统退行性疾病患者、曾接受过从器官提取的人体激素治疗者、有朊粒病家族史者和在疫区居住过一定时间者,均不可作为器官、组织及体液的供体。对遗传性朊粒病家族进行检测,提供遗传咨询和优生筛查。

2. 切断传播途径和保护易感人群 不食用朊粒病动物肉类及制品,不以动物组织饲料喂养动物。医疗操作严格遵守消毒程序,敷料和尸检病理组织以焚化为宜,神经外科器械以及取血注射器、针头宜用一次性制品,使用后应作焚化销毁处理。凡接触类似本病的医务人员,特别是外科医师进行脑手术或有关的移植手术,或病理解剖医师等,均须特别注意个人防护及消毒。

(李用国)

学习小结

1. 朊粒是一种缺乏核酸、不需要核酸复制而能自行增殖的蛋白质感染性粒子,朊粒感染后朊粒蛋白的异常代谢及 PrP 在中枢神经系统的积聚可导致朊粒病。 突出病理改变是大脑皮质等多个部位弥散性神经细胞丧失、反应性胶质细胞增生、淀粉样斑块形成和神经细胞空泡样变性、坏死,脑组织呈现海绵状。

2. 感染朊粒病的动物和人是本病的传染源。 通过进食朊粒感染的组织或加工物、医源性传播而导致感染。 人对本病普遍易感,在经历较长的潜伏期后,病情持续进展并最终死亡。

3. 目前已知的人类朊粒病有库鲁病、格斯特曼综合征、致死性家族性失眠症、克雅病和新型克雅病。 动物的朊粒病主要包括牛海绵状脑病和羊瘙痒症等。 最常见的人类朊粒病是 CJD,多呈散发,多以痴呆、行为异常起病,肌阵挛、行动弛缓、肢体僵直、眼球及肢体震颤和共济失调。 典型表现往往是先出现痴呆后有共济失调。 半数患者可出现皮质脊髓通路的功能异常,包括神经反射亢进、身体强直等。 大多在起病 7~9 个月后死亡。 朊粒病的生前诊断较为困难,确诊需依赖对脑组织的病理检查。

4. 鉴于朊粒病尚无有效治疗,做好预防极为重要,包括控制、管理朊粒病患者、病畜等传染源、切断消化道感染和医源性传播途径、保护易感人群。目前尚无疫苗保护。

复习参考题

1. 已知的人类朊粒病有哪几种?

2. 朊粒病的主要临床表现有哪些?

附　录

附录一　传染病的消毒与隔离

一、传染病的消毒

消毒(disinfection)是指通过物理、化学或生物学方法,消除或杀灭体外环境中病原微生物的一系列方法。目的是通过清除病原体来阻止其向外界传播,达到控制传染病发生与蔓延的目的。

(一)消毒的种类

1. **疫源地消毒**　指对目前或曾经存在传染源的地区进行消毒。目的是杀灭有传染源排到外界环境中的病原体。疫源地消毒又分为:

(1)终末消毒:即患者痊愈或死亡后对其居住地进行的一次性彻底消毒。

(2)随时消毒:指对传染源的排泄物、分泌物及其污染物进行随时消毒。

2. **预防性消毒**　是指在未发现传染源的情况下,对可能受病原体污染的场所、物品和人体所进行的消毒。如饮用水消毒、餐具消毒、空气消毒、手术室及医护人员手的消毒。

(二)消毒方法

1. **物理消毒法**

(1)热力灭菌法:通过高温使微生物的蛋白及酶发生变性或凝固,新陈代谢发生障碍而死亡。具体的方法包括:

1)煮沸消毒:适用于食物、器皿、衣物及金属器械等。在水中煮沸100℃,10分钟左右即可杀死细菌繁殖体,但不能杀灭细菌芽胞,对于细菌的芽胞则需延长数十分钟甚至数小时。对于被乙肝病毒感染的物品,煮沸时间应该延长至15~20分钟。

2)高压蒸汽灭菌:可杀灭细菌的繁殖体,也可杀灭细菌的芽胞。适用于一切耐热、耐潮物品的消毒。通常压力为98kPa,温度为121~126℃,时间为15~20分钟。

3)预真空型压力蒸汽灭菌:是先机械抽为真空使灭菌器内形成负压,再导入蒸汽,蒸汽压力达205.8kPa(2.1kg/cm^2),温度达132℃,2分钟内能杀灭芽胞。

4)火烧消毒:对被细菌芽胞污染器具,先用95%乙醇火烧后再进行高压蒸汽灭菌消毒,防止细菌芽胞污染的扩散。

5)巴氏消毒法:利用热力灭菌与蒸汽消毒,温度为65~75℃,10~15分钟,杀灭细菌繁殖体,但不能杀死芽胞。

（2）辐射消毒法

1）电离辐射：包括紫外线、红外线和微波。紫外线常用于室内空气、水和一般物品表面消毒。紫外线为低能量电磁波辐射，光波波长200～275nm。杀菌作用强，杀菌谱广，可杀灭细菌繁殖体、真菌、分枝杆菌、病毒、立克次体和支原体等。但此法穿透力差，对真菌孢子、细菌芽胞效果差，对HBV无效。照射不到的部位无杀菌作用。因此只能对小件物品消毒，有机物品应避免高温（＞170℃），以免有机物炭化。直接照射人体可发生皮肤红斑、紫外线眼炎和臭氧中毒。红外线和微波主要靠产热杀菌。

2）电离辐射：包括γ射线和高能电子束（β射线）两种。在常温下对不耐热物品灭菌。又称"冷灭菌"，该方法杀菌谱广，剂量易控制，但设备昂贵，对人及物品有一定损害。多用于精密医疗器械、生物医学制品（人工器官、移植器官等）和一次性医用品等灭菌。

2. 化学消毒法　是用化学消毒药物使病原体蛋白质变性而致其死亡的方法。根据消毒效能可将其分为三类：

（1）高效消毒剂：能杀灭包括细菌芽胞、真菌孢子在内的各种微生物。如2%碘酊、戊二醛、过氧乙酸、环氧乙烷、过氧化氢等消毒剂。

（2）中效消毒剂：能杀灭除芽胞以外的各种微生物，如乙醇、部分含氯制剂、氧化剂、溴剂等消毒剂。含氯制剂和碘伏则居于高效与中效消毒效能之间。

（3）低效消毒剂：只能杀灭细菌繁殖体和亲酯类病毒，对真菌有一定作用，如汞、氯己定（洗必泰）及某些季铵盐类消毒剂，对皮肤黏膜无刺激性，对金属和组织物无腐蚀性，稳定性好。

常用的化学消毒剂有以下几类：

（1）含氯消毒剂：常用的有含氯石灰、次氯酸钠、氯胺及二氯异氰尿酸钠等。这类消毒剂在水中产生次氯酸，有杀菌作用强、杀菌谱广、作用快、余氯毒性低及价廉等特点，但对金属制品有腐蚀作用。适用于餐（茶）具、环境、水疫源地等消毒。

（2）氧化消毒剂：过氧乙酸、过氧化氢、臭氧、高锰酸钾等。主要靠其强大的氧化能力灭菌，其杀菌谱广、速效，但对金属、织物等有较强腐蚀性与刺激性。

（3）醛类消毒剂：常用有甲酸和戊二醛等，有广谱、高效、快速的杀菌作用。戊二醛对橡胶、塑料、金属器械等物品无腐蚀性，适用于精密仪器、内径消毒。但对皮肤黏膜有刺激性。

（4）杂环类气体消毒剂：主要有环氧乙烷、环氧丙烷等。为广谱高效消毒剂，杀灭芽胞能力强，对一般物品无损害。常用电子设备、医疗器械、精密仪器及皮毛等消毒。有时可将惰性气体和二氧化碳加入环氧乙烷混合使用，以减少其燃爆危险。

（5）碘类消毒剂：常用2%碘酊及0.5%碘伏，有广谱、快速杀菌作用。碘伏是碘与表面活性剂、灭菌增效剂经独特工艺络合而成的一种高效、广谱、无毒、稳定性好的新型消毒剂。该产品对有害细菌及繁殖体等具有较强的杀灭作用，并对创伤具有消炎、止血、加快黏膜再生的功能，对皮肤及黏膜无刺激性、易脱碘。碘伏适用于手术前手消毒、手术及注射部位的清洗，皮肤烧伤、烫伤、划伤等伤口的清洗消毒，还包括妇产科黏膜冲洗、感染部位消毒、器皿消毒等。

（6）醇类消毒剂：包括有75%乙醇及异丙醇，乙醇可迅速杀灭细菌繁殖体，但对HBV及细菌芽胞作用较差。异丙醇杀菌作用大于乙醇，但毒性较大。

（7）其他消毒剂：包括酚类（如甲酚皂溶液、酚液等）；季铵盐类（为阳离子表面活性剂，如苯扎氯铵、消毒净等）；氯己定（可用于手、皮肤、医疗器械等消毒）。这些消毒剂均不能杀灭细菌芽胞，属低效消毒剂。

常用消毒方法见附表 1-1。

附表 1-1　常用物品消毒方法

消毒对象	消毒剂	浓度	用量及用法	消毒时间	附注
患者排泄物（粪、尿）	含氯石灰	10% ~ 20%乳液	100g 稀粪便加含氯石灰 20g,搅拌	2 小时	肝炎及真菌感染患者粪便浓消毒时间 6 小时
痰、脓、便器	过氧乙酸	0.5%	加等量充分搅拌，淹没痰、脓	2 小时	
	石	20%乳剂	澄清浸泡液	2 小时	
	焚烧法				
	含氯石灰	1% ~2%		30 ~60 分钟	
痰盂痰杯	过氧乙酸	0.2%	浸泡 2 小时	30 ~60 分钟	
	甲酚皂	1% ~2%	浸泡 2 小时	30 ~60 分钟	
食具	过氧乙酸	0.5%	浸泡完全淹没消毒物品	30 ~60 分钟	1. 食具均要洗净后消毒，消毒后清水洗净后使用
	含氯石灰	0.3%	同上	30 ~60 分钟	2. 煮沸时可放 2% 苏打或肥皂液，增强消毒效果
	苯扎溴铵	0.5%	同上	30 ~60 分钟	3. 煮沸从水沸腾时计算
	煮沸		压力 15 磅（121℃）	10 分钟	
	高压消毒				
残余食物			煮沸	20 分钟	肝炎患者剩食煮沸 30 分钟
浴水，污水	含氯石灰	20%	污水 10ml 加 20% 含氯石灰 澄清液 15 ~20ml 搅匀	2 小时	容器加盖
病室地面墙壁，用具	甲醛	1% ~3%	熏蒸	12 ~24 小时	1. 甲醛消毒肠道病室用量 80ml/m³
	过氧乙酸	0.2% ~0.3%	熏蒸 1g/m³	30 ~60 分钟	2. 病室家具洗擦法消毒（金属或油漆家具部用含氯石灰）
	甲酚皂	2%	擦洗或喷雾		
	含氯石灰	上清液 10%	擦洗或喷雾	30 ~60 分钟	
	苯扎溴铵	0.5%	擦洗或喷雾	60 分钟	
	乳酸	12ml/100m³	加等量水熏蒸	30 ~60 分钟	
运输家具	过氧乙酸	0.2 ~0.3%			炭疽、结核者 1%过氧乙酸喷雾或擦拭。病毒性肝炎用 0.5%过氧乙酸。时间均同左
	甲酚皂	1% ~3%			
	苯扎溴铵	0.5%	擦拭	30 ~60 分钟	
	含氯石灰	1% ~2%			
用具	甲醛	1% ~3%	熏蒸（125ml/m³）	蒸笼代替	
	煮沸法	煮沸	3 小时		
	高压蒸汽法	温度 100℃	30 分钟		
			压力 1 ~1.2kg/cm³		
			湿度 80% ~100%		
衣服、被单	过氧乙酸	1% ~3%	熏蒸（1g/m³）	1 小时	
	甲酚皂	1% ~3%	浸泡	30 ~60 分钟	
书籍文件	环氧乙烷	1.5g/L	熏蒸	3 小时（20℃）	消毒物应分散堆放，不能扎紧，无保存价值的焚烧
	甲醛	125mg/m³	熏蒸（80℃）湿度 90%	2 小时（80℃）	

消毒对象	消毒剂	浓度	用量及用法	消毒时间	附注
医疗器械	过氧乙酸	0.5%			金属类不用过氧乙酸
	戊二醛	2%			
	氯己定	0.1%~0.2%	浸泡	10-20分钟	器械应擦去黏液及血渍清洁后消毒。氯己定对炭疽、结核菌、真菌消毒应2~10小时
	煮沸法				
	酒精	70%	浸泡	1~20分钟	
	过氧乙酸	0.04%			
皮肤（手或其他污染部位）	甲酚皂	2%	浸泡	1~20分钟	消毒后最好用流水冲洗干净，吸收后每人用小毛巾擦手
	苯扎溴铵	0.1%	浸泡	1~20分钟	
	肥皂水		流水刷洗		
体温表	过氧乙酸	0.5%	浸泡	15分钟	炭疽患者用过的体温表，先用2%碘酒消毒1~5分钟后，70%酒精浸泡
	酒精	75%	浸泡		
化粪池	含氯石灰	3%澄清液	浸泡	2小时	化粪池沉底粪便出粪时用20%含氯石灰充分搅拌，2小时后排放
垃圾	含氯石灰	1%~3%	喷雾		
	甲酚皂	3%~5%	喷雾		
	焚烧法		焚烧		
生吃瓜菜	高锰酸钾	1:5000	浸泡	15分钟	

二、传染病的隔离

隔离（isolation）指正处在传染期的患者或病原携带者，置于特定医院、病房或其他不能传染给别人的环境中，防止病原体向外扩散或传播，便于管理、消毒和治疗。隔离是预防和控制传染病的重要措施，一般应将传染源隔离至不再排出病原体为止。

（一）隔离原则与方法

1. 单独隔离传染源，避免与周围人群尤其易感者不必要的接触，必须与传染源接触时应采取防护措施，如戴口罩、帽子、穿隔离衣、靴子、手清洁与消毒等，还要严格执行陪护和探视制度。

2. 根据传染病传播途径的不同，采取相应的隔离与消毒措施。如呼吸道传染病患者的隔离应注意室内空气及痰液等呼吸道分泌物的消毒，消化道传染病应注意水源、食物等的消毒。

3. 根据隔离期或连续多次病原体检测结果，确定隔离者不再排出病原体时才能解除隔离。

（二）隔离的种类

根据传染病传播的强度及传播途径的不同，采取不同的隔离方法。

1. **严密隔离** 适用于霍乱、肺鼠疫、肺炭疽、SARS等甲类或传染性极强的乙类传染病。具体隔离方法如下：

（1）患者住单间病室，同类患者可同住一室，关闭门窗，禁止陪伴和探视患者。

（2）进入病室的医务人员戴口罩、帽子，穿隔离衣，换鞋、注意手清洗与消毒，必要时戴手套。

(3)患者分泌物、排泄物、污染物品、敷料等严格消毒。

(4)室内采用单向正压通气,室内空气及地面定期喷洒消毒液或用紫外线照射。

2. 呼吸道隔离 适用于流行性感冒、麻疹、白喉、水痘等通过空气飞沫传播的传染病。具体隔离方法如下:

(1)同类患者可同住一室,关闭门窗。

(2)室内喷洒消毒液或紫外线照射进行定期消毒。

(3)患者口鼻、呼吸道分泌物应消毒。

(4)进入病室的医务人员戴口罩、帽子,穿隔离衣。

3. 消化道隔离 适用于伤寒、细菌性痢疾、甲型肝炎等通过粪-口途径传播的传染病。具体隔离方法如下:

(1)同类患者可同住一室。

(2)接触患者时穿隔离衣、换鞋,手清洗与消毒等。

(3)患者粪便严格消毒,患者用品、餐具、便器等单独使用并定期消毒,地面喷洒消毒液。

(4)室内防杀苍蝇和蟑螂。

4. 接触隔离 适用于狂犬病、破伤风等经皮肤伤口传播的疾病。具体隔离方法如下:

(1)同类患者可同居一室。

(2)医务人员接触患者穿隔离衣、戴口罩。

(3)患者用过的物品和敷料等严格消毒。

5. 昆虫隔离 适用于通过蚊、蚤、螕、恙螨等昆虫叮咬传播的疾病,如疟疾、斑疹伤寒等。具体隔离方法主要是病室内有完善的防蚊设施,以预防叮咬及杀灭上述医学昆虫。

常见法定传染病潜伏期、隔离期、检疫期见附表1-2。

附表1-2 常见法定传染病潜伏期、隔离期、检疫期

病名	潜伏期（天）		隔离期	接触者检疫期及处理
	一般	最短 ~最长		
甲型	30	15 ~45	发病日期21天	检疫45天,每周查 ALT,观察期间可注射丙种球蛋白
乙型	60 ~90	28 ~180	急性期隔离至 HBSAg 阴转,恢复期不阴转者按病原携带者处理	检疫45天,观察期间可注射乙肝疫苗及 HBIG;疑诊乙肝的托幼和饮食行业人暂停原工作
丙型	60	15 ~180	至 ALT 恢复正常或血清 HCVRNA 阴转	检疫期同乙型肝炎
丁型			至血清 HDVRNA 及 HD Ag 阴转	检疫期同乙型肝炎
戊型	40	10 ~75	发病日起3周	检疫期60天。
脊髓灰质炎	5 ~14	3 ~35	自发病日期消化道隔离40天,第一周同时呼吸道隔离	医学观察20天,观察期间可用减毒活疫苗快速预防免疫
霍乱	8 ~14	4小时 ~6天	症状消失后,隔日粪便培养1次,3次阴性或症状消失后14天	留观5天,粪便培养连续3次阴性后解除检疫

| 病名 | 潜伏期（天） | | 隔离期 | 接触者检疫期及处理 |
	一般	最短 ~最长		
细菌性痢疾	1 ~3	数小时 ~7 天	至症状消失后 7 天或粪便培养 2 ~3 次阴性	医学观察 7 天，饮食行业人员粪便培养 1 次阴性接触隔离。
伤寒	8 ~14	3 ~60	症状消失后 5 天起粪便培养 2 次阴性或症状消失后 15 天	医学观察 23 天
副伤寒甲、乙	6 ~10	2 ~15		医学观察 15 天
副伤寒丙	1 ~3	2 ~15		医学观察 15 天
沙门菌食物中毒	4 ~24 小时	数小时 ~3 天	症状消失后连续 2 ~3 次粪便培养阴性可解除隔离	同食者医学观察 1 ~2 天
阿米巴痢疾	7 ~14	2 天 ~1 年	症状消失后连续 3 次粪查溶组织阿米巴滋养体及包囊阴性	饮食工作者发现溶组织阿米巴滋养体或包囊者应调离工作
流行性感冒	1 ~3	数小时 ~4 天	退热后 48 小时解除隔离	医学观察 3 天，出现发热等症状应早期隔离
麻疹	8 ~12	6 ~21	至出疹后 5 天，合并肺炎至出疹后 10 天	易感者医学观察 21 天；接触者可肌注丙种球蛋白
风疹	18	14 ~21	至出疹后 5 天解除隔离	一般不检疫，对孕妇尤其孕 3 个月内者，可肌注丙种球蛋白
流行性腮腺炎	14 ~21	8 ~30	至腮腺完全消肿，约 21 天	一般不检疫，幼儿园及部队密切接触者一直观察 30 天
流行性脑脊髓膜炎	2 ~3	1 ~10	至症状消失后 3 天，但不少于发病后 7 天	医学观察 7 天。可做咽培养，密切接触的儿童服磺胺或利福平预防。
白喉	2 ~4	1 ~7	症状消失后连续两次咽培养（间隔两天，第 1 次与第 14 病日）阴性或症状消失后 14 天	医学观察 7 天
猩红热	2 ~5	1 ~12	至症状消失后，咽培养连续 3 次阴性或发病后 7 天	医学观察 7 ~12 天，可做咽培养
百日咳	7 ~10	2 ~23	至痉咳后 30 天或发病后 40 天	医学观察 21 天，儿童可用红霉素预防
传染性非典型肺炎	4 ~7	2 ~21	隔离期 3-4 周	接触者隔离 3 周，流行期间来自疫区人员医学观察 2 周
人感染高致病性禽流感	2 ~4	1 ~7	体温正常，临床症状消失，胸部 X 线影像检查显示病灶明显吸收 7 天以上	密切接触者医学观察的期限为最后一次暴露后 7 天
流行性乙型脑炎	7 ~14	4 ~21	防蚊设备室内隔离至体温正常	不需检疫

病名	潜伏期（天）		隔离期	接触者检疫期及处理
	一般	最短~最长		
流行性斑疹伤寒	10~14	5~23	彻底灭虱隔离至退热后12天	彻底灭虱后医学观察14天
地方性斑疹伤寒	7~14	4~18	隔离至症状消失	不需检疫，进入疫区被蜱虫咬伤者可服多西环素预防
恙虫病	10~14	4~20	不需隔离	不需检疫
虱传回归热	7~8	2~14	彻底灭虱隔离至退热后15天	彻底灭虱后医学观察14天
肾综合征出血热	14~21	4~60	隔离至热退	不需检疫
艾滋病	15~60	9天~10年以上	HIV感染/AIDS隔离至HIV或P24核心蛋白血液中消失	医学观察2周，HIV感染/AIDS者不能献血
钩端螺旋体	10	2~28	可以不隔离	疫水接触者检疫2周
腺鼠疫	2~4	1~12	隔离至肿大的淋巴结消退，鼠疫败血症症状消失后培养3次（每隔3天）阴性	接触者检疫可服四环素或SD预防，发病地区进行疫区检疫
肺鼠疫	1~3	3小时~3天	就地隔离至症状消失后痰培养连续6次阴性	同腺鼠疫
狂犬病	4~12周	4天~10年	病程中应隔离治疗	被可疑狂犬病或狼咬伤者医学观察，并注射疫苗及免疫血清
布鲁菌病	14	7~360	可不隔离	不需检疫
炭疽	1~5	12小时~12天	皮肤炭疽隔离至创口愈、痂皮脱落，其他型症状消失后2次（间隔3~5天）培养阴性	医学观察12天，肺炭疽密切接触者可用青霉素、四环素、氧氟沙星等预防
淋病	1~5		患病期间性接触隔离	对性伴侣检查，阳性者应治疗
梅毒	14~28	10~90	不隔离	对性伴侣检查
间日疟	10~15	11~25天长6~9个月	病室应防蚊、灭蚊	不需检疫
三日疟	20~30	8~45	病室防蚊灭蚊	不需检疫
班氏丝虫病	约1年		不需隔离，但病室防蚊灭蚊	不需检疫
马来丝虫病	约12周			
黑热病	3~5个月	10天~2年	不需隔离，病室防蛉、灭蛉	不需检疫

（冯继红）

附录二　预防接种

品名	性质	保存和有效期	接种对象	剂量与用法	免疫期及复种
乙型肝炎疫苗	自/抗原	2~8℃，暗处，严防冻结，有效期2年	新生儿、婴幼儿、15岁以下未免疫人群及高危人群	乙型肝炎疫苗全程接种需3针，按照0、1、6个月程序。新生儿接种乙肝疫苗要求在出生后24小时内接种，越快越好，越早越好。接种部位新生儿为臀前部外侧肌肉内、儿童和成人为上臂三角肌中部肌内注射；①对HBSAg阳性母亲的新生儿：应在出生后24小时内尽早（最好在出生后12小时内）注射乙型肝炎免疫球蛋白（HBIG），剂量应≥100IU，同时在不同部位接种10μg重组酵母或20μg中国仓鼠软母细胞（CHO）乙型肝炎疫苗，在1个月和6个月时分别接种第2和第3针乙型肝炎疫苗；也可在出生后12小时内先注射1针HBIG，1个月后再注射第2针HBIG，并同时在不同部位接种1针10μg重组酵母或20μgCHO乙型肝炎疫苗，间隔1和6个月分别接种第2和第3针乙型肝炎疫苗②对HBSAg阴性母亲的新生儿：可用5μg或10μg酵母或10μgCHO乙型肝炎疫苗免疫③对新生儿时期未接种乙型肝炎疫苗的儿童：应进行补种剂量为5μg或10μg重组酵母或10μgCHO乙型肝炎疫苗④对成人：建议接种20μg酵母或20μgCHO乙型肝炎疫苗⑤对免疫功能低下或无应答者：应增加疫苗的接种剂量（如60μg）和针次	对3针免疫程序无应答者可再接种3针，并于第2次接种3针乙型肝炎疫苗后12个月检测血清中抗HBs，如仍无应答可接种1针60μg重组酵母乙型肝炎疫苗；接种乙型肝炎疫苗后有抗体应答者的保护效果一般至少可持续12年；对高危人群应进行抗HBs监测，如抗HBs＜10ml IU/ml，可给予加强免疫
甲型肝炎减毒活疫苗	活/自/病毒	2~8℃，暗处保存，有效期3个月，-20℃以下有效期1年	1岁以上儿童及成人	三角肌处皮下注射1.0ml	免疫期4年以上
脊髓灰质炎糖丸疫苗	活/自/病毒	-20℃保存2年，2~10℃保存5个月，20~22℃保存12天，30~32℃保存2天	2个月龄婴儿4岁	出生后冬、春季服三价混合疫苗（白色糖丸），每隔1个月服1剂，共3剂。每年服1全程，连续2年，7岁时再服1全程	免疫期3~5年，4岁时加强1次
麻疹疫苗	活/自/病毒	210℃暗处保存，液体疫苗2个月，冻干疫苗1年，开封后1小时内用完	8个月龄以上易感儿童	三角肌处皮下注射0.2ml	免疫期4~6年，7岁时复种1次
麻疹、腮腺炎、风疹减毒疫苗	活/自/病毒	2~8℃避光保存	8个月龄以上的易感儿童	三角肌处皮下注射0.5ml	免疫期11年，11~12岁时复种1次

品名	性质	保存和有效期	接种对象	剂量与用法	免疫期及复种
流行性乙型脑炎疫苗	死/自/病毒	2～10℃暗处保存，液体疫苗3个月，冻干疫苗有效期1年	6个月龄至10岁	皮下注射2次，间隔7～10天，6～12个月龄每次0.25ml；1～6岁0.5m；7～15岁1.0ml；16岁以上2.0ml	免疫期1年，以后每年加强1次，剂量同左
甲型流感疫苗	活/自/病毒	2～10℃暗处保存，液体疫苗3个月，冻干疫苗有效期1年	健康成人	疫苗1ml加生理盐水4ml，混匀喷入鼻内，每侧鼻孔0.25ml，稀释后4小时内用完	免疫期6～10个月
人用狂犬病疫苗（地鼠肾组织培养疫苗）	死/自/病毒	2～10℃暗处保存，液体疫苗6个月，冻干疫苗有效期1年	被狂犬或可疑动物咬伤或抓伤；被患者唾液污染伤口者	接触后预防：先处理伤口，继之0、3、7、14及30天各肌内注射2ml，2～5岁1ml，2岁以下0.5ml，伤重者注射疫苗前先注射抗狂犬病血清	免疫期3个月，全程免疫后3～6个月再被咬伤，需加强注射2针，间隔1周；6个月以后再被咬伤，全程注射。
黄热病冻干疫苗	活/自/病毒	-20℃保存有效期1.5年；2～10℃有效期6个月	出国进入流行区或从事黄热病研究者	用灭菌生理盐水5ml，溶解后皮下注射0.5ml，水溶液保持低温，1小时内用完	免疫期10年
腮腺炎疫苗	活/自/病毒	2～8℃或0℃以下保存，有效期1.5年	8个月龄以上易感者	三角肌皮下注射0.5ml	免疫期10年
流行性斑疹伤寒疫苗	死/自/立克次体	2～10℃暗处保存，有效期1年，不得冻结	流行区人群	皮下注射3次，相隔5～10天，1～6岁分别注射0.3～0.4ml、0.6～0.8ml、0.6～0.8ml，15岁以上分别注射0.5ml、1.0ml、1.0ml	免疫期1年，每年加强1次，剂量同第3针
够短螺旋体菌苗	死/自/螺旋体	2～8℃暗处保存有效期1年半	流行区7岁以上人群及进入该区者	皮下注射2次，相隔7～10天，分别注射1.0及2.0ml，7～13岁减半	接种后1个月产生免疫力，维持期1年
卡介苗	活/自/细菌	2～10℃液体菌苗，有效期6个月，冻干菌苗1年	新生儿及结核菌素试验阴性儿童	于出生后24～48小时皮内注射0.1ml	免疫期5～10年，城市7岁，农村7岁、12岁加强注射
伤寒、副伤寒、甲乙三联菌苗	死/自/细菌	2～10℃暗处保存有效期1年	重点为军队、水路口岸及沿线人员、环卫及饮食行业人员	皮下注射3次，间隔7～10天，1～6岁分别注射0.2ml、0.3ml、0.3ml；7～14岁0.3ml、0.5ml、0.5ml；15岁以上0.5ml、1.0ml、1.0ml	免疫期1年，每年加强1次，剂量同第3针
霍乱、伤寒、副伤寒甲、乙四联菌苗	死/自/细菌	同上	同上	同上	同上
霍乱菌苗	死/自/细菌	2～10℃暗处保存有效期1年	重点为水路、口岸、环境卫生饮食服务行业及医务人员	皮下注射2次，间隔7～10天，6岁以下分别注射0.2ml、0.4ml；7～14岁0.3ml、0.6ml；15岁以上0.5ml、1.0ml。应在流行前4周完成	免疫期3～6个月，每年加强1次，剂量同第2针
布氏菌苗	活/自/细菌	2～10℃暗处保存有效期1年	疫区牧民、屠宰、皮毛加工人员、兽医、防疫及实验室人员	皮上划痕法，每人0.05ml，儿童划1个"#"字。成人划2个"#"字，长1～1.5cm，相距2～3cm，划破表皮即可，严禁注射	免疫期1年，每年复种

品名	性质	保存和有效期	接种对象	剂量与用法	免疫期及复种
鼠疫菌苗	活/自/细菌	2~10℃暗处保存有效期1年	用于流行区人群，非流行区人员接种10天才可进入疫区	皮上划痕法：每人0.05ml。2~6岁划1个"#"字，7~12岁划2个"#"字，14岁以上划3个"#"字，长1~1.5cm，相距2~3cm	免疫期1年，每年复种
炭疽菌苗	活/自/细菌	2~10℃暗处保存有效期1年；25℃以下有效期1年	流行区人群、牧民、屠宰、皮毛、制革人员及兽医	皮上划痕法，滴两滴菌苗于上臂外侧相距3~4cm，每滴划"#"字，长1~1.5cm，严禁注射	免疫期1年，每年复种
冻干A群流脑多糖疫苗	死/自/细菌	2~10℃暗处保存有效期1年	15岁以下儿童及少年，流行区成人	三角肌皮下注射1次，25~50μg	免疫期0.5~1年
百、白、破混合制剂（百日咳菌苗及白喉、破伤风类毒素	死/自/细菌和毒素	2~10℃暗处保存有效期1.5年	3个月龄至7岁	全程免疫，第1年间隔4~8周肌内注射2次，第2年1次。剂量均为0.5ml	7岁时用白破或百白二联制剂加强免疫，全程免疫后不再用百白破混合制剂
吸附精制白喉类毒素	自/类毒素	25℃以下暗处保存，有效期3年，不可冻结	6个月龄至12岁儿童	皮下注射2次，每次0.5ml；相隔4~8周	免疫期3~5年，第2年加强1次，0.5ml，以后每3~5年复种1次，0.5ml
吸附精制破伤风类毒素	自/类毒素	25℃以下暗处保存，有效期3年，不可冻结	发生创伤机会较多的人群	全程免疫，第1年间隔4~8周肌内注射2次，第2年1次。剂量均为0.5ml	免疫期5~10年，每年加强注射1次0.5ml
精制白喉抗毒素	被/抗毒素	2~10℃保存，液状品保存2年，冻干品3~5年	白喉患者，为预防接种的密切接触者	治疗：根据病情，肌内或静脉注射3万~10万U；预防：接触者皮下或肌内注射1000~2000U	免疫3周
Q热疫苗	死/自/立克次体	2~10℃暗处保存	畜牧、屠宰、制革、肉乳加工及有关实验室医务人员	皮下注射3次，每次间隔7天，剂量分别为0.25ml、0.5ml、1.0ml	
精制破伤风抗毒素	被/抗毒素	2~10℃保存，液状品保存3~4年，冻干品5年	破伤风患者及创伤后有发生本病可能者	治疗：肌内或静脉注射5万~20万U，儿童剂量相同，新生儿24小时内用半量预防：皮下或肌内注射1500U或3000U，伤势严重者剂量加倍	免疫期3周
多价精制气性坏疽抗毒素	被/抗毒素	2~10℃保存，液状品保存3~4年，冻干品5年	受伤后有发生本病可能者及气性坏疽患者	治疗：首次静脉注射3万~5万U可同时适量注射于伤口周围组织预防：皮下或肌内注射10000U	免疫期3周
精制肉毒抗毒素	被/抗毒素	2~10℃保存，液状品保存3~4年，冻干品5年	肉毒素中毒患者及可疑中毒者	治疗：首次肌内注射或静滴1万~2万U以后视情况而定预防：皮下或肌内注射1000~2000U	免疫期3周
精制抗狂犬病血清	被/免疫血清	2~10℃保存，液状品保存3~4年，冻干品5年	被可疑动物严重咬伤者	成人0.5~1ml/kg，总量1/2伤口周围注射，1/2肌内注射，咬伤当天或3天内与狂犬病疫苗合用：儿童量为1.5ml/kg	免疫期3周

品名	性质	保存和有效期	接种对象	剂量与用法	免疫期及复种
乙型肝炎免疫球蛋白）	被/免疫球蛋白	2~10℃保存，有效期2年	HBsAg（尤其HBeAg)阳性母亲的新生婴儿及意外受HBeAg阳性血清污染者	新生儿出生24小时内肌内注射≥100U；3个月龄及6个月龄各注射一次；或与乙肝疫苗合用如前述；意外污染着肌内注射200~400U	免疫期2个月
人丙种球蛋白	被/球蛋白	2~10℃保存，有效期2年	丙球缺乏症，甲型肝炎、麻疹密切接触者等	治疗：每次肌内注射0.15ml/kg。预防甲肝：儿童每次肌内注射0.05~0.1ml/kg，成人3ml。预防麻疹：肌内注射0.05~0.1ml/kg。儿童最多6ml	免疫期3周

注:活:活疫(菌)苗;死:死疫(菌)苗;自:自动免疫;被:被动免疫

儿童计划免疫方案

初种		复种	
初种月龄	疫苗种类	复种年龄	疫苗种类
出生24小时内 出生24~48小时内	乙型肝炎疫苗第1针 卡介苗	1周岁	流行性脑脊髓膜炎疫苗
1个月	乙型肝炎疫苗第2针	2周岁	百白破菌苗
3个月	脊髓灰质炎三型混合疫苗 百白破菌苗第1针	4周岁	脊髓灰质炎三型混合疫苗
4个月	脊髓灰质炎三型混合疫苗 百白破菌苗第2针	小学一年级	百白破菌苗 麻疹疫苗、卡介苗
5个月	脊髓灰质炎三型混合疫苗 百白破菌苗第3针	乡村中学一年级	卡介苗
6个月	流行性乙型脑炎疫苗* 乙型肝炎疫苗第3针	2、4周岁 小学一年级、三年级	流行性乙型脑炎疫苗
8个月	麻疹疫苗	2、4周岁	流行性脑脊髓膜炎疫苗

注:* 目前未列入计划免疫内容,城市儿童普遍接种

（冯继红）

附录三

中华人民共和国传染病防治法

1989年2月21日第七届全国人民代表大会常务委员会第六次会议通过。

2004年8月28日第十届全国人民代表大会常务委员会第十一次会议第一次修订。

第一章 总 则

第一条 为了预防、控制和消除传染病的发生与流行,保障人体健康和公共卫生,制定本法。

第二条 国家对传染病防治实行预防为主的方针,防治结合、分类管理、依靠科学、依靠群众。

第三条 本法规定的传染病分为甲类、乙类和丙类。

甲类传染病是指：鼠疫、霍乱。

乙类传染病是指：传染性非典型肺炎、艾滋病、病毒性肝炎、脊髓灰质炎、人感染高致病性禽流感、麻疹、流行性出血热、狂犬病、流行性乙型脑炎、登革热、炭疽、细菌性和阿米巴性痢疾、肺结核、伤寒和副伤寒、流行性脑脊髓膜炎、百日咳、白喉、新生儿破伤风、猩红热、布鲁菌病、淋病、梅毒、钩端螺旋体病、血吸虫病、疟疾。

丙类传染病是指：流行性感冒、流行性腮腺炎、风疹、急性出血性结膜炎、麻风病、流行性和地方性斑疹伤寒、黑热病、棘球蚴病、丝虫病，除霍乱、细菌性和阿米巴性痢疾、伤寒和副伤寒以外的感染性腹泻病。

上述规定以外的其他传染病，根据其暴发、流行情况和危害程度，需要列入乙类、丙类传染病的，由国务院卫生行政部门决定并予以公布。

第四条 对乙类传染病中传染性非典型肺炎、炭疽中的肺炭疽和人感染高致病性禽流感，采取本法所称甲类传染病的预防、控制措施。其他乙类传染病和突发原因不明的传染病需要采取本法所称甲类传染病的预防、控制措施的，由国务院卫生行政部门及时报经国务院批准后予以公布、实施。

省、自治区、直辖市人民政府对本行政区域内常见、多发的其他地方性传染病，可以根据情况决定按照乙类或者丙类传染病管理并予以公布，报国务院卫生行政部门备案。

第五条 各级人民政府领导传染病防治工作。

县级以上人民政府制定传染病防治规划并组织实施，建立健全传染病防治的疾病预防控制、医疗救治和监督管理体系。

第六条 国务院卫生行政部门主管全国传染病防治及其监督管理工作。县级以上地方人民政府卫生行政部门负责本行政区域内的传染病防治及其监督管理工作。

县级以上人民政府其他部门在各自的职责范围内负责传染病防治工作。

军队的传染病防治工作，依照本法和国家有关规定办理，由中国人民解放军卫生主管部门实施监督管理。

第七条 各级疾病预防控制机构承担传染病监测、预测、流行病学调查、疫情报告以及其他预防、控制工作。

医疗机构承担与医疗救治有关的传染病防治工作和责任区域内的传染病预防工作。城市社区和农村基层医疗机构在疾病预防控制机构的指导下，承担城市社区、农村基层相应的传染病防治工作。

第八条 国家发展现代医学和中医药等传统医学，支持和鼓励开展传染病防治的科学研究，提高传染病防治的科学技术水平。

国家支持和鼓励开展传染病防治的国际合作。

第九条 国家支持和鼓励单位和个人参与传染病防治工作。各级人民政府应当完善有关制度，方便单位和个人参与防治传染病的宣传教育、疫情报告、志愿服务和捐赠活动。

居民委员会、村民委员会应当组织居民、村民参与社区、农村的传染病预防与控制活动。

第十条 国家开展预防传染病的健康教育。新闻媒体应当无偿开展传染病防治和公共卫生教育的公益宣传。

各级各类学校应当对学生进行健康知识和传染病预防知识的教育。

医学院校应当加强预防医学教育和科学研究，对在校学生以及其他与传染病防治相关人员进行预防医学教育和培训，为传染病防治工作提供技术支持。

疾病预防控制机构、医疗机构应当定期对其工作人员进行传染病防治知识、技能的培训。

第十一条 对在传染病防治工作中做出显著成绩和贡献的单位和个人，给予表彰和奖励。

对因参与传染病防治工作致病、致残、死亡的人员,按照有关规定给予补助、抚恤。

第十二条　在中华人民共和国领域内的一切单位和个人,必须接受疾病预防控制机构、医疗机构有关传染病的调查、检验、采集样本、隔离治疗等预防、控制措施,如实提供有关情况。疾病预防控制机构、医疗机构不得泄露涉及个人隐私的有关信息、资料。

卫生行政部门以及其他有关部门、疾病预防控制机构和医疗机构因违法实施行政管理或者预防、控制措施,侵犯单位和个人合法权益的,有关单位和个人可以依法申请行政复议或者提起诉讼。

第二章　传染病预防

第十三条　各级人民政府组织开展群众性卫生活动,进行预防传染病的健康教育,倡导文明健康的生活方式,提高公众对传染病的防治意识和应对能力,加强环境卫生建设,消除鼠害和蚊、蝇等病媒生物的危害。

各级人民政府农业、水利、林业行政部门按照职责分工负责指导和组织消除农田、湖区、河流、牧场、林区的鼠害与血吸虫危害,以及其他传播传染病的动物和病媒生物的危害。

铁路、交通、民用航空行政部门负责组织消除交通工具以及相关场所的鼠害和蚊、蝇等病媒生物的危害。

第十四条　地方各级人民政府应当有计划地建设和改造公共卫生设施,改善饮用水卫生条件,对污水、污物、粪便进行无害化处置。

第十五条　国家实行有计划的预防接种制度。国务院卫生行政部门和省、自治区、直辖市人民政府卫生行政部门,根据传染病预防、控制的需要,制定传染病预防接种规划并组织实施。用于预防接种的疫苗必须符合国家质量标准。

国家对儿童实行预防接种证制度。国家免疫规划项目的预防接种实行免费。医疗机构、疾病预防控制机构与儿童的监护人应当相互配合,保证儿童及时接受预防接种。具体办法由国务院制定。

第十六条　国家和社会应当关心、帮助传染病病人、病原携带者和疑似传染病病人,使其得到及时救治。任何单位和个人不得歧视传染病病人、病原携带者和疑似传染病病人。

传染病病人、病原携带者和疑似传染病病人,在治愈前或者在排除传染病嫌疑前,不得从事法律、行政法规和国务院卫生行政部门规定禁止从事的易使该传染病扩散的工作。

第十七条　国家建立传染病监测制度。

国务院卫生行政部门制定国家传染病监测规划和方案。省、自治区、直辖市人民政府卫生行政部门根据国家传染病监测规划和方案,制定本行政区域的传染病监测计划和工作方案。

各级疾病预防控制机构对传染病的发生、流行以及影响其发生、流行的因素,进行监测;对国外发生、国内尚未发生的传染病或者国内新发生的传染病,进行监测。

第十八条　各级疾病预防控制机构在传染病预防控制中履行下列职责:

(一)实施传染病预防控制规划、计划和方案;

(二)收集、分析和报告传染病监测信息,预测传染病的发生、流行趋势;

(三)开展对传染病疫情和突发公共卫生事件的流行病学调查、现场处理及其效果评价;

(四)开展传染病实验室检测、诊断、病原学鉴定;

(五)实施免疫规划,负责预防性生物制品的使用管理;

(六)开展健康教育、咨询,普及传染病防治知识;

(七)指导、培训下级疾病预防控制机构及其工作人员开展传染病监测工作;

(八)开展传染病防治应用性研究和卫生评价,提供技术咨询。

国家、省级疾病预防控制机构负责对传染病发生、流行以及分布进行监测,对重大传染病流行趋势进行预测,提出预防控制对策,参与并指导对暴发的疫情进行调查处理,开展传染病病原学鉴定,建立检测质量控制体系,开展应用性研究和卫生评价。

设区的市和县级疾病预防控制机构负责传染病预防控制规划、方案的落实,组织实施免疫、消毒、控制病媒生物的危害,普及传染病防治知识,负责本地区疫情和突发公共卫生事件监测、报告,开展流行病学调查和常见病原微生物检测。

第十九条 国家建立传染病预警制度。

国务院卫生行政部门和省、自治区、直辖市人民政府根据传染病发生、流行趋势的预测,及时发出传染病预警,根据情况予以公布。

第二十条 县级以上地方人民政府应当制定传染病预防、控制预案,报上一级人民政府备案。

传染病预防、控制预案应当包括以下主要内容:

(一)传染病预防控制指挥部的组成和相关部门的职责;

(二)传染病的监测、信息收集、分析、报告、通报制度;

(三)疾病预防控制机构、医疗机构在发生传染病疫情时的任务与职责;

(四)传染病暴发、流行情况的分级以及相应的应急工作方案;

(五)传染病预防、疫点疫区现场控制,应急设施、设备、救治药品和医疗器械以及其他物资和技术的储备与调用。

地方人民政府和疾病预防控制机构接到国务院卫生行政部门或者省、自治区、直辖市人民政府发出的传染病预警后,应当按照传染病预防、控制预案,采取相应的预防、控制措施。

第二十一条 医疗机构必须严格执行国务院卫生行政部门规定的管理制度、操作规范,防止传染病的医源性感染和医院感染。

医疗机构应当确定专门的部门或者人员,承担传染病疫情报告、本单位的传染病预防、控制以及责任区域内的传染病预防工作;承担医疗活动中与医院感染有关的危险因素监测、安全防护、消毒、隔离和医疗废物处置工作。

疾病预防控制机构应当指定专门人员负责对医疗机构内传染病预防工作进行指导、考核,开展流行病学调查。

第二十二条 疾病预防控制机构、医疗机构的实验室和从事病原微生物实验的单位,应当符合国家规定的条件和技术标准,建立严格的监督管理制度,对传染病病原体样本按照规定的措施实行严格监督管理,严防传染病病原体的实验室感染和病原微生物的扩散。

第二十三条 采供血机构、生物制品生产单位必须严格执行国家有关规定,保证血液、血液制品的质量。禁止非法采集血液或者组织他人出卖血液。

疾病预防控制机构、医疗机构使用血液和血液制品,必须遵守国家有关规定,防止因输入血液、使用血液制品引起经血液传播疾病的发生。

第二十四条 各级人民政府应当加强艾滋病的防治工作,采取预防、控制措施,防止艾滋病的传播。具体办法由国务院制定。

第二十五条 县级以上人民政府农业、林业行政部门以及其他有关部门,依据各自的职责负责与人畜共患传染病有关的动物传染病的防治管理工作。

与人畜共患传染病有关的野生动物、家畜家禽,经检疫合格后,方可出售、运输。

第二十六条 国家建立传染病菌种、毒种库。

对传染病菌种、毒种和传染病检测样本的采集、保藏、携带、运输和使用实行分类管理,建立健全严格的管理制度。

对可能导致甲类传染病传播的以及国务院卫生行政部门规定的菌种、毒种和传染病检测样本,确需采集、保藏、携带、运输和使用的,须经省级以上人民政府卫生行政部门批准。具体办法由国务院制定。

第二十七条　对被传染病病原体污染的污水、污物、场所和物品,有关单位和个人必须在疾病预防控制机构的指导下或者按照其提出的卫生要求,进行严格消毒处理;拒绝消毒处理的,由当地卫生行政部门或者疾病预防控制机构进行强制消毒处理。

第二十八条　在国家确认的自然疫源地计划兴建水利、交通、旅游、能源等大型建设项目的,应当事先由省级以上疾病预防控制机构对施工环境进行卫生调查。建设单位应当根据疾病预防控制机构的意见,采取必要的传染病预防、控制措施。施工期间,建设单位应当设专人负责工地上的卫生防疫工作。工程竣工后,疾病预防控制机构应当对可能发生的传染病进行监测。

第二十九条　用于传染病防治的消毒产品、饮用水供水单位供应的饮用水和涉及饮用水卫生安全的产品,应当符合国家卫生标准和卫生规范。

饮用水供水单位从事生产或者供应活动,应当依法取得卫生许可证。

生产用于传染病防治的消毒产品的单位和生产用于传染病防治的消毒产品,应当经省级以上人民政府卫生行政部门审批。具体办法由国务院制定。

第三章　疫情报告、通报和公布

第三十条　疾病预防控制机构、医疗机构和采供血机构及其执行职务的人员发现本法规定的传染病疫情或者发现其他传染病暴发、流行以及突发原因不明的传染病时,应当遵循疫情报告属地管理原则,按照国务院规定的或者国务院卫生行政部门规定的内容、程序、方式和时限报告。

军队医疗机构向社会公众提供医疗服务,发现前款规定的传染病疫情时,应当按照国务院卫生行政部门的规定报告。

第三十一条　任何单位和个人发现传染病病人或者疑似传染病病人时,应当及时向附近的疾病预防控制机构或者医疗机构报告。

第三十二条　港口、机场、铁路疾病预防控制机构以及国境卫生检疫机关发现甲类传染病病人、病原携带者、疑似传染病病人时,应当按照国家有关规定立即向国境口岸所在地的疾病预防控制机构或者所在地县级以上地方人民政府卫生行政部门报告并互相通报。

第三十三条　疾病预防控制机构应当主动收集、分析、调查、核实传染病疫情信息。接到甲类、乙类传染病疫情报告或者发现传染病暴发、流行时,应当立即报告当地卫生行政部门,由当地卫生行政部门立即报告当地人民政府,同时报告上级卫生行政部门和国务院卫生行政部门。

疾病预防控制机构应当设立或者指定专门的部门、人员负责传染病疫情信息管理工作,及时对疫情报告进行核实、分析。

第三十四条　县级以上地方人民政府卫生行政部门应当及时向本行政区域内的疾病预防控制机构和医疗机构通报传染病疫情以及监测、预警的相关信息。接到通报的疾病预防控制机构和医疗机构应当及时告知本单位的有关人员。

第三十五条　国务院卫生行政部门应当及时向国务院其他有关部门和各省、自治区、直辖市人民政府卫生行政部门通报全国传染病疫情以及监测、预警的相关信息。

毗邻的以及相关的地方人民政府卫生行政部门,应当及时互相通报本行政区域的传染病疫情以及监测、预警的相关信息。

县级以上人民政府有关部门发现传染病疫情时,应当及时向同级人民政府卫生行政部门通报。

中国人民解放军卫生主管部门发现传染病疫情时,应当向国务院卫生行政部门通报。

第三十六条　动物防疫机构和疾病预防控制机构,应当及时互相通报动物间和人间发生的人畜共患传染病疫情以及相关信息。

第三十七条　依照本法的规定负有传染病疫情报告职责的人民政府有关部门、疾病预防控制机构、医疗机构、采供血机构及其工作人员,不得隐瞒、谎报、缓报传染病疫情。

第三十八条　国家建立传染病疫情信息公布制度。

国务院卫生行政部门定期公布全国传染病疫情信息。省、自治区、直辖市人民政府卫生行政部门定期公布本行政区域的传染病疫情信息。

传染病暴发、流行时,国务院卫生行政部门负责向社会公布传染病疫情信息,并可以授权省、自治区、直辖市人民政府卫生行政部门向社会公布本行政区域的传染病疫情信息。

公布传染病疫情信息应当及时、准确。

第四章　疫情控制

第三十九条　医疗机构发现甲类传染病时,应当及时采取下列措施:

(一)对病人、病原携带者,予以隔离治疗,隔离期限根据医学检查结果确定;

(二)对疑似病人,确诊前在指定场所单独隔离治疗;

(三)对医疗机构内的病人、病原携带者、疑似病人的密切接触者,在指定场所进行医学观察和采取其他必要的预防措施。

拒绝隔离治疗或者隔离期未满擅自脱离隔离治疗的,可以由公安机关协助医疗机构采取强制隔离治疗措施。

医疗机构发现乙类或者丙类传染病病人,应当根据病情采取必要的治疗和控制传播措施。

医疗机构对本单位内被传染病病原体污染的场所、物品以及医疗废物,必须依照法律、法规的规定实施消毒和无害化处置。

第四十条　疾病预防控制机构发现传染病疫情或者接到传染病疫情报告时,应当及时采取下列措施:

(一)对传染病疫情进行流行病学调查,根据调查情况提出划定疫点、疫区的建议,对被污染的场所进行卫生处理,对密切接触者,在指定场所进行医学观察和采取其他必要的预防措施,并向卫生行政部门提出疫情控制方案;

(二)传染病暴发、流行时,对疫点、疫区进行卫生处理,向卫生行政部门提出疫情控制方案,并按照卫生行政部门的要求采取措施;

(三)指导下级疾病预防控制机构实施传染病预防、控制措施,组织、指导有关单位对传染病疫情的处理。

第四十一条　对已经发生甲类传染病病例的场所或者该场所内的特定区域的人员,所在地的县级以上地方人民政府可以实施隔离措施,并同时向上一级人民政府报告;接到报告的上级人民政府应当即时作出是否批准的决定。上级人民政府作出不予批准决定的,实施隔离措施的人民政府应当立即解除隔离措施。

在隔离期间,实施隔离措施的人民政府应当对被隔离人员提供生活保障;被隔离人员有工作单位的,所在单位不得停止支付其隔离期间的工作报酬。

隔离措施的解除,由原决定机关决定并宣布。

第四十二条　传染病暴发、流行时,县级以上地方人民政府应当立即组织力量,按照预防、控制预案进行防治,切断传染病的传播途径,必要时,报经上一级人民政府决定,可以采取下列紧急措施并予以公告:

(一)限制或者停止集市、影剧院演出或者其他人群聚集的活动;

(二)停工、停业、停课;

（三）封闭或者封存被传染病病原体污染的公共饮用水源、食品以及相关物品；

（四）控制或者扑杀染疫野生动物、家畜家禽；

（五）封闭可能造成传染病扩散的场所。

上级人民政府接到下级人民政府关于采取前款所列紧急措施的报告时，应当即时作出决定。

紧急措施的解除，由原决定机关决定并宣布。

第四十三条　甲类、乙类传染病暴发、流行时，县级以上地方人民政府报经上一级人民政府决定，可以宣布本行政区域部分或者全部为疫区；国务院可以决定并宣布跨省、自治区、直辖市的疫区。县级以上地方人民政府可以在疫区内采取本法第四十二条规定的紧急措施，并可以对出入疫区的人员、物资和交通工具实施卫生检疫。

省、自治区、直辖市人民政府可以决定对本行政区域内的甲类传染病疫区实施封锁；但是，封锁大、中城市的疫区或者封锁跨省、自治区、直辖市的疫区，以及封锁疫区导致中断干线交通或者封锁国境的，由国务院决定。

疫区封锁的解除，由原决定机关决定并宣布。

第四十四条　发生甲类传染病时，为了防止该传染病通过交通工具及其乘运的人员、物资传播，可以实施交通卫生检疫。具体办法由国务院制定。

第四十五条　传染病暴发、流行时，根据传染病疫情控制的需要，国务院有权在全国范围或者跨省、自治区、直辖市范围内，县级以上地方人民政府有权在本行政区域内紧急调集人员或者调用储备物资，临时征用房屋、交通工具以及相关设施、设备。

紧急调集人员的，应当按照规定给予合理报酬。临时征用房屋、交通工具以及相关设施、设备的，应当依法给予补偿；能返还的，应当及时返还。

第四十六条　患甲类传染病、炭疽死亡的，应当将尸体立即进行卫生处理，就近火化。患其他传染病死亡的，必要时，应当将尸体进行卫生处理后火化或者按照规定深埋。

为了查找传染病病因，医疗机构在必要时可以按照国务院卫生行政部门的规定，对传染病病人尸体或者疑似传染病病人尸体进行解剖查验，并应当告知死者家属。

第四十七条　疫区中被传染病病原体污染或者可能被传染病病原体污染的物品，经消毒可以使用的，应当在当地疾病预防控制机构的指导下，进行消毒处理后，方可使用、出售和运输。

第四十八条　发生传染病疫情时，疾病预防控制机构和省级以上人民政府卫生行政部门指派的其他与传染病有关的专业技术机构，可以进入传染病疫点、疫区进行调查、采集样本、技术分析和检验。

第四十九条　传染病暴发、流行时，药品和医疗器械生产、供应单位应当及时生产、供应防治传染病的药品和医疗器械。铁路、交通、民用航空经营单位必须优先运送处理传染病疫情的人员以及防治传染病的药品和医疗器械。县级以上人民政府有关部门应当做好组织协调工作。

第五章　医 疗 救 治

第五十条　县级以上人民政府应当加强和完善传染病医疗救治服务网络的建设，指定具备传染病救治条件和能力的医疗机构承担传染病救治任务，或者根据传染病救治需要设置传染病医院。

第五十一条　医疗机构的基本标准、建筑设计和服务流程，应当符合预防传染病医院感染的要求。

医疗机构应当按照规定对使用的医疗器械进行消毒；对按照规定一次使用的医疗器具，应当在使用后予以销毁。

医疗机构应当按照国务院卫生行政部门规定的传染病诊断标准和治疗要求，采取相应措施，提高传染病医疗救治能力。

第五十二条　医疗机构应当对传染病病人或者疑似传染病病人提供医疗救护、现场救援和接诊治疗，书写病历记录以及其他有关资料,并妥善保管。

医疗机构应当实行传染病预检、分诊制度;对传染病病人、疑似传染病病人,应当引导至相对隔离的分诊点进行初诊。医疗机构不具备相应救治能力的,应当将患者及其病历记录复印件一并转至具备相应救治能力的医疗机构。具体办法由国务院卫生行政部门规定。

第六章 监督管理

第五十三条 县级以上人民政府卫生行政部门对传染病防治工作履行下列监督检查职责:

(一)对下级人民政府卫生行政部门履行本法规定的传染病防治职责进行监督检查;

(二)对疾病预防控制机构、医疗机构的传染病防治工作进行监督检查;

(三)对采供血机构的采供血活动进行监督检查;

(四)对用于传染病防治的消毒产品及其生产单位进行监督检查,并对饮用水供水单位从事生产或者供应活动以及涉及饮用水卫生安全的产品进行监督检查;

(五)对传染病菌种、毒种和传染病检测样本的采集、保藏、携带、运输、使用进行监督检查;

(六)对公共场所和有关单位的卫生条件和传染病预防、控制措施进行监督检查。

省级以上人民政府卫生行政部门负责组织对传染病防治重大事项的处理。

第五十四条 县级以上人民政府卫生行政部门在履行监督检查职责时,有权进入被检查单位和传染病疫情发生现场调查取证,查阅或者复制有关的资料和采集样本。被检查单位应当予以配合,不得拒绝、阻挠。

第五十五条 县级以上地方人民政府卫生行政部门在履行监督检查职责时,发现被传染病病原体污染的公共饮用水源、食品以及相关物品,如不及时采取控制措施可能导致传染病传播、流行的,可以采取封闭公共饮用水源、封存食品以及相关物品或者暂停销售的临时控制措施,并予以检验或者进行消毒。经检验,属于被污染的食品,应当予以销毁;对未被污染的食品或者经消毒后可以使用的物品,应当解除控制措施。

第五十六条 卫生行政部门工作人员依法执行职务时,应当不少于两人,并出示执法证件,填写卫生执法文书。

卫生执法文书经核对无误后,应当由卫生执法人员和当事人签名。当事人拒绝签名的,卫生执法人员应当注明情况。

第五十七条 卫生行政部门应当依法建立健全内部监督制度,对其工作人员依据法定职权和程序履行职责的情况进行监督。

上级卫生行政部门发现下级卫生行政部门不及时处理职责范围内的事项或者不履行职责的,应当责令纠正或者直接予以处理。

第五十八条 卫生行政部门及其工作人员履行职责,应当自觉接受社会和公民的监督。单位和个人有权向上级人民政府及其卫生行政部门举报违反本法的行为。接到举报的有关人民政府或者其卫生行政部门,应当及时调查处理。

第七章 保障措施

第五十九条 国家将传染病防治工作纳入国民经济和社会发展计划,县级以上地方人民政府将传染病防治工作纳入本行政区域的国民经济和社会发展计划。

第六十条 县级以上地方人民政府按照本级政府职责负责本行政区域内传染病预防、控制、监督工作的日常经费。

国务院卫生行政部门会同国务院有关部门,根据传染病流行趋势,确定全国传染病预防、控制、救治、监测、预测、预警、监督检查等项目。中央财政对困难地区实施重大传染病防治项目给予补助。

省、自治区、直辖市人民政府根据本行政区域内传染病流行趋势,在国务院卫生行政部门确定的项目范围内,确定传染病预防、控制、监督等项目,并保障项目的实施经费。

第六十一条　国家加强基层传染病防治体系建设,扶持贫困地区和少数民族地区的传染病防治工作。

地方各级人民政府应当保障城市社区、农村基层传染病预防工作的经费。

第六十二条　国家对患有特定传染病的困难人群实行医疗救助,减免医疗费用。具体办法由国务院卫生行政部门会同国务院财政部门等部门制定。

第六十三条　县级以上人民政府负责储备防治传染病的药品、医疗器械和其他物资,以备调用。

第六十四条　对从事传染病预防、医疗、科研、教学、现场处理疫情的人员,以及在生产、工作中接触传染病病原体的其他人员,有关单位应当按照国家规定,采取有效的卫生防护措施和医疗保健措施,并给予适当的津贴。

第八章　法律责任

第六十五条　地方各级人民政府未依照本法的规定履行报告职责,或者隐瞒、谎报、缓报传染病疫情,或者在传染病暴发、流行时,未及时组织救治、采取控制措施的,由上级人民政府责令改正,通报批评;造成传染病传播、流行或者其他严重后果的,对负有责任的主管人员,依法给予行政处分;构成犯罪的,依法追究刑事责任。

第六十六条　县级以上人民政府卫生行政部门违反本法规定,有下列情形之一的,由本级人民政府、上级人民政府卫生行政部门责令改正,通报批评;造成传染病传播、流行或者其他严重后果的,对负有责任的主管人员和其他直接责任人员,依法给予行政处分;构成犯罪的,依法追究刑事责任:

(一)未依法履行传染病疫情通报、报告或者公布职责,或者隐瞒、谎报、缓报传染病疫情的;

(二)发生或者可能发生传染病传播时未及时采取预防、控制措施的;

(三)未依法履行监督检查职责,或者发现违法行为不及时查处的;

(四)未及时调查、处理单位和个人对下级卫生行政部门不履行传染病防治职责的举报的;

(五)违反本法的其他失职、渎职行为。

第六十七条　县级以上人民政府有关部门未依照本法的规定履行传染病防治和保障职责的,由本级人民政府或者上级人民政府有关部门责令改正,通报批评;造成传染病传播、流行或者其他严重后果的,对负有责任的主管人员和其他直接责任人员,依法给予行政处分;构成犯罪的,依法追究刑事责任。

第六十八条　疾病预防控制机构违反本法规定,有下列情形之一的,由县级以上人民政府卫生行政部门责令限期改正,通报批评,给予警告;对负有责任的主管人员和其他直接责任人员,依法给予降级、撤职、开除的处分,并可以依法吊销有关责任人员的执业证书;构成犯罪的,依法追究刑事责任:

(一)未依法履行传染病监测职责的;

(二)未依法履行传染病疫情报告、通报职责,或者隐瞒、谎报、缓报传染病疫情的;

(三)未主动收集传染病疫情信息,或者对传染病疫情信息和疫情报告未及时进行分析、调查、核实的;

(四)发现传染病疫情时,未依据职责及时采取本法规定的措施的;

(五)故意泄露传染病病人、病原携带者、疑似传染病病人、密切接触者涉及个人隐私的有关信息、资料的。

第六十九条　医疗机构违反本法规定,有下列情形之一的,由县级以上人民政府卫生行政部门责令改正,通报批评,给予警告;造成传染病传播、流行或者其他严重后果的,对负有责任的主管人员和其他直接

责任人员,依法给予降级、撤职、开除的处分,并可以依法吊销有关责任人员的执业证书;构成犯罪的,依法追究刑事责任:

（一）未按照规定承担本单位的传染病预防、控制工作、医院感染控制任务和责任区域内的传染病预防工作的;

（二）未按照规定报告传染病疫情,或者隐瞒、谎报、缓报传染病疫情的;

（三）发现传染病疫情时,未按照规定对传染病病人、疑似传染病病人提供医疗救护、现场救援、接诊、转诊的,或者拒绝接受转诊的;

（四）未按照规定对本单位内被传染病病原体污染的场所、物品以及医疗废物实施消毒或者无害化处置的;

（五）未按照规定对医疗器械进行消毒,或者对按照规定一次使用的医疗器具未予销毁,再次使用的;

（六）在医疗救治过程中未按照规定保管医学记录资料的;

（七）故意泄露传染病病人、病原携带者、疑似传染病病人、密切接触者涉及个人隐私的有关信息、资料的。

第七十条　采供血机构未按照规定报告传染病疫情,或者隐瞒、谎报、缓报传染病疫情,或者未执行国家有关规定,导致因输入血液引起经血液传播疾病发生的,由县级以上人民政府卫生行政部门责令改正,通报批评,给予警告;造成传染病传播、流行或者其他严重后果的,对负有责任的主管人员和其他直接责任人员,依法给予降级、撤职、开除的处分,并可以依法吊销采供血机构的执业许可证;构成犯罪的,依法追究刑事责任。

非法采集血液或者组织他人出卖血液的,由县级以上人民政府卫生行政部门予以取缔,没收违法所得,可以并处十万元以下的罚款;构成犯罪的,依法追究刑事责任。

第七十一条　国境卫生检疫机关、动物防疫机构未依法履行传染病疫情通报职责的,由有关部门在各自职责范围内责令改正,通报批评;造成传染病传播、流行或者其他严重后果的,对负有责任的主管人员和其他直接责任人员,依法给予降级、撤职、开除的处分;构成犯罪的,依法追究刑事责任。

第七十二条　铁路、交通、民用航空经营单位未依照本法的规定优先运送处理传染病疫情的人员以及防治传染病的药品和医疗器械的,由有关部门责令限期改正,给予警告;造成严重后果的,对负有责任的主管人员和其他直接责任人员,依法给予降级、撤职、开除的处分。

第七十三条　违反本法规定,有下列情形之一,导致或者可能导致传染病传播、流行的,由县级以上人民政府卫生行政部门责令限期改正,没收违法所得,可以并处五万元以下的罚款;已取得许可证的,原发证部门可以依法暂扣或者吊销许可证;构成犯罪的,依法追究刑事责任:

（一）饮用水供水单位供应的饮用水不符合国家卫生标准和卫生规范的;

（二）涉及饮用水卫生安全的产品不符合国家卫生标准和卫生规范的;

（三）用于传染病防治的消毒产品不符合国家卫生标准和卫生规范的;

（四）出售、运输疫区中被传染病病原体污染或者可能被传染病病原体污染的物品,未进行消毒处理的;

（五）生物制品生产单位生产的血液制品不符合国家质量标准的。

第七十四条　违反本法规定,有下列情形之一的,由县级以上地方人民政府卫生行政部门责令改正,通报批评,给予警告,已取得许可证的,可以依法暂扣或者吊销许可证;造成传染病传播、流行以及其他严重后果的,对负有责任的主管人员和其他直接责任人员,依法给予降级、撤职、开除的处分,并可以依法吊销有关责任人员的执业证书;构成犯罪的,依法追究刑事责任:

（一）疾病预防控制机构、医疗机构和从事病原微生物实验的单位,不符合国家规定的条件和技术标准,对传染病病原体样本未按照规定进行严格管理,造成实验室感染和病原微生物扩散的;

（二）违反国家有关规定,采集、保藏、携带、运输和使用传染病菌种、毒种和传染病检测样本的;

（三）疾病预防控制机构、医疗机构未执行国家有关规定,导致因输入血液、使用血液制品引起经血液传播疾病发生的。

第七十五条　未经检疫出售、运输与人畜共患传染病有关的野生动物、家畜家禽的,由县级以上地方人民政府畜牧兽医行政部门责令停止违法行为,并依法给予行政处罚。

第七十六条　在国家确认的自然疫源地兴建水利、交通、旅游、能源等大型建设项目,未经卫生调查进行施工的,或者未按照疾病预防控制机构的意见采取必要的传染病预防、控制措施的,由县级以上人民政府卫生行政部门责令限期改正,给予警告,处五千元以上三万元以下的罚款;逾期不改正的,处三万元以上十万元以下的罚款,并可以提请有关人民政府依据职责权限,责令停建、关闭。

第七十七条　单位和个人违反本法规定,导致传染病传播、流行,给他人人身、财产造成损害的,应当依法承担民事责任。

第九章　附　则

第七十八条　本法中下列用语的含义:

（一）传染病病人、疑似传染病病人:指根据国务院卫生行政部门发布的《中华人民共和国传染病防治法规定管理的传染病诊断标准》,符合传染病病人和疑似传染病病人诊断标准的人。

（二）病原携带者:指感染病原体无临床症状但能排出病原体的人。

（三）流行病学调查:指对人群中疾病或者健康状况的分布及其决定因素进行调查研究,提出疾病预防控制措施及保健对策。

（四）疫点:指病原体从传染源向周围播散的范围较小或者单个疫源地。

（五）疫区:指传染病在人群中暴发、流行,其病原体向周围播散时所能波及的地区。

（六）人畜共患传染病:指人与脊椎动物共同罹患的传染病,如鼠疫、狂犬病、血吸虫病等。

（七）自然疫源地:指某些可引起人类传染病的病原体在自然界的野生动物中长期存在和循环的地区。

（八）病媒生物:指能够将病原体从人或者其他动物传播给人的生物,如蚊、蝇、蚤类等。

（九）医源性感染:指在医学服务中,因病原体传播引起的感染。

（十）医院感染:指住院病人在医院内获得的感染,包括在住院期间发生的感染和在医院内获得出院后发生的感染,但不包括入院前已开始或者入院时已处于潜伏期的感染。医院工作人员在医院内获得的感染也属医院感染。

（十一）实验室感染:指从事实验室工作时,因接触病原体所致的感染。

（十二）菌种、毒种:指可能引起本法规定的传染病发生的细菌菌种、病毒毒种。

（十三）消毒:指用化学、物理、生物的方法杀灭或者消除环境中的病原微生物。

（十四）疾病预防控制机构:指从事疾病预防控制活动的疾病预防控制中心以及与上述机构业务活动相同的单位。

（十五）医疗机构:指按照《医疗机构管理条例》取得医疗机构执业许可证,从事疾病诊断、治疗活动的机构。

第七十九条　传染病防治中有关食品、药品、血液、水、医疗废物和病原微生物的管理以及动物防疫和国境卫生检疫,本法未规定的,分别适用其他有关法律、行政法规的规定。

第八十条　本法自 2004 年 12 月 1 日起施行。

附录四 抗菌药物的合理应用

抗菌药物系指具有杀菌或抑菌活性,治疗各种细菌性感染的药物,包括各种抗生素、磺胺药、硝咪唑类、喹诺酮类、呋喃类、抗结核、抗真菌等化学药物。其中抗生素是由细菌、真菌或其他微生物在生活过程中所产生的具有抗病原体或其他活性的一类物质。自1943年以来,青霉素应用于临床,现抗生素的种类已达几千种。在临床上常用的亦有几百种。其主要是从微生物的培养液中提取的或者用合成、半合成方法制造的。

【抗菌药物临床应用原则】

(一)快速确立病原学诊断

抗菌药物只对各种细菌和真菌治疗有效,缺乏细菌感染的证据者均无用药指征。确立感染部位与类型、明确感染病原、了解病人状况与药物特点,制定正确的用药方案。确立病原学诊断是合理选用抗菌药物的先决条件。多次送检样本,提高致病菌检出率,分离和鉴定病原菌后必须作药敏试验,宜同时作联合药敏测定,并保留细菌标本,以备作血清杀菌试验等之用。

(二)合理应用抗菌药物

熟悉选用药物的适应证、抗菌活性、药代动力学和不良反应。在药敏结果未知前或病原未能分离而临床诊断较明确者可先行经验治疗。选用药物应结合抗菌活性、药动学、药效学、不良反应、药源、价格等综合考虑。药敏结果获知后是否调整用药应以经验治疗的临床效果为主要依据。

根据病人的生理、病理、免疫等状态而合理用药。新生儿体内酶系发育不全,血浆蛋白结合药物的能力较弱和肾小球滤过率较低,故按体重计算抗菌药物用量后,其血药浓度较年长儿童和成人为高,血药半衰期也延长。老年人血浆蛋白低,肾功能减退,使用同量抗菌药物后血药浓度较青壮年为高,血药半衰期亦延长。因此,新生儿应用抗菌药物时应按日龄调整剂量或给药间隔;而老年人应用抗菌药物时应根据肾功能情况予以调整,用量以偏小为宜,如能定期监测血药浓度则更为妥当。孕妇肝脏易遭受药物损伤,避免应用四环素类和红霉素酯化物;氨基糖苷类、磺胺药、喹诺酮类等易通过胎盘屏障对胎儿造成不良反应,故应避免使用;孕妇血浆容积增大,血浆蛋白量减少,血药浓度降低,因此,妊娠期间用药量应略高于一般常用量。

肝功能损伤患者应慎用或避免用四环素类、氯霉素、红霉素酯化物、利福霉素类、异烟肼、磺胺药、酮康唑、林可霉素、克林霉素等。肾功能减退时氨基糖苷类、万古霉素、多黏菌素类、呋喃妥因、四环素、头孢噻啶不宜应用;也可根据肾功能损害程度,调整药物剂量。

(三)抗菌药物的预防应用

抗菌药物的预防应用要严加控制。如:①风湿热复发的预防:对儿童或成人进行长期预防用药,直至病情稳定。常用药为苄星青霉素,60万U~120万U肌内注射,每月一次,对青霉素过敏者用红霉素口服;②流脑预防:流脑流行时,对重点机构及与病人密切接触者采用SMZ预防,每日1.0~2.0g,分2次口服,疗程2~3日。亦可用利福平;③疟疾预防:用乙胺嘧啶与磺胺多辛的复方制剂作为预防用药,每2周一次,每次2片(每片含乙胺嘧啶25mg、磺胺多辛500mg),连用3个月。宜于进入疫区前2周开始,离开疫区后继续服药6周;④结核病预防:与新发现排菌患者密切接触的儿童,结核菌素试验新近阳转的青年以及糖尿病、肺沉着病患者中结核菌素试验阳性者为预防对象。异烟肼剂量成人300mg,儿童5~10mg/kg,一次顿服,疗程6~12月;⑤实验室感染预防:布鲁菌病、鼠疫等实验室工作者不慎感染宜用四环素及链霉素或庆大霉素常用剂量,疗程10天;⑥菌尿症:妊娠期和婴儿菌尿症宜给予相应抗菌药物治疗以防止感染上行至肾;⑦外科领域中抗菌药物预防应用:目前主张术前或麻醉开始皮肤切开前30分钟给药1次,手术时间超过 6 小时可重复给药 1 次,预防用药不超过 24 小时,污染手术用药 3 天;⑧严重烧伤,创面或焦痂下常有金葡菌、铜绿假单胞菌、肠杆菌科细菌、A 组溶血性链球菌,扩创前用哌拉西林(2g)加头孢唑林(1g)静脉注射,术后同量,每 4~6 小时 1 次,疗程 3~5 天。

(四)抗菌药物的联合治疗

联合用药目的在于获得协同或累加作用。联合用药指征为:①病原未明的严重感染;②单一抗菌药物不能控制的严重混合感染;③单一抗菌药不能控制的严重感染,如感染性心内膜炎或脓毒症;④需较长期用药而细菌可能产生耐药性者,如结核病、慢性骨髓炎等;⑤减少药物毒性反应,如两性霉素 B 和氟胞嘧啶合用,前者用量可减少,从而减轻毒性反应。

(五)常用抗菌药物的分类及合理应用

1. 青霉素类 ①青霉素 G:对需氧革兰阳性球菌和奈瑟菌属、流感嗜血杆菌、厌氧菌、梅毒、钩端螺旋体病、鼠咬热、气性坏疽、炭疽等具有较强的杀菌作用。苄星青霉素用于预防风湿热复发;②耐酶青霉素:主要用于产酶葡球菌所致的各种感染。对链球菌、肺炎球菌、表皮葡菌等青霉素敏感菌株的抗菌作用不如青霉素。难以透过血脑屏障。抗菌作用强、血药浓度高的为氟氯西林和双氯西林,前者用于较重感染,前者口服用于轻症感染。其次为氯唑西林,而苯唑西林的抗菌作用稍弱,血药浓度较低,较重的感染剂量需每日 6~12g/d;③广谱青霉素:有氨基苄青霉素(为氨苄西林)和抗假单胞菌青霉素(为羧苄西林、磺苄西林、哌拉西林等)。氨苄西林对 A 组溶血性链球菌、B 组溶血性链球菌、肺炎链球菌、草绿色链球菌和金葡菌有较强活性;对肠球菌和李斯特菌属的作用优于青霉素。

2. 头孢菌素类

(1)第一代头孢菌素:对需氧革兰阳性菌有良好抗菌活性,血药半衰期大多较短,不易进入脑脊液中,有肾毒性。有头孢噻吩、头孢唑林、头孢拉定、头孢氨苄等。用于金葡菌等敏感细菌所致的呼吸道感染、尿路感染、皮肤软组织感染、败血症、感染性心内膜炎、肝胆系感染、眼耳鼻喉科感染及预防外科手术后感染等治疗。

(2)第二代头孢菌素:对革兰阳性菌的作用与第一代者相似,对多数肠杆菌科细菌有较好抗菌活性;对各种 β-内酰胺酶较稳定;血药半衰期较短;在脑脊液中浓度较高;无肾毒性。有头孢呋辛、头孢克洛、头孢孟多、头孢呋辛酯等。用于革兰阳性和阴性细菌的各种感染及预防外科手术后感染。

(3)第三代头孢菌素:对革兰阴性菌,尤其是肠杆菌科细菌、奈瑟菌属、流感杆菌均有强大抗菌活性;对 β-内酰胺酶高度稳定;有头孢噻肟、头孢曲松、头孢哌酮、头孢他啶等。

(4)第四代头孢菌素:与第三代头孢菌素相比抗菌活性更强,对细菌产生 β-内酰胺酶更稳定,有头孢匹罗、头孢吡肟。其对革兰阳性球菌作用较第三代头孢菌素明显增强。对革兰阴性菌的作用与第三代头孢菌素相似。

3. 不典型 β-内酰胺类抗菌药物 ①头霉素类:对革兰阳性和阴性、需氧和厌氧菌均有抗菌活性,对 β-内酰胺酶稳定。有头孢西丁、头孢美唑、头孢替坦等;②碳青霉烯类:抗菌谱极广,抗菌活性甚强,对革兰阴性、阳性需氧和厌氧菌有抗菌活性,对 β-内酰胺酶稳定,包括具有抗铜绿假单胞菌活性与不具有抗铜绿假单胞菌活性两组,前者有亚胺培南/西司他丁、美罗培南、比阿培南、帕尼培南/倍他米隆等,后者仅有厄他培南。这类药物主要适用于各种细菌感染所致的严重感染、多种细菌混合性感染、病原不清的感染以及免疫缺陷者感染。亚胺培南对肾小管上皮细胞中去氢肽酶 I 不稳定,需与该酶抑制剂西司他汀复方应用。美罗培南则对肾去氢肽酶稳定,不需与酶抑制剂合用。近年来,医院感染中所分离的非发酵菌对碳青霉烯耐药率高。厄他培南是长半衰期药物,可每天一次给药;③单环 β-内酰胺类:有氨曲南,对革兰阴性菌抗菌作用强;④氧头孢烯类:具有第三代头孢菌素抗菌谱广、抗菌活性强的特点,对厌氧菌也具有良好抗菌作用,对 β-内酰胺酶稳定。包括拉氧头孢与氟氧头孢,前者因影响凝血功能,大剂量应用时有出血倾向,应用受限。

4. β-内酰胺酶抑制剂及其复方制剂　主要包括克拉维酸、舒巴坦和他唑巴坦等 β-内酰胺酶抑制剂。通过与 β-内酰胺酶结合,不可逆竞争性抑制 β-内酰胺酶活性,保护与其共用 β-内酰胺类药物免于水解,保持或恢复抗菌活性,酶抑制剂本身不具有抗菌作用,他唑巴坦的抑酶作用>克拉维酸>舒巴坦。舒巴坦和他唑巴坦可透入 CSF。阿莫西林-克拉维酸(力百汀):适用于产酶的葡萄球菌、肠球菌、淋球菌、肠杆菌、流感杆菌、卡他莫拉菌、脆弱类杆菌等所致感染。氨苄西林-舒巴坦(优力新)的抗菌谱与阿莫西林-克拉维酸相仿,二药均有静脉注射和口服制剂,但后者口服吸收率更高,皮疹发生率较低。头孢哌酮-舒巴坦的抗菌谱广,头孢哌酮的抗菌作用增强,但对耐头孢哌酮铜绿假单胞菌的活性增强不明显。对不动杆菌的抗菌作用均突出,哌拉西林-他唑巴坦对各种 G⁻菌具良好作用,且对肠球菌和脆弱类杆菌的抗菌作用强,可用于包括腹腔感染和盆腔感染在内的多种严重感染和混合感染。替卡西林-克拉维酸适用于嗜麦芽窄食单胞菌。

5. 氨基糖苷类抗生素　有链霉素、新霉素、卡那霉素、妥布霉素、核糖霉素、大观霉素、庆大霉素、西索米星、小诺米星、阿米卡星、奈替米星、异帕米星等。氨基糖苷类抗生素特点为:①水溶性好,性质稳定,在碱性环境中作用较强;②抗菌谱广,对葡萄球菌、革兰阴性杆菌抗菌活性强,某些品种对结核分枝杆菌及其他分枝杆菌属有作用;③对细菌作用机制为抑制蛋白质合成,为杀菌剂;④与人血白蛋白结合率低;⑤胃肠道吸收差,肌注经肾排出,有肾毒性和耳毒性及神经肌肉接头阻滞作用;⑥细菌对不同品种间有部分或完全交叉耐药。

各种氨基糖苷类抗生素的选择依据:①链霉素用于结核病初治病例,常与异烟肼、利福平等联合应用;与青霉素合用治疗草绿色链球菌心内膜炎;与四环素或氯霉素合用治疗布氏杆菌病、鼠疫等;②新霉素毒性大,仅口服或局部用药;③卡那霉素耐药率高,耳肾毒性大,已趋淘汰;④庆大霉素、妥布霉素、奈替米星、阿米卡星抗菌作用基本相似,妥布霉素对铜绿假单胞菌活性较强。庆大霉素对沙雷菌属及其他肠杆菌科细菌活性较强,奈替米星对金葡菌及其他革兰阳性球菌活性较强,阿米卡星对细菌产生的钝化酶稳定,对庆大霉素耐药菌株多数仍具抗菌活性;⑤大观霉素临床应用的适应证为无并发症的淋病。

6. 喹诺酮类　按照结构与药学特征分为以下不同代别:①第一代喹诺酮类药物:抗菌活性差,仅限于泌尿道感染治疗,主要产品为萘啶酸;②第二代喹诺酮类药物:抗菌谱广,对常见肠道杆菌也具良好抗菌活性,适于肠道、泌尿道感染,代表产品为吡哌酸;③第三代喹诺酮类:因其结构中引入氟原子,称氟喹诺酮类,抗菌活性增强,抗菌谱进一步扩大,对革兰阳性、阴性菌,包括铜绿假单胞菌、葡萄球菌等具有良好抗菌活性,某些品种对厌氧菌、支原体、衣原体、军团菌、分枝杆菌等具有良好作用。氟喹诺酮类药物口服吸收好,组织分布广对细胞穿透力强,能渗入前列腺中达到有效浓度,不良反应发生率低,因动物实验发现对幼年动物软骨发育的影响,慎用于孕妇、哺乳妇女及新生儿。临床上主要用于敏感菌所致的各种感染;静脉制剂用于全身严重感染也有良好效果。主要产品有诺氟沙星、氧氟沙星、环丙沙星、左氧氟沙星等;④第四代喹诺酮类:抗阳性菌、厌氧菌活性更强,主要产品为莫西沙星、吉米沙星,被称为呼吸喹诺酮类。

7. 大环内酯类　大环内酯类抗菌药物曾因其抗菌谱窄、抗菌活性差、药代动力学特征欠佳而一度发展缓慢,包括红霉素、麦迪霉素、螺旋霉素、乙酰螺旋霉素、吉他霉素等;其后通过对其分子结构修饰所得的新型大环内酯类药物,药代动力学特点,抗菌活性均得以改善,成为抗感染药物中重要一族,包括阿奇霉素、克拉霉素、罗红霉素、地红霉素、氟红霉素等。

新大环内酯类有如下特点:①对胃酸稳定,生物利用率高;如罗红霉素、克拉霉素;②半衰期延长,尤以阿奇霉素、地红霉素、罗红霉素为显著,因而可以减少给药次数,缩短疗程;③组织浓度高,新大环内酯类除有较高血药浓度外,并能广泛分布于全身组织和体液中,组织中浓度可超过血浓度,如阿奇霉素在前列腺中浓度比血清高 10 倍,在治疗泌尿系统感染中起到良好作用;④抗菌谱拓宽、抗菌活性增强,新大环内酯类对流感嗜血杆菌、军团菌、链球菌、卡他莫拉菌、淋球菌、脆弱拟杆菌、厌氧球菌、空肠弯曲菌、李斯特菌有较强抗菌活性,并对一些肠杆菌有抗菌活性如阿奇霉素对大肠埃希菌、沙门菌、志贺菌 MIC_{90} 为 1~16mg/L,对支原体、衣原体、非结核分枝杆菌,有较好抗菌活性,⑤有良好抗菌药物后效应,克拉霉素对葡萄球菌、链球菌有4~6小时后效应,阿奇霉素对流感杆菌有4小时后效应;⑥不良反应少,口服新型大环内酯类药物不良反应发生率低,偶有胃肠反应。

但需要关注的是,我国临床分离的葡萄球菌、链球菌对大环内酯类耐药已成为较为突出的问题,临床用药要加以关注。

8. 四环素类 包括四环素、金霉素、土霉素及半合成四环素类(强力霉素)、美他环素(甲烯土霉素)和米诺环素(二甲胺四环素)。四环素类抗菌谱广,对各种细菌、支原体、衣原体、立克次体、螺旋体等具有抗菌效果,近年来由于常见病原菌对本类药物耐药性普遍升高及其不良反应多见,临床应用已受到很大限制;但个别地区 MRSA、不动杆菌等对米诺环素、多西环素有较高敏感性。替加环素是四环素类衍生物,也称为甘酰胺环素,其抗菌谱进一步拓宽,抗菌活性进一步增强,对革兰阳性菌(包括 MRSA)、肠杆菌科细菌、不动杆菌、厌氧菌等具有抗菌作用,但铜绿假单胞菌、奇异变形杆菌、普罗维登菌对其先天耐药。

四环素类可用于下列疾病的治疗,包括立克次体病、支原体感染、衣原体感染、布鲁菌病(需与氨基糖苷类联合应用)、霍乱、兔热病、鼠疫。替加环素则主要用于各种危重症以及耐药菌感染治疗。

9. 糖肽类 抗菌谱窄,抗菌作用强,属杀菌剂,肾毒性突出,适应证较严格。①多黏菌素:因毒性大,已基本被氨基糖苷类和第三代头孢菌素等取代;②万古霉素与去甲万古霉素:用于严重革兰阳性菌感染,特别是耐甲氧西林金黄色葡萄球菌(MRSA)、耐甲氧西林表皮葡萄球菌(MRSE)及肠球菌感染。对难辨梭状芽胞杆菌所致假膜性肠炎具良好疗效;③替考拉宁:对革兰阳性菌具强大作用,是万古霉素替代用药。肾功能正常的成人首剂 400mg,继则 200~400mg。

10. 硝基咪唑类 包括甲硝唑、替硝唑、奥硝唑、塞克硝唑等,共同特点:①对多种厌氧菌包括脆弱类杆菌、Hp 具有良好的抗菌作用,仅对不产芽胞的革兰阳性杆菌耐药,对所有的需氧菌无效;②对阴道毛滴虫、梨形肠鞭毛虫等原虫具良好作用;③口服吸收好,直肠栓剂给药在血中也可达有效浓度,组织分布好,在各种体液包括脑脊液、唾液中均达有效浓度;④不良反应以消化道为主,过敏、白细胞减少等,大剂量用药可引起头痛、肢体麻木、多发性神经炎、共济失调等神经系统症状。

11. 磺胺 根据药代动力学特点和临床用途,本类药物可分为:

(1)口服易吸收可全身应用者,如磺胺甲噁唑、磺胺嘧啶、磺胺林、磺胺多辛、复方磺胺甲噁唑(磺胺甲噁唑与甲氧苄啶)、复方磺胺嘧啶(磺胺嘧啶与甲氧苄啶)等。

(2)口服不易吸收者,如柳氮磺吡啶(SASP)。

(3)局部应用者,如磺胺嘧啶银、醋酸磺胺米隆、磺胺醋酰钠等。由于细菌耐药明显,主要用于敏感菌感染和特殊病原体感染(如肺孢子菌、弓形虫、奴卡菌感染)治疗。

12. 其他抗菌药物 林可霉素与克林霉素为快速抑菌剂,对革兰阳性菌及厌氧菌具良好活性。在肝内代谢,经胆汁和粪便排泄,骨与骨髓中浓度高,易透过胎盘。磷霉素抗菌谱广,对革兰阳性菌、革兰阴性菌及铜绿假单胞菌均有抗菌活性,适用于敏感细菌所致各种感染。利福霉素类通过抑制细菌 RNA 合成,使 DNA 和蛋白质合成停止。有利福平、利福定、利福喷丁等。用于结核病和金葡菌及革兰阳性菌和厌氧菌治疗。呋喃妥因适用于大肠埃希菌、腐生葡萄球菌、肠球菌属及克雷伯菌属等细菌敏感菌株所致的急性单纯性膀胱炎;亦可用于预防尿路感染。呋喃唑酮主要用于治疗志贺菌属、沙门菌、霍乱弧菌引起的肠道感染。

13. 抗真菌药物　主要指用于各种侵袭性真菌感染治疗药物。

两性霉素B:对各种深部真菌感染的疗效确切,至今未见明显的耐药产生,但有肾、中枢神经系统等多种突出的毒性反应。两性霉素脂质体、脂质复合体与脂质分散体其肾毒性明显较两性霉素为低,组织浓度高,其中较好的品种为脂质体(L-AmB)。

卡泊芬净:属棘白菌素类抗真菌药,对念珠菌属、曲霉、某些双相型真菌、卡氏肺孢子菌等均具良好作用,但隐球菌呈天然耐药。通过抑制真菌细胞壁基本组分糖苷的合成酶,从而破坏胞壁结构完整性。半衰期9~10小时,对肾功能不全者及轻度肝功能不全者不需调整剂量。主要用于侵袭性曲霉病、念珠菌病等严重的深部真菌感染。

吡咯类抗真菌药抗真菌谱广,毒性也小;临床品种有酮康唑、咪康唑、益康唑、伊曲康唑、伏立康唑等。吡咯类抗真菌药中的酮康唑与咪康唑用于治疗深部真菌感染,但血药浓度较低,故疗效有限。氟康唑的抗真菌谱广,口服吸收迅速而完全,血药浓度高,组织分布好,可透过血脑屏障。主要用于各种深部真菌感染,也可用于免疫缺陷者的黏膜念珠菌感染。伊曲康唑的抗真菌谱也较广,口服血药浓度低,与食物同服可增加吸收。组织内浓度比血药浓度高,主要用于组织胞浆菌病、球孢子菌病、芽生菌病和曲霉等深部真菌感染,已用于隐球菌脑膜炎。

伏立康唑:抗真菌谱广,与氟康唑相仿。对曲霉、耐氟康唑或两性霉素B的部分念珠菌有效,组织分布好,在脑脊液中可达有效浓度。不良反应少。主要用于侵袭性曲霉病及不能耐受其他抗真菌药或用药后疗效不佳的严重深部真菌感染。

【抗菌药物的不良反应及其治疗】

(一)毒性反应

1. 神经系统　如用青霉素类剂量过大可引起"青霉素脑病",出现惊厥、癫痫、昏迷等反应,于用药后24~72小时内出现。氨基糖苷类易引起前庭功能损害或耳毒性。乙胺丁醇可致球后视神经炎。大剂量静注氨基糖苷类或多黏菌素等可引起神经肌肉接头阻滞,出现眼睑下垂、复视、吞咽困难、四肢无力、神志不清、呼吸麻痹等。氨基糖苷类、异烟肼、呋喃类药、多黏菌素、乙胺丁醇等可引起周围神经炎。氯霉素、普鲁卡因青霉素、异烟肼、两性霉素B等可引起精神症状,如失眠、幻视、幻听、定向力障碍、癫痫样发作等。

2. 肾脏　氨基糖苷类、多黏菌素、两性霉素B、万古霉素等由肾排泄,可引起肾毒性。老年人、新生儿、肾功能减退者易发生,必须定期查肾功能。

3. 肝脏　异烟肼、利福平、红霉素酯化物、四环素类、磺胺药等均引起肝毒性,临床表现类似肝炎的症状。

4. 血液系统　氯霉素、β-内酰胺类、链霉素、四环素类、万古霉素、多黏菌素、利福平等可引起骨髓造血抑制,造成贫血、粒细胞减少、血小板减少等,应定期检查血常规,网织红细胞计数等。

5. 其他　抗菌药物口服或注射后胆汁中浓度较高者可引起胃肠道反应,化学刺激是主要原因,但也可是肠道菌群失调的后果,或两者兼而有之。红霉素、氨基糖苷类、磺胺药等口服后也易出现胃肠道反应。抗菌药物静注或静滴后可引起血栓性静脉炎。抗菌药物肌注可引起局部疼痛,氟喹诺酮类不宜用于妊娠期或哺乳期妇女和骨骼系统未发育完全的小儿。两性霉素B和万古霉素静滴过快可发生心室颤动、心搏骤停等。

(二)变态反应

抗菌药可引起过敏性休克、药物热、皮疹、血清病样反应、血管神经性水肿等过敏反应,以青霉素引起过敏性休克最为严重,其次为链霉素。以氨苄西林引起的皮疹最多见。喹诺酮类、磺胺药等亦可引起。

（三）二重感染

抗菌药物应用中可诱发二重感染，长期应用抗菌药物者尤易发生。老年、婴幼儿及严重基础病患者，如恶性肿瘤、糖尿病、艾滋病等是二重感染的高危人群。二重感染的致病菌以金葡菌、革兰阴性杆菌及念珠菌较多。

（冯继红）

参考文献

<<<<<< 1. 李兰娟，任红.传染病学.第 8 版.北京：人民卫生出版社，2013.

<<<<<< 2. 李兰娟，传染病学.第 2 版.北京：高等教育出版社，2011.

<<<<<< 3. 王宇明，感染病学.第 2 版.北京：人民卫生出版社,2011.

<<<<<< 4. 李群.传染病学.第 2 版.北京：人民卫生出版社，2013.

<<<<<< 5. 王明琼.传染病学.第 4 版.北京：人民卫生出版社，2011.

<<<<<< 6. 王爱霞.抗菌药物临床合理应用.北京：人民卫生出版社，2012.

<<<<<< 7. 中华医学会.临床诊疗指南传染病学分册.北京：人民卫生出版社，2011.

<<<<<< 8. 杨绍基，任红.传染病学.第 7 版.北京:人民卫生出版社，2008.

索 引